GRUNDRISS

DER SPECIELLEN

PHYSIOLOGIE

DER HAUSSÄUGETHIERE

FÜR

THIERÄRZTE UND LANDWIRTHE

VON

DR. ADOLF SCHMIDT-MÜLHEIM.

MIT 52 HOLZSCHNITTEN IM TEXT.

LEIPZIG,
VERLAG VON VEIT & COMP.
1879.

GRUNDRISS

DER SPECIELLEN

PHYSIOLOGIE

DER HAUSSÄUGETHIERE

FÜR

THIERÄRZTE UND LANDWIRTHE

VON

DR. ADOLF SCHMIDT-MÜLHEIM,
REPETITOR AN DER THIERARZNEISCHULE IN HANNOVER.

MIT 52 HOLZSCHNITTEN IM TEXT.

LEIPZIG,
VERLAG VON VEIT & COMP.
1879.

Druck von Metzger & Wittig in Leipzig.

VORWORT.

Die gewaltigen Fortschritte der physiologischen Forschung mussten ihren Einfluss auch auf die Thierheilkunde und besonders auf die herkömmliche Art ihres physiologischen Unterrichtes geltend machen in dem Masse, wie die Physiologie eine immer wirksamere Handhabe für die praktische Thätigkeit gewährte und wie man bemüht war, die Thiermedicin mehr und mehr von den Anhängseln conventioneller roher Empirie zu befreien und ihr eine auf dem breiten Boden der Naturwissenschaften ruhende selbstständige Basis zu verschaffen. Die sich immer mehr vervollkommnende Physiologie läutert die ärztliche Erfahrung, und indem sie eine Therapie anbahnt, die sich auf wahrhaft wissenschaftliche Erkenntniss der krankhaften Vorgänge stützt, flösst sie dem Praktiker Achtung und Liebe für sein Handeln ein.

Länger als ein Decennium schon macht sich ein Bedürfniss nach einem auf der Höhe der Zeit stehenden Grundriss der Physiologie der Haussäugethiere in der fühlbarsten Weise geltend, eine Lücke, welche durch die vorhandenen Lehrbücher der Physiologie des Menschen nur höchst unvollkommen gedeckt werden konnte.

Ich habe deshalb den Versuch gewagt, die Lehren der heutigen Physiologie in einer diesem Bedürfnisse entsprechenden Weise darzustellen. Demgemäss ist der vegetativen Physiologie eine ganz besondere Berücksichtigung zu Theil geworden, während die Physiologie der Sinnesorgane, die allgemeine Physik der Muskeln und Nerven sowie die Entwickelungsgeschichte nur in groben Umrissen vorgeführt sind. In Betreff der Behandlungsweise des Lehrstoffes liess ich es mir angelegen sein, die feststehenden Lehrsätze in möglichst präciser und leicht fasslicher Art darzustellen, Gegenstände der Controverse nur kurz zu berücksichtigen, jenen strittigen Tagesfragen aber, denen eine grössere Bedeutung nicht abgesprochen werden kann und die angethan sind, dem Leser einen Einblick in die Ziele der heutigen Richtung zu verschaffen, eine grössere Aufmerksamkeit zu widmen. Ich hielt es für geboten, auf zahlreiche Lücken in unserem Wissen besonders aufmerksam zu machen. Auch legte ich Werth darauf, den Leser mit den Vertretern der physiologischen Forschung einigermassen bekannt zu machen. Um dem Werke einen möglichst geringen Umfang zu geben, habe ich anatomische und histologische Verhältnisse nur in den dringendsten Fällen erörtert.

Somit übergebe ich das Buch der Oeffentlichkeit; möge ihm eine wohlwollende Aufnahme zu Theil werden und mögen seine Mängel eine billige Beurtheilung finden! Wird es dem weiteren Ausbau der Thierheilkunde förderlich, so bin ich für meine Mühe mehr als reichlich entschädigt.

Am 10. Juli 1879.

Adolf Schmidt-Mülheim.

INHALT.

Erster Abschnitt.

Der Stoffwechsel.

Einleitung.

Eine beschränkte Anzahl von Grundstoffen, die ausnahmslos auch in der Aussenwelt reichlich vertreten sind, nämlich Kohlenstoff, Wasserstoff, Stickstoff, Sauerstoff, Schwefel, Phosphor, Chlor, Fluor, Kiesel, Kalium, Natrium, Calcium, Magnesium, Eisen und Spuren von Mangan, setzt den Körper unserer Haussäugethiere zusammen. Diese Grundstoffe sind hier zum Theil in Gruppirungen vorhanden, wie wir solche in der unbelebten Natur nicht antreffen und wie sie auf chemischem Wege bisher nicht dargestellt werden konnten.

Unablässig findet bei der Lebensthätigkeit des thierischen Organismus ein Verbrauch von Leibessubstanz statt und es muss, soll die Existenz der Thiere unbedroht bleiben, für einen Ersatz der Verluste Sorge getragen werden. Die Molecularkräfte, welche sich bei dem Umsatze der Körperbestandtheile geltend machen, wirken zum grössten Theile ganz anders ein als die gewöhnlichen chemischen Affinitäten; wir sehen nicht Körper sich einfach gegenseitig vertreiben, oder sich verbinden, oder sich ersetzen, sondern es zeigt sich im Thierkörper eine eigenartige, erst sehr mangelhaft bekannte Reihe von Zersetzungen und Spaltungen, deren besondere Natur nicht zum mindesten durch jene eigenthümliche, noch in nahezu völliges Dunkel gehüllte Anordnung der Körpermaterie bestimmt wird, welche wir als Organisation bezeichnen, deren eigenes Gepräge aber auch zum Theil auf die Mitwirkung von Fermenten zurückgeführt werden muss.

Neben diesen Zersetzungen und Spaltungen werden im thierischen Organismus auch einzelne Synthesen complicirter organischer Körper wahrgenommen.

Der stoffliche Verkehr der Gewebe wird bei unseren Haussäugethieren durch eine aus zahlreichen Substanzen zusammengesetzte Flüssigkeit vermittelt, deren unaufhörliche Circulation in einem weitverzweigten Gefässsysteme alle Körpertheile unter einander in Verbindung setzt. Diese Flüssigkeit ist das Blut. Es führt den Geweben ihr Nährmaterial zu, es leitet die Zerfallsproducte des Stoffwechsel's behufs ihrer Entfernung in besondere Excretionsorgane, es gleicht die durch eine Abgabe flüssiger und fester Substanzen erwachsenen Verluste durch Resorption geeigneter Nährstoffe aus, während es mittelst der Athmung die gasförmigen Ausgaben regelt.

Das Blut und seine Bewegung dient als Ausgangspunkt für unsere Betrachtung des Stoffwechsels; hieran schliesst sich die Kenntniss von den flüssigen Ausgaben des Blutes, die Lehre von den Absonderungen; im dritten Capitel finden Verdauung und Resorption, die flüssigen Einnahmen des Blutes, ihre Besprechung; alsdann folgt die Lehre von den gasförmigen Einnahmen und Ausgaben des Blutes, die Athmung; und es wird der erste Abschnitt mit einem Vergleiche zwischen Einnahme und Ausgabe des Gesammtorganismus, mit einer Statik des Stoffwechsels, abgeschlossen werden.

Erstes Capitel.

Das Blut und seine Bewegung.

I. Das Blut.

Der Körper unserer Haussäugethiere ist von einem verwickelten Röhrensystem durchzogen, in welchem eine rothe Flüssigkeit, das Blut, in unablässiger Bewegung begriffen ist.

Das Blut ist keine wahre Lösung, es stellt vielmehr eine noch in den dünnsten Schichten undurchsichtige Masse dar, welche aus einer farblosen Flüssigkeit (plasma sanguinis) und aus zahlreichen kleinen Körperchen verschiedener Art, die ausnahmslos von mikroskopischer Grösse sind, zusammengesetzt ist. Einer dieser Formbestandtheile, die rothen Blutscheiben, ist so zahlreich vertreten, dass auf 1 Cmm. Blut circa 5 Millionen Stück dieser Gebilde kommen. Das Blut hat einen eigenthümlichen Geruch, der je nach den Thiergattungen verschieden und für einzelne, z. B. Katze, Ziege, Schaf und Hund, ziemlich characteristisch ist. Das specifische Gewicht des Blutes schwankt zwischen 1,045 und 1,060; seine Reaction ist alkalisch.

§. 1. Das Blutplasma.

Blutplasma ist Blut minus Blutkörperchen. Leitet man Pferdeblut in einen trockenen Glascylinder von etwa 5 Cm. Durchmesser, der in eine Kältemischung (Eis, Kochsalz und Wasser), welche die Flüssigkeit auf ca. 0° abkühlt, gestellt wird, so bleibt die Blutsäule vollkommen flüssig und zerfällt nach kurzer Zeit in drei Schichten. Die untere dieser Schichten bildet stark die Hälfte der Säule, ist dunkelkirschroth und völlig undurchsichtig, die mittlere besitzt nur eine Ausdehnung von ca. $\frac{1}{40}$ der ganzen Säule, sie ist gelbgrau gefärbt und gleichfalls undurchsichtig, die obere Schicht stellt eine gänzlich klare Flüssigkeit von bernsteingelber Farbe dar. Die erste Schicht besteht der Hauptmasse nach aus rothen Blutscheiben, die in wenig Plasma dicht zusammengebettet liegen, die mittlere wird von farblosen Blutkörperchen und Plasma gebildet, die bernsteinklare Flüssigkeit stellt reines Plasma dar.

Das Plasma ist eine etwas klebrige Flüssigkeit von alkalischer Reaction. Es besteht aus ca. 90 % Wasser, 7—9 % Eiweissstoffen verschiedener Art, geringen Mengen von Harnstoff, Kreatin, Kreatinin und anderen stickstoffhaltigen organischen Körpern, aus Zucker, Fett, Cholesterin, mineralischen Bestandtheilen, und zwar vorwiegend aus Natrium in Verbindung mit Chlor und Kohlensäure und aus Gasen, worunter Kohlensäure die Hauptmenge bildet.

Bringt man das nach obigem Verfahren gewonnene Pferdebluts-plasma auf eine höhere Temperatur, so bemerkt man schon wenige Grade über Null, wie es in einen festen Kuchen umgewandelt wird; man kann jetzt das Gefäss umkehren, ohne dass ein Tropfen Flüssigkeit verloren ginge; das Plasma ist geronnen. Der Gerinnungsprocess beginnt an der Wand des Gefässes und an der Oberfläche der Flüssigkeit und hat bald das ganze Plasma in eine compacte Gallerte verwandelt, ohne dass die Masse sehr bedeutend an Durchsichtigkeit eingebüsst hätte. Die Gerinnung beruht darauf, dass gewisse Eiweisskörper in den festen Zustand übergehen, wodurch das Fibrin, der Faserstoff, gebildet wird. Nach einiger Zeit bemerkt man, wie sich auf der Oberfläche des Gerinnsels eine flache Grube bildet, in der sich eine völlig klare Flüssigkeit, das Serum, ansammelt; weiter sieht man, wie das Gerinnsel sich von der Wandung des Glases ablöst und wie es von dem letzteren durch eine immer stärker werdende Schicht Serum getrennt wird. Während nun der Kuchen durch Abnahme seines Durchmessers sowohl als seiner Länge immer mehr an Umfang einbüsst, nimmt die Menge des Serums fortwährend zu; endlich tritt der Zeitpunct ein, wo keine weitere Contraction des Gerinnsels mehr beobachtet werden kann. Der trübe gewordene

Fibrinkuchen schwimmt jetzt als stark verjüngter Abdruck des Cylinderglases in dem Serum.

Die Blutgerinnung und das Fibrin.

Bei dem nicht künstlich abgekühlten Pferdeblute und dem Blute der übrigen Haussäugethiere verläuft der Gerinnungsprocess unter anderen Erscheinungen. Auch hier gerinnt nur der Faserstoff, nicht etwa das Blut in toto, aber der Process verläuft so schnell, dass die specifisch schwereren körperlichen Gebilde keine Zeit haben, sich in dem Plasma zu senken; sie werden daher in den Faserstoff eingebettet, und das Gerinnsel erscheint nicht farblos, sondern roth. Das geronnene Blut stellt eine rothe gelatinöse Masse, den Blutkuchen (crassamentum s. placenta sanguinis), dar. Auch hier beginnt der Gerinnungsprocess auf der Oberfläche der Flüssigkeit und an den Wänden des zum Aufsammeln des Blutes dienenden Gefässes, auch hier beobachtet man die oben beschriebene Contraction des Gerinnsels unter Austritt von Serum. In der Schnelligkeit, mit der das den Gefässen entnommene Blut gerinnt, bestehen grosse Schwankungen. Besonders abhängig ist diese von der Thiergattung; das Blut gerinnt mit zunehmender Geschwindigkeit in folgender Reihe: Pferd, Katze, Hund, Rind, Schwein, Ziege, Schaf. Die Zeit schwankt zwischen 25 und 1,5 Minuten. Das normale Pferdeblut gerinnt stets so langsam, dass die Blutkörperchen sich theilweise zu senken vermögen. Unmittelbar vor der Gerinnung zeigt das Pferdeblut daher zwei verschieden gefärbte Schichten; die obere und unbedeutendere ist farblos und durchsichtig, die untere ist kirschroth und vollkommen undurchsichtig; der Blutkuchen des Pferdes zerfällt dem entsprechend in einen unteren, rothen, und einen oberen, gelben Theil. Letzteren bezeichnete man früher als Entzündungshaut (crusta phlogistica) oder Speckhaut. Gebraucht man diesen der Menschenheilkunde entnommenen Ausdruck (beim Menschen kommt die Speckhaut fast nur bei Entzündungskrankheiten vor), so muss man sich vergegenwärtigen, dass bei den Einhufern die Bildung einer umfangreichen Crusta ein durchaus physiologischer Vorgang ist und dass nur das Blut der übrigen Hausthiere sich dem des Menschen ähnlich verhält.

Ausser durch Abkühlung lässt sich die Blutgerinnung verzögern durch: Auspumpen des Sauerstoffs mittelst der Luftpumpe, Sättigung des Blutes mit Kohlensäure, Zusatz gewisser Salze, wie schwefelsaures, borsaures und kohlensaures Natron, Chlornatrium, schwefelsaure Magnesia, salpetersaures, essigsaures und kohlensaures Kali, Chlorkalium, weiter durch Zufügen geringer Mengen von kaustischem Kali oder Ammoniak, durch schwaches Ansäuern mit Essig- oder Salpetersäure und durch Zusatz von Zuckerwasser oder Gummilösung.

Durch genaues Neutralisiren des angesäuerten Blutes mit Ammoniak oder durch die anhaltende Einwirkung von Ozon auf das Blut kann man die Gerinnungsfähigkeit völlig aufheben.

Erwärmen des Blutes über seine normale Temperatur beschleunigt die Gerinnung.

Der Gerinnungsprocess des Blutes hat die Aufmerksamkeit der Beobachter in hohem Maasse in Anspruch genommen und es hat sich im Laufe der Zeit eine stattliche Reihe von Gerinnungshypothesen gebildet. Wir können nur einige derselben kurz berühren. Man hat lange Zeit hindurch geglaubt, dass das Aufhören der Bewegung die Ursache der Gerinnung sei; Brücke hat aber durch zahlreiche Versuche nachgewiesen, dass diese Anschauung unhaltbar ist. Weiter hat man den Gerinnungsprocess von dem Einflusse des Sauerstoffs der atmosphärischen Luft abhängig gemacht; es lässt sich indessen leicht darthun, dass auch unter Quecksilber aufgefangenes Blut, welches nicht die mindeste Berührung mit der atmosphärischen Luft hat, vollkommen gerinnt. Sodann hat man die Ursache der Gerinnung in der Wärmeabgabe des Aderlassblutes an die Aussenwelt gesucht; allein wir sahen schon, dass durch Abkühlung des Blutes der Gerinnungsprocess verzögert werden kann, und es steht weiter fest, dass vor Abkühlung geschütztes oder schwach erwärmtes Blut schneller gerinnt als anderes.

Erst die neuere Zeit erkannte, dass das im Organismus circulirende Blut kein fertiges Fibrin enthalte und dass der Vorgang der Blutgerinnung ganz untrennbar verknüpft sei mit der Frage: woraus entsteht das Fibrin? Alexander Schmidt lässt das Fibrin aus einem gelösten Eiweisskörper, den er als Fibrinogen bezeichnet, hervorgehen, und nach seiner Anschauung findet diese Umwandlung statt, wenn ein zweiter Eiweisskörper, die fibrinoplastische Substanz, und ein dritter Körper, das Fibrinferment, zugegen sind.

Die fibrinogene Substanz gehört in die Reihe der Globuline, d. h. zu denjenigen Eiweissstoffen, welche in Wasser unlöslich, in gewissen Salzlösungen von mässiger Concentration löslich sind, durch Säuren und Alkalien aber wieder unlöslich werden. Man stellt sie dar, indem man Pferdeblut in $^1/_4$ Volum einer gesättigten Lösung von schwefelsaurer Magnesia auffängt, das Plasma von den Körperchen trennt, das erstere mit dem gleichen Volumen einer gesättigten Kochsalzlösung fällt, den erhaltenen Niederschlag nach dem Auspressen zwischen Filtrirpapier in einer 6procentigen Kochsalzlösung löst, ihn mit dem gleichen Volumen einer gesättigten Kochsalzlösung von Neuem fällt, ihn abermals auspresst, wieder löst und diese Procedur so oft wiederholt, bis man nach der vierten Fällung einen Niederschlag erhält, der sich nach dem Auspressen mit Hülfe des ihm noch anhaftenden Kochsalzes in destillirtem Wasser löst und dem jetzt weder Serumalbumin, noch Paraglobulin anhaftet. Die sonst kaum zu bewirkende Trennung des Paraglobulins von der fibrinogenen Substanz kommt bei dieser Methode dadurch zu Stande, dass das Fibrinogen durch circa 15—20procentige Kochsalzlösung ungemein viel leichter gefällt wird als das Paraglobulin. Charakterisirt man das Fibrinogen kurz, so ist es ein Globulin, welches bei mittlerer Temperatur nicht spontan, sondern erst auf Zusatz von Serum oder fermenthaltigem Paraglobulin gerinnt nnd hierbei das Fibrin liefert.

Die fibrinoplastische Substanz SCHMIDT's ist das Paraglobulin. Man gewinnt diesen Eiweisskörper als weissen Niederschlag, wenn man völlig klares und farbloses Blutserum mittelst Essigsäure schwach ansäuert und mit dem 10—15fachen Volumen Wasser verdünnt. Man sammelt diesen Niederschlag auf dem Filter und reinigt ihn durch Waschen mit destillirtem Wasser. Aus 100 Ccm. Serum vom Rinde erhält man 0,7—0,8 Grm. Paraglobulin; es muss aber bemerkt werden, dass es kaum gelungen sein dürfte, den Körper ganz rein und frei von Fibrinferment zu erhalten. Die frisch gefällte Substanz hat ein schneeweisses Ansehen und löst sich in Wasser auf Zusatz von doppeltkohlensaurem Natron, gewöhnlichem phosphorsauren Natron, Kochsalz und anderen neutralen Alkalisalzen. Diese Lösungen gerinnen in der Hitze wie gewöhnliche Eiweisslösungen und lassen beim Verdünnen mit salzfreiem Wasser das Paraglobulin als schneeweisse Masse ausfallen. In gewissen, an sich nicht gerinnenden Körperflüssigkeiten, z. B. Pericardial- und Hydroceleflüssigkeit und seröse Transsudate, ruft ein Zusatz von fibrinoplastischer Substanz momentane Gerinnung hervor. Das Paraglobulin stammt aus den farblosen Blutkörperchen, doch weiss man noch nicht, ob selbiges ein Secretions- oder ein Zerfallsproduct derselben ist. Pferdeblut giebt eine geringere Ausbeute an Paraglobulin als Rinderblut.

Das Fibrinferment ist in reinem Zustande noch nicht bekannt. Man bereitet sich eine wässerige Lösung desselben, indem man in reinem Blutserum vom Pferde, Rinde oder Hunde durch Zusätze von 15—20 Volumen absoluten Alkohols die Eiweisskörper coagulirt. Das Coagulum lässt man behufs völliger Ueberführung der Eiweisskörper in den unlöslichen Zustand mindestens zwei Wochen unter Alkohol, sammelt es dann auf einem Filter, trocknet den feuchten Rückstand unter einer Glasglocke über concentrirter Schwefelsäure und zerreibt das trockene Pulver mit Wasser. Filtrirt man jetzt, so stellt das klare Filtrat eine wässerige Lösung des Fibrinfermentes dar.

Das Ferment ist im lebenden Blute nicht enthalten; es ist ein Product der abgestorbenen farblosen Blutkörperchen. Seine Menge hat keinen Einfluss auf die Masse des gebildeten Fibrins, sondern nur auf die Schnelligkeit der Faserstoffausscheidung, welche im geraden Verhältnisse mit seiner Menge wächst. Seine Wirksamkeit steigt mit der Temperatur bis zu einer Grenze, welche mit der Körperwärme übereinstimmt; Siedhitze zerstört sie, in wässeriger Lösung bei 0° aufbewahrt erhält es sie unbegrenzt lange. Vortreffliche Reagentien für die Erkennung des Fermentes liefern die Transsudate, besonders diejenigen des Pferdes. Dieselben enthalten sowohl Paraglobulin als Fibrinogen, sie bleiben aber lange Zeit hindurch flüssig, weil sich die ersten Spuren des Fermentes meistens erst nach einigen Tagen bilden. Fügt man nun zu solchen serösen Transsudaten einige Tropfen einer Fermentlösung, so tritt fast augenblicklich Gerinnung ein.

Bekanntlich findet man das Blut, welches längere Zeit in der Leiche verweilt hat, nur unvollkommen geronnen; sammelt man nun den flüssig gebliebenen Rest, so verhält er sich betreffs seiner Gerinnung ganz ähnlich wie die Transsudate; auch er kann daher als Reagens auf Fibrinferment dienen.

Die Gerinnungstheorie von Alexander Schmidt hat zahlreiche Bestätigung gefunden; sie ist indessen auch angefochten worden. Letzteres geschah besonders von Hammarsten.

Dieser fand, dass die Gerinnung des Fibrins nicht stets auf eine chemische Verbindung zweier Eiweissstoffe, des Fibinogen und des Paraglobulin, die unter dem Einflusse des Fermentes erfolge, zurückzuführen sei, sondern dass die Rolle des Paraglobulin auch von anderen und zwar ganz verschiedenartigen Stoffen übernommen werden könne. Mischte er Hydroceleflüssigkeit, die weder spontan, noch auf Zusatz von Fibrinferment allein gerann, statt mit Paraglobulin mit kleinen Mengen einer Chlorcalciumlösung oder mit einer paraglobulinfreien Lösung von Casein, so war der Einfluss dieser Substanzen auf die Gerinnung durchaus demjenigen analog, den man auf Zusatz von Paraglobulin beobachtet. Hiernach schien ihm die Annahme gerechtfertigt, dass das Nichtgerinnen gewisser fibrinöser Flüssigkeiten nicht immer von dem Mangel an fibrinoplastischer Substanz abhänge. Hammarsten glaubt ein Fibrinogen darstellen zu können, das mit Sicherheit als paraglobulinfrei betrachtet werden kann; dieses gerinnt auf Zusatz von Blut, Blutserum oder Fibrinferment allein zu einem völlig festen Fibrinkuchen. Er nimmt in Folge dessen an, dass das Fibrin nicht aus einer Verbindung zweier Eiweisskörper hervorgehe, was übrigens auch von Schmidt nicht direct behauptet worden ist, sondern dass die Bildung des Faserstoffes auf einer unter dem Einflusse des Fermentes zu Stande kommenden Umwandlung des löslichen Fibrinogens in unlösliches Fibrin beruhe.

Unter normalen Verhältnissen ist indessen der Einfluss des Paraglobulins auf die Blutgerinnung nicht zu bestreiten, und SCHMIDT's Blutgerinnungstheorie, soweit sie die normale Gerinnung betrifft, dürfte durch HAMMARSTEN's Beobachtungen nicht erschüttert sein.

Fragt man sich, warum das Blut im lebenden Organismus nicht gerinne, so geht zunächst aus Versuchen BRÜCKE's hervor, dass es so lange flüssig bleibt, als es dem Einflusse der lebenden Gefässwand nicht entzogen wird. Dieser Einfluss ist vollkommen unabhängig vom Nervensystem, denn BRÜCKE vermochte das Blut im ausgeschnittenen Herzen des Igels 4 bis 5 Stunden hindurch flüssig zu erhalten, d. h. so lange, als die Erregbarkeit des Herzmuskels anhielt. Entzog der genannte Forscher das circulirende Blut dem directen Einflusse der Gefässwand dadurch, dass er zwischen Blut und Wandung des Gefässes ein Glasröhrchen einschaltete, so gerann das mit der Glasröhre in Contact befindliche Blut in kurzer Zeit.

Einen interessanten Beitrag über den Einfluss der Gefässwandung auf die Blutgerinnung lieferte unlängst auch BAUMGARTEN; er vermochte nämlich nach doppelter Ligatur eines Gefässes das ruhende Blut in dem abgeschnürten Gefässabschnitte mehrere Wochen hindurch flüssig zu erhalten, wenn er dafür Sorge trug, dass die Textur der Gefässwand nicht vernichtet oder durch Einwirkung von Fäulnissstoffen specifisch alterirt wurde.

Wie hat man sich nun den vitalen Einfluss der Gefässwand zu denken? Da es als ziemlich feststehend angesehen werden kann, dass das Blutplasma innerhalb der Gefässe kein Paraglobulin enthält und da es ganz bestimmt frei von Fibrinferment ist, diese zwei für das Zustandekommen der Gerinnung nothwendigen Körper aber Producte der zerfallenden farblosen Blutkörperchen sind, so muss man sich vorstellen, dass durch den Contact mit der lebenden Gefässwand die farblosen Blutkörperchen, die, wie wir wissen, sich gerne der Gefässwandung anlegen, vor Bildung des Fermentes und des Paraglobulin geschützt werden.

Für diese Anschauung spricht ein Versuch, der unlängst von A. KÖHLER angestellt wurde. Brachte der Genannte geringe Mengen fermenthaltigen Blutes in die Gefässe lebender Thiere, so konnte er in kürzester Frist die umfangreichste Thrombose erzeugen. Kaum war ein merkliches Quantum solchen Blutes in den Circulationsapparat gebracht, so entstand das Bild einer hochgradigen Lungenembolie und das noch pulsirende rechte Herz, durch schnelles Oeffnen des Thorax am lebenden Thiere freigelegt, zeigte sich prall und strotzend gefüllt von mächtigen Gerinnseln, welche bis in die feinsten Verzweigungen der Pulmonalarterie hinein zu verfolgen waren. Das fermenthaltige Blut hatte KÖHLER einfach so gewonnen, dass er ein kleines Quantum ganz frischen Blutes gerinnen liess und das freiwillige Austreiben des ersten Tropfen Serums abwartete; alsdann presste er das Blut zwischen Leinwand aus und erhielt durch Filtration eine fermenthaltige rothe Flüssigkeit. Dieser Versuch, der übrigens nicht in allen Fällen gelingt, lehrt zugleich, wodurch die schon seit MAGENDIE bekannten Gefahren bei der Transfusion defibrinirten Blutes bedingt werden.

Betrachten wir jetzt das Fibrin, d. h. denjenigen Körper, der sich bei der Gerinnung ausscheidet, genauer, so stellt es einen Eiweisskörper dar, der in seiner procentischen Zusammensetzung und in seinem Verhalten zu den meisten Reagentien von den anderen Eiweisskörpern nicht abweicht. Man stellt es her, indem man frisches Aderlassblut mit einem Glas oder Holzstäbchen so lange quirlt, bis sich der Faserstoff in Form elastischer Fäden ausgeschieden hat (Defibrination des Blutes). So gewonnen schliesst es noch zahlreiche Blutscheiben in seinen Maschen ein, von denen man es durch anhaltendes Auswaschen mit grossen Quantitäten Wasser befreien kann. Das gewaschene Fibrin bildet einen schneeweissen Körper von ausserordentlicher Elasticität. Diese Eigenschaft wird von dem Wassergehalte des Faserstoffes derartig beeinflusst, dass wasserarmes Fibrin sehr an Elasticität einbüsst, getrockneter Faserstoff aber spröde wie Glas ist. Das frische Fibrin stellt ein Netzwerk von Platten oder Fasern dar, das in seinen Maschen Serum beherbergt, welches bei der Contraction ausgepresst wird.

In Salzsäurelösung von 1—5 pr. Mille, in verdünnter Phosphor-, Essig- und Milchsäure quillt das Fibrin zu einer glasartig durchsichtigen Masse auf, ohne sich dabei zu lösen. Nach mehrtägigem Stehen bei 20°, schneller bei Temperaturen bis 60° löst sich das Fibrin in diesen Säuren mit Hinterlassung eines nicht ganz unbedeutenden Rückstandes auf. Diese Lösung beruht auf der Umwandlung des Fibrins in Syntonin, d. h. in einen Eiweisskörper, der bei der genauen Neutralisation der Lösung mit kohlensaurem Natron in Form von weissen Flocken ausfällt, welche von reinem Wasser nicht verändert werden, in sehr verdünnten Alkalien und Säuren hingegen ausserordentlich leicht löslich sind.

Der reine Faserstoff besitzt in hohem Grade das Vermögen, Wasserstoffhyperoxyd zu zersetzen; noch in sehr verdünnten Lösungen von Wasserstoffhyperoxyd überzieht sich die Fibrinflocke sofort mit zahllosen Gasbläschen, welche aus reinem Sauerstoff bestehen. Gekochtes Fibrin zeigt diese Eigenschaft nicht mehr.

Im höchsten Grade überraschend ist es, zu sehen, welch einen geringen Fibringehalt das Blut besitzt; das Fibrin, welches die ganze Menge des Blutes zu einer gallertartigen Masse gestehen lässt und von dem man annehmen sollte, dass es ein Hauptbestandtheil des Blutes sei, ist in so geringer Menge vorhanden, dass es im getrockneten Zustande allerhöchstens 7, meistens aber nur 2 pr. Mille des Gesammtblutgewichtes ausmacht.

§. 2. Das Blutserum.

Das von seinem Fibrin befreite Plasma nennt man Serum. Um es rein zu gewinnen, sammelt man frisches Aderlassblut in trockenen Glascylindern auf, lässt es gerinnen und wartet in einem kühlen Raume das durch die Contraction des Fibrins erfolgende Auspressen des Serums ab. Hierbei kann man die Abscheidung der Flüssigkeit wesentlich beschleunigen, wenn man das Blut in Cylindergläsern aufsammelt und es nach dem Gerinnen 2 bis 3 Stunden hindurch auf eine Centrifuge bringt. Weiter lässt sich das Serum auch aus defibrinirtem Blute erhalten, indem man nur nöthig hat, das Senken der geformten Blutbestandtheile abzuwarten.

Das Serum stellt eine alkalische Flüssigkeit von durchsichtiger Beschaffenheit dar. Beim Pferde ist es bernsteingelb, beim Hunde und den meisten übrigen Haussäugethieren fast farblos. Bei den Carnivoren und Omnivoren sowie bei den säugenden Herbivoren zeigt das Serum oftmals eine milchige Trübung; es enthält alsdann zahlreiche feine Fettkörnchen, die sich nach einiger Zeit auf der Oberfläche in Form einer mehr oder weniger starken Rahmschicht absetzen; solches Serum trifft man nur zur Zeit der Fettresorption und einige Stunden später an.

Die Eiweisskörper des Serums.

Im Serum sind folgende Eiweisskörper vertreten: Paraglobulin, Natronalbuminat, Serumalbumin und endlich, jedoch nicht immer, Pepton.

Das Paraglobulin lernten wir bereits als fibrinoplastische Substanz kennen. Bei der Gerinnung des Blutes wird nur das Fibrinogen in seiner ganzen Menge ausgeschieden, während ein ziemlich beträchtlicher Rest von Paraglobulin im Serum zurückbleibt. Man erhält es aus demselben auf die oben beschriebene Weise.

Das Natronalbuminat (das Serumcaseïn Panum's) erhält man durch genaue Neutralisation des Serums mittelst stark verdünnter Essigsäure. Es fällt dabei in Form eines flockigen weissen Niederschlages aus, dessen Menge nicht sehr bedeutend ist. Man sammelt den Niederschlag auf dem Filter und wäscht ihn mit destillirtem Wasser. Das Natronalbuminat ist in reinem Wasser unlöslich, löst sich aber sehr leicht in verdünnten Säuren oder Alkalien.

Das Serumalbumin ist derjenige Eiweisskörper, der in der weitaus grössten Menge vorhanden ist. Die Blutflüssigkeit enthält nämlich 6—8 Procent dieser Substanz. Erhitzt man Serum, dessen Paraglobulin und Natronalbuminat völlig ausgefällt sind, nach dem Verdünnen mit dem 6—10fachen Volumen Wasser und nach mässigem Ansäuern mit verdünnter Essigsäure auf 70 bis 75°, so scheidet sich das Serumeiweiss in Form dicker weisser Flocken aus. Das Coagulum verhält sich wie jedes andere in der Hitze ausgeschiedene Eiweiss. In der Kälte wird das Serumalbumin weder durch Neutralisation, noch durch verdünnte Säuren gefällt.

Das Pepton ist eine eiweissartige Substanz, die sich von allen wahren Eiweisskörpern zunächst dadurch unterscheidet, dass sie durch Zusatz von Essigsäure und Blutlaugensalz nicht gefällt wird. Nur noch die allerstärksten Fällungsmittel für Eiweisskörper vermögen das Pepton aus seinen Lösungen niederzureissen, nämlich Gerbsäure, Sublimat, grosse Mengen absoluten Alkohols, Phosphorwolframsäure, Phosphormolybdänsäure und Jodquecksilberkalium. Peptonlösungen gerinnen in der Hitze nicht. Reines Pepton stellt ein weisses, stark hygroskopisches Pulver dar, das in Wasser ausserordentlich leicht löslich ist. Die wässerigen Lösungen nehmen auf Zusatz von Natronlauge und Spuren einer sehr verdünnten Kupfersulphatlösung eine prachtvolle weinrothe Farbe an.

Will man Pepton im Serum nachweisen, so muss man zunächst die eigentlichen Eiweisskörper völlig entfernen. Dieses lässt sich sehr einfach und sicher durch eine Lösung von essigsaurem Eisenoxyd, der man einige Tropfen einer Lösung von schwefelsaurem Eisenoxyd zugefügt hat, bewirken. Zu dem Zwecke verdünnt man das Serum mit dem 5—8fachen Volumen Wasser, erhitzt alsdann auf dem Wasserbade, trägt eine mässige Quantität der genannten Eisenlösungen ein und setzt der Masse so viel Natronlauge zu, dass sie nur noch eine ganz schwache saure Reaction besitzt. Es hat sich alsdann ein dicker brauner Niederschlag gebildet, der in einer vollkommen klaren und eisenfreien Flüssigkeit schwimmt. Filtrirt man jetzt und engt man das Filtrat auf ein kleines Volumen ein, so hat man eine klare Lösung vor sich, in der Essigsäure und Blutlaugensalz nicht die Spur einer Trübung mehr bewirken. Fügt man zu dieser Flüssigkeit Natronlauge und Kupfersulphatlösung, so nimmt sie bei Anwesenheit von Pepton eine weinrothe Farbe an.

Das Serum enthält nur zur Zeit der Eiweissresorption und kurze Zeit darauf Pepton, im Hunger verschwindet es sehr schnell wieder aus der Blutbahn.

Anderweite organische Bestandtheile des Serums.

Weitere organische Bestandttheile des Serums sind:

Zucker, und zwar Traubenzucker. Um ihn nachzuweisen, versetzt man das von Eiweisskörpern jeder Art völlig befreite Serum mit etwas Natronlauge und einigen Tropfen einer Kupfersulphatlösung. Erwärmt man nun dieses Gemisch in einem Proberöhrchen, so färbt sich die Flüssigkeit zuerst orangegelb und lässt bald einen schönen rothen Niederschlag von Kupferoxydul ausfallen. Der Zucker ist ein constanter Bestandtheil des Serums, seine Abstammung und Bedeutung wird später noch besprochen werden. PAVY fand im Rinderblut im Mittel von 6 Versuchen 0,543 p. M. Zucker, Schafblut enthielt 0,521 p. M., Hundeblut 0,787 p. M. Zucker.

Fett; sein Vorkommen im Serum wurde schon erwähnt; es wird uns bei der Lehre von der Verdauung noch weiter beschäftigen.

Lecithin ist ein constanter Bestandtheil des Aetherextractes des Blutserums. Ein nicht unerheblicher Theil der Phosphorsäure des Serums ist im Lecithin enthalten. Ueber seine Abstammung und physiologische Bedeutung sind wir noch im Unklaren; möglicherweise spielt es bei der Knochenernährung eine nicht unbedeutende Rolle, weil es ein wesentlicher Träger der Phosphorsäure des Blutes ist.

Cholesterin. Es findet sich gleichfalls unter den in Aether löslichen Bestandtheilen des Serums. Es krystallisirt in weissen perlmutterglänzenden Blättchen, ist unlöslich in Wasser und stellt unter dem Mikroskope durchsichtige rhombische Tafeln dar. Mitunter kommt es in pathologischen Transsudaten in grosser Menge vor. Es ist noch fraglich, ob das Cholesterin im Thierkörper selbst erzeugt wird, oder ob es aus dem Pflanzenreiche stammt.

Weiter sind im Blutserum geringe Mengen von Harnstoff, Kreatin, Kreatinin und andere Producte der regressiven Metamorphose anzutreffen; wir werden uns mit diesen Körpern später noch beschäftigen.

Die mineralischen Bestandtheile des Serums.

Das Serum, welches beim Pferde circa 0,75 % Asche gibt, enthält an Basen: Natrium, Kalium, Calcium, Magnesium und Eisen; an Säuren Phosphorsäure, Schwefelsäure, Kohlensäure, Kieselsäure und fernerhin noch Chlor. Kalium und Eisen sind in äusserst geringen Mengen vertreten, etwas reichlicher ist der Gehalt an Magnesium und Calcium; letzteres ist aber im Hinblick auf den ausserordentlich grossen Kalkgehalt des Organismus nur in sehr kleinen Mengen vorhanden. Die durchaus dominirende Base des Serums ist das Natrium. Unter den Säuren nimmt die Kohlensäure die erste Stelle ein, Kieselsäure kommt nur in ganz geringen Mengen vor; Chlor ist ausserordentlich reichlich vertreten.

Die mineralischen Bestandtheile des Serums bewirken die alkalische Reaction des Blutes. Es ist von der grössten Bedeutung für das Verständniss der Säurebildung im Organismus und kann nicht scharf genug hervorgehoben werden, dass diejenigen Salze des Blutserums, welche die alkalische Reaction bedingen, theoretisch saure Körper sind. Denn an dem Zustandekommen dieser Reaction betheiligen sich vor allen Dingen das Dinatriumphosphat und das Natriumbicarbonat

$$PO \begin{cases} /\,OH \\ -\,ONa \\ \backslash\,ONa \end{cases} \qquad CO \begin{cases} /\,OH \\ \backslash\,ONa \end{cases}$$

Körper, die noch ein Hydroxyl enthalten und mittelst desselben noch Säurewirkung auszuüben, d. h. noch Basen zu binden vermögen. Sie können aber noch mehr als das! Scheinbar, d. h. der Wirkung auf Lakmuspapier nach, selbst alkalisch, vermögen sie sogar ein directes Freiwerden von Säure zu bewirken, eine Eigenschaft, welche uns bei der Entstehung der sauren Secrete näher beschäftigen wird.

Was die natürliche Verbindungsweise der verschiedenen mineralischen Bestandtheile im Blutserum betrifft, so kann es wohl keinem Zweifel unterliegen, dass das Chlor, ein erheblicher Theil der Kohlensäure und die Schwefelsäure fast ausschliesslich an das Natrium gebunden sind.

Das Serum enthält auch doppelt kohlensaures Natron, denn Liebig zeigte, dass das seiner Eiweisskörper völlig beraubte Serum auf Zusatz von Quecksilberchlorid keinen weissen Niederschlag wie mit Sodalösung gibt, sondern dass es wie die Lösungen von Natriumbicarbonat nach Verlauf einiger Zeit braune Krystalle von Quecksilberoxychlorid absetzt.

Hinsichtlich der sonstigen Verbindungen muss angenommen werden, dass im Blutserum, dem durch die Oxydationsprocesse fortwährend neue Säuren zuströmen, und das ein grosses Quantum freier Kohlensäure enthält, die mannichfachsten neutralen und sauren Körper gleichzeitig und nebeneinander vorkommen und es muss betont werden, dass alkalische Substanzen im Blutserum nur im rein empirischen Sinne existiren, d. h. sofern manche Lakmuspapier bläuen, dass theoretisch alkalische hingegen nicht vorhanden sind (Maly).

Einigen der mineralischen Bestandtheile des Serums fällt eine bedeutende physiologische Rolle zu, besonders dem Chlornatrium, dem kohlensauren Natron, dem Natriumphosphat und dem Chlorcalcium.

Das Chlornatrium befindet sich im Serum in einer constanten Menge und in einer Concentration, in der es die wunderbare Eigenschaft hat, sämmtliche Formbestandtheile des Körpers in ihrer natürlichen Gestalt zu erhalten. Dieser Concentrationsgrad beträgt 0,5 bis 0,6 %; Lösungen geringerer Stärke bewirken Quellung, solche grösserer Concentration aber Schrumpfung der Gewebe, welche Veränderungen mit schweren Functionsstörungen verbunden sind.

Entzieht man einem Frosche das Blut bis auf den letzten Tropfen und ersetzt man dasselbe durch eine $^1/_2$ procentige Kochsalzlösung, so bewahrt der Organismus längere Zeit hindurch seine vollkommene Lebensfähigkeit (Cohnheim'sche Salzfrösche). Natürlich vermag das Kochsalz dem Organismus die zur Kraftentfaltung nöthigen Spannkräfte nicht zuzuführen, die Körperleistungen geschehen vielmehr auf Kosten der in den Organen aufgespeicherten spannkraftführenden Stoffe, welche durch die Kochsalzlösung in ihrer Wirkung keine Beeinträchtigung erfahren, und hören daher auf, wenn diese verzehrt sind.

Das kohlensaure Natron, welches nächst dem Chlornatrium im Serum in reichlichster Menge vorkommt, ist von hoher Bedeutung für die Muskelthätigkeit und wird uns später noch beschäftigen.

Das Natriumphosphat ist ungeachtet der geringen Menge, in der es im Blute enthalten ist, von der grössten Wichtigkeit für die Säurebildung im Organismus. Schon Berzelius wusste es, dass aus alkalisch reagirendem phosphorsauren Natron durch Kohlensäure saures phosphorsaures Natron und Natriumbicarbonat gebildet wird. Da nun das Blut stets freie Kohlensäure enthält, so wird das Auftreten von saurem phosphorsaurem Natron im Organismus verständlich.

Aber nicht allein die Abspaltung saurer Salze, sondern auch die Bildung freier Säure vermag das Natriumphosphat zu bewirken. Versetzt man eine Lösung von gewöhnlichem phosphorsauren Natron, eine Lösung, die rothes Lakmuspapier stark blau färbt, mit einem neutralen Chlorid, dessen Metall eine in Wasser unlösliche Verbindung mit der Phosphorsäure eingeht, z. B. mit Chlorcalcium oder Chlorbarium, so nimmt die Flüssigkeit eine intensiv saure Reaction an und es ist in ihr freie Salzsäure nachzuweisen (Maly). Ungeachtet der Blaufärbung des Lakmus hat daher das phosphorsaure Natron eine Säurewirkung ausgeübt, es hat vermöge seines freien Hydroxyls die Chloride in Base und Säure zerlegt, es hat die Base an sich gerissen und die Salzsäure in Freiheit gesetzt. Das saure phosphorsaure Natron zeigt diese Wirkung in verstärktem Maasse.

Für die Entstehung des sauren Harnes und des Magensaftes könnten diese Eigenschaften des Natriumphosphats von der grössten Bedeutung sein.

Das Chlorcalcium. Pribram zeigte, dass die Menge der fällbaren Phosphorsäure im Blute durchaus nicht genügt, den ganzen Kalk des Serums zu binden und dass also selbst dann das Vorkommen noch anderer Kalkverbindungen im Blute bewiesen wäre, wollte man behaupten, es sei phosphorsaurer Kalk vorhanden, der unter Beihilfe organischer Substanzen in Lösung gehalten werde.

Es kann nun hier kein anderes Kalksalz in Betracht kommen als das Chlorcalcium, und es ist das Vorkommen dieses Körpers um so mehr zu betonen, weil wir wissen, dass durch die Einwirkung des phosphorsauren Natron auf Chlorcalcium freie Salzsäure gebildet werden kann, eine Säure, die für den Verdauungsprocess von der allergrössten Wichtigkeit ist.

Ueber die Vertheilung der mineralischen Bestandtheile im Serum des Pferdes liegt eine Analyse von WEBER vor; die erhaltenen Resultate sind folgende:

Bestandtheile in 100 Theilen Asche des Serums.	%
Chlornatrium	72,88
Chlorkalium	—
Kali	2,95
Natron	12,93
Kalk	2,28
Bittererde	0,27
Eisenoxyd	0,26
Phosphorsäure	1,73
Schwefelsäure	2,10
Kohlensäure	4,40
Kieselerde	0,20

Die Gase des Serums.

Entgast man das Serum in der TORICELLI'schen Leere, und zwar unter Erwärmen, so erhält man ein aus Kohlensäure, Sauerstoff und Stickstoff bestehendes Gasgemenge, in welchem die zuletzt genannten Körper nur in geringen Quantitäten enthalten sind. Fast das ganze Gasquantum wird von Kalilauge begierig absorbirt und besteht aus reiner Kohlensäure.

NASSE stellte die wichtige Eigenschaft des Serums fest, dass es fast das Doppelte seines Volumens Kohlensäure zu absorbiren vermag. Dieses ist vor Allem eine Function des im Serum enthaltenen kohlensauren Natrons und das Absorptionsvermögen der Blutflüssigkeit ist um so grösser, je reicher sie an diesem Salze ist.

Das circulirende Blut enthält in seinem Serum niemals das Maximum der absorbirbaren Kohlensäure, es vermag vielmehr unter geeigneten Verhältnissen stets noch neue Mengen dieses Gases aufzunehmen.

Die Kohlensäure ist im Serum in zweifacher Weise enthalten; der eine Theil ist entweder einfach absorbirt oder so locker chemisch gebunden, dass das Gas schon nach Beseitigung des Atmosphärendruckes ausgetrieben wird; der andere Theil, dessen Menge unabhängig vom Drucke ist, kommt in festerer chemischer Verbindung vor. Das Absorptionsvermögen des Serums für die erstgenannte Kohlensäure ist vom Drucke und der Temperatur abhängig; es vermag um so mehr von dieser Kohlensäure zu absorbiren, je grösser der Druck und je niedriger die Temperatur der Flüssigkeit ist. (DALTON-BUNSEN'sches Gesetz.)

Sauerstoff und Stickstoff kommen im Serum in so geringen Mengen vor, dass man diese Gase einstweilen ganz unberücksichtigt lassen kann.

§. 3. Die Formbestandtheile des Blutes.

Die im Plasma suspendirten Formbestandtheile werden als rothe Blutscheiben und farblose Blutkörperchen bezeichnet. Ausserdem kommen noch im Blute sogenannte Elementarkörperchen vor, Gebilde höchst zweifelhafter Natur.

Die rothen Blutscheiben.

Die rothen Blutscheiben, 1658 von SWAMMERDAM entdeckt, sind so zahlreich vertreten, dass auf 1 Cmm. Blut 4 bis 5,5 Millionen dieser Gebilde kommen. Der Gehalt des Blutes an Körperchen beträgt unter physiologischen Verhältnissen 30 bis 40 % des Gesammtvolumens.

Die rothen Blutscheiben stellen runde, biconcave Scheiben dar, deren Durchmesser beim Pferde 0,004 — 0,005, beim Rinde 0,003 — 0,005, beim Hunde 0,005 — 0,007, beim Schafe 0,002 — 0,004, bei der Ziege 0,002, beim Schweine 0,003 — 0,004 Millimeter beträgt. Neben den Blutscheiben von dieser Grösse werden auch kleinere angetroffen; dieselben sind nur sehr spärlich vertreten bei gesunden erwachsenen Thieren, werden aber kurze Zeit nach reichlichen Blutentziehungen und in der Reconvalescenz von erschöpfenden Krankheiten, sowie bei jungen Thieren in grosser Menge angetroffen. HAYEM hält sie für jugendliche Formen der rothen Blutscheiben. Das specifische Gewicht der Scheiben ist grösser als das des Plasmas, denn sie senken sich in ruhig stehendem, vor Gerinnung geschütztem Blute. Sie ertheilen dem Blute die rothe Farbe, denn das Plasma und die übrigen Bestandtheile sind fast farblos; sie machen zugleich das Blut undurchsichtig und stempeln es zu einer Deckfarbe. Einzeln unter dem Mikroskope betrachtet erscheinen sie blassgelb, mehrfach übereinander geschichtet sind sie aber roth.

Trotz der geringen Grösse eines einzelnen Körperchens repräsentiren die sämmtlichen im Organismus vorhandenen rothen Blutscheiben eine sehr beträchtliche Oberfläche. Schätzt man die Blutmenge eines Pferdes auf 30 Liter und veranschlagt man die Oberfläche der in 1 Cubikmillimeter Pferdeblut enthaltenen Blutscheiben nur auf 500 Quadratmillimeter, so beträgt diejenige der gesammten Blutkörperchen 15000 Quadratmeter.

Die Blutscheiben unserer Haussäugethiere kann man unter gewöhnlichen Umständen nicht durch Filtration von dem Plasma trennen; sie gehen durch die Poren des Filters hindurch. Versetzt man aber defibrinirtes Blut mit dem fünffachen Volumen einer gesättigten Glaubersalzlösung, so bleiben die Blutkörperchen auf dem Filter zurück und es fliesst ein fast farbloses Filtrat ab.

Die rothen Scheiben besitzen eine ausserordentlich grosse Geschmeidigkeit und Elasticität, vermöge der sie sofort in ihre alte Form zurückkehren, sobald sie durch Anschleudern gegen die Gefässwandung oder beim Durchpressen durch die Kapillaren die absonderlichsten Gestalten angenommen haben. In ihrer Gestalt sind zwei mechanische Grundformen vertreten, die der Scheibe und die des Ringes; die erstere tritt uns im Centrum, die letztere in der Peripherie des Gebildes entgegen. Durch die Scheibe wird eine grosse Oberfläche bei Anwendung geringer Masse erzielt, während die Ringform der äusseren Zone wesentlich die Gestalt des Körperchens sichert und seine Festigkeit bedingt.

Die Blutscheiben enthalten einen rothen Farbstoff, das Hämoglobin, der für die Physiologie der Athmung von der fundamentalsten Bedeutung ist. Auf vielfachen Wegen lässt sich dieser Farbstoff von den Körperchen trennen, er tritt dabei in das Plasma über und färbt dieses roth; hierbei verliert das Blut seine undurchsichtige Beschaffenheit, es hört auf Deckfarbe zu sein und wird jetzt durchsichtig und lackfarbig.

Lackfarbiges Blut erhält man beim Erwärmen des Blutes auf 60° (Max Schultze), beim öfteren Gefrierenlassen und Aufthauen des Blutes (Rollett), nach dem Durchleiten einer Reihe von Entladungsschlägen mit der Leydener Flasche durch das Blut und nach dem Verdünnen des Blutes mit Wasser (Rollett), beim Versetzen des Blutes mit Gallensäuren oder Galle (Plattner; Kühne), bei der Einwirkung von Ozon (Alexander Schmidt), nach dem Durchleiten oder Schütteln des Blutes mit Aether (v. Wittich), Alkohol (Rollett), Schwefelkohlenstoff (Hermann), Chloroform (Chaumont; Böttcher) und auf zahlreiche andere Weisen. Auch bei gewissen Krankheiten trifft man das Blut lackfarbig an. Hand in Hand mit dieser Farbenveränderung bemerkt man eine tiefgehende Formveränderung der Körperchen; bei der mikroskopischen Untersuchung lackfarbigen Blutes findet man die Scheiben bis auf äusserst zarte und blasse Reste völlig zerstört, mitunter fehlen auch noch diese und die Körperchen haben sich völlig gelöst.

In Wasser quellen die rothen Blutscheiben bedeutend auf, während Kochsalz- und Glaubersalzlösung ihnen Feuchtigkeit entzieht, wobei sie schrumpfen.

Behandelt man Blut mit nicht zu kleinen Mengen einer schwachen

Oxalsäurelösung, so geht der Farbstoff der Scheiben fast völlig in Lösung und es hinterbleibt bei der Filtration ein kleines Quantum einer grauen Masse, die Reste der rothen Blutscheiben. Diese stellen ein faseriges Netzwerk dar, welches in seinen Umrissen die alte Gestalt der Blutscheiben unverändert wiedergibt und welches man als das Stroma (Rollett) bezeichnet hat. Dieses Netzwerk zeigt eine ähnliche Dehnbarkeit und Elasticität wie die ganzen Blutscheiben. Da den Blutscheiben bekanntlich jede Membran fehlt, so würde dieses Fasergerüst manche Eigenschaft der Scheiben erklären können, wenn man erst sicher wäre, dass man hier ein schon zu Lebzeiten vorhandenes Skelet und kein postmortales Gerinnungsproduct vor sich hätte. Das Stroma besteht aus Eiweisskörpern; es ist in kaustischen Alkalien, gallensauren Salzen und in auf 60^0 erwärmten Salz- und Zuckerlösungen löslich.

Wenden wir uns jetzt zu dem chemischen Bau der rothen Blutscheiben, so bestehen sie zu circa $90\,^0/_0$ aus einem complicirten eiweissartigen Körper, der die Ursache der rothen Farbe des Blutes ist, aus dem bereits erwähnten Blutfarbstoff oder dem Hämoglobin. Dieses ist ein krystallisirbarer und eisenhaltiger Eiweisskörper, dessen rothe Krystalle zu den prachtvollsten Gebilden der Chemie gehören. Die Krystalle sind bei den einzelnen Thiergattungen verschiedenartig gestaltet; bei unseren Haussäugethieren gehören sie sämmtlich dem rhombischen Systeme an. Die Verschiedenheiten in der Krystallform scheinen von Differenzen im Wassergehalte abhängig zu sein. Die Krystalle sind doppelt lichtbrechend und in Wasser, leichter noch in schwach alkalischen Flüssigkeiten löslich; das Hämoglobin vom Pferde besitzt eine grössere Löslichkeit als das vom Hunde und von der Katze.

Die Hämoglobinlösungen zersetzen sich nach einigen Tagen und zwar um so schneller, je concentrirter sie sind und bei einer um so höheren Temperatur sie aufbewahrt werden. Hierbei geht die schöne rothe Farbe verloren und sie erscheinen jetzt im auffallenden Lichte schmutzig braunroth, im durchfallenden Lichte aber grün. Aetzende Alkalien, eine Reihe von Metallsalzen und Säuren führen diese Zersetzung sehr schnell herbei, und es ist bemerkenswerth, dass schon die schwächsten Säuren eine intensive Einwirkung zeigen. Das Hämoglobin, dem überhaupt nur eine sehr geringe Beständigkeit zukommt, zerfällt hierbei der Hauptmasse nach in Eiweisskörper und Hämatin, einen Farbstoff, den man sehr häufig in alten Blutextravasaten und Cystenflüssigkeiten antrifft.

Für die Darstellung der Hämoglobinkrystalle eignet sich besonders das Blut vom Hunde, Pferde, Meerschweinchen und von der Katze. Man kann die Krystalle nach sehr verschiedenen Verfahren gewinnen, wie immer die Methode sei, stets geht der Krystallisation ein Stadium der Auflösung der Blutscheiben (Bildung von lackfarbigem Blute) voraus. Sehr schnell erhält man sie, wenn man defibrinirtes Hundeblut, dessen Serum man möglichst beseitigt hat, mit wenig Aether schüttelt und die Masse nach Herstellung einer völlig durchsichtigen tiefrothen Lösung in eine flache Schale bringt; kaum ist alsdann ein merkliches Quantum Aether verdunstet, so hat sich die ganze Masse in einen dicken Krystallbrei verwandelt.

Die procentische Zusammensetzung des Hämoglobins beträgt beim Hunde:

Kohlenstoff . .	54,2
Wasserstoff . .	7,2
Stickstoff . . .	16,1
Sauerstoff . . .	21,6
Schwefel . . .	0,5
Eisen	0,4

Für Physiologie und Toxicologie von höchster Wichtigkeit ist das Verhalten des Hämoglobins gegen Gase. Der Körper geht mit zahlreichen Gasen chemische Verbindungen von so ausserordentlich leichter Zersetzbarkeit ein, dass man lange Zeit nicht wusste, ob man es mit nach festen Proportionen erfolgenden chemischen Vereinigungen oder mit einfachen mechanischen Gemengen (Absorption) zu thun habe. Die Untersuchungen von Hoppe-Seyler und Preyer lassen indessen darüber keinen Zweifel aufkommen, dass die Körper sich nach bestimmten Verhältnissen verbinden, so dass beispielsweise 1 Grm. Hämoglobin 1,2 bis 1,3 Ccm. Sauerstoff aufzunehmen vermag.

Mit Sauerstoff gesättigtes Hämoglobin heisst Oxyhämoglobin; den sauerstofffreien Körper bezeichnet man als reducirtes Hämoglobin. Lösungen des ersten sind prachtvoll zinnoberroth, solche des anderen ganz dunkelkirschbraun. Die Aufnahme des Sauerstoffes ist nur innerhalb sehr weiter Grenzen vom Luftdrucke abhängig, sinkt dieser unter 30 Mm. Quecksilber, so gibt erst das Hämoglobin merkliche Quantitäten Sauerstoff ab; nur durch Auskochen im oft erneuerten luftleeren Raume vermag man es ganz sauerstofffrei zu bekommen. Aus diesem eigenthümlichen Verhalten, besonders aus der Unveränderlichkeit des Sauerstoffgehaltes nach sehr erheblicher Reduction des Luftdruckes geht schon hervor, dass der Sauerstoff nicht einfach absorbirt sein kann. Bei Luftzutritt dargestelltes Hämoglobin enthält stets Sauerstoff. Nicht vollkommen mit Sauerstoff gesättigtes Hämoglobin muss man als ein Gemenge von Oxyhämoglobin und sauerstofffreiem Hämoglobin betrachten. Mit derartigen Gemischen haben wir es innerhalb der physiologischen Grenzen immer zu thun, denn es ist weder das arterielle Blut mit Sauerstoff gesättigt, noch ermangelt das venöse Blut dieses Körpers gänzlich.

Mittelst Kohlenoxydgas kann man den Sauerstoff mit grosser Leichtigkeit vollkommen aus dem Oxyhämoglobin entfernen; das Gift wirkt auf circulirendes Blut ebenso. Das Hämoglobin geht mit dem Kohlenoxyd eine festere Verbindung ein als mit dem Sauerstoff. Diese Verbindung (Kohlenoxyd-Hämoglobin) erfolgt gleichfalls nach bestimmten Verhältnissen und zwar vermag 1 Grm. Hämoglobin ungefähr 1,3 Ccm. Kohlenoxyd aufzunehmen (Preyer). Das Kohlenoxyd-Hämoglobin besitzt eine prachtvolle ziegelrothe Farbe. An Thieren, die mit Kohlenoxyd vergiftet sind, lässt sich kein Unterschied in der Farbe zwischen Arterien- und Venenblut nachweisen, beide sind hellroth; und die Muskulatur solcher Thiere erscheint wie mit Fuchsin gefärbt.

Das Stickoxyd verbindet sich in ähnlicher Weise mit dem Hämoglobin wie das Kohlenoxyd.

Mit Blausäure geht das Hämoglobin ohne Veränderung seines spectroscopischen Verhaltens eine Verbindung ein, welche das Oxyhämoglobin gleichfalls an Beständigkeit übertrifft (Hoppe-Seyler, Preyer).

Schwefelwasserstoff reducirt Lösungen von Hämoglobin ausserordentlich schnell. Der Reduction folgt eine Zersetzung des Farbstoffes, wobei zunächst ein dem Hämatin verwandter Körper gebildet wird, der nach weiterer Einwirkung des Giftes in einen schmutzig braungrün gefärbten Körper zerfällt; bei dieser Zersetzung scheiden sich Schwefel und Eiweiss aus (Hoppe-Seyler). Im circulirenden Blute wirkt Schwefelwasserstoff ebenso (Rosenthal und Kaufmann).

Eine eigenthümliche Beziehung zeigt das Hämoglobin zu Ozon, jenem Körper, der eine viel energischere oxydirende Wirksamkeit besitzt als der gewöhnliche Sauerstoff. Das Oxyhämoglobin enthält zunächst selbst kleine Mengen Ozon (A. Schmidt, Kühne & Scholtz), dann aber ist das Hämoglobin in hohem Maasse Ozonüberträger, d. h. es ist befähigt, ozonhaltigen Körpern, welche sonst nur sehr schwer ihr Gas abgeben, das Ozon zu entziehen und auf andere leicht oxydirbare Körper, z. B. Guajaktinctur und Jodkaliumkleister zu übertragen (Schönbein, His). Diese Eigenschaft wird dem Hämoglobin durch kleine Mengen von Chinin völlig geraubt (Binz).

Die Lösungen des Hämoglobins zeigen ein ziemlich charakteristisches spectroscopisches Verhalten. Untersucht man eine concentrirte Oxyhämoglobinlösung, so sieht man starke Lichtabsorption in allen Theilen mit Ausnahme des Roth. Verdünnt man nun allmählich, so tritt zunächst Aufhellung bis an die Fraunhofer'sche Linie D ein, weiterhin hellt sich das Spectrum zwischen *E* und *F* auf, später auch jenseits von *F* und bei fortgesetzter Verdünnung bleiben endlich zwei Absorptionsstreifen zwischen *D* und *E*, also im grünen Theile des Spectrums. Diese Streifen, zwischen denen sich ein heller Zwischenraum befindet, zeigen sich am schärfsten in Hämoglobinlösungen von 1 : 1000, sie sind aber auch bei Verdünnungen von 1 : 10000 deutlich erkennbar, wenn man die Lösungen in einer 1 Cm. dicken Schicht vor den Spalt des Spectralapparates bringt. Der näher bei *D* liegende Streifen ist dunkler und schärfer begrenzt, der bei *E* liegende erscheint breiter, heller und verwaschener. Es ist zu bemerken, dass diese Streifen nicht ganz charakteristisch für den Blutfarbstoff sind, sondern dass das Pikrocarmin ein gleiches spectroscopisches Verhalten zeigt. Entzieht man dem Hämoglobin unter der Luftpumpe oder durch Einwirkung von reducirenden Substanzen, z. B. Schwefelammonium, seinen Sauerstoff (reducirtes Hämoglobin), so werden die beiden Streifen völlig zum Verschwinden gebracht und statt ihrer erscheint ein dunkles breites Band mit verwaschenen Rändern, welches genau den hellen Zwischenraum zwischen den früheren Streifen ausfüllt (Stokes).

Die mineralischen Bestandtheile der rothen Blutscheiben sind wesentlich andere als diejenigen des Serums. Während letzteres ausserordentlich reich an Chlor und an Natrium ist, sind diese Stoffe in den Scheiben in so geringen Mengen vertreten, dass man sie vielleicht den Körperchen selbst ganz absprechen und ihr Vorkommen auf eine Verunreinigung dieser Gebilde mit Serum zurückführen muss. Der Hauptmasse nach trifft man in den Scheiben Kalium und Phosphorsäure an, also Körper, welche das Serum nur in sehr geringer Menge enthält. Aus dieser Vertheilung der Bestandtheile, nämlich aus der Abwesenheit des Chlors und des Natriums in den Scheiben bei reichlichem Vorkommen dieser Stoffe in der umspülenden Flüssigkeit und umgekehrt aus dem reichlichen Gehalte der Scheiben an Kalium und Phosphorsäure bei sehr geringer Vertretung dieser Körper im Serum müssen wir schliessen, dass man es hier mit eigenthümlichen, die Vertheilung der flüssigen Atome regelnden Kräften zu thun hat, welche in ihrer Wirkung von den uns bekannten Leistungen der Hydrodiffusion[1] und Imbibition[2] wesentlich abweichen.

[1] Schichtet man über Wasser, welches sich in einem Cylinderglase befindet, vorsichtig Alkohol, so bleibt nicht etwa der specifisch leichtere Alkohol ruhig auf dem Wasser liegen, sondern es treten, völlig entgegen dem Gesetze der Schwere, Alkoholtheilchen an das Wasser und Wassertheilchen an den Alkohol, und dieser Austausch dauert so lange, bis ein vollkommen gleichmässiges Gemisch beider Flüssigkeiten hergestellt ist. Was wir hier an Alkohol und Wasser beobachten, das ist gültig für alle Flüssigkeiten, die überhaupt mischbar sind. Diesen Vorgang des Ineinanderströmens zweier Flüssigkeiten bezeichnet man als Hydrodiffusion.

Es hat sich gezeigt, dass Flüssigkeiten, welche durch thierische Membranen

Die farblosen Blutkörperchen.

Die farblosen Blutkörperchen (Syn.: weisse Blutkörperchen, Lymphkörperchen, Wanderzellen, Leucocyten) werden in der sogenannten Speckhaut (s. oben) frei von den rothen gefunden und bilden hier ganze Nester zwischen den Fibrinfäden. Am reinsten erhält man sie aus abgekühltem Pferdeblut, von dem man die klare Plasmaschicht

---

getrennt sind, in den meisten Fällen ebenso aufeinander wirken, als wenn sie sich frei berühren könnten, dass Auflösungen unorganischer sowohl als organischer Körper sich durch Membranen hindurch ebenso vollständig mischen, als wären die Lösungen in freier Berührung miteinander. Allerdings erfolgt diese Mischung in vielen Fällen sehr langsam und man kennt eine Reihe von Körpern, die Colloidsubstanzen Graham's, welche nur ausserordentlich schwierig organische Membranen durchdringen. Zu diesen Substanzen gehören vor allen Dingen die Eiweisskörper. — Die Kenntniss dieser Vorgänge knüpft sich an einen Versuch Parrot's. Brachte dieser ein mit Alkohol gefülltes und mit einer thierischen Blase verschlossenes Gefäss unter Wasser, so sah er bereits nach Verlauf weniger Minuten eine solche Menge Wasser an den Alkohol treten, dass die Blase stark hervorgewölbt wurde und dass beim Anstechen derselben mit einer Nadel ein hoher Strahl Weingeist emporgeschleudert wurde. Dutrochet war es dann, der den Nachweis führte, dass nicht allein Wasser an den Alkohol, sondern dass auch ein nicht unerhebliches Quantum Weingeist an das Wasser trete, dass somit eine doppelte Strömung vorhanden sei, die er als Endosmose und Exosmose bezeichnete.

Die Ursachen der Hydrodiffusion sind auf Anziehungen der kleinsten Theilchen zurückzuführen. Erfolgen diese Anziehungen bei offener Berührung der Flüssigkeiten, so tritt an die Stelle eines Theilchens der einen Lösung ein gleich grosses Theilchen der anderen; wesentlich verschieden hiervon verhält sich der Austausch der Flüssigkeitsmolecüle durch thierische Membranen hindurch. Stellt man eine mit einer Blase verschlossene und theilweise mit einer Lösung von Kupfervitriol gefüllte Glasröhre derartig in ein Gefäss mit Wasser, dass beide Flüssigkeiten ein gleiches Niveau haben, so kann man nach einiger Zeit beobachten, dass die Lösung in der Röhre höher und höher steigt. Die Lösungen anderer Körper verhalten sich ähnlich, und es folgt hieraus, dass bei dem Austausch von Flüssigkeiten durch thierische Membranen hindurch an Stelle eines jeden Theilchens der einen Lösung ein ungleiches Theilchen der anderen Flüssigkeit tritt.

Nennt man die Hydrodiffusion positiv, wenn mehr Wasser zur gelösten Substanz als von dieser zum Wasser tritt, nennt man sie im umgekehrten Falle negativ, so findet man, dass den Alkalien die stärkste positive, den Säuren die stärkste negative Diffusion zukommt und dass die Salze durchweg positiv sind.

Die Geschwindigkeit, mit der die verschiedenen Stoffe diffundiren, ist abhängig von der Löslichkeit der Körper, der Concentration der Lösungen, der Temperatur der Flüssigkeiten und der chemischen Zusammensetzung der Körper. Die Diffusionsgeschwindigkeit wächst mit der Zunahme der Löslichkeit der Körper, wächst mit dem Verstärken der Concentration, wächst mit dem Steigen der Temperatur. Diffundiren Stoffe verschiedener chemischer Zusammensetzung gegeneinander, so ist die Diffusionsgeschwindigkeit um so grösser, je stärker die chemische An-

abgehoben hat; hier sitzen sie als opake Masse unmittelbar auf der rothen Schicht. Sie kommen nicht allein im Blute, sondern auch in der Lymphe, den serösen Flüssigkeiten, dem Eiter und Schleime und den meisten Secreten vor.

Die Grösse der farblosen Blutkörperchen schwankt innerhalb weiter Grenzen, noch mehr die Form. Die farblosen Blutkörperchen sind im normalen Blute in weit geringerer Menge vorhanden als die rothen. Ihr Zahlenverhältniss zu den rothen Scheiben unterliegt Schwankungen, die besonders von der Nahrungsaufnahme, dem Spannungszustande der Gefässe und von der Lage des Gefässbezirkes abhängen. Durchschnittlich dürfte ein farbloses Körperchen auf 350—500 rothe Scheiben kommen. Kurze Zeit nach der Nahrungsaufnahme soll die Zahl der farblosen Körperchen eine geringe Zunahme erfahren.

Die farblosen Blutkörperchen bestehen aus ausserordentlich leicht beweglichen Protoplasmamassen, die in den verschiedensten Formen erscheinen und denen nur im Zustande starker Reizung oder im Tode eine bestimmte Gestalt, die sphärische, zukommt, die weiterhin völlig membranlos sind und im Inneren einen Kern und zahlreiche kleine stark lichtbrechende Körnchen beherbergen.

Die farblosen Körperchen besitzen die Eigenthümlichkeit, an den Gefässwandungen leicht festzukleben. Diese adhäsive Eigenschaft kann man nachweisen, wenn man ein gewöhnliches mikroskopisches Blutpräparat

---

ziehung der Stoffe ist; Säure gegen Alkali diffundirt daher schneller, als Säure gegen Säure oder Säure gegen Salz.

Schon Graham fand, dass die Diffusion auch chemische Wirkungen auszuüben vermag; denn er zeigte, dass gewisse Salzlösungen nach der Diffusion eine Veränderung in dem Mengenverhältnisse ihrer Bestandtheile erfahren hatten. So fand er beispielsweise, dass bei der Dialyse von essigsaurer Thonerde die Thonerde mit nur wenig Essigsäure auf dem Dialysator zurückblieb, während das Diffusat reich an Essigsäure war und dass bei der Dialyse von schwefelsauren Alkalien bei Gegenwart von Kalk schwefelsaurer Kalk gebildet werde. Graham machte darauf aufmerksam, dass diese Zersetzungen für die Erklärung gewisser physiologischer Vorgänge von grosser Bedeutung seien und dass durch sie vielleicht Licht in die eigenthümliche Vertheilung von Säure und Alkali im thierischen Organismus geworfen werden könne. Bei Besprechung der sauren Secrete werden wir auf die chemischen Wirkungen der Diffusion noch näher zurückkommen.

[2] Die Gewebe besitzen die Eigenschaft, Flüssigkeiten in die Zwischenräume ihrer Molecüle aufzunehmen, ohne dabei ihr Volumen so erheblich zu vermehren, dass von einer Quellung die Rede sein könnte; diesen Vorgang bezeichnet man als Imbibition. Der Vorgang ist nicht capillarer, sondern mehr molecülarer Natur und die aufgenommenen Flüssigkeitsmengen besitzen nicht dieselbe Zusammensetzung wie die ursprüngliche Lösung. Die imbibirte Flüssigkeit zeigt eine schwächere Concentration als die Lösung, der sie entstammt.

mit einem Deckgläschen so verschliesst, dass eine Stelle am Rande frei von Flüssigkeit bleibt. Versieht man nun diese Stelle mit einem Tropfen einer 0,5 procentigen Kochsalzlösung, während man an einem gegenüberliegenden Punkte mittelst Filtrirpapier die Flüssigkeit ansaugt, so reisst die Strömung nur die rothen Blutscheiben mit sich fort, die farblosen Körper bleiben unbeweglich liegen und bilden Hindernisse, gegen welche der Blutstrom machtlos anprallt.

An allen Punkten des Gefässsystems, wo der Blutstrom sich verlangsamt, findet sowohl unter physiologischen als auch unter pathologischen Verhältnissen eine Anhäufung von farblosen Blutkörperchen statt.

Die farblosen Blutkörperchen enthalten bestimmte chemische Verbindungen in reichlicher Menge; einzelne derselben sind den farblosen Zellen eigenthümlich und man muss daher annehmen, dass sie für den Lebensprocess unserer Körper eine bestimmte Bedeutung haben. Betrachten wir die chemischen Bestandtheile des Protoplasmas, so finden wir in ihm: mehrere Eiweisskörper, Kohlehydrate, Fette, Lecithin, Cholesterin, Phosphorsäure und Kalium, während der Zellkern der Hauptmasse nach aus einem eigenthümlichen phosphorhaltigen Eiweisskörper, dem Nucleïn, besteht.

Eiweisskörper verschiedener Art bilden die Grundsubstanz des Protoplasmas. Sie entsprechen in ihren wesentlichsten Reactionen den bereits besprochenen Eiweisskörpern des Blutes. Eine besondere Rolle spielt das Paraglobulin, die fibrinoplastische Substanz, welches als ein Product des Zellleibes der farblosen Blutkörperchen aufgefasst werden muss, und von dessen Bedeutung für die Blutgerinnung schon die Rede war.

Unter den Kohlehydraten des Protoplasmas nimmt das Glycogen die hervorragendste Stellung ein. Nachdem Cl. Bernard diesen Körper in den embryonalen Geweben gefunden hatte, ist er von Hoppe-Seyler als constanter Bestandtheil der farblosen Blutkörperchen erkannt worden. Durch Nasse, Brücke und S. Weiss von der Bedeutung dieses merkwürdigen Kohlehydrates für die Muskelarbeit unterrichtet, muss man annehmen, dass die Contractionen des Zellleibes der farblosen Körperchen wesentlich auf Kosten des Glycogens geschehen.

In dem Protoplasma treffen wir weiter eine mehr oder weniger grosse Quantität von Fett in Form kleiner stark lichtbrechender Körnchen an. Eine Bedeutung des Fettes für den Lebensprocess der Zelle ist nicht nachgewiesen. Ob es von aussen aufgenommen wird oder ob es als ein Umwandlungsproduct des Protoplasmas aufzufassen ist, wissen wir nicht; doch spricht für die letztere Deutung folgender Versuch: Bringt man in die Unterleibshöhle eines Thieres ein Stückchen trockenes Hollundermark, so füllen sich die Poren dieser Substanz sehr bald mit Serum und farblosen Blutkörperchen. Letztere wandern in das Innere des Hollundermarkes hinein und bedecken die Wandungen der Pflanzenzellen. Untersucht man nun das Mark etwa nach 24stündigem Verweilen in der Peritonealhöhle, so findet man die in der Aussenregion gelegenen Zellen vollkommen normal und im Vollbesitze ihrer Functionen, während die im Centrum des Markes gelegenen Blutkörperchen die sphärische Gestalt aufweisen, völlig abgestorben sind und im Inneren so zahlreiche Fettkörnchen beherbergen, dass sie sich in förmliche Körnchenzellen umgewandelt haben und dass das Hollundermark an dieser Stelle wie von Fett durchtränkt erscheint.

Lecithin, der schon besprochene phosphorhaltige Körper, findet sich in fast allen entwicklungsfähigen Zellen und ist auch als ein constanter Bestandtheil der farblosen Blutkörperchen (Hoppe-Seyler) aufzufassen. Ueber die Entstehung und die Bedeutung dieses Körpers befinden wir uns noch ganz im Unklaren; da er in seiner Constitution den Fetten sehr nahe steht, so kann er möglicherweise eine Vorstufe zur Bildung der Fette sein. Das Lecithin ist eine in Wasser schleimig quellende Substanz von sehr bedeutendem Adhäsionsvermögen, und es ist wahrscheinlich, dass die grosse Klebrigkeit der farblosen Blutkörperchen wesentlich auf ihren Lecithinreichthum zurückgeführt werden muss.

Cholesterin, ein von Beneke in den Samen der Pflanzen nachgewiesener Körper, ist von Hoppe-Seyler als normaler Bestandtheil der farblosen Blutkörperchen erkannt worden. Man weiss nicht, ob das Cholesterin in dem Protoplasma gelöst oder fein suspendirt ist, auch ist über die Entstehung und Bedeutung dieses Körpers nichts bekannt; möglicherweise entsteht er gar nicht innerhalb des thierischen Organismus, sondern nur im Pflanzenreiche.

Kalium und Phosphorsäure sind die vorzüglichsten mineralischen Bestandtheile des Zellleibes; welche Beziehungen diese Körper aber zu den Lebensvorgängen in der Zelle haben, ist noch vollkommen unbekannt.

Während die aufgezählten Bestandtheile unzweifelhaft Substanzen sind, welche dem lebenden Zellleibe zugesprochen werden müssen, gibt das Verhalten eines anderen Körpers der Vermuthung Raum, dass er ein Zerfallsproduct des abgestorbenen Protoplasmas ist; wir meinen das Fibrinferment, d. h. denjenigen Körper, der lösliches Fibrinogen in unlösliches Fibrin überzuführen begabt ist. Dieses Ferment hat man sich als einen complicirten organischen Stoff zu denken, der schon in kleinsten Mengen die Kraft besitzt, Wasserstoffhyperoxyd zu zerlegen und, wahrscheinlich unter Mitwirkung der Elemente des Wassers, die Umwandlung des Fibrinogens zu bewirken. Ernsthafte theoretische Erörterungen über die chemische Natur letzteren Vorganges sind bei unseren jetzigen Kenntnissen von dem Wesen der Fermentwirkungen noch nicht anzustellen; möglich, dass der Process denjenigen Vorgängen an die Seite zu stellen ist, welche die Chemie als hydrolytische Spaltungen bezeichnet, möglich aber auch, dass die Natur des Vorganges nach einer anderen Richtung hin gesucht werden muss. Das Fibrinferment gehört zu den sogenannten ungeformten Fermenten; seine Reindarstellung ist noch nicht geglückt. In den wässerigen Lösungen geht die fermentative Wirkung schon bei Temperaturen von 60 bis 65° verloren.

Die Anschauung, dass das Ferment nicht im Plasma des circulirenden Blutes gelöst sei, dass es vielmehr erst durch den Zerfall der farblosen Blutkörperchen gebildet werde und dass keine Gerinnung eintrete, so lange die farblosen Blutkörperchen unversehrt bleiben, wird besonders gestützt durch folgende Beobachtung Zahn's.

Breitet man eine durchsichtige Membran unter dem Mikroskope aus und bringt man in die Nähe eines kleinen Blutgefässes derselben einen Kochsalzkrystall, so sieht man, während der Krystall nach und nach schmilzt, die Innenwand des Blutgefässes sich mit zahlreichen farblosen Blutkörperchen bedecken. Bald haben sich dieselben in dem Grade in dem Gefässe angehäuft, dass ein grosses Conglomerat der Körperchen das ganze Gefässlumen für sich in Anspruch nimmt; es hat sich ein weisser Pfropf gebildet, der dem Blutstrom ein weiteres Vordringen unmöglich macht. Während man nun für kurze Zeit noch die einzelnen Zellgrenzen unterscheiden kann, sieht man bald an Stelle abgegrenzter Zellen eine feinkörnige, mattgraue, schwach lichtbrechende Masse, in der sich hin und wieder einzelne farblose Blutkörperchen erhalten haben, eine Masse, die in ihrem mikroskopischen und ihrem chemischen Verhalten vollkommen mit dem Fibrin übereinstimmt; es ist ein weisser Thrombus entstanden. Wie der weisse Thrombus erst nach dem Zerfall angehäufter farbloser Blutkörperchen entstehen kann, so ist auch die Entwicklungsgeschichte des rothen sowohl als des gemischten Thrombus an das Freiwerden des Fibrinfermentes geknüpft; das weisse Gerinnsel gleicht dem Kuchen, welcher in dem klaren Plasma abgekühlten Blutes entsteht, die anderen Thromben finden ihre Analogie in Gerinnseln, welche man beim Quirlen des frischen Blutes erhält.

Unter den Bestandtheilen des Zellkernes der farblosen Blutkörperchen nimmt das Nucleïn, jener von Miescher entdeckte phosphorhaltige Eiweisskörper, die vorzüglichste Stelle ein. Das Nucleïn ist in Wasser und verdünnten Säuren unlöslich, leicht löslich aber in sehr verdünnter Kalilauge. In Berührung mit Chlorwasserstoffsäure verwandelt sich der

Körper in eine zähe Gallerte. Besonders ausgezeichnet ist das Nucleïn durch seine grosse Widerstandsfähigkeit gegen die Verdauungssäfte. Da jede Vermehrung der farblosen Blutkörperchen durch ein Wachsthum der Kerne eingeleitet wird, diese aber der Hauptmasse nach aus Nucleïn bestehen, so ist es nicht unwahrscheinlich, dass der Körper bei der Zelltheilung eine wichtige Rolle spielt.

Noch viel mangelhafter bekannt als der chemische Bau ist die Lebensthätigkeit der farblosen Blutkörperchen. Wir werden bei der Betrachtung des kapillaren Blutstromes sehen, dass die Körperchen den Circulationsapparat verlassen, in den Bindegewebsmaschen durch den Organismus wandern um später vermittelst der Lymphbahnen dem Blutstrome wieder zugeführt zu werden; welche Bedeutung aber dieser Vorgang für die Physiologie hat, ob das farblose Blutkörperchen auf seiner Wanderung den Geweben Erfrischungs- oder Nährmaterialien zuführt oder ob es bei seiner Wanderung seine Function nach einer anderen Richtung hin ausübt, darüber besitzen wir bis jetzt auch nicht die mindesten Kenntnisse.

Mangels besserer Kenntnisse, die uns einen Einblick in die Lebensthätigkeit dieser Gebilde gestatteten, müssen wir uns mit der Beschreibung blosser Formveränderungen der farblosen Körperchen begnügen. In geeigneten Flüssigkeiten und bei Temperaturen von 30 bis 40° beobachtet man gewisse Schwankungen in der Gestalt der farblosen Blutkörperchen und man erkennt, dass die sphärische Form einem Reizzustande des Protoplasmas entspricht, welchem etwa der Tetanus der Muskeln an die Seite gestellt werden könnte, dass diese Form aber weiterhin auch der todten Zelle zukommt. Unter anderen Verhältnissen wechselt das Körperchen seine Gestalt so ausserordentlich häufig, dass man von einer bestimmten Form des lebenden farblosen Blutkörperchens überhaupt nicht sprechen kann.

Diese Formveränderung nun geschieht in der Weise, dass das Körperchen einen oder mehrere Fortsätze ausschickt, die, im Anfange schmal, allmählich wachsen und sich derartig flächenhaft ausbreiten, dass sie nach einiger Zeit denselben Umfang wie die übrige Zellmasse besitzen. Nicht gar lange und die ganze Zelle liegt jetzt da, wo früher nur der schmale Fortsatz beobachtet werden konnte. Indem Fortsätze des Protoplasma sich bald hier bald dahin ausdehnen und den übrigen Körper nachfliessen lassen, kommen Ortsveränderungen der farblosen Blutkörperchen zu Stande, welche in dieser Art schon seit längerer Zeit von den Amöben, jenen auf der niedersten Stufe der Lebensformen stehenden Wesen, bekannt sind; man hat daher diese Lebenserscheinung der farblosen Blutkörperchen als amöboïde Bewegung bezeichnet. Es sind das Bewegungen, die nicht mit grosser Schnelligkeit von Statten gehen.

Die farblosen Blutkörperchen unserer Haussäugethiere zeigen die amöboïden Bewegungen nur innerhalb bestimmter Temperaturgrenzen, bei Zimmerwärme findet man sie in der Regel nicht, sondern erst bei höherer Temperatur. Bei 37 bis 38 Grad sind die Bewegungen sehr lebhaft, um rasch aufzuhören, sobald die Temperatur über 40^0 hinausgeht. Man weiss, dass die Bewegungserscheinungen der farblosen Blutkörperchen an das Vorhandensein von Sauerstoff geknüpft sind, entzieht man sie der Einwirkung dieses Gases, so nehmen sie bald die sphärische Gestalt an und sterben verhältnissmässig schnell ab. Noch ist bekannt, dass die Blutkörperchen ganz analog den Herzcontractionen nur so lange Bewegungen zeigen, als sie mit einer ganz schwach alkalischen Kochsalzlösung von mässiger Concentration in Berührung bleiben.

Die farblosen Blutkörperchen vermögen feste Partikelchen, z. B. Farbstoffkörnchen oder Theile von rothen Blutscheiben in ihren Zellleib einzuschliessen. Stösst das Körperchen bei seiner Wanderung auf solche Substanzen, so umfasst es sie mit seinen Protoplasmafortsätzen und nimmt sie in seinen Leib auf.

Wesentlich von den eben beschriebenen Protoplasmafortsätzen verschieden sind Auswüchse, die man erst beim Absterben der Zelle beobachtet. Diese Auswüchse (Sarcodeauswüchse) haben eine sphärische Gestalt und sind durch schmale Stiele mit dem Zellleibe verbunden; sind sie erst vorhanden, so vermögen sie durch Contractionen des Zellleibes nicht wieder eingezogen zu werden, die Zelle stirbt vielmehr schnell ab.

Von ganz besonderer Bedeutung sind noch gewissse Formveränderungen an den Kernen der farblosen Blutkörperchen, Veränderungen, welche das Wachsthum und die Vermehrung der Zelle begleiten. Während dem normalen Kern eine sphärische Gestalt zukommt, beobachtet man, wie bei der Zelltheilung der bläschenförmige Kern länger und länger wird und wie er sich in ein stäbchenförmiges Gebilde umwandelt, dessen Länge oftmals den Durchmesser der Zelle übertrifft, so dass er wurstartig gewunden in dem Protoplasma liegt. Nach einiger Zeit tritt in der Mitte des Kernes eine seichte Einschnürung auf, wodurch er eine biscuitartige Form erhält; nicht gar lange, so wird diese Einschnürung stärker, der Kern besteht bald aus zwei Theilen, die nur noch durch eine ganz schmale Brücke verbunden sind, endlich reisst auch diese, und es liegen jetzt zwei Kerne im Inneren des Zellleibes. Hat das Wachsthum des Kernes in der Kerntheilung sein Ende gefunden, befinden sich erst im Protoplasma zwei oder mehrere Kerne, so beginnt jetzt auch die

Vermehrung und Theilung des Zellleibes und man beobachtet, wie das Protoplasma an Umfang zunimmt, wie jeder Kern sich eine bestimmte Menge Protoplasma aneignet, wie letzteres in Folge dessen Einschnürungen erhält, wie nach einiger Zeit die Protoplasmamassen nur noch durch eine schmale Brücke zusammenhängen und wie endlich auch diese reisst.

Verlängerung der Kerne, Einschnürung und Theilung dieser Gebilde, Vermehrung des Zellleibes, Lagerung einer bestimmten Menge Protoplasma um jeden Kern, Einschnürung und Theilung des Zellleibes, das ist also die Reihenfolge der Erscheinungen, welche man bei der Vermehrung der farblosen Blutkörperchen verfolgen kann.

Bei der Besprechung des Blutstromes in den Kapillaren und der Entwicklungsgeschichte des Blutes werden wir nochmals auf die farblosen Blutkörperchen zurückzukommen haben.

§ 4. Gesammtanalyse des Blutes.

Verschaffen wir uns am Schlusse unserer Betrachtung der Bestandtheile des Blutes eine kurze Skizze von der Zusammensetzung dieser Flüssigkeit, so liefern 1000 Theile Pferdeblut:

Plasma . . .	673,8
Körperchen . .	326,2

1000 Theile Plasma enthalten:

Wasser . . .	908,4
Fibrin	10,1
Albumin . . .	77,6
Fette	1,2
Extractivstoffe .	4,0
Lösliche Salze .	6,0
Unlösliche Salze	1,7

1000 Theile Körperchen geben:

Wasser	565,0 (incl. Krystallwasser des Hämoglobins)
Feste Stoffe	435,0.

(Hoppe-Seyler.)

§ 5. Veränderung des Blutes auf seiner Wanderung.

In Folge der ununterbrochen stattfindenden Abgabe von Nährstoffen, der fortwährenden Aufnahme von Zerfallsproducten und der Einfuhr neuer Nährstoffe ist das im Körper circulirende Blut grossen Schwankungen in der Zusammensetzung unterworfen und es dürfte kaum zwei Stellen im Organismus geben, an denen das Blut von genau gleicher Zusammensetzung wäre. Selbst unmittelbar hintereinander an demselben Orte gewonnenes Aderlassblut zeigt ungleiche Zusammensetzung. Schon rein mechanische Einflüsse, z. B. blosse Aenderungen im Spannungszustande der Gefässwandung, bekunden einen bedeutenden Einfluss auf die Beschaffenheit des Blutes; so mindert sich beispielsweise die Zahl der rothen Blutscheiben mit der Abnahme der Spannung, die man durch Verblutung, andauernde Fesselung der Thiere, Durchschneidung des Halsmarkes oder durch temporären Verschluss der Pfortader bewirkt, während sich der Hämoglobingehalt durch Zunahme der Spannung der Gefässwandung (Reizung des Halsmarkes) erheblich vermehrt. (L. v. Lesser.)

Da die Physiologie von den quantitativen Aenderungen des Blutes auf seiner Wanderung von Ort zu Ort noch sehr wenig weiss, so können wir uns hier nur mit einer Zusammenstellung der Eigenschaften des Blutes aus denjenigen Gefässbezirken beschäftigen, in denen man den grössten Differenzen in der Beschaffenheit begegnet; solche Gefässe sind nun die Arterien und die Venen. Das arterielle Blut trifft man im linken Herzen, den Arterien und Lungenvenen, das Venenblut im rechten Herzen, den Venen und Lungenarterien an.

Die Differenzen zwischen den beiden Blutarten beziehen sich besonders auf Farbe, Gasgehalt, Gerinnungszeit und Temperatur; unzweifelhaft bestehen noch weitere, besonders chemische Differenzen, unsere analytischen Methoden sind indessen noch nicht im Stande gewesen, uns allgemeingültige Verschiedenheiten nach dieser Richtung hin vorzuführen.

Der Unterschied in der Farbe beider Blutarten ist durchaus nicht so bedeutend, als man gewöhnlich angibt; es ist völlig unrichtig, das arterielle Blut als hellroth, das venöse als blauschwarz zu bezeichnen, in Wirklichkeit sind beide Blutarten kirschroth, doch ist das venöse um einige Töne dunkler gefärbt als das andere. Dieser Farbenunterschied ist auf einen grösseren Gehalt des arteriellen Blutes an Oxyhämoglobin zurückzuführen. Bleibt venöses Blut einige Zeit an der Luft stehen, so nimmt es durch Aufnahme von Sauerstoff bald eine hellere Farbe an. Das venöse Blut erscheint in dicken Schichten dunkelroth, in dünnen aber grün; diesen Dichroïsmus entdeckte Brücke.

Was die Differenzen im Gasgehalt betrifft, so enthält arterielles Blut mehr Sauerstoff als venöses, während das Venenblut in seinem Kohlensäuregehalte das erstere übertrifft. Die zahlreichen von C. Ludwig und seinen Schülern vorgenommenen Gasanalysen ergaben für Hundeblut folgende Mittelwerthe:

100 Volumen arteriellen Blutes enthielten bei 0° und 1 Meter Quecksilberdruck:

Kohlensäure . .	29,72 Vol.
Sauerstoff . . .	14,65 „
Stickstoff . . .	1,61 „
Summa	45,98 Vol.

während sich in 100 Vol. Venenblut vorfanden:

Kohlensäure . .	35,74 Vol.
Sauerstoff . .	7,22 „
Stickstoff . . .	1,34 „
Summa	44,30 Vol.

Arterielles Blut gerinnt schneller als venöses. Man hat versucht, diese Erscheinung durch den grösseren Reichthum des Arterieninhaltes an Fibrin, der beim Pferde in der Regel nachzuweisen ist, zu erklären; thatsächlich ist sie aber auf die bereits bekannten Differenzen im Gasgehalte beider Blutarten zurückzuführen, und man ist im Stande, die Gerinnung des arteriellen Blutes durch Zuführung von Kohlensäure zu verlangsamen, die des Venenblutes aber durch Vermehrung seines Sauerstoffgehaltes zu beschleunigen.

Die Differenzen in der Temperatur beider Blutarten sind viel weniger constant. Während in Organen mit lebhaftem Stoffwechsel und grossem Wärmebildungsvermögen (z. B. in Drüsen und Muskeln) das abfliessende Blut wärmer als das Arterienblut ist, zeigen andere Organe (z. B. die Haut) ein umgekehrtes Verhalten.

Das besondere Verhalten anderer Blutarten wird uns in späteren Capiteln noch zu beschäftigen haben.

§ 6. Einfluss der Nahrung auf die Zusammensetzung des Blutes.

Was den Einfluss der Nahrung auf die Zusammensetzung des Blutes betrifft, so findet man nach Fettgenuss einen gesteigerten Fettgehalt des Blutes. Schon eine halbe Stunde nach Aufnahme des Fettes beginnt das Serum milchig zu werden; bei reichlicher Fettkost bildet sich nach dem Stehenlassen des Blutes auf der Oberfläche des Serums eine förmliche Rahmschicht, in der man unter dem Mikroskope zahllose Fetttröpfchen antrifft. Circa 12 Stunden später besitzt das Serum wieder sein früheres Ansehen.

Nach dem Genusse von Kohlehydraten steigert sich der Zuckergehalt des Blutes und zwar findet sich der Zucker im Pfortaderblute in reichlicherer Menge als in anderen Blutarten, was für eine Resorption des Zuckers mittelst der Wurzeln der Pfortader spricht (v. Mering).

Nach der Einfuhr von Eiweissstoffen in den Organismus trifft man

Pepton im Blute an, welches kurze Zeit nach Beendigung der Resorption verschwindet; im Pfortaderblute findet sich zur Zeit der Resorption mehr Pepton als in jeder anderen Blutart (Schmidt-Mülheim).

Ueber die Veränderungen des Blutes bei anhaltendem Hunger liegen nur wenig übereinstimmende Beobachtungen vor.

Buntzen[1] hat unlängst den Einfluss der Nahrung auf das Verhältniss der rothen Blutscheiben zum Plasma festzustellen gesucht; er zählte dabei die Blutkörperchen, welche abgemessene kleine Quantitäten Blut unter den verschiedenen Umständen enthielten und fand:

1) Nach einer grossen Futteraufnahme steigt die relative Menge der rothen Blutscheiben nicht unbedeutend, erreicht nach 1 bis $1\frac{1}{2}$ Stunden ihr Maximum und kehrt dann mehr oder weniger schnell zur Norm zurück.

2) Nach reichlicher Wasseraufnahme sinkt die Menge der Blutscheiben schnell, um im Laufe von 1 bis 2 Stunden wieder auf die alte Höhe zu gelangen.

3) Nach völliger Entziehung von Nahrung und Getränk vermehrt sich die relative Zahl der rothen Blutscheiben langsam und regelmässig, um nach Zufuhr neuer Nahrung auf einige Zeit unter die Norm zu sinken.

4) Bei Verabreichung von so viel Nahrung, als zur Erhaltung des Thieres im constanten Körpergewichte erforderlich ist, verändert sich die Zahl der Körperchen selbst im Laufe von Monaten nicht.

§ 7. Die Blutmenge.

Wollte man künstlich injicirte Blutbahnen dazu benutzen, um sich ein Bild von der im Organismus circulirenden Blutmenge zu verschaffen, wollte man aus der Capacität des Herzens und der Gefässe todter Thiere die Blutmenge berechnen, so würde man zu viel zu hohen Werthen gelangen. Die Gefässwandungen der lebenden Thiere befinden sich in Folge der Contraction ihrer Muskelfasern in einem fortdauernden Zustande der Spannung; post mortem aber sind sie erschlafft und werden bei der Injection ausserordentlich ausgedehnt. Lebende Thiere besitzen daher eine viel geringere Blutmenge, als die Gefässe der todten zu fassen vermögen.

Wenn wir dennoch auch unter physiologischen Verhältnissen einer starken Füllung einzelner Gefässabschnitte begegnen, so ist das nur vorübergehend und auf besondere Einrichtungen des Gefässsystems zurück-

[1] Herr Dr. Buntzen aus Kopenhagen hatte die Güte, mir über diese Versuche, die noch der Veröffentlichung harren, kurze Notizen zukommen zu lassen und mir die Benutzung derselben an diesem Orte zu gestatten.

zuführen. Sobald nämlich ein Organ einer stärkeren Speisung bedarf, verengern sich die Blutgefässe in den übrigen Körpertheilen und stellen einen Theil ihres Inhaltes diesem Organe, dessen Gefässe sich jetzt sehr stark füllen, zur Verfügung. Indem der Organismus sein Blut wechselnd bald auf dieses, bald auf jenes Gebiet zu werfen vermag, kann er mit einem verhältnissmässig winzigen Quantum Blut Haus halten und mit einer geringen Blutmenge selbst den weitgehendsten Anforderungen der einzelnen Organe gerecht werden.

Die ersten Bestimmungen der Blutmenge beruhten auf einem überaus rohen Verfahren; man sammelte einfach das Blut geschlachteter Thiere. Natürlich erhielt man hierbei zu niedrige Werthe, weil ja bei jeder Art von Verblutung ein gewisses Quantum Blut in den Gefässen zurückbleibt. Hering gibt nach dieser Methode den Blutgehalt des Pferdes auf 6,4 bis 9,2 Procent des Körpergewichtes an.

Einer wesentlich anderen Methode bediente sich Valentin. Er entnahm dem Thiere zunächst eine Blutprobe, spritzte ihm dann ein bestimmtes Quantum Wasser in die Blutbahn und nahm nach einer für die gleichmässige Vermengung des Blutes mit dem Wasser für genügend erachteten Frist eine zweite Blutprobe. In beiden Proben bestimmte er nun die Menge des Wassers und der festen Bestandtheile und berechnete aus dem Grade von Verdünnung, welchen das Blut durch die zugefügte Wassermenge erfahren, das Blutquantum. Die Valentin'sche Rechnung kann natürlich nur dann zutreffen, wenn die Blutbahnen in der zwischen beiden Blutentziehungen liegenden Zeit weder Flüssigkeit aufnehmen noch ausscheiden, Voraussetzungen, die aber durchaus nicht zutreffen, weil das Blut schon bald nach der Wasserinjection bedeutende Flüssigkeitsmengen verliert. Diese Methode hat daher zu der ganz irrigen Vorstellung geführt, dass die Blutmenge etwa 20 Procent des Körpergewichtes ausmache.

Eine viel vollkommenere Methode führte Welcker ein. Sich stützend auf die bekannte Thatsache, dass die Blutscheiben ihr Hämoglobin sehr leicht und vollständig an Wasser abgeben und von der Annahme ausgehend, dass zwischen Körperchen und Plasma ein bestimmtes Verhältniss bestehe, entzog er den vorher gewogenen Thieren zunächst ein kleines Quantum Blut, dessen Menge er genau bestimmte. Alsdann tödtete er das Thier und laugte es nach Entfernung des Magen- und Darminhaltes so lange mit Wasser aus, bis es an neu zugefügtes Waschwasser keine merkliche Menge von Hämoglobin mehr abgab. War diese Lauge durch Filtration gereinigt, so wurde sie gemessen. Aus dem Körpergewicht des Thieres und der Menge der Lauge liess sich nun sehr leicht das ganze Blutquantum berechnen, wenn die erste Blutprobe von bekanntem Volumen so lange mit abgemessenen Mengen Wasser versetzt wurde, bis sie die Farbe des Filtrates angenommen hatte.

Derartig ausgeführte Bestimmungen an unseren Haussäugethieren haben ergeben, dass die Blutmenge nur 7 bis 10 Procent des Körpergewichtes ausmacht. Auf die Differenzen, die sich bei den verschiedenen Thiergattungen herausgestellt haben, können wir keinen grossen Werth legen, weil die Zahl der ausgeführten Messungen noch eine zu geringe ist.

II. Die Blutbewegung.

Das Blut des lebenden Organismus ist in ununterbrochener Bewegung durch die verschiedensten Körpertheile begriffen. Diese Bewegung geschieht auf vorgeschriebenen Bahnen, die ein vielfach verzweigtes, und in sich geschlossenes Röhrensystem darstellen.

Verfolgen wir ein Bluttheilchen auf seiner Wanderung durch den Organismus, so sehen wir, wie es von der linken Herzkammer aus in die Arterien gelangt, weiter durch die Capillaren und dann durch die Venen in die rechte Herzvorkammer wandert; letztere presst es in die rechte Herzkammer, von wo es mittelst der Lungenarterie in die Lunge strömt, um nach dem Passiren eines zweiten Capillargebietes durch die Lungenvene in die linke Herzkammer zurückzugelangen. Jetzt hat es einen Kreislauf beendet, um ohne Verzug einen neuen zu beginnen.

Wunderbarer Weise hat man aus diesem einen Kreislauf zwei gemacht und man hat den grossen von dem kleinen Kreislauf unterschieden. Den Weg von der linken Herzkammer bis zur rechten Vorkammer hat man den grossen Kreislauf, den Körperkreislauf oder den Ernährungskreislauf, den Abschnitt von der rechten Kammer bis zur linken Vorkammer den kleinen Kreislauf oder den Lungenkreislauf genannt. In Wirklichkeit ist diese Eintheilung nicht zutreffend, denn das Blut hat erst dann einen Kreislauf beschrieben, wenn es nach der Wanderung durch den Organismus wieder an seinem wirklichen Ausgangspunkte angelangt ist.

Da die Blutbahnen ein Röhrensystem darstellen, in welchem mittelst mechanischer Kräfte beständig eine Flüssigkeit bewegt wird, so glaubte man durch Anwendung der gewöhnlichen Gesetze der Hydraulik auf die im Organismus circulirende Flüssigkeit zu einer genauen Feststellung der allgemeinen Regeln des Blutstromes zu gelangen. Die hierauf gesetzten grossen Hoffnungen konnten indessen nicht verwirklicht werden. Denn sind auch die Regeln, nach denen das Blut sich innerhalb der Gefässbahnen bewegt, rein physikalische, so werden sie doch durch den ganz eigenartigen Bau des Gefässsystems und besonders durch die fortwährenden regulatorischen Eingriffe von Seiten des Nervenapparates so verwickelt, dass die uns bekannten Grundsätze der Hydraulik zur Erklärung der Erscheinungen des Blutstromes kaum benutzt werden können.

§ 1. Der Blutdruck.

Differenzen im Drucke innerhalb der Blutbahnen geben die nächste Ursache für den Blutstrom ab. Das Blut fliesst fortwährend von der Stelle des höchsten Druckes (Ventrikel zur Zeit der Systole) nach der Stelle des niedrigsten Druckes (Ventrikel zur Zeit der Diastole).

Die ersten Untersuchungen über den Blutdruck rühren von Stephan Hales, einem englischen Geistlichen, her. Nach der Einführung einer Glasröhre in die Arterie eines Thieres beobachtete er zu seinem Erstaunen, dass das Blut in kürzester Frist auf eine ausserordentliche Höhe geschleudert wurde. Später hat Poiseuille mit Hilfe des Quecksilbermanometers methodischere Untersuchungen angestellt. Lassen sich auch mit diesem Instrumente die mittleren Druckwerthe leicht bestimmen, so gestattet es doch keine genaue Verfolgung der regelmässigen Druckschwankungen, denen der Blutstrom unterworfen ist. Es wurde geradezu epochemachend für die Physiologie, als C. Ludwig im Jahre 1847 auf der Oberfläche eines mit einem Blutgefässe in Verbindung gebrachten Quecksilbermanometers einen Schwimmer anbrachte, der auf einem mit gleichmässiger Geschwindigkeit sich bewegenden Papierstreifen die Oscillationen des Quecksilbers graphisch darstellte. Denn erst jetzt war man im Stande, alle die Einflüsse zu studiren, von denen der Blutdruck abhängig ist und alle die feineren Schwankungen kennen zu lernen, welche Eingriffe physikalischer oder chemischer Art bewirken. So ist denn das Instrument nicht allein für den wissenschaftlichen Ausbau der Physiologie, sondern auch für die Pathologie, Materia medica und Toxicologie von der allergrössten Bedeutung geworden.

Wir wollen dieses Instrument, das Kymographion oder den Wellenzeichner, welches durch neuere von C. Ludwig selbst ausgehende Modificationen ganz wesentlich verbessert worden ist, der leichteren Uebersicht halber in seiner ursprünglichen und einfacheren Einrichtung betrachten. *A* stellt einen mit einem Papiermantel versehenen Cylinder dar, der durch ein Uhrwerk, welches durch das Kugelpendel *B* regulirt werden kann, in gleichmässige Rotation versetzt wird. Die U-förmige Röhre *C* ist zum Theil mit Quecksilber gefüllt und bildet ein

Manometer, dessen Schenkel *D* durch geeignete Zwischenglieder (Bleiröhre), die zur Hintanhaltung der Blutgerinnung mit einer Lösung von kohlensaurem Natron gefüllt sind, mit dem Blutstrom der Gefässe, in welchen der Druck gemessen werden soll, in directe Verbindung gebracht wird. Der andere Schenkel *E* trägt auf seiner Oberfläche einen kleinen Schwimmer von Elfenbein, an dem ein Metalldraht befestigt ist, der bei *F* durch ein rundes Loch hindurchgeht und in diesem leicht auf- und abwärts gleiten kann. Der Draht besitzt eine feine Stahlspitze *G*, welche so eingestellt werden kann, dass sie dem mit berussten Papier überzogenen Cylinder leise anliegt und jede Schwankung der Quecksilbersäule durch einen weissen Strich auf schwarzem Grunde markirt. An Stelle dieser Schreibvorrichtung kann man auch eine besonders construirte Schreibfeder aus Glas benutzen, welche mit Tinte auf weisses Papier schreibt.

Fig. 1.

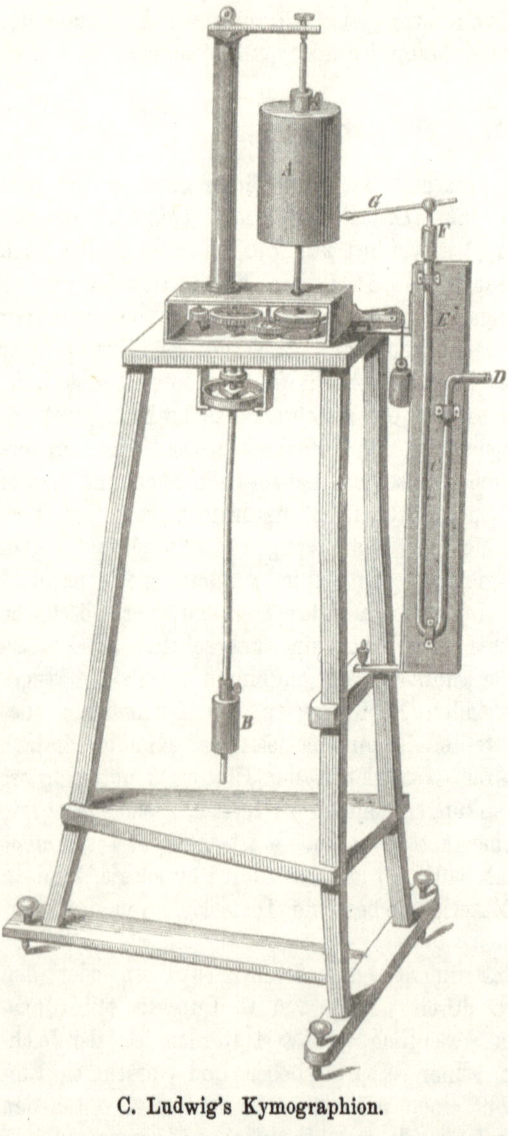

C. Ludwig's Kymographion.

Die schwingende Masse des Kymographions ist hier die Quecksilbersäule; sie genügt für die meisten Fälle vollkommen. Handelt es sich aber darum, ein möglichst genaues Bild des zeitlichen Verlaufes der Druckschwankungen zu geben, so wirkt die Schwere des Quecksilbers störend.

Es musste daher als ein Fortschritt bezeichnet werden, als Fick das der Technik längst bekannte und bei Dampfkesseln zahlreiche Anwendung findende *Bourdon'sche Federmanometer* für das Kymographion verwerthete. Dieser Apparat ist frei von merklichen Nachschwankungen und gewährt uns einen genaueren Einblick in den zeitlichen Verlauf der Druckschwankungen, als das mit der Trägheit des Quecksilbers kämpfende Metallmanometer. Den absoluten Druck vermag es indessen nicht so vollkommen anzugeben als das Quecksilbermanometer. Handelt es sich daher um eine möglichst exacte Messung des wirklichen Druckes, so verdient das Metallmanometer, handelt es sich aber um eine genaue Feststellung des Ablaufes der Druckschwankungen, so verdient das Federmanometer den Vorzug.

Welche Aufschlüsse sind uns nun mittelst des Wellenzeichners gegeben worden?

Zunächst hat man gefunden, dass *in den kleinen Arterien der Blutdruck nur wenig geringer ist als in der Aorta.* Diese Thatsache, auf den ersten Blick ausserordentlich überraschend, ist weit weniger befremdend, wenn man berücksichtigt, dass das Arteriensystem sich in der Weise auflöst, dass die Summe der Lumina der kleineren Arterien immer bedeutend grösser als das Lumen des Stammes ist. Denn hierdurch wird es bedingt, dass der Blutstrom bis zu seiner Auflösung in die feinsten Arterien durch Reibung nur sehr wenig von seiner Kraft einbüsst, dass das Arteriensystem also gewissermassen ein Reservoir darstellt, in welchem an allen Orten derselbe Druck herrscht und dass im Organismus eine gleichzeitige und gleichmässige Speisung aller Theile möglich ist, trotzdem das sehr geräumige Gefässsystem mit einer relativ sehr kleinen Blutmenge arbeitet. Ist der Druck in den kleinsten der Messung zugänglichen Arterien nur wenig schwächer als der Aortendruck, so findet man bei der Messung des Druckes in den kleinsten der Messung zugänglichen Venen nur noch verhältnissmässig sehr geringe Druckwerke. Der Strom büsst daher, und zwar völlig unabhängig davon, ob es sich um die mehrere Meter langen Gefässe eines Pferdes oder um die wenige Centimeter langen Blutbahnen einer Maus handelt, in dem kurzen Gefässabschnitte zwischen den kleinen Arterien und den kleinen Venen, also in den Capillaren, fast seinen ganzen Druck ein. Das bewirkt die Reibung in diesem kurzen Gefässabschnitte, der Widerstand, den die engen Röhrchen dem Strome entgegensetzen, trotzdem das Gesammtlumen der Capillaren mindestens das 500 fache des Aortenlumens ausmacht.

Der Strom pflanzt sich in Form von Wellenbewegungen im Arteriensystem derartig fort, dass die Welle mit der Systole der Ventrikel in der Aorta beginnt und gegen die Kapillaren hin allmählich erlischt. Diese Welle bewirkt den Puls der Arterien. Es hat sich gezeigt, dass die Druckdifferenzen, aus denen diese Wellenbewegung des Blutes hervorgeht, so bedeutend sind, dass sie die Feder des Kymographions in Form kleiner mit der Schlagzahl des Herzens übereinstimmender Curven auf die rotirende Trommel schreibt.

Weiter hat man gefunden, dass die Athmung in derartiger Weise den Blutdruck beeinflusst, dass wir neben den eben besprochenen Wellen bewegungen noch eine andere Art von regelmässigen Druckschwankungen im Arteriensystem beobachten können. Bildeten die ersteren kleine und kurze Curven, welche mit den Herzschlägen übereinstimmen, so stellen sich die anderen auf dem berussten Papiere als grössere und längere Curven dar, welche in ihrem zeitlichen Ablaufe den Respirationsbewegungen entsprechen. Wir werden später sehen, dass bei der Inspiration der Druck innerhalb der Brusthöhle unter den atmosphärischen Druck sinkt, dass aber gleichzeitig der Druck innerhalb der Hinterleibshöhle steigt. Die Folge davon muss sein, dass das Blut der Venen ausserhalb des Thorax, besonders aber dasjenige der hinteren Hohlvene, zur Zeit der Inspiration in die unter dem Einflusse des negativen Druckes stehenden Abschnitte des Gefässsystems, d. h. nach dem Herzen strömt. Weiter wissen wir, dass zur Zeit der Exspiration die Gefässe in der Brusthöhle unter einen höheren Druck kommen, wodurch der Strom nach dem Herzen hin erschwert wird. Dieses Ansaugen bei der Inspiration und dieses Stauen des Stromes bei der Exspiration veranlasst die Respirationscurve und lässt uns die Respirationsmuskeln und die elastische Kraft der Lungen als Hilfsvorrichtungen für die Blutbewegung erscheinen.

Was nun den absoluten Werth des mittleren Blutdruckes bei den verschiedenen Thieren betrifft, so stösst man auf die überraschende Erscheinung, dass der Druck in der Carotis bei Thieren verschiedener Grösse annähernd gleich gross ist, dass er bei kleinen Thieren zwar im Allgemeinen etwas kleiner als bei grossen ist, dass indessen das hier zu beobachtende Maximum keineswegs unter dem Minimum liegt, welches man bei grösseren Thieren antrifft (C. Ludwig.).

Der Druck in der Carotis beträgt nämlich:

beim Pferde	110—321	Mm.	Quecksilber
„ Schafe	98—206	„	„
„ Hunde	88—172	„	„
bei der Katze	71—150	„	„

In den kleinen Venen ist noch ein geringer positiver Druck, in den grossen hingegen ein negativer Druck vorhanden. Oeffnet man daher eine grosse nach der Peripherie hin unterbundene Vene, so tritt atmosphärische Luft in die Blutbahnen ein. Das Eindringen der Luft in die Venen ist von einem schlürfenden Geräusch begleitet.

Was das Verhältniss zwischen den Druckwerthen der Arteria pulmonalis und der Aorta betrifft, so schätzt BEUTNER es auf 1:3, ein Verhältniss, wie es annähernd auch von GOLTZ und GAULE angetroffen wurde.

Ein besonderes Interesse müssen die Druckwerthe des diastolischen Herzens beanspruchen, weil sie uns Aufschluss darüber zu geben vermögen, wie weit man berechtigt ist, von einer activen Diastole zu sprechen, d. h. das Herz als eine Saugpumpe zu betrachten.

CHAUVEAU und MAREY operirten am Pferde und fanden; dass der Druck in der linken Herzkammer nur wenig geringer als der im rechten Ventrikel sei, dass letzterer aber zwischen einem negativen Drucke von 16 und einem positiven von 20 Mm. Quecksilber schwanke.

GAULE und GOLTZ, die sich einer viel besseren Methode bedienten, erhielten stets negative Druckwerthe und fanden die Saugkraft des Herzens viel bedeutender. Sie benutzten Hunde und vermochten in einem Falle in der linken Herzkammer einen negativen Druck von 52 Mm. Quecksilber zu constatiren. Schlossen sie den Einfluss der Athmung möglichst aus, d. h. operirten sie an Thieren mit geöffnetem Thorax und freigelegtem Herzen, so vermochten sie immer noch einen negativen Druck von 23,5 Mm. Quecksilber zu beobachten. Es gelang den Genannten auch, die Saugkraft der rechten Herzkammer zu bestimmen und sie fanden, dass diese überaus gering ist im Verhältniss zu derjenigen des linken Ventrikels; sie betrug nicht ganz $^1/_{13}$ des für die linke Kammer gefundenen Werthes.

In LUDWIG's Laboratorium sind von TAPPEINER, WORM MÜLLER und L. VON LESSER Beobachtungen über die Abhängigkeit des arteriellen Druckes von der Blutmenge gemacht worden. Es ist dabei die höchst wichtige Thatsache gefunden, dass der Blutdruck innerhalb sehr weiter Grenzen von der Menge des Gefässinhaltes vollkommen unabhängig ist und dass weder durch relativ sehr bedeutende Aderlässe, noch durch Transfusionen verhältnissmässig sehr grosser Blutmassen der mittlere Blutdruck messbaren Schwankungen unterliegt.

Die Möglichkeit, dass bei Transfusionen das eingespritzte Blut in dem Maasse seines Eintrittes die Blutbahnen wieder verlasse und dass umgekehrt bei Aderlässen ein schneller Eintritt von Flüssigkeiten in die Gefässe vermittelst Resorption anderer Körpersäfte stattfinde, dass also in dem einen Falle durch Ausscheidung, in dem anderen durch Aufnahme von Flüssigkeiten eine schnelle Herstellung des alten Druckes geschehe, ist in diesen Versuchen vollkommen ausgeschlossen und es ist über jeden Zweifel erhaben, dass die Spannung der Gefässwandung sich so ausserordentlich dem Gefässinhalte anzupassen vermag, dass für die Erhaltung eines bestimmten Druckes die Blutmenge innerhalb sehr weiter Grenzen vollkommen irrelevant ist.

Bei der grossen practischen Bedeutung dieser Verhältnisse scheint es geboten, auf die genannten Versuche näher einzugehen. Denn hat die Heilkunst zur Herabsetzung des Blutdruckes den Aderlass und zur Erhöhung desselben die Transfusion empfohlen, so muss der Therapeut wissen, welche Fundamente diese Lehren besitzen.

Entzieht man einem Thiere bis zu $^1/_3$ seines Gesammtblutes, d. h. also eine ausserordentlich grosse Menge, so beobachtet man auch nicht das mindeste Sinken des mittleren Blutdruckes. Führt man nun dem Thiere vermittelst der Transfusion das geraubte Blut wieder zu, so zeigt auch jetzt der Druck in den Arterien noch seinen alten Werth. Raubt man einem Thiere mittelst Aderlass mehr als 40 % seines Gesammtblutes, so beobachtet man bei diesem ausserordentlichen Verluste endlich ein langsames Sinken, welches sehr bedeutend wird, nachdem man dem Thiere gegen 50 % seines Blutes entzogen hat.

Und wie die Entziehung grosser Quantitäten Blut keinen Einfluss auf den Blutdruck ausübt, so ist dies noch weit weniger bei einer künstlichen Vermehrung der Blutmenge der Fall. Man kann einem kräftigen Thiere mittelst der Transfusion die Blutmenge verdoppeln, ohne dass auch nur das geringste Anwachsen des Blutdruckes stattfände und man kann mit der Menge noch viel weiter gehen. Führt man einem Thiere mehr als etwa das dreifache Volumen seines Gesammtblutes zu, so tritt nach dieser enormen Blutvermehrung ein Punkt ein, wo der bis dahin ruhig auf seiner normalen Höhe verharrende Blutdruck in Folge von Gefässlähmung plötzlich jäh absinkt, ohne dass vorher eine Steigerung des Druckes stattgefunden hätte.

Hat man einem Thiere etwa das $1^1/_2$ fache seiner normalen Blutmenge an neuem Blute zugefügt und kein Steigen des Druckes beobachtet, so tritt bei dem Versuche, dem Thiere das transfundirte Blut wieder zu rauben, eine interessante Erscheinung ein. Man hat nämlich noch nicht die Hälfte des zugefügten Quantums erhalten, so kann man schon ein deutliches Sinken des Blutdruckes wahrnehmen; bei noch weiterer Entziehung aber beobachtet man, wie das Blut immer langsamer abströmt und wie der Druck jetzt so schnell sinkt, dass das Thier bereits unter heftigen Krämpfen zu Grunde geht, noch ehe man das transfundirte

Blut völlig wiedergewonnen hat. Das Thier beherbergt nach dem Tode noch mehr Blut in seinen Gefässen, als es vor der Operation besessen hat; es ist zu Grunde gegangen, weil die Gefässwandungen sich hinsichtlich ihrer Spannung nicht so schnell einem geringeren Gefässinhalte anpassen konnten, dass hierdurch der zur Erhaltung des Lebens nöthige Blutdruck gesichert worden wäre.

§ 2. Das Herz.

Das Herz unserer Haussäugethiere stellt einen kegelförmigen muskulösen Sack dar, dessen Längsachse von oben und vorn nach unten und hinten verläuft, dessen Basis nach aufwärts und dessen Spitze nach abwärts gerichtet ist. Durch Scheidewände zerfällt dieser Sack in vier Unterabtheilungen, die beiden Vorkammern oder Vorhöfe und die beiden Herzkammern; die ersteren bilden die Herzbasis und sind durch eine transversale Scheidewand vollkommen von einander getrennt, was auch bei den nach abwärts gerichteten, den grössten Theil des Mantels und die Spitze des Kegels bildenden Kammern der Fall ist. Durch diese Einrichtung zerfällt das Herz in eine rechte und in eine linke Hälfte. Mittelst durch Klappenventile verschliessbarer grosser Oeffnungen (Atrio-Ventricularöffnungen) communicirt jede Kammer mit ihrer Vorkammer. Die Klappe der linken Hälfte wird als zweizipflige, die andere als dreizipflige beschrieben, beide Ausdrücke sind indessen nicht ganz correct, weil zwischen den zwei oder drei Hauptzipfeln immer noch Nebenzipfel angetroffen werden. Serpaggi machte darauf aufmerksam, dass die anatomische Anordnung der Papillarmuskeln eine derartige sei, dass die Contraction derselben die Ränder der Klappenzipfel einander nähern müsse, dass daher diesen Muskeln nicht einfach die Rolle ligamentöser Apparate zukomme (Chauveau), sondern dass eine active Verschliessung der Atrioventricularklappen bei der Ventrikelsystole zu Stande komme. Jede Herzkammer steht durch je eine besondere Oeffnung mit den Hauptarterienstämmen in Verbindung, die linke mit der Aorta, die rechte mit der Lungenarterie; diese Oeffnungen sind durch halbmondförmige Klappen verschliessbar, welche in der Zahl von 3 jede Arterienwurzel umgeben. Die rechte Vorkammer besitzt neben der Atrio-Ventricularöffnung noch Oeffnungen für die sich fast gegenüberliegenden Mündungen der vorderen und der hinteren Hohlvene und weiter solche für die Einmündung der ungepaarten Vene und der Kranzvenen des Herzens, der linke Vorhof ist mit 6 bis 9 Oeffnungen für die Aufnahme der Lungenvenen versehen. Die Venenmündungen unserer Hausthiere sind frei von

Ventilen; sowohl Hohl- als Lungenvenen sind indessen, soweit sie im Herzbeutel verlaufen, mit quergestreiften Muskelfasern versehen, die mit der eigentlichen Herzmuskulatur im engsten Zusammenhange stehen und durch welche es möglich wird, dass diese Venen sich zur Zeit der Contraction des Vorhofes so verengern, dass kein rückläufiger Venenstrom entsteht, das Blut vielmehr nur in die Ventrikel gelangen kann.

Der Zweck der beschriebenen Klappen ist der, den allseitig gedrückten Herzinhalt in einen Strom von bestimmter Richtung zu verwandeln, bei der Zusammenziehung der Kammern den Rückfluss in die Vorhöfe, bei der Erweiterung der Ventrikel aber jede Rückstauung des Blutes aus den Arterien zu vermeiden.

Muss man es als die Function der Kammern betrachten, durch allseitigen Druck auf ihren Inhalt einen arteriellen Strom zu erzeugen, so können die Vorhöfe als Säcke bezeichnet werden, die bestimmt sind, neues Blut für die Speisung der Kammern aufzuspeichern. Dieses geschieht auch zur Zeit der Contraction der Ventrikel, denn die Bewegung des Herzens erfolgt in der Weise, dass zur Zeit der Zusammenziehung der Ventrikel bereits wieder Erweiterung der Vorkammern eingetreten ist.

Die Zusammenziehung des Herzens nennt man Systole, die Erweiterung Diastole.

In Betreff der Herzmuskulatur ist zu bemerken, dass ihre Fasern in Schichten von verschiedener Richtung verlaufen. Diese Schichten arbeiten nicht getrennt, wie wir das am Darme und am Ureter beobachten werden, sondern gleichzeitig und ineinander, so dass bei der Contraction der Muskulatur eine Verkürzung nach allen Richungen hin stattfindet. Die Muskelschichten der einen Herzabtheilung gehen in die der anderen über, wodurch das Herz zu einem einheitlichen Muskel gestempelt wird. Die Faserung hat in den verschiedenen Tiefen der Muskulatur einen verschiedenen Verlauf.

Fertigt man sich einen Querschnitt von einem im Zustande normaler Füllung erhärteten Herzen an, so zeigt sich der linke Ventrikel als kreisförmige, der rechte als halbmondförmige Höhle; hierbei beobachtet man, dass die rechte Kammer viel höher liegt als die linke. Verfährt man ebenso mit einem contrahirten Herzen, so ist jetzt die kreisförmige Höhle des linken Ventrikels bis auf einen äusserst kleinen Ventrikel verschwunden, die Muskelfasern umschliessen unmittelbar die zusammengedrückten Klappen, die rechte Herzkammer aber bildet einen ganz schmalen Spalt, der viel tiefer sitzt als die frühere halbmondförmige Höhle.

Es entspricht ziemlich vollkommen der Wirklichkeit, wenn wir annehmen, dass das Herz sich bis zum völligen Verschlusse seines Lumens contrahirt und dass es seinen ganzen Inhalt in die Arterien treibt. Da nun der Füllungszustand des Herzens wesentlich von der Zuflusszeit abhängt und stets nur gering sein kann, wenn die Pause zwischen Systole und Diastole der Ventrikel unbedeutend ist, so sehen wir ein, dass die Menge des in die Arterien tretenden Blutes sich durchaus nicht berechnen lässt, wenn man die Zahl der Herzschläge und das Fassungsvermögen der Kammern kennt. Es ist ganz falsch, sich vorzustellen, dass durch häufigere Contraction des Herzens allein eine grössere Menge von Blut in die Arterien geworfen werde.

Die Kenntniss der Capacität der Herzräume hat daher nur einen relativen Werth. Wir wollen hier übrigens bemerken, dass brauchbare Untersuchungen über die Capacität der Herzen unserer Hausthiere kaum vorliegen und dass aus den vorliegenden Mittheilungen nicht ersichtlich ist, ob die durch die postmortalen Veränderungen bedingten Einflüsse eliminirt waren.

Die Capacität der Ventrikel ist gleich gross.

Die in rhythmischer Weise erfolgende Herzarbeit liefert die Triebkraft für den Blutstrom, die in den Blutgefässen vorhandene Muskulatur regelt nur die Vertheilung der Flüssigkeit und ist nicht als ein Motor für das Blut aufzufassen.

Trotzdem die Herzarbeit mit grosser Regelmässigkeit erfolgt und obschon man dieselbe durch Oeffnungen in der Brustwand leicht sichtbar machen kann, gehört ihre mechanische Zergliederung dennoch zu den schwierigeren Aufgaben und man ist zur Stunde noch weit von einer genauen Kenntniss der Mechanik des Herzens entfernt. Durch die ausserordentlich complicirte Lageveränderung der einzelnen Herztheile, nicht minder aber durch den schnellen zeitlichen Verlauf der Bewegungen erwachsen einer exacten mechanischen Betrachtung so grosse Schwierigkeiten, dass wir uns an dieser Stelle mit einer Beschreibung der gröberen Formveränderungen des Herzens begnügen müssen.

Will man die Formveränderungen des Herzens an Hunden oder Kaninchen zum Gegenstande seiner Studien machen, so raubt man den Thieren nach Einleitung der künstlichen Respiration die Herrschaft über ihre Muskulatur durch Einspritzen von Curare, befestigt sie in der Rückenlage, spaltet das Sternum in der Mittellinie und öffnet die Brusthöhle, lässt die Wundränder durch Gewichte auseinanderhalten, spaltet den Herzbeutel und heftet denselben behufs Herstellung einer Mulde für die Aufnahme des Herzens an die Wundränder. Schützt man das so freigelegte Herz vor zu starker Abkühlung, so kann man stundenlang seine Bewegungen verfolgen. Ein mässiger Grad von Abkühlung ist ganz vortheilhaft, weil hierdurch die Pulsationen des Herzens verlangsamt werden. Sollten die Contractionen so schnell verlaufen, dass es nicht möglich ist, die einzelnen Veränderungen genauer auseinander zu halten, so hat man in der electrischen Reizung des Nervus vagus ein Mittel, die Bewegungen jeden Augenblick in wünschenswerther Weise abzustufen.

An dem blossgelegten Herzen sieht man die Systole damit beginnen, dass die Wurzeln der Hohl- und Lungenvenen, soweit sie im Herzbeutel verlaufen und mit quergestreifter Muskulatur versehen sind, sich zusammenziehen; hierauf erfolgt die gleichzeitige Systole beider Vorhöfe, der unmittelbar die Zusammenziehung beider Ventrikel folgt. Die Theile verharren kurze Zeit in dem Contractionszustande und nehmen darauf wieder ihre alte Form an (Diastole), um nach einer kurzen Zeit, die man die Herzpause nennt, die Bewegung von Neuem zu beginnen. Die Systole der Vorhöfe nimmt ein früheres Ende als diejenige der Kammern.

Bei der Bewegung des Herzens beobachtet man, dass Basis und Spitze dieses Organes fast vollkommen unverrückt liegen bleiben, dass hingegen die zwischen Vorhöfen und Kammern liegende Furche emporsteigt und heruntergeht. Weiter stösst man auf eine geringe Drehung des Herzens um seine Längsachse, die bei der Systole von links nach rechts, bei der Diastole von rechts nach links erfolgt.

Bei der Systole nimmt man eine Erschütterung der Brustwandung wahr. Dadurch, dass die Muskulatur der Ventrikel sich bei jeder Contraction hervorwölbt, entsteht durch Erschüttern der Brustwandung der sogenannte Herzstoss. Dieser muss um so stärker sein, je härter die Beschaffenheit des contrahirenden Ventrikels ist. Den Herzstoss empfindet man, wenn man hinter dem Ellbogengelenke die flache Hand gegen die linke Brustwand des Thieres legt. Er kennzeichnet sich als eine mit dem Puls und dem ersten Herzton synchronische Erschütterung der Brustwandung. Im Stande der Ruhe ist er bei Pferden und Rindern in der Regel nur undeutlich fühlbar, anders wird es nach der Bewegung; beim Hunde fühlt man ihn in der Regel auf beiden Seiten. Lehrreich ist es, sich Klarheit darüber zu verschaffen, welcher Theil des Herzens den Stoss bewirkt, und es ist im höchsten Grade überraschend zu sehen, dass eine Nadel, die an derjenigen Stelle in das Herz getrieben ist, wo es am stärksten die Brustwandung erschüttert, nicht die Spitze, sondern einen verhältnissmässig weit von ihr entfernten Theil am Mantel des Herzkegels trifft. Dieser Versuch lehrt, dass es durchaus nicht die Spitze ist, welche die Brustwandung erschütternd den Herzstoss erzeugt und dass es daher auf einer Verkennung der physiologischen Thatsachen beruht, wenn man bei unseren Hausthieren von einem Spitzenstosse des Herzens spricht.

Gleichfalls ist es falsch zu sagen, das Herz bringe den Stoss dadurch hervor, dass es gegen die Thoraxwandung anschlage. Zwischen dem

Herzen und der Brustwandung existirt kein leerer Raum, das Herz entfernt sich nicht von der Brustwand, und es kann daher von einem Anschlagen im eigentlichen Sinne des Wortes keine Rede sein, man kann vielmehr nur von einem Erschüttern der Brustwandung durch das Herz sprechen. Das Herz erschüttert die Brustwand dadurch, dass sich die Erschütterung, die es selbst erfährt, wenn es bei der Contraction plötzlich in einen steinharten Körper verwandelt wird, auf die anliegende Brustwandung fortpflanzt.

Legt man bei einem gesunden Thiere in der Herzgegend das Ohr auf die Brustwand oder setzt man das freigelegte Herz durch ein Stethoscop mit dem Ohr in Verbindung, so vernimmt man zwei Töne. Der erste derselben ist dumpf und hält so lange an, als die Zusammenziehung der Kammern währt, der zweite folgt ihm schnell, ist höher, von kürzerer Dauer und erscheint nach Ablauf der Kammersystole gleichsam als ein Nachschlag des ersten Tones.

Bei der hohen Bedeutung der Herztöne für die Pathologie ist es geboten, uns mit ihren Ursachen genau bekannt zu machen.

Laennec leitete den ersten Ton von der Zusammenziehung der Kammern, den anderen von der Contraction der Vorhöfe ab, was aber schon deshalb nicht richtig sein kann, weil ja die Atrien sich früher contrahiren als die Ventrikel. Andere liessen daher den ersten Ton aus der Zusammenziehung der Vorkammern, den zweiten aus der der Kammern hervorgehen. Nach Magendie, der irrthümlich behauptet, dass die Töne an Thieren mit geöffnetem Thorax nicht mehr wahrnehmbar seien, soll der erste Ton durch die Zusammenziehung der Kammern und das Anschlagen der Herzspitze an die Brustwand, der zweite aber durch das Anschlagen des Herzens mit einer von der Spitze mehr entfernten Stelle gegen die Brustwand erzeugt werden. Williams liess zuerst den ersten Ton von der Contraction der Ventrikel abhängig sein und betrachtete weiter den zweiten Ton als einen valvulären, als einen von der Spannung der Klappen der Arteria pulmonalis und der Aorta abhängigen.

Die Ansichten über die Ursachen des ersten Tones waren auch in der Neuzeit noch sehr getheilt; während die Einen ihn aus den Schwingungen der gespannten Atrioventricularklappen hervorgehen liessen, erklärten Andere ihn für ein Muskelgeräusch, das allerdings nicht dem gewöhnlichen Muskelgeräusch an die Seite zu setzen sei, sondern das durch die Schwingungen einer auf eine gewisse Spannung gebrachten Wand entstehe, und noch Andere gaben endlich dem Tone einen gemischt valvulär-muskulären Ursprung. Um hier eine Entscheidung zu treffen, hat C. Ludwig mit Dogiel das Verhalten des blutleeren aber noch schlagenden Herzens, in dem also durchaus keine Bedingungen mehr für die Spannung und Entfaltung der Atrioventricularklappen gegeben waren, beobachtet, und es hat sich dabei herausgestellt, dass der erste Ton auch am völlig blutleeren Herzen zu beobachten und dass der Ton des leeren Herzens völlig identisch mit dem normalen ersten Ton ist. Durch diese Beobachtung ist die rein muskuläre Natur des ersten Herztones endgültig nachgewiesen.

Der zweite Ton kommt am blutleeren Herzen völlig in Wegfall und er rührt von der Erschütterung beim plötzlichen Verschluss der halbmondförmigen Klappen her; nach Zerstörung der Klappen wird er nicht mehr beobachtet.

Die Eigenschaft des Herzens, sich auf gewisse Reize zu contrahiren, nennt man seine Reizbarkeit oder Erregbarkeit. Man ist von einem Einblick in das Wesen der Erregbarkeit noch weit entfernt und wir müssen uns hier mit einer Aufzählung der hauptsächlichsten Einwirkungen, unter denen die Reizbarkeit vermehrt, vermindert oder aufgehoben wird, begnügen.

Bekanntlich bewahrt die ausgeschnittene Muskulatur der Kaltblüter noch lange Zeit ihre Erregbarkeit und das losgetrennte Herz arbeitet ruhig weiter. Wir vermögen nun Folgendes zu beobachten:

Das Herz bewahrt seine Fähigkeit automatisch zu schlagen nur so lange, als es innerhalb gewisser Temperaturgrenzen bleibt, und es kommt zur Ruhe, sobald diese Grenzen nach unten oder oben überschritten werden (Schelske, E. Cyon). Kühlt man ein ausgeschnittenes Froschherz auf 0° bis —4° ab, so hört es vollkommen auf zu schlagen, erwärmt man es nun allmählich, so beginnt es bald wieder zu pulsiren und zwar um so stärker, je höher seine Temperatur gebracht wird. In den Temperaturgrenzen von 30° bis kurz vor 40° erreicht die Zahl der Schläge ausserordentlich schnell ein Maximum; vermehrt man jetzt die Wärme des Herzens nur noch um ein ganz Geringes, so sinkt die Schlagzahl so rasch, dass schon nach wenigen Graden über 40° ein vollkommener Stillstand des Herzens zu beobachten ist. Kurz vor seinem völligen Stillstande schlägt das Herz aber nicht allein langsam, sondern auch so unregelmässig, dass kaum eine Herzpause der anderen an Dauer gleichkommt; gleichzeitig stellt die Zusammenziehung keine schnell verlaufende Contraction, sondern eine träge peristaltische Bewegung dar. Bei dem Einflusse der Temperatur auf die Zahl der Herzschläge machen sich individuelle Verhältnisse in der Weise geltend, dass das Maximum der Schlagzahl nicht an allen Herzen bei demselben Temperaturgrad beobachtet wird. Die Abhängigkeit der Pulsfrequenz von der Wärme hat ein um so höheres Interesse, als sie nachweislich auch für die Herzen unserer Haussäugethiere Gültigkeit hat (Paschutin) und als sie uns in den Stand setzt, zu entscheiden, wie weit eine vermehrte Temperatur (Fieber) an der Beschleunigung der Herzarbeit Schuld ist.

Ludwig's Schule (Bowditsch, Luciani, Merunowicz, Rossbach, Stiénon), das ausgeschnittene Herz des Kaltblüters immer mehr als einen physikalischen Apparat behandeln lernend, versuchte festzustellen, welcher Substanzen der Apparat zu seiner Speisung bedürfe; denn es war beobachtet, dass ein mit Blut benetztes Herz seine Contraction weit später einstellt, als ein der Einwirkung des Blutes völlig entzogenes.

So zeigte sich denn die Herzarbeit in hohem Grade von der Beschaffenheit und Zusammensetzung der Flüssigkeit abhängig, mit der das Herz angefüllt ist. Es zeigte sich, dass bei der Speisung eines Herzens mit blossem Serum gruppenartige Pulsationen auftreten, die durch Pausen von einander getrennt sind, und man fand, dass eine Lösung der Asche des Kaninchenserums das Froschherz zu neuen Contractionen veranlasse. Weiter wurde der Einfluss derjenigen Salze, welche die Hauptmasse der Asche des Serums bilden, festgestellt und es zeigte sich, dass eine neutrale Kochsalzlösung das Herz vollkommen zur Ruhe bringe, dass Kochsalz das Herz in eine Art Scheintod versetze, in welchem Zustande es für mechanische, thermische oder electrische Reize noch empfänglich sei; es zeigte sich weiter, dass das neben dem Chlornatrium im Serum am stärksten vertretene Salz, das kohlensaure Natron, im Stande sei, das durch Kochsalz beruhigte Herz wieder zu beleben, und es zeigte sich endlich, dass das Chlorkalium von keiner Einwirkung auf die Herzthätigkeit sei.

Nicht unstudirt blieb auch der Einfluss der Gase auf die Herzarbeit und man fand, dass in reinem Sauerstoff die Pulsationen viel länger dauern als in atmosphärischer Luft; dass sie aber in Stickstoff und in luftleerem Raume schon nach kurzer Zeit völlig erlöschen.

In der neuesten Zeit hat J. Gaule diese Versuche weitergeführt. Er fand, dass die Arbeit des ausgeschnittenen Herzens mit einer geradezu bewundernswerthen Regelmässigkeit geschehe und dass man mit völliger Sicherheit darauf rechnen kann, durch eine genau neutralisirte Kochsalzlösung das Herz zum völligen Stillstand zu bringen, dass man aber durch Zufügen genau abgemessener kleiner Mengen Alkali im Stande ist, Pulsreihen von bestimmter Grösse zu erzeugen, deren Umfang man fast mit mathematischer Gewissheit vorherzusagen vermag. Die günstigsten Resultate erhielt Gaule dann, wenn er sich einer 0,6 procentigen Kochsalzlösung bediente, die in 500 Cm. Flüssigkeit einen Tropfen Natronlauge enthielt; mithin bei einer Verdünnung von 1:20000. Natürlich kommt das Herz schliesslich zur Ruhe, denn es vermag ja nicht auf Kosten des Salzes zu arbeiten, sondern seine Arbeit ist eine Function der Spannkräfte, die im Herzmuskel aufgespeichert liegen. Sind die Spannkräfte verzehrt, so liegt eine weitere Leistung des Muskels nicht mehr im Bereiche der Möglichkeit. Die Spannkräfte in der Muskelsubstanz speisen das Herz in vollkommen derselben Weise, wie die Kohle die Dampfmaschine heizt, und die Leistung des Herzens entspricht ganz ebenso dem Umfange der Speisung wie dieses bei dem Dampfmotor der Fall ist. Gaule fand, dass bei der Herzarbeit das Alkali gesättigt wird, dass die Herzarbeit daher unter Säurebildung erfolgt. Diese Säure ist der Hauptmenge nach Kohlensäure, sie ist quantitativ bestimmbar und man vermag aus ihrer Menge das Arbeitsäquivalent zu berechnen. Neben der Kohlensäure aber bildet sich noch anderweitige Säure.

Gaule stellte weiter fest, dass die alkalische Kochsalzlösung nicht bloss deshalb günstig wirke, weil sie die ermüdenden Stoffe (Kohlensäure etc.) aufnehme, denn er fand, dass eine bereits benutzte alkalische Lösung viel intensiver wirke, als die frische Flüssigkeit. Es mussten daher Substanzen in die Lösung getreten sein, welche einen die Herzarbeit fördernden Einfluss bekundeten. Somit war es geboten, festzustellen, welche Stoffe aus dem Herzen in die alkalische Flüssigkeit übergingen und es zeigte sich, dass dieses nicht allein Salze, sondern auch Kohlehydrate und Eiweisskörper, und zwar sowohl natives Eiweiss als Pepton waren. Von diesen Körpern nun übten Dextrin, Traubenzucker und Glykogen in möglichster Verdünnung keinen nachtheiligen Einfluss auf das Herz aus, doch vermochten sie weder ein erschöpftes Herz zu erfrischen, noch die Arbeitskraft eines schwachen Herzens zu erhöhen; in stärkerer Concentraction aber wirkten diese Körper geradezu als Gifte. Das Pepton zeigte sich ganz besonders befähigt, die Schlagzahl des Herzens zu vermehren und es schien im Stande zu sein, dem Herzen neue Spannkräfte zuzuführen.

Somit scheint es denn, dass **Alkali und Pepton Stoffe sind, deren das Herz zur Ausführung seiner Arbeit bedarf**; ob dieses aber die einzigen für die Herzarbeit erforderlichen Körper sind, muss zur Stunde noch als sehr zweifelhaft erscheinen.

Man hat früher die **Reizbarkeit von der Erhaltung gewisser Nervenapparate abhängig gemacht.** Es lassen sich nämlich am Froschherzen zwei Haufen von Ganglien nachweisen und zwar der eine da, wo die Vena cava inferior in den Sinus venosus tritt, und der andere an der Scheidewand der Vorhöfe, und man hat gesagt, dass nach dem Austreten des Herzens aus der Verbindung mit diesen Apparaten die Herzthätigkeit erlösche. Ein von Stannius und Rosenberg gleichzeitig angestellter Versuch, der unter dem Namen des **Stannius'schen Versuches** bekannt ist, sollte das beweisen. Die Genannten schnürten nämlich mittelst eines unterhalb der Eintrittsstelle der Venen um den Sinus gelegten Fadens die obersten Ganglien vom Herzen ab und beobachteten nach einer gelungenen Ausschaltung dieser Gebilde regelmässig Stillstand des Herzens in diastolischer Stellung. Als man nun weiter fand, dass nach Anlegung einer zweiten Ligatur in der Furche zwischen Vorhöfen und Ventrikeln, also nach Abschnürung der unteren Ganglien, der bis dahin ruhige Ventrikel wieder auf's Neue zu schlagen begann, da glaubte man, dass von den oberen Ganglien die rhythmisch-motorischen Kräfte ausgelöst würden, während die nervösen Apparate der Scheidewand als bewegungshemmende Centren aufzufassen seien. Durch Versuche, die von Bowditch, Luciani u. A. ausgeführt wurden, ist aber festgestellt, dass die Reizbarkeit nicht nothwendig an die Erhaltung der Ganglienhaufen geknüpft ist, dass vielmehr jedes Stück des ausgeschnittenen Herzens noch in rhythmische Contractionen zu verfallen vermag.

Die hervorragendsten Einflüsse auf die Erregbarkeit des Herzens sind nervöser Natur.

Zwei Nerven bekunden einen Einfluss auf die Reizbarkeit des Herzens, nämlich der Herzast des Nervus vagus und der Nervus accelerans cordis (M. & E. Cyon); der letztere kommt aus dem Ganglion cervicale infimum, das bekanntlich aus den sympathischen Nerven hervorgeht, und er ist aus einigen feinen Nervenzweigen zusammengesetzt, die von diesem Ganglion aus an das Herz treten.

Die Nerven wirken so, dass mechanische, thermische, electrische oder chemische Reizung des Vagus die Herzcontractionen verlangsamt (Gebr. Weber, Budge u. A.), dass diese Eingriffe also ähnlich wirken wie die Abkühlung des ausgeschnittenen Herzmuskels, während eine ebensolche Reizung des Accelerans eine Beschleunigung der Herzschläge bewirkt (Cyon, Schmiedeberg, Bowditch, N. Baxt), dass hier also eine Analogie mit der Einwirkung einer Temperaturerhöhung zu finden ist.

Dieselbe Wirkung wie die Reizung des Accelerans hat zuweilen auch die Reizung des Halssympathicus, doch ist diese Wirkung durchaus nicht constant.

Betrachtet man das Verhalten der Nerven genauer, so findet man, dass durch mässige Reizung des Vagus eine bedeutende Verminderung der Herzschläge hervorgerufen wird und dass eine starke Reizung dieses Nerven den völligen Stillstand des Herzens im Zustande des Diastole nach sich zieht. Legros und Onimus fanden, dass bei Warmblütern durchschnittlich 15 bis 20 maximale Reizungen des Vagus in der Secunde erforderlich sind, um das Herz in diastolischen Stillstand zu versetzen, und dass einige Secunden verstreichen, ehe das Herz nach der Unterbrechung der Reizung wieder zu schlagen anfängt. Der Vagus kann nicht nach Art der motorischen Nerven direct auf die Muskeln einwirken, weil man durch schwache Reize in kurzen Intervallen dieselbe Wirkung erhält wie durch starke und langsam einwirkende Reize. Hieraus folgt, dass eine Summirung der Reize stattfindet und dass der Vorgang eine grosse Analogie mit den Reflexvorgängen darbietet.

Im Verhältnisse zum Accelerans hat der Vagus nur ein kurzes Stadium der latenten Reizung; es tritt die hemmende Wirkung immer sehr schnell nach der Reizung auf und es kehrt mit dem Nachlassen der Reizung sehr schnell der alte Herzrhythmus wieder.

Der hemmende Herznerv erfährt während des Lebens eine fortdauernde schwache Reizung vom Ursprunge des Vagus in der Medulla oblongata (Vagustonus); schaltet man diese Reizung aus, d. h. durchschneidet man die Vagi, so beobachtet man eine plötzliche und lebhafte Vermehrung der Pulsfrequenz.

In C. Ludwig's Laboratorium ist von Schmiedeberg, Bowditch und besonders von N. Baxt der Nervus accelerans cordis in seiner Wirkung auf das Herz und in seiner Stellung zum Vagus einer methodischen Untersuchung unterworfen worden. Hierbei ergab sich, dass der Accelerans im Vergleich mit dem Vagus ein ausserordentlich grosses Stadium der latenten Reizung besitzt. Behandelt man ihn nur sehr kurze Zeit mit maximalen Reizen, so merkt man nach Ablauf der Reizung noch keine Wirkung auf die Schlagzahl des Herzens; erst nach Ablauf einiger Secunden beschleunigt sich der Herzschlag, und zwar in der Weise, dass nach Verlauf von 6 bis 10 Secunden ein Maximum erreicht wird. Der Puls verharrt kurze Zeit auf diesem Maximum und sinkt dann ganz allmählich auf seinen alten Werth zurück.

Dieses Maximum der Herzschläge ist nun für alle Reize maximaler Art dasselbe; es ist völlig unabhängig von der Dauer der Reizung, und stets macht sich nur ein Einfluss dieser dahin geltend, dass bei längerer Reizung der Herzschlag länger auf seinem Maximum verharrt als bei kürzerer. Aus dem Umstande, dass das Maximum von allen maximalen Reizen in derselben Zeit erreicht wird, muss man schliessen, dass bei der Reizung des Accelerans erst ein gewisser, von der Zeit abhängiger Zustand im Nerven oder im Muskel erzeugt wird, ehe sich eine beschleunigende Wirkung auf den Herzschlag geltend machen kann.

Von hohem Interesse ist die Stellung der beiden Herznerven zu einander. Hat man an einem Thiere durch kräftige Reizung des Accelerans die beschleunigende Wirkung hervorgerufen, so ist man durch eine relativ schwache Reizung des Vagus im Stande, nicht allein die accelerirende Wirkung fast momentan zu unterdrücken, sondern man vermag sogar vom Vagus aus trotz fortdauernder Reizung des Accelerans das Herz in diastolischen Ruhezustand zu versetzen. Unterbricht man die Vago-Acceleransreizung, so sieht man alsbald die beschleunigende Wirkung wiederkehren, und man muss deshalb schliessen, dass der Vagus die Wirkung des Accelerans zwar völlig niederzuhalten, nicht aber den durch die Reizung des Accelerans erzeugten Zustand zu beseitigen vermag, dass die Erregungen beider Nerven sich also nicht unmittelbar ausgleichen, sondern dass sie auf Zwischenapparate von verwickelter Beschaffenheit übertragen werden, in denen beiderlei Vorgänge unabhängig nebeneinander verlaufen.

N. Baxt hat gefunden, dass die Beschleunigung der Herzarbeit durch den Nervus accelerans cordis nicht ausschliesslich auf Kosten der Diastole geschieht, sondern dass auch die Systolenzeit durch die Reizung des beschleunigenden Nerven erheblich verkürzt wird. Dieses ist von sehr grosser Bedeutung für die Blutcirculation. Denn da nur zur Zeit der Diastole Blut aus den Venen in die Herzhöhle strömt, so würde nur eine sehr geringe Speisung des Herzens stattfinden und nur eine sehr kleine Menge Blut in den Organismus geworfen werden, wäre die Diastole von sehr kurzer Dauer.

Durch das wechselseitige Ineinandergreifen der beschleunigenden und der hemmenden Einrichtungen wird dem Herzen die rhythmische Bewegung gesichert.

Die Leitung der Erregung in der Muskelsubstanz des Herzens kommt nach Engelmann nicht durch Vermittelung von Nerven, sondern durch directe Mittheilung der Erregung von Muskelzelle zu Muskelzelle zu Stande. Er stützt diese Anschauung dadurch, dass die Muskelfasern des Herzens aus untereinander verlötheten Zellen bestehen, die sich an den meisten Stellen in Molecularcontact befinden, dass die Fasern keine Membran besitzen und also auch auf ihrer Oberfläche reizbare Substanz enthalten, dass die Zahl der Nervenendigungen viel geringer ist, als die Zahl der Muskelzellen, dass jedes mit dem Messer isolirte Stück des Herzens von jeder Stelle aus zur allgemeinen Contraction angeregt werden kann und dass sich die Erregung im Herzmuskel ausserordentlich viel langsamer als die Erregung im Nerven fortpflanzt. Nach dieser Anschauung brauchte zum Entstehen einer allgemeinen Contraction nur an einer Stelle der Muskelsubstanz Erregung stattzufinden.

Die Anzahl der in einer Minute zu zählenden Herzschläge ist bei den verschiedenen Hausthieren sehr verschieden. Sie ist abhängig von der Körpergrösse, dem Alter, der Tageszeit, dem Futter, der

Temperatur und der Arbeit. Je kleiner die Thiere sind, desto grösser ist die Zahl ihrer Herzschläge. Bei jugendlichen Thieren treffen wir in der Zeiteinheit mehr Herzschläge an als bei ausgewachsenen Thieren; gegen das Alter hin erfährt die Zahl eine abermalige kleine Vermehrung. Gegen Abend ist in der Regel eine kleine Vermehrung der Pulszahl nachzuweisen. Bei heisser Witterung schlägt das Herz häufiger als bei kühler; bei und unmittelbar nach der Muskelbewegung arbeitet es schneller als im Stande der Ruhe.

Unter unseren Haussäugethieren hat das Pferd den regelmässigsten Herzschlag; bei Hengsten macht das Herz 24 bis 36 Contractionen in der Minute, bei Wallachen und Stuten hingegen 35 bis 40. Der Esel hat 40 bis 50 Pulse. Beim Rinde schwankt die Zahl der Herzschläge innerhalb sehr weiter Grenzen, für gewöhnlich beträgt sie 40 bis 60. Schafe, Ziegen und Schweine haben 60 bis 80, Katzen und Hunde 80 bis 100 Herzschläge in der Minute.

Wir sahen die Herznerven nicht unmittelbar auf die erregende Substanz selbst einwirken wie die Muskelnerven, sondern wir fanden, dass hier Zwischenelemente von einer zur Zeit noch unbekannten Natur vorhanden sind, auf welche die Erregung beider Herznerven nicht in Form einer algebraischen Summation, sondern in Gestalt unabhängig neben einander verlaufender Erregungen übertragen wird. Auf diese Zwischenapparate nun wirken auch die sogenannten Herzgifte, denn wir beobachteten die Wirkung der Gifte noch nach Durchschneidung sämmtlicher Herznerven und selbst bei lokaler Application auf das ausgeschnittene Herz. Hatte man die Wirkung der Gifte an das Vorhandensein antagonistisch wirkender Ganglienapparate innerhalb des Herzens geknüpft, so konnte dieses nur so lange geschehen, als es unbekannt geblieben, dass jeder einzelne Herztheil vollkommen unabhängig von derartigen Apparaten rhythmische Contractionen auszulösen im Stande sei.

Die Wirkung der Herzgifte äussert sich der Hauptsache nach in zweifacher Weise und man kann daher die Gifte in zwei Gruppen bringen. Der einen Gruppe gehören Körper an, die eine hemmende Reizung bewirken, welche sich durch Verlangsamung der Herzschläge und schliesslich durch Stillstand des Herzens in diastolischer Stellung äussert. Meistens folgt der Verlangsamung eine Beschleunigung der Herzschläge. Dieser Gruppe gehören an: Digitalin, Coniin, Calabarbohne und Physostygmin, Muscarin, Nicotin, Morphin, Chloral, Cyankalium und die Kalisalze. Der anderen Gruppe gehören Stoffe an, die zunächst beschleunigend und erst später verlangsamend auf den Herzschlag einwirken, nämlich: Atropin, Hyoscyamin, Daturin, Veratrin, Upasgift und Campher.

Applicirt man gleichzeitig zwei entgegengesetzt wirkende Gifte, so kann die verlangsamende Wirkung des einen durch die beschleunigende Wirkung des andern aufgehoben oder gar übertroffen werden. Betupft man beispielsweise das freigelegte Herz eines Frosches mit einer Spur Muscarin (Alkaloid des Fliegenpilzes), so beobachtet man alsbald Stillstand des Herzens in diastolischer Stellung, d. h. in stark gefülltem Zustande, und man ist jetzt nur noch im Stande, durch mechanische oder electrische Reizung des Herzmuskels einzelne Contractionen hervorzurufen. Berührt man aber das mit Muscarin vergiftete Herz mit Atropin, so kehren sogleich die rhythmischen Contractionen wieder (SCHMIEDEBERG). Merkwürdigerweise vermögen Gifte aus derselben Gruppe ähnlich zu wirken; so wird beispielsweise die Muscarinwirkung auch durch Digitalin aufgehoben.

§ 3. Die Arterien.

Arterien nennt man die Bahnen, welche das Blut vom Herzen aus in die Organe leiten. Die Arterien stellen elastische Röhren da, in deren Wandung man circulär verlaufende, in Netzen von elastischen Fasern eingebettete, organische Muskelfasern antrifft. Die Muskeln sind viel zahlreicher vertreten in den Arterien mittleren Kalibers als in den Hauptstämmen und sie lassen sich bis in die feinsten Aestchen hinein verfolgen.

Die wichtigsten Eigenschaften der Arterien sind ihre höchst bedeutende Elasticität und Contractrilität; erstere wird bedingt durch die elastischen Fasern, letztere durch die organischen Muskelfasern.

Vermöge ihrer Contractilität wirkt die Muskulatur der Arterien vor allen Dingen auf die Vertheilung des Blutes im Organismus; zieht sich die Gefässmuskulatur eines Organes zusammen, so vermindert sich sein Blutgehalt, erweitert sich die Muskulatur, so werden dem Blutstrome neue Schleussen geöffnet und das Organ wird reichlicher mit Blut versorgt.

Schon E. H. und ED. WEBER hatten gefunden, dass unter dem Einflusse des electrischen Schlages eines Inductionsapparates die Venen und grossen Arterienstämme kaum, die engeren und engsten Arterien ihren Durchmesser aber derartig zu ändern vermögen, dass sich die letztgenannten Gefässe bis zum vollständigen Verschwinden ihres Lumens contrahiren.

Man vermag direct zu beobachten, dass die den Organismus durchziehenden Blutgefässe eine höchst verschiedene Blutmenge bergen. Um sich hiervon eine klare Vorstellung zu machen, hat man nur nöthig, die in der Ohrmuschel eines Kaninchens verlaufenden Blutgefässe einer näheren Beobachtung zu unterwerfen. Hält man das Kaninchenohr gegen das Tageslicht, so sieht man wie die grossen Gefässe bald grössere Mengen Blut beherbergen, bald auf längere Zeit völlig verarmt an Blut sind und wie dementsprechend die Gefässe bald einen grossen, bald einen kleinen Durchmesser besitzen.

Diese Erscheinung spricht dafür, dass im Körper besondere Einrichtungen vorhanden sein müssen, welche regulirend auf den Blutstrom wirken. Welcher Art sind nun diese Einrichtungen?

C. Ludwig pflegt in seinen Vorlesungen über Experimentalphysiologie folgenden Fundamentalversuch vorzuführen: Unter möglichster Vermeidung jeder Blutung wird der Schädel eines Frosches angebohrt und vermittelst eines eingeführten Hölzchens das Hirn derartig zerquetscht, dass eine grössere Blutung in die Schädelhöhle hinein nicht erfolgen kann. Alsdann werden auch verlängertes Mark und Halsmark zerstört. Wird jetzt ein Hinterschenkel amputirt und dabei die grosse Schenkelarterie quer durchschnitten, so quillt auch nicht ein Tropfen Blut aus dem Amputationsstumpf hervor, während ein Frosch mit erhaltenem Centralnervensystem, der im Uebrigen ebenso behandelt wird, sofort sein Blut in starken Tropfen abfliessen lässt.

Dieser höchst einfache Versuch beweist in einer überaus anschaulichen Weise den Antheil, den das Centralnervensystem an dem Zustandekommen des Blutdruckes hat. Nach der Zerstörung des Centralnervensystems ist die Blutmenge zu klein, als dass der Inhalt der sehr erweiterten Gefässe noch auf dem Grade von Druck bleiben könnte, der ein Abfliessen des Blutes aus quer durchschnittenen Arterien gestattet.

Man weiss jetzt, dass die Zu- oder Abnahme des Gefässdurchmessers an die Existenz besonderer Nerven geknüpft ist, als deren Entdecker man in der Regel Cl. Bernard hinstellt. Zwar ist es Thatsache, dass Bernard im Jahre 1851 zeigte, dass nach der Durchschneidung des Sympathicus am Halse des Kaninchens das Ohr der entsprechenden Körperhälfte wärmer und die Circulation daselbst lebhafter werde. Aber hiermit war das Vorhandensein vasomotorischer Nerven um so weniger bewiesen, als Bernard selbst den übrigens schon im vorigen Jahrhunderte bekannten Sympathicusversuch zunächst so deutete, dass der Sympathicus Nervenfasern enthalte, welche die Wärmebildung befördern. Erst mit dem Nachweise Brown-Séquard's, dass Reizung des peripheren Stumpfes des durchschnittenen Sympathicus die erweiterten Gefässe wieder zur Verengerung bringe, war eine Nervenwirkung auf die von Henle entdeckte Gefässmuskulatur nachgewiesen. Wie aber diese Wirkung erfolge, darüber war man noch völlig im Unklaren.

C. Ludwig und seine Schüler Thiry, Lovén, Dittmar und

Owsyannikow brachten aber erst den Nachweis, dass die Zu- oder Abnahme des Durchmessers der Gefässe an die Existenz ganz besonderer Nerven geknüpft ist, welche von ganz bestimmten Stellen des Centralnervensystems aus beherrscht werden und dass die Wirkung dieser vasomotorischen Nerven unabhängig von den Herznerven aus erfolgt.

Sie fanden, dass eine dem Ursprungsgebiete des Nervus facialis nahe benachbarte Stelle in der Medulla oblongata der hauptsächlichste Sitz für die Innervation der Blutgefässe sei und bezeichneten deshalb diese Stelle als das Gefässnervencentrum.

Das Gefässnervencentrum in der Medulla ist nun keineswegs als der ausschliessliche Sitz für die Beherrschung der vasomotorischen Nerven aufzufassen, denn es bestehen im Rückenmarke noch Einrichtungen, vermittelst welcher der Blutstrom in untergeordnetem Maasse regulirt zu werden vermag. Der Einfluss des Gefässnervencentrums in der Medulla oblongata ist aber von solcher Bedeutung, dass nach seiner Zerstörung (Durchschneidung des verlängerten Markes) der Blutdruck allmählich erlischt und der Tod eintritt, trotzdem die Athmung künstlich unterhalten wird.

Reizt man nach der Durchschneidung der Medulla und nach dem Herabsinken des Blutdruckes auf einen minimalen Werth das Rückenmark mit Inductionsschlägen, so nimmt der Blutdruck bedeutend zu. Auch auf anderem Wege hat man den Einfluss des Rückenmarkes auf die Gefässnerven nachgewiesen. Hat man an curarisirten Kaninchen das Rückenmark von der Medulla oblongata getrennt und ist der Blutdruck in Folge dieses Eingriffes auf ein Minimum gesunken, so ist man nämlich durch Injection einer kleinen Quantität Strychnin im Stande, den Druck zu steigern (Schlesinger). An Hunden kann man nach Trennung des Rückenmarkes vom verlängerten Marke auf ähnliche Weise eine Drucksteigerung bewirken; hier lässt das Strychnin aber im Stiche und man muss zum Antiarin[1] greifen (Schroff). Injicirt man etwa 1 Mgrm. Antiarin in die Venen eines Hundes, dessen Halsmark hoch oben durchschnitten ist, so steigt der gesunkene Blutdruck ausserordentlich an.

Stricker hat versucht, die Lage der im Rückenmarke unabhängig vom Gefässnervencentrum der Medulla oblongata bestehenden Gefäss-

[1] Antiarin ist der giftige Bestandtheil des zur Darstellung des Pfeilgiftes Antjar auf Borneo benutzten Milchsaftes vom sogenannten javanischen Giftbaum (Antiaris toxicaria). Es ist von Pelletier und Cuventon, von Mulder und von E. Ludwig genauer untersucht worden und krystallisirt in farblosen silberglänzenden Blättchen, welche beim Erwärmen in wässriger Lösung in Zucker und ein sich ausscheidendes gelbes Harz zerfallen.

centren genauer festzustellen und er hat gefunden, dass nach der Durchschneidung der Nervi splanchnici die Antiarinwirkung nur noch ganz unbedeutend ist. Hieraus schloss er, dass die starke Zunahme des Druckes nach Antiarin vermittelst Fasern bewirkt werden müsse, welche vom Rückenmarke aus an die Nervi splanchnici treten. Im Laufe seiner weiteren Untersuchungen stellte STRICKER nun fest, dass nach der Zerstörung des Halsmarkes und des vordersten Theiles des Brustmarkes bei vollkommen erhaltenen Splanchnicis die Antiarinwirkung völlig mit derjenigen übereinstimmt, welche man bei erhaltenem Rückenmark und zerstörten Splanchnicis beobachtet, dass also die Nervi splanchnici vom Halsmark und dem vordersten Theile des Brustmarkes aus vasomotorische Nervenfasern erhalten, welche von den genannten Theilen des Centralnervensystems beherrscht werden.

Haben alle die aufgezählten Versuche die Existenz weiterer vasomotorischer Nervencentren im Rückenmarke dargethan, so entsteht jetzt die Frage, in welcher Stellung zum Gefässnervencentrum der Medulla sich die Apparate des Rückenmarkes befinden. Vermuthlich besitzen die Nerven des Rückenmarkes im Verhältniss zu denjenigen der Medulla nur eine untergeordnete Bedeutung, weil die blosse Zerstörung des Centrums in der Medulla oblongata genügt, um schon innerhalb weniger Stunden den Blutdruck auf einen für die Fortdauer des Lebens nicht mehr genügenden Werth herabzusetzen.

Unter dem Einflusse der vasomotorischen Nerven kommt dasjenige zu Stande, was man als den Tonus, als die Spannung der Gefässe bezeichnet. Vernichtung der Vasomotoren hebt den Tonus völlig auf, Reizung dieser Nerven verstärkt ihn.

Erkundigen wir uns nach den Momenten, welche vor allen Dingen verändernd auf den Tonus einwirken, so weiss man zunächst, dass psychische Affecte, Wuth, Schrecken, Zorn, Angst bald Verminderung, bald Vermehrung des Tones herbeiführen, dass diese Affecte entweder mit Anämie oder mit Hyperämie einzelner Körperabschnitte verbunden sind. Weiter vermögen Aenderungen in der Zusammensetzung des Blutes verändernd auf den Tonus einzuwirken. Mindert sich beispielsweise der Sauerstoffgehalt und vermehrt sich der Kohlensäuregehalt des Blutes (Erstickung), so entsteht eine bedeutende Verengerung der Arterien und eine erhebliche Zunahme des Blutdruckes (THIRY). Aehnlich wirken zahlreiche Arzneien und Gifte. Weiter lassen sich Reflexe der sensiblen Nerven auf die vasomotorischen nachweisen. Reizt man einen sensiblen Nerven, beispielsweise den Nervus ischiadicus, so sieht man die Blutgefässe ganz allgemein sich verengern und kann gleichzeitig ein erhebliches Steigen des Blutdruckes beobachten. Durch Kneipen der Haut und schmerzerzeugende Manipulationen anderer Art vermag man Aehnliches zu erzeugen.

Die bis jetzt besprochenen Gefässnerven sind ausschliesslich Vasoconstrictoren, d. h. Verengerer der Gefässe. Sie wirken ausnahmslos um so besser, je enger die Gefässe, je stärker die Muskulatur der Gefässwandung, an welche sie treten, und je nachgiebiger die Organe sind, in denen die Gefässe verlaufen. Die äussere Haut und die Oberfläche des Verdauungsapparates sind diejenigen Organe, in denen die Vasoconstrictoren besonders reichlich vertreten sind und in denen sie ihre umfangreichste Thätigkeit entfalten. Diese Organe nehmen daher ganz hervorragenden Antheil an der Regulirung des Blutstromes. Als weitere Organe folgen die Nieren, die Muskeln und die Drüsen. In den starren Knochen scheinen sie völlig zu fehlen. Sie wirken so erheblich auf den Gefässdurchmesser ein, dass hierdurch nicht allein Veränderungen im Blutdruck und in der Schnelligkeit des Blutstromes, sondern auch Veränderungen in der Temperatur der Organe bedingt werden.

Wohl der hervorragendste aller Vasoconstrictoren ist der Nervus splanchnicus (C. Ludwig und Thiry, C. Ludwig und E. Cyon, Bezold, C. Ludwig und Asp). Durchschneidet man den Splanchnicus, so bemerkt man ein bedeutendes Absinken des Blutdruckes, reizt man alsdann den peripheren Stumpf des durchschnittenen Nerven, so steigt der Druck schnell empor und erreicht bald eine grössere Höhe, als vor der Durchschneidung vorhanden war (C. Ludwig und E. Cyon). Andere Gefässnerven werden uns noch in der speciellen Nervenphysiologie zu beschäftigen haben.

Im Gegensatze zu den Vasoconstrictoren gibt es auch Nerven, welche eine Erweiterung der Gefässe bedingen (depressorische Nerven oder Vasodilatatoren).

Man könnte es zweifelhaft lassen, ob die Erweiterung der Gefässe durch den Druck der in ihnen befindlichen Flüssigkeit oder durch eine active Wirkung der Gefässwandung bedingt werde, wenn nicht für einzelne Organe die Existenz besonderer depressorischer Nerven positiv nachgewiesen wäre. Soweit uns indessen die Dilatatoren bis jetzt bekannt sind, stellen sie auch nicht annähernd ein so geschlossenes System dar wie die Constrictoren.

Der Nachweis der Erweiterungsnerven knüpft sich an eine Beobachung Cl. Bernard's. Er fand nämlich, dass eine Reizung der Chorda tympani den Blutstrom durch die Glandula submaxillaris beschleunige. Weiter fand Eckhard, dass auf electrische Reizung der Nervi erigentes, die sich bekanntlich vom Plexus sacralis abzweigen und in die Corpora cavernosa des Penis treten, eine grössere Blutmenge in die Schwellkörper strömt als vorher. Lovén hat dann die Thatsache festgestellt, dass der Blutstrom in den Schwellkörpern zur Zeit der Reizung der Nervi erigentes deshalb beschleunigt werde, weil sich die kleinen Arterien erheblich erweitern. Die Schwellkörper enthalten für gewöhnlich nur sehr wenig Blut, sie werden durch den Tonus der Constrictoren fast vollkommen geschlossen gehalten. Durchschneidet man sie in querer Richtung, so fliesst dunkelrothes Blut in sehr mässiger Menge ab. Reizt man jetzt aber die Nervi erigentes, so tritt eine ganz bedeutende Blutung ein und die Farbe der ausströmenden Flüssigkeit nähert sich mehr der Farbe des arteriellen Blutes. Lässt die Reizung nach, so kehrt der alte Zustand schnell wieder. Durch diese Versuche ist der Beweis für die Existenz besonderer vasodilatatorischen Nerven vollkommen erbracht, und es erübrigt noch zu bemerken, dass in neuester Zeit auch Dilatatoren für die Hautgefässe nachgewiesen sind (Ostroumoff, Heidenhain, Kendall, Luchsinger).

Es existiren auch besondere Centra für die Gefässdilatatoren, doch weiss man von ihnen nur Weniges. Goltz vermochte an Hunden, deren Lendenmark vom Brustmark vollkommen getrennt war, noch eine Erection des Penis zu bewirken und schliesst hieraus, dass das Centrum für die Erweiterer der Corpora cavernosa im Lendenmarke liege.

Wir sahen oben, dass man durch Reizung sensibler Fasern im Stande war, den Tonus zu vermehren und den Blutdruck zu erhöhen, wir sprachen schon von dem Reflexe sensibler Nerven auf die Vasoconstrictoren. C. Ludwig und Cyon haben nun im Jahre 1866 die Entdeckung gemacht, dass ein sensibler Herznerv auf reflectorischem Wege den Blutdruck ganz erheblich zu erniedrigen vermag. Sie nannten diesen Nerven deshalb den Nervus depressor und fanden, dass die Herabsetzung des Druckes durch eine Erweiterung der Arterien zu Stande komme. Hiermit war eine Reflexaction von Seiten eines sensiblen Nerven — denn der Depressor führt sensible Fasern — auf die Vasodilatatoren nachgewiesen.

So sehr bedeutend auch der Antheil der Gefässnerven auf den Blutstrom ist, so stellen sie doch nicht die einzigen Regulatoren des Stromes dar, denn die Gefässe vermögen selbst dann noch ihre Lichtung zu ändern, wenn sie aller Beziehungen zum Centralnervensystem beraubt worden sind.

Diese Thatsache ist von Mosso aufgedeckt worden. Er leitete einen Strom defibrinirten Blutes durch die ausgeschnittene, mithin der Einwirkung auf das Centralnervensystem völlig entzogene Niere des Hundes, welches Organ er durch geeignete Vorrichtungen noch viele Stunden hindurch lebendig zu erhalten vermochte. Es fand sich nun, dass die Menge des abströmenden Blutes regelmässigen Schwankungen unterworfen ist; trotzdem Temperatur, Blutdruck und Lage der Ausflussöffnungen sich gleich bleiben, und es stellte sich heraus, dass diese Schwankungen allein von der chemischen Zusammensetzung des Blutes abhängig sind. In einem von arteriellem Blute anhaltend durchströmten Organe ziehen sich die Gefässe bedeutend zusammen, während ein Körpertheil, dem längere Zeit Sauerstoffzufuhr mangelt, sich sehr schnell ausserordentlich stark mit Blut füllt.

In ähnlicher Weise wirken zahlreiche Arzneien und Gifte direct auf die Gefässwandung ein, z. B. Atropin, Nicotin und Chloral.

Wir haben noch die in den elastischen Schlagadern nachweisbare Wellenbewegung des Blutes, den Puls, von dem schon oben die Rede war, einer kurzen Betrachtung zu unterwerfen, denn dieser Gegenstand hat für die Heilkunst eine ganz besondere Bedeutung.

Bereits wurde gezeigt, dass diese Wellenbewegung durch eine vom Herzen ausgehende Druckschwankung hervorgerufen wird, dass mit jeder Systole eine Druckvermehrung mit jeder Diastole aber eine Druckverminderung in der Aorta verknüpft ist; wir sahen weiter, dass diese Druckschwankung um so beträchtlicher ist, je näher am Herzen, und um so geringfügiger, je weiter vom Herzen entfernt die Arterien untersucht werden, dass dieselbe aber bei der Auflösung der kleinsten Arterien in das Capillarsystem für gewöhnlich nicht mehr nachweisbar ist. Diese Wellenbewegung nun, welche am Anfange der Aorta fast synchronisch mit der Systole des linken Ventrikels beginnt und mit der Diastole ihr Ende erreicht, pflanzt sich nach den Messungen von E. H. Weber mit einer Schnelligkeit von ca. 9 Mtr. in der Secunde fort. Sie bedingt das, was man den Puls (Arterienpuls) nennt und hat durchaus nichts mit der Geschwindigkeit des Blutstromes zu thun.

Zur Untersuchung des Pulses eignen sich alle diejenigen Arterien, welche eine gewisse Stärke besitzen und dabei so gelagert sind, dass man sie von der Körperoberfläche aus gegen eine feste Unterlage (Knochen) zu drücken vermag. Diesen Bedingungen entsprechen besonders: beim Pferde die Arteria maxillaris externa (an der inneren Fläche des Unterkiefers), die Art. temporalis, radialis und coccygea, beim Rinde die Arteria maxillaris externa (an der äusseren Fläche des Unterkiefer), bei den kleineren Thieren die Art. cruralis.

Die Pulszahl wurde schon bei der Herzarbeit besprochen.

§ 4. Die Capillaren.

Capillaren nennt man die feinen Gefässröhrchen, welche man zwischen den kleinsten Arterien und den Anfängen der Venen antrifft. Sie stellen Netze dar, deren Gestalt oftmals characteristisch für ein bestimmtes Organ ist, z. B. für die Lunge.

Während die kleinen Arterien so allmählich in die Capillaren übergehen, dass zwischen beiden Gefässabschnitten keine scharfe Abgrenzung nachgewiesen werden kann, vermögen wir die Uebergangsstelle der feinsten Gefässröhrchen in die Venen zu bestimmen, denn sie ist gekennzeichnet durch eine plötzliche Zunahme im Röhrendurchmesser.

Die Capillaren der verschiedenen Organe besitzen einen verschiedenen Durchmesser, die des Centralnervensystems sind enger als die der übrigen Organe.

Die Beobachtung Kölliker's, dass die Capillaren sich aus Protoplasmamassen entwickeln, die hohl werden und sich allmählich erweitern, war dazu angethan, diesen Gefässen eine gewisse morphologische Selbstständigkeit zu vindiciren, indessen erkannten neuere Untersuchungen in ihnen nur eine Fortsetzung des Endothels der grösseren Blutgefässe (Hoyer, Eberth).

Die Wand der Capillaren lässt sich mittelst Höllensteinlösung in eine Anzahl kernhaltiger platter Zellen zerlegen, welche in ihrem Verhalten vollkommen den Endothelzellen der grossen Gefässe entsprechen und nur mehr verlängert und schmaler erscheinen als diese. An einzelnen Stellen liegen auf diesen Platten spindelförmige Kerne, umgeben von einer kleinen Menge Protoplasma; diese Gebilde stellen bewegliche Massen dar, welche sich in das Innere der Capillare hineinzuwölben und dabei das Lumen des Gefässes völlig zu verlegen vermögen (Golubew, Tarchanoff). Möglicherweise hat man es hier mit einer Art von Ventilen zu thun, dazu bestimmt, auf die feinsten chemischen Veränderungen zu reagiren und den Blutstrom im Capillargebiete zu reguliren. Durch Versilberung kann man zwischen den platten Zellen farblose Stellen nachweisen, die von einer dunklen Zone umgeben sind und die man als Schaltplatten (Auerbach) bezeichnet hat; ausserdem trifft man noch kleinere helle, dunkelbegrenzte Räume oder schwarze Fleckchen an, die Arnold je nach der Grösse ihres Durchmessers Stomata oder Stigmata genannt hat und in denen man präformirte Oeffnungen erblickte, dazu bestimmt, den Durchtritt der Blutkörperchen durch die Capillarwand zu gestatten. Es ist indessen höchst zweifelhaft, ob die Körperchen bei ihrer Auswanderung vorgebildeter Lücken bedürfen, denn die Capillare ist keine starre Röhre, sondern eine ausserordentlich zarte Membran, so zart, dass man schliessen muss, sie könne aller Orten von den Fortsätzen der farblosen Blutkörperchen mit Leichtigkeit durchbohrt werden. Für diese Auffassung spricht die Beobachtung COHNHEIM's, dass nach einer künstlich hervorgerufenen reichlichen Auswanderung der Blutkörperchen stets mehr Stomata angetroffen werden als unter physiologischen Verhältnissen. Die Untersuchungen CHRZONSZCZEWSKI's scheinen dargethan zu haben, dass an einigen Stellen die Wand der Capillaren nicht allein aus den beschriebenen Gebilden besteht, sondern dass unterhalb des Endothels noch eine membranöse Schicht liegt.

Die Capillaren sind bis zu einem gewissen Grade contractil (STRICKER), und zwar vollkommen unabhängig von Nerveneinflüssen. Dass aber die vasomotorischen Nerven der Arterien den Blutstrom innerhalb des Capillargebietes in hohem Grade indirect zu beeinflussen vermögen, geht aus der Beobachtung hervor, dass nach Durchschneidung der tonischen Gefässnerven oder nach Reizung der Vasodilatatoren das Capillargebiet eine derartige Erweiterung erfährt, dass man innerhalb desselben die sonst nur im Arteriengebiete nachzuweisenden Pulsationen antrifft, sodass das Blut stossweise in die Venen getrieben wird und die ausgepresste Flüssigkeit sich in ihrer Farbe mehr dem arteriellen Blute nähert.

Die Blutbewegung in den Capillaren lässt sich an durchsichtigen Objecten direct unter dem Mikroskope beobachten. Man sieht alsdann, wie der Blutstrom in der Mitte so stark ist, dass man die in Bewegung begriffenen Blutkörperchen nicht einzeln zu unterscheiden vermag, wie aber in der Peripherie der strömenden Flüssigkeit einzelne rothe Blutscheiben neben farblosen Blutkörperchen in ruhigerer Bewegung dahingleiten. In allen Capillaren lässt sich beobachten, wie die Blutkörperchen mit verschiedenartiger Geschwindigkeit nebeneinander dahintreiben, stets findet man, dass der Blutstrom in der Nähe der Gefässwand am schwächsten, in der Mitte des Gefässes am stärksten ist. Bei zweckmässiger Aufbewahrung des Untersuchungsobjectes vermag man den Strom in den Capillaren mehrere Tage hindurch zu beobachten.

Mitunter erfährt der Blutstrom in dieser oder jener Capillare einen Stillstand, der nach einiger Zeit nachlässt, um der normalen Strömung neuen Platz zu machen. Diese zeitweise Unterbrechung hat wesentlich dreierlei Ursachen: entweder hängt sie von einer Anhäufung der rothen Blutscheiben ab, oder sie ist auf eine Verstopfung der Capillaren durch farblose Blutkörperchen zurückzuführen oder sie wird endlich durch das Hervorwölben der den platten Capillarzellen aufsitzenden Kerne mit ihren Protoplasmamassen bedingt.

Die höchst elastischen rothen Blutscheiben, welche, wie wir wissen, eine grosse Neigung besitzen, geldrollenartig an einander zu kleben, häufen sich in den feinsten Capillaren mitunter derartig an, dass sie das Gefäss für einige Zeit vollständig verstopfen, wobei sie selbst die wunderbarsten Gestalten annehmen. Werden sie endlich von dem Strome wieder fortgerissen, so kehren sie bald in ihre alte Form zurück.

Zweitens beobachtet man nicht selten, wie die klebrigen farblosen Blutkörperchen so lange an der Gefässwandung entlang rollen, bis sie endlich zur Ruhe kommen und nun oftmals eine Verstopfung der feinsten Capillaren bewirken, die erst durch die Auswanderung der farblosen Zellen gehoben werden kann.

Endlich sieht man mitunter die den platten Zellen der Capillaren aufsitzenden spindelförmigen Kerne mit dem sie umgebenden Protoplasma sich so sehr in das Lumen der Gefässe hervorwölben, dass der Blutstrom für einige Zeit vollkommen abgesperrt ist.

Kleinere Hindernisse stellten sich dem Strome entgegen, wenn eine rothe Blutscheibe an der Bifurcationsstelle zweier Capillaren auf die vorspringende Gefässwandung getrieben wird und nun so lange auf dem Gefässkamme reitet, bis sie durch den Stoss eines anderen Blutkörperchens fortgerissen wird oder wenn die rothen oder farblosen Blutkörperchen sich nicht gerade bis zu völliger Verstopfung des Lumens in den Capillaren anhäufen.

Wird das farblose Blutkörperchen nicht mehr vom Strome fortgerissen, so verliert es bald seine sphärische Gestalt, legt sich der Wandung des Gefässes enger an und beginnt seine activen Bewegungen. Nicht lange, so sehen wir, wie es seinen Protoplasmafortsätzen gelungen ist, sich durch die Gefässwandung hindurchzubohren und wie jetzt ausserhalb des Gefässes eine unregelmässig gestaltete Protoplasmamasse erscheint. Nach und nach nimmt diese Masse an Umfang zu, während der im Innern des Gefässes restirende Theil des Blutkörperchens in demselben Grade an Grösse einbüsst; nach einiger Zeit finden wir in dem Capillarraume nur noch einen kleinen, runden, glänzenden Punkt, der schliesslich auch von dem ausserhalb des Gefässes liegenden Zellleibe angezogen wird. Das Blutkörperchen ist jetzt völlig ausgewandert und erscheint in den Lymphspalten oder in den Maschen des Bindegewebes in Form einer unregelmässigen, mit zahlreichen Fortsätzen versehene Masse.

Das Studium dieses Vorganges (Diapedesis) kann man sich erleichtern, wenn man die farblosen Blutkörperchen mit feinkörnigen Farbstoffen füttert (Cohnheim), oder wenn man an den Versuchsthieren die Gefässe zur Dilatation bringt, z. B. durch Verabreichung von Curare. Zweckmässig ist es auch, durch eine entzündliche Reizung für eine möglichste Verlangsamung des Blutstromes Sorge zu tragen.

Wie die farblosen Blutkörperchen, so vermögen auch die rothen Blutscheiben die Gefässwandung zu durchwandern; man weiss indessen, dass die Diapedesis dieser Gebilde innerhalb der physiologischen Grenzen nicht sehr bedeutend ist. Hat man aber eine durchsichtige Membran entzündlich gereizt und hat man sich erst von einem umfangreichen Austreten der farblosen Körperchen überzeugt, so gelingt es jetzt leicht, auch die Diapedesis der rothen Scheiben zu verfolgen. Man sieht alsdann, wie die Blutscheibe, in der Gefässwandung steckend, eingeschnürt erscheint und wie nach einiger Zeit ausserhalb der Capillarwandung ein gelbes Körnchen auftritt, welches bald an Umfang zunimmt. Entweder trifft man nun bald die ganze Scheibe ausserhalb der Capillare an, oder nur ein mehr oder weniger grosses Bruchstück derselben; nicht gar selten wird nämlich die in der Wand steckende eingeschnürte rothe Blutscheibe in zwei Stücke zerschnitten, von welchen das nach Innen gelegene bald wieder vom Blutstrom ergriffen und fortgetragen wird.

Aus der Beobachtung, dass die Diapedesis der rothen Blutscheiben stets erst nach dem Austritt der farblosen Blutkörperchen angetroffen wird, geht nicht mit Nothwendigkeit hervor, dass präformirte Stomata vorhanden sind, welche sich bei dem Durchtritt der farblosen Zellen derartig erweitern, dass jetzt auch die anderen Körperchen durchzutreten vermögen, es ist vielmehr auch möglich, dass die Diapedesis durchaus keiner vorgebildeten Oeffnungen bedarf.

Ueber andere Vorgänge in den Capillaren sind wir nur sehr wenig unterrichtet, und unsere Kenntnisse gehen kaum darüber hinaus, dass in diesen feinsten Gefässen eine Flüssigkeit abgesondert wird, welche entweder den Gewebsbestandtheilen ihr Nährmaterial direct zuführt oder welche als Lymphe die Formbestandtheile des Körpers in langsamen Strome mit Nährstoffen umspült, dass aber weiterhin in den Capillaren ein so erheblicher Theil des Sauerstoffes des Oxyhämoglobins abgegeben wird, dass das Blut nach dem Passiren des sehr kurzen Capillargebietes als venöses zum Vorschein kommt.

Ueber den Blutdruck in den Capillaren sind bis jetzt nur die Untersuchungen von N. v. Kries bekannt. Beim Menschen betrug der Druck an verschiedenen Stellen der Körperoberfläche 20 bis 37,5 Mm. Quecksilber und konnte durch Compression der Venen mittelst einer um den Finger gelegten Ligatur auf die enorme Höhe von 114 bis 143 Mm. gebracht werden. Am Zahnfleisch des Kaninchens war der Druck in den Capillaren gleich demjenigen einer 33 Mm. hohen Quecksilbersäule.

§ 5. Die Venen.

Das Blut wird nach dem Passiren des Capillargebietes mittelst der Venen dem Herzen wieder zugeführt.

Die Venen besitzen drei Häute wie die Arterien, unterscheiden sich aber von diesen durch die Dünnheit ihrer Wandungen, welche hauptsächlich durch Armuth an Muskelfasern und an elastischem Gewebe bedingt wird. Die reichlichste Muskulatur treffen wir in den Venen der Extremitäten und in denjenigen der Baucheingeweide an; in den grossen Venen fehlt sie völlig. Auch viele kleine Venen besitzen nicht die Spur von Muskelfasern, so die Venen der Corpora cavernosa, die des Gehirns und der Pia mater, die der Retina und diejenigen der Knochen.

Die Venen sind leicht zerreisslich und brüchig.

In den Venen finden sich zahlreiche Taschenventile, Venenklappen, welche den Rückfluss des Blutes nach den Capillaren hindern. Diese Klappen gestatten bei einem Druck auf die Venen dem Strome nur eine Richtung, deshalb kann man die Körpermuskeln, soweit sie bei ihrer Thätigkeit die Venen zusammenpressen, als Hilfsvorrichtungen für die Bewegung des Blutstromes betrachten. Jedoch noch andere accessorische Einrichtungen sind uns bekannt, so sind beispielsweise die unter den Fascialblättern liegenden Zwischenrippenvenen derartig mit den Fascien verbunden, dass durch jede Spannung der Fascie der Veneninhalt ausgepresst wird (Braune'sche Pumpen).

Vasomotorische Nerven wurden an den Venen nicht nachgewiesen.

Es war schon die Rede davon, dass die Wellenbewegung der Arterien, welche den Puls bedingt, sich nicht auf die Venen fortpflanzt und dass das Blut bei seinem Eintritte in das Venengebiet nur noch einen sehr geringen positiven Druck besitzt. Dieser Druck nimmt nun mit der Annäherung des Blutes an das Herz derartig ab, dass er in den grossen Venenstämmen schliesslich negativ gefunden wird. An dem Zustandekommen des negativen Druckes in den in der Nähe des Herzens gelegenen Venenabschnitten betheiligen sich zwei uns bereits bekannte Momente, nämlich die active Diastole des Herzens (Goltz und Gaule), welche eine sehr erhebliche Saugkraft ausübt und zweitens die Elasticität der Lungen, welche einen negativen Druck innerhalb des Thorax erzeugt, der auf die hier gelegenen nachgiebigen Wandungen der grossen Venen einwirken muss.

Der negative Druck verdient von Seiten der operativen Heilkunst die grösste Berücksichtigung; denn zahlreich sind die Fälle, in denen nach Eröffnung grosser Gefässe die atmosphärische Luft unter schlürfendem

Geräusche in die Venen drang, sich dem circulirenden Blute beimengte und nun in kurzer Zeit den Tod des Thieres herbeiführte. Hat sich Luft dem Blute beigemengt, so wird sie in das rechte Herz und von hier mittelst der Lungenarterie in die Lungen geführt; sie gelangt in Form kleiner Bläschen in das Arteriengebiet der Lungen und diese Bläschen setzen sich in den engen Gefässen so fest, dass auch ein starker Druck sie nicht durch die feinen Gefässröhrchen hindurchzupressen vermag; der Lungenkreislauf liegt in Folge dessen darnieder und die Thiere gehen an Erstickung zu Grunde.

C. Ludwig und Thiry, Basch, Hoffmann und Tappeiner beobachteten nach der Unterbindung der Pfortader ein ausserordentlich rasches Abfallen des arteriellen Blutdruckes und sahen bereits nach wenigen Minuten einen Minimaldruck auftreten, bei dem das Leben nicht mehr möglich war. Lösten sie die Ligatur der Pfortader kurz vor dem Eintritt dieses Minimaldruckes, so sahen sie allmählich den alten Druckwerth wiederkehren und die Thiere blieben munter. Man nahm zunächst an, dass es sich hier um eine Verblutung der Thiere in die eigenen Darmgefässe hinein handele; als aber das gestaute Blut einer genaueren Messung unterworfen wurde, da fand man sein Quantum so gering (ca. 0,8 $^0/_0$ des Körpergewichts), dass von einer tödlichen Blutleere in den Gefässen des übrigen Körpers keine Rede sein konnte. Latschenberger und Deahna, die nach Unterbindung der Venen der hinteren Gliedmassen ähnliche Erscheinungen wie nach dem Verschluss der Pfortader beobachtet haben wollen, versuchen die Druckherabsetzung im Arteriengebiet durch eine reflectorische Erregung von deprimirenden Fasern in Folge der Erhöhung des Venendruckes zu erklären.

Es ist noch einer Erscheinung zu gedenken, welche man als den Venenpuls bezeichnet hat und welche gar nicht selten an gesunden grösseren Hausthieren beobachtet wird. Da das Vorhandensein von Herzfehlern hier vollständig ausgeschlossen zu sein scheint, so muss man sich vorstellen, dass die continuirliche und gleichmässige Entleerung der Venen mitunter derartig erschwert ist, dass sich bei der Systole der Vorkammern die grossen, in unmittelbarster Nähe des Herzens gelegenen Venen ausdehnen und nun eine rückläufige Blutwelle in der Vena jugularis erzeugen, welche uns als Venenpuls an beiden Seiten des Halses zu Gesichte kommt.

§ 6. Geschwindigkeit des Blutstromes.

Die Geschwindigkeit des Stromes in den Capillaren lässt sich durch directe Messung der Ortsveränderung der Blutkörperchen unter dem

Mikroskope bestimmen und sie ist von E. H. Weber in den Gefässen der Schwimmhaut des Frosches auf 0,5 Mm. in der Sekunde geschätzt worden. Weit schwieriger sind Messungen in den grösseren Gefässen.

C. Ludwig und Dogiel bestimmten mittelst einer von ihnen construirten Stromuhr das Volumen Blut, welches in der Zeiteinheit durch ein Gefäss von bekanntem Durchmesser fliesst, und die Physiologie verdankt hauptsächlich diesen Untersuchungen ihre Vorstellungen von der Stromstärke. Es fand sich, dass die Geschwindigkeit des Stromes so grossen Schwankungen unterliegt, dass es unmöglich ist, für bestimmte Thiere und bestimmte Gefässe auch nur annähernd übereinstimmende Werthe für die mittlere Stromstärke zu geben; es fand sich weiter, dass die Geschwindigkeit vom Herzen nach den Capillaren hin continuirlich abnimmt, während sie in den Venen wieder anwächst; und es fand sich endlich, dass die Stromgeschwindigkeit in den Arterien mindestens 300 mal grösser als diejenige in den Capillaren ist. Je stärker die Vasoconstrictoren erregt werden, desto bedeutender ist die Stromstärke; mit jeder Verengerung der Gefässe nimmt die Schnelligkeit des Stromes zu. Volkmann schätzt die Geschwindigkeit des Blutstromes in der Carotis des Hundes auf 200 bis 350 Mm. in der Sekunde.

§ 7. Vertheilung des Blutes im lebenden Körper.

Es ist schon des Oefteren hervorgehoben, dass die Menge des circulirenden Blutes bei Weitem nicht ausreicht, um alle Gefässe gleichzeitig zu füllen und die Beobachtung der Blutgefässe in der Ohrmuschel des Kaninchens gab uns bereits Kunde davon, dass die Vertheilung des Blutes schnellen und sehr grossen Schwankungen unterworfen ist. An den meisten Organen ist man direct zu beobachten im Stande, dass zur Zeit ihrer Function ein stärkerer Blutstrom in ihnen vorhanden ist als zur Zeit der Ruhe. So fliesst beispielsweise zur Zeit der Speichelsecretion mehr Blut durch die Speicheldrüse, so vermehrt sich zur Zeit der Muskelarbeit der Blutstrom durch den Muskel und so tritt zur Zeit der Verdauung und Resorption mehr Blut an den Verdauungsapparat und seine Drüsen.

Theilt man nach Ranke's Vorgang den ganzen Organismus in zwei Apparate, in den Drüsenapparat und in den Bewegungsapparat, und versteht man unter ersterem die gesammten Eingeweide, unter letzterem die Muskeln, Nerven, Knochen und die äussere Haut, so lässt sich beobachten, wie bald der grösste Theil des Blutes durch den einen, bald aber durch den anderen Apparat geschickt wird. Das erstere ist der Fall, sobald die Thiere mit hingestreckten Gliedmassen in völlig ruhiger Lage verweilen, der Hauptstrom geht aber durch den Bewegungsapparat, sobald die Muskulatur zu kräftiger Thätigkeit angeregt wird. Ranke schätzte den mittleren Gehalt des Muskelapparates in der Ruhe auf 36,6 % der Gesammtblutmenge, im Tetanus stieg er aber auf 66 %.

Anhang.

Entwicklung des Blutes und Wiederersatz verlorenen Blutes.

Selbst sehr grosse Blutverluste sind nicht im Stande, den Blutdruck zu erniedrigen, auch die Stromgeschwindigkeit vermag durch starke Aderlässe nicht abgeändert zu werden und die Frequenz der Herzcontractionen sehen wir durch sie nicht vermehrt. Sind somit directe Störungen der Circulation nicht zu beobachten, so dürfen wir uns bei der ausserordentlichen Sparsamkeit, mit der der Organismus mit seiner Nährflüssigkeit Haus hält, nicht verhehlen, dass eine Verringerung der Blutmasse bleibende Nachtheile nach sich ziehen würde, wäre nicht für einen Wiederersatz des Blutes Sorge getragen.

So unzweifelhaft dieser Wiederersatz des Blutes stattfindet, so wenig bekannt ist uns der Vorgang in seinen Einzelheiten. Zwar ist der Ersatz des Wassers, der Salze und der übrigen gelösten Bestandtheile durch Resorption von der Darmhöhle aus leicht zu erklären, aber wir haben gar keine Kenntnisse davon, wie und wo die geformten Blutbestandtheile gebildet werden.

Fragt man bei der Entwicklungsgeschichte an, so vermag diese uns nur äusserst beschränkte Auskunft über die Bildung der Formbestandtheile des Blutes zu geben. Auf einer bestimmten Stufe der Entwicklung beobachtet man im Embryo die ersten Blutscheiben, die gruppenweise in Form grösserer Protoplasmakugeln (Blutinseln nach Wolf und Pander) an den Wandungen der Gefässe auftreten und später in das Lumen derselben eindringen (His). Erst nach der Vereinigung der Gefässe mit dem Herzen werden diese Körperchen, die oft noch in grossen Haufen zusammenhängen, weggeschwemmt; die einzelnen Körperchen zeigen jetzt noch zahlreiche Vorsprünge und Auswüchse (His). Die embryonalen rothen Blutkörperchen sind alle kernhaltig und man beobachtet an ihnen zahlreiche, auf Theilungsvorgänge zu beziehende Bilder (Remak, Kölliker). Später treten diese Formen mehr in den Hintergrund und es gelangen bei der fortgesetzten Entwicklung des Embryo zahlreiche farbiose Blutkörperchen in das Blut, die sich nach den Beobachtungen Kölliker's in farbige kernhaltige Blutkörperchen verwandeln. Dieser Uebergang der farblosen Körperchen in rothe Scheiben soll nach Recklinghausen und Golubew auch im Blute entwickelter

Thiere stattfinden. Ist diese Anschauung richtig, so würde die Frage nach dem Ursprunge der rothen Scheiben untrennbar verknüpft sein mit der Entwicklungsgeschichte der farblosen Blutkörperchen. Letztere ist zur Zeit noch als völlig unbekannt zu bezeichnen. Zwar wissen wir, dass dem Blute dauernd ein erhebliches Quantum farbloser Blutkörperchen zugeführt wird; ob aber die Lymphdrüsen, die Milz, das Knochenmark und ähnliche Organe als die Keimlager dieser Gebilde aufzufassen sind, oder ob die Vermehrung der Körperchen auf einfache Theilungsvorgänge in den circulirenden Flüssigkeiten oder in den Zwischenräumen des Bindegewebes zurückzuführen ist, darüber kann jetzt noch keine Entscheidung getroffen werden.

Um so schwerer wiegt unsere Unkenntniss über die Entstehung der Formbestandtheile des Blutes, als wir annehmen müssen, dass unter physiologischen Verhältnisssen fortwährend ein nicht unbedeutender Zerfall und Wiederersatz der rothen Blutscheiben stattfindet; denn Gallenfarbstoff und Harnfarbstoff gehen aus dem Hämoglobin hervor und ihr Auftreten kündigt an, dass rothe Blutscheiben verbraucht werden.

Man denkt sich den Wiederersatz des Blutes nach Aderlässen in der Regel so, als wenn nach den Blutverlusten eine vermehrte Production von rothen Blutscheiben stattfinde. Diese Vorstellung ist mit unserem Wissen von den Ernährungsvorgängen schlecht in Einklang zu bringen und wir müssen es als im höchsten Maasse unwahrscheinlich bezeichnen, dass der blutbildende Apparat bei geringerer Speisung mit Blut mehr leisten soll als unter normalen Ernährungsverhältnissen. Viel ansprechender klingt daher die Anschauung Cohnheim's, dass der Wiederersatz nicht durch eine abnorm gesteigerte Production, sondern durch einen geringeren physiologischen Verbrauch der rothen Blutscheiben in der ersten Zeit nach dem Blutverlust herbeigeführt werde, eine Anschauung, die ihre beste Stütze findet in dem blassen Harn und in der schwach tingirten Galle Anämischer.

Erb will nach Blutenziehungen körnige gefärbte Zellen angetroffen haben, welche er für Zwischenformen der farblosen und der rothen Körperchen hält, und er stellt sich vor, dass bei diesem Uebergange die farblosen Körperchen ihre Kerne einbüssen, dann Hämoglobin bilden und schliesslich sich in homogene Scheiben umwandeln.

Buntzen[1] hat die Zeit, welche zur Restitution des Blutes nach einem Aderlasse erforderlich ist, festzustellen gesucht, indem er das Verhältniss der Blutscheiben zum Plasma vor und nach den Blutentziehungen

---

[1] Herr Dr. Buntzen aus Kopenhagen hatte die Güte, mir die Veröffentlichung dieser Mittheilungen aus seiner noch nicht im Druck erschienenen Arbeit zu gestatten.

bestimmte. Hinsichtlich des Blutvolumens konnte er ermitteln, dass dieses nach Aderlässen von einem Umfange bis zu 2 % des Körpergewichts bereits in 3 bis 4 Stunden, nach maximalen Blutentziehungen (ca. 4 % des Körpergewichts) aber erst in 24 bis 40 Stunden vollständig hergestellt ist. Die Restitution der Formbestandtheile erfolgte weit langsamer. Nach Blutverlusten bis zu 2 % des Körpergewichts war die Zahl der rothen Blutscheiben nach 7 Tagen wieder die alte, nach ungewöhnlich starken Entziehungen aber verstrich ein Zeitraum von 4 bis 5 Wochen, ehe das Blut seine frühere Zusammensetzung wiedererlangt hatte. BUNTZEN begegnete nach seinen Blutentziehungen stets einer ausserordentlich grossen Anzahl kleinerer rother Blutscheiben, von denen normaliter immer einige im Blute angetroffen werden. Eine Vermehrung der farblosen Blutkörperchen konnte er nie beobachten.

Zweites Capitel.

Die flüssigen Ausgaben aus dem Blute.

I. Die Lymphe.

In den Capillaren wird eine Flüssigkeit aus dem Blute abfiltrirt[1], welche in einem weitverzweigten Gefässsystem langsam den Körper durchströmt, hierbei einerseits den Geweben, welche nicht in directer Com-

---

[1] Unter Filtration versteht man das Durchtreten von Flüssigkeiten durch poröse oder quellungsfähige Membranen unter der Einwirkung eines hydrostatischen Druckes.

In dem Körper unserer Haussäugethiere bilden zahlreiche imbibitionsfähige und poröse Membranen eine Scheidewand zwischen Flüssigkeitemengen, welche unter verschiedenem Drucke stehen; es muss sich daher ein Strom bilden, der von dem Orte des höheren zu dem des niederen Druckes geht und der erst dann zur Ruhe kommt, wenn die Druckdifferenz vollständig ausgeglichen ist.

Durch die Filtration werden mechanische Scheidungen bewirkt, Scheidungen, bei denen es sich um die Trennung gelöster von den aufgeschwemmten Bestandtheilen handelt. Die Vollkommenheit, mit der solche Trennungen bewirkt werden, ist abhängig von der Weite der Poren der Filtrationsmembran und von der Grösse der suspendirten Körperchen in der zu filtrirenden Flüssigkeit.

Die thierischen Flüssigkeiten, welche bei der Filtration unser Interesse erwecken, sind aus Körpern zusammengesetzt, die sich in Bezug auf Filtration wesentlich verschieden verhalten und die deshalb von GRAHAM als krystalloide und als colloide Körper geschieden werden. Wir müssen annehmen, dass in diesen verschiedenen Körpern zwei verschiedene Arten von molecülarer Construction repräsentirt

munication mit den Capillaren stehen, diejenigen Substanzen liefernd, deren sie zu ihrer Ernährung bedürfen und andererseits Zersetzungsproducte des Stoffwechsels aus den Geweben mit sich führend. Diese Flüssigkeit, die Lymphe, tritt alsdann in grössere Sammelröhren und wird dem Blute auf's Neue zugeführt.

Die Lymphe ist diejenige Flüssigkeit, welche im Organismus am reichlichsten vertreten ist; nach Krause beträgt ihre Menge $^1/_3$, nach Anderen mindestens $^1/_4$ des ganzen Körpergewichts. Colin vermochte aus dem Ductus thoracius eines Rindes in 24 Stunden 95 Kgr. Lymphe aufzusammeln.

Unsere Untersuchungen über die Zusammensetzung der Lymphe beziehen sich fast ausschliesslich auf das Gemisch von Lymphe und Chylus, welches wir im Ductus thoracicus antreffen. Da wir aber jetzt das Unhaltbare der Vorstellung kennen, welche den Chylus als ein wirkliches Product des Verdauungsprocesses betrachtet, welche ihn als das Resultat einer Umwandlung der Nährstoffe in eine Flüssigkeit ansieht, dazu geschaffen, das Blut in seiner Zusammensetzung zu erhalten, da wir davon unterrichtet sind, dass die Chylusgefässe von Thieren, welche lange Zeit gefastet haben, annähernd ebenso viel Lymphe fortführen als die Milchgefässe der in Verdauung begriffenen Thiere (Collard de Martigny, Lesser), da wir wissen, dass der Chylus nur Lymphe ist, der ein mehr oder weniger grosses Quantum Fett beigement wurde, und da wir noch sehen werden, dass die Chylusgefässe an der Abfuhr der Kohlehydrate und der Eiweisskörper aus der Darmhöhle keinen Antheil

---

sind, dass die einen wirkliche Lösungen eingehen, dass aber die colloiden Körper, zu denen also Eiweiss, Leim und Gummi gehören, nicht wirklich lösliche, sondern nur ausserordentlich quellungsfähige Substanzen sind.

Die Körper verhalten sich bei der Filtration so, dass das Filtrat krystalloider Stoffe eine Flüssigkeit darstellt, welche dieselbe Concentratien besitzt wie die ursprüngliche Lösung, während die colloiden Stoffe in ihrem Filtrate stets sehr viel weniger an fester Substanz enthalten als die benutzte Flüssigkeit. Ausserdem filtriren krystalloide Körper ganz wesentlich schneller als colloide. Während die Filtrationsgeschwindigkeit krystalloider Substanzen mit der Zunahme des Druckes wächst, verhalten sich die anderen Körper bei der Filtration unter erhöhtem Drucke wesentlich anders. Unter der Einwirkung eines vermehrten Druckes werden nämlich die Membranen für den Durchschnitt der colloiden Substanzen impermeabler und es wächst die Filtrationsgeschwindigkeit nicht in einem proportionalen Verhältnisse zum Druck. Nur auf ganz kurze Zeit nach dem Anwachsen des Druckes vermehrt sich die Filtrationsmenge auch bei den colloiden Substanzen, fällt dann aber rasch ab und erhält sich schliesslich auf einem constanten geringeren Werthe. Nach einer Entlastung vom Drucke werden die Wandungen alsdann wieder permeabeler. Das Filtrat zeigt dabei einen um so geringeren Gehalt an Colloidsubstanzen, je höher der Druck steigt, und einen um so grösseren, je tiefer der Druck absinkt (Runeberg).

haben, so geben uns die vorliegenden Untersuchungen — abstrahiren wir von dem Fettgehalt — ein vollkommen genügendes Bild von der Zusammensetzung der Lymphe.

Durch Einbinden einer Canüle in den Ductus thoracicus eines Hundes ist man im Stande, in der Stunde etwa 100 Cm. Lymphe aufzusammeln (Lesser). Wird diese Lymphe nüchternen Thieren entnommen, so stellt sie eine fast vollkommen farblose oder schwach gelb, mitunter auch schwach röthlich gefärbte, ziemlich klare Flüssigkeit von alkalischer Reaction dar, die ein specifisches Gewicht von 1,020 bis 1,040 besitzt.

Wie das Blut ist auch die Lymphe keine vollkommene Lösung, denn auch ihr sind körperliche Elemente beigemengt. Wir wollen deshalb auch hier die aufgeschwemmten Bestandtheile von den gelösten Substanzen gesondert betrachten.

Die Formbestandtheile der Lymphe.

Man trifft in der Lymphe Lymphkörperchen, rothe Blutscheiben und — dieses gilt jedoch nur für die Chylusgefässe und den Inhalt des Ductus thoracicus zur Zeit der Fettverdauung — Fetttröpfchen an.

Die Lymphkörperchen sind vollkommen identisch mit den farblosen Blutkörperchen. Man liess diese Gebilde früher in den Lymphdrüsen entstehen, allein wir wissen, dass die Lymphe bereits vor ihrem Eintritt in die Lymphdrüsen zahlreiche Körperchen enthält. Auch hat man die Milz als die Bildungsstätte dieser Gebilde betrachtet und man hat gelehrt, dass das Milzvenenblut erheblich reicher an farblosen Blutkörperchen sei als das Blut der Milzarterie. Neuere Untersuchungen haben aber das vollständig Unhaltbare dieser Anschauung ergeben. Der wahre Ursprung der Lymphkörperchen ist uns zur Stunde noch vollkommen unbekannt.

Für den Abfluss der Lymphe, welcher unter einem sehr niedrigen Drucke erfolgt nnd der durch kleine Hindernisse schwer beeinträchtigt werden kann, ist es von hoher Bedeutung, dass der Inhalt des Ductus thoracicus fast keinen Sauerstoff enthält. Denn durch diesen Umstand wird es bewirkt, dass die Lymphzellen, welche bekanntlich grosse Neigung zeigen Fortsätze auszusenden, den Gefässwandungen zu adhäriren und sich anzuhäufen, in regelmässiger Kugelgestalt ruhig und unschädlich im Lymphstrome treiben und erst nach dem Eintritte in das sauerstoffhaltige Blut ihre activen Bewegungen von Neuem beginnen (Ranvier).

Rothe Blutscheiben werden häufig in der Lymphe angetroffen und ertheilen dieser Flüssigkeit, sind sie sehr reichlich verhanden, eine mehr oder weniger starke röthliche Färbung. Der Ursprung dieser Gebilde kann nicht zweifelhaft sein, sie stammen aus dem Blute und verlassen dasselbe auf die bei der Besprechung des Blutstromes in den Capillaren angegebene Weise.

Fetttröpfchen finden sich zur Zeit der Fettverdauung in der Darmlymphe und werden von dort durch den Ductus thoracicus dem Blute zugeführt; in der Lymphe der übrigen Körpertheile fehlen sie. Nach reichlichem Fettgenusse lassen sie die Lymphgefässe des Darmes als blendend weisse Stränge erscheinen. Dieser Umstand führte zur Entdeckung des Lymphgefässsystems, denn die sog. Milchsaftgefässe wurden von allen Abschnitten dieses Systems zuerst beobachtet.

Bei der Resorption des Fettes werden wir noch auf die Darmlymphe, die man als Chylus bezeichnet hat, zurückkommen.

Die gelösten Bestandtheile der Lymphe.

Die Lymphe enthält alle diejenigen Substanzen, welche wir bereits als Bestandtheile des Blutplasmas kennen lernten, allerdings treten sie uns in der Lymphe in ganz anderen Mengenverhältnissen entgegen als im Blute. Das Vorkommen der gelösten Bestandtheile des Blutes kann nicht befremden, sobald man die Bildungsweise der Lymphe berücksichtigt.

Die Eiweisskörper der Lymphe stimmen mit denjenigen des Blutplasmas überein; sie sind indessen stets, und zwar vollkommen unabhängig davon, ob die Lymphe im Hunger oder zur Zeit reichlicher Eiweissverdauung gewonnen wird, in weit geringerer Menge vorhanden als im Blute. Durchschnittlich dürfte der Mindergehalt an Eiweiss 2% betragen. Ein Eiweisskörper, den man nach der Fütterung mit stickstoffhaltigen Nährstoffen stets sehr reichlich im Blute antrifft, das Pepton, ist nur ausnahmsweise und dann immer nur in sehr kleinen Mengen in der Lymphe nachzuweisen. Die Lymphe enthält neben den Eiweisskörpern des Blutes auch die für die Gerinnung so bedeutungsvollen farblosen Blutkörperchen, und es ist daher natürlich, dass die Lymphe kurze Zeit nach ihrer Entleerung gerinnt; es bildet sich dabei ein leicht zerreisslicher und sulziger Fibrinkuchen, der sich ebenso contrahirt und dabei sein Serum austreibt wie der Blutkuchen. In dem ausgepressten Serum des Lymphkuchens tritt nicht selten eine abermalige Gerinnung ein.

Hammarsten stellte im Leipziger Institute Untersuchung über den Gasgehalt der Lymphe an und fand, dass diese als eine kohlensäurereiche, aber entweder sauerstofffreie oder doch höchst sauerstoffarme Flüssigkeit aufzufassen ist, die von sonstigen Gasen noch geringe Mengen

Stickstoff enthält. Die Menge der Gesammtgase in 100 Ccm. Lymphe schwankte zwischen 30 und 42 Ccm.; hiervon waren Sauerstoff 0,00 bis 0,16 Ccm., die Menge des Stickstoffs betrug 0,93 bis 1,63 Ccm. und der ganze Rest bestand aus Kohlensäure, welche sowohl in locker gebundener Form als auch in festerer chemischer Verbindung vertreten war, während das Vorkommen einfach absorbirter Kohlensäure nicht beobachtet werden konnte. Fragt man sich nach den Ursachen des Gasgehaltes der Lymphe, so können die Gase entweder direct aus dem Blute stammen, oder es können bei der Bildung der Lymphe Substanzen in unverhältnissmässig grosser Menge abfiltrirt sein, die befähigt sind, Gase aufzunehmen, z. B. kohlensaure Alkalien, und es erfolgt die Gasaufnahme erst beim Wandern der Lymphe durch die Gewebe. Bei unseren heutigen Kenntnissen über den Heerd der Oxydationsprocesse im Organismus lässt sich hier keine bestimmte Entscheidung treffen, doch steht es mit unseren geringen Kenntnissen von der inneren Athmung nicht im Widerspruch, wenn man die Hauptmenge der Kohlensäure dem Blute entstammen lässt.

Um ein einigermaassen übersichtliches Bild von der Zusammensetzung und den Mengenverhältnissen der Bestandtheile der Lymphe zu geben, sollen im Nachstehenden einige Analysen mitgetheilt werden.

C. Schmidt untersuchte die Lymphe aus dem rechten Halsstamme eines Füllens; die Bestandtheile des Serums wurden von denjenigen des Kuchens getrennt bestimmt; er fand:

	In 1000 Thln. Lymphe			In 1000 Thln. Serum	In 1000 Thln. Kuchen
	955,17 Serum	44,83 Kuchen	Summa		
Wasser	914,64	40,68	955,36	957,61	907,32
Feste Stoffe	40,49	4,15	44,64	42,39	92,68
Fibrin	—	2,18	2,18	—	48,66
Albumin	30,59			32,02	
Fette	1,17	1,54	34,99	1,23	34,36
Extractivstoffe	1,69			1,78	
Mineralsalze	7,04	0,43	7,47	7,36	9,66
Chlornatrium	5,40	0,27	5,67	5,65	6,07
Natron	1,24	0,03	1,27	1,30	0,60
Kali	0,11	0,05	0,16	0,11	1,07
Schwefelsäure	0,08		0,09	0,08	0,18
Phosphorsäure (an Alkalien gebunden)	0,02	0,01	0,02	0,02	0,15
Phosphorsaure Erden	0,19	0,07	0,26	0,20	1,59

Die Lymphe ist grossen Schwankungen in der Zusammensetzung unterworfen:

1000 Thle. Lymphe vom Pferde enthalten:

	Nach Gmelin	Nach Leuret und Lassaigne	Nach Geiger	Nach Reuss und Emmert
Wasser	964,30	925,00	983,70	960,0
Feste Stoffe	35,70	75,00	16,30	40,0
Fibrin	1,90	3,30	0,40	} 4,0
Albumin	21,17	57,36	6,20	
Fett	Spuren	—	Spuren	—
Extractivstoffe . . .	—	—	2,70	—
Salze.	10,63	14,34	7,00	—

Für die Analysen von Gmelin, sowie Reuss und Emmert war die Lymphe Lendengefässen entnommen, Leuret und Lassaigne untersuchten den Inhalt eines Halsstammes, während Geiger die Lymphe aus dem Fusse eines Pferdes analysirte.

Die bisherigen Beobachtungen genügen nicht, um allgemeine Gesetze über die Schwankungen in der quantitativen Zusammensetzung der Lymphe aufzustellen. Ein Einfluss der Nahrung auf die Zusammensetzung der Lymphe ist nur für den Fettgehalt der Darmlymphe nachzuweisen.

C. Schmidt fand bei einem Füllen, das drei Stunden vor dem Versuche Mehlbrei und Heu gefressen hatte, den Inhalt des Ductus thoracicus von keiner erheblich anderen Zusammensetzung als die Lymphe aus dem rechten Halsstamme (s. oben). Es enthielten nämlich:

	1000 Thle. Inhalt des Ductus thoracicus			1000 Thle. Serum	1000 Thle. Kuchen
	967,44 Serum	32,56 Kuchen	Summa		
Wasser	927,29	28,90	956,19	958,50	387,59
Feste Stoffe . . .	40,15	3,66	43,81	41,50	112,41
Fett	0,48	0,05	0,53	0,50	1,54
Seifen	0,27	0,01	0,28	0,28	0,27
Fibrin	—	1,27	1,27	—	38,95
Albumin	29,85	} 2,15	34,24	30,85	65,96
Extractivstoffe . .	2,24				
Hämatin	—	0,06	0,06	—	2,05
Salze, excl. Eisen .	7,31	0,18	7,49	7,55	5,46
Chlornatrium . . .	5,76	0,08	5,84	5,95	2,30
Natron	1,13	0,04	1,17	1,17	1,32
Kali	0,11	0,02	0,13	0,11	0,70
Schwefelsäure. . .	0,05	—	0,05	0,05	0,01
Phosphorsäure (an Alkalien gebunden)	0,02	0,03	0,04	0,02	0,85
Phosphors. Kalk. .	0,19	0,01	0,20	0,20	0,25
Phosphors. Magnesia	0,05	—	0,05	0,05	0,03

Ebenso wie die übrige Lymphe ist auch die Darmlymphe beträchtlichen Schwankungen in der Zusammensetzung unterworfen. Die grössten Differenzen zeigen sich im Fettgehalt und es hat sich ergeben, dass der Chylus fastender Thiere fast fettfrei ist, während nach reichlichem Fettgenusse der Inhalt des Ductus thoracicus bis zu 15 % aus Fett bestehen kann (ZAWILSKI).

Folgende Tabelle mag ein ungefähres Bild von den Differenzen in der quantitaven Zusammensetzung des Chylus gewähren:

1000 Thle. Chylus enthalten:

	Pferd n. SIMON	Esel n. REES	Rind n. LASSAIGNE	Hund n. C. SCHMIDT	Katze n. NASSE
Wasser	928,23	902,37	964,40	916,65	905,7
Feste Stoffe	71,77	97,63	35,60	83,35	94,3
Fibrin	0,72	3,70	0,95	2,12	1,30
Albumin	49,89	35,16	28,00	35,79	48,90
Fette	4,89	36,01	0,40	33,02	32,70
Extractivstoffe	11,42	15,65	0,55	4,03	11,40
Salze		7,11	5,70	8,39	

Bewegung der Lymphe.

An einem Hunde, dem man eine Canüle in den Ductus thoracicus eingebunden hat, zeigt der Lymphstrom eine sehr mässige Stärke, so lange das Thier mit hingestreckten Gliedmassen in ruhiger Lage verharrt. Durch Drücken auf den Leib in der Gegend der Lymphcysterne, die beim Hunde sehr lang ist, kann man aber jeden Augenblick den Strom erheblich verstärken, das Gleiche geschieht durch Bewegungen der Gliedmassen oder durch Ausdrücken der Glieder.

K. A. LESSER machte uns mit der Erscheinung bekannt, dass die Lymphe, welche während der Ruhe hervorströmt, ein opalisirendes Aussehen hat, welches von der Anwesenheit kleiner Fetttröpfchen abhängt, während die nach lebhaften Bewegungen der Glieder aufgesammelte Lymphe diese Eigenschaft entweder gar nicht oder nur in einem viel schwächeren Grade besitzt. Diese Thatsache muss so erklärt werden, dass zur Zeit der Ruhe der Lymphstrom aus den Baucheingeweiden, welcher Fett führt, das entschiedene Uebergewicht hat, dass aber nach anhaltender Bewegung der aus den Gliedmassen hervortretende fettfreie Strom den Darmstrom an Umfang weit übertrifft.

Der Druck, unter dem die Lymphe in der Cysterne und dem

Ductus thoracicus strömt, ist sehr gering; er wurde nur von dem geringen Werthe einer 8 bis 30 Mm. hohen Wassersäule gefunden.

Durch Einfügung eines Widerstandes in den Ductus thoracicus, und selbst durch völligen Verschluss dieses Stammes, ist man nicht im Stande, den Lymphdruck erheblich zu steigern. Die mit einer ausserordentlich bedeutenden Nachgiebigkeit begabten Lymphgefässe dehnen sich vielmehr unter diesen Umständen erheblich aus, schwellen zu dicken Strängen an und geben jetzt durch Filtration ihren Inhalt an das umgebende Bindegewebe und an die Körperhöhlen ab.

Die Ansammlung von Lymphe in dem perivasculären Bindegewebe und in den Körperhöhlen ist bis vor Kurzem ganz anders gedeutet worden; da sie am reichlichsten in den grossen Bindegewebsmassen in der Nähe der Cysterne beobachtet wurde, so glaubte man, dass sie durch eine Berstung des Receptaculum chyli zu Stande komme (Astley Cooper), trotzdem man fand, dass dieser Behälter im Stande war, dem Drucke einer mehr als 2 Fuss hohen Quecksilbersäule erfolgreichen Widerstand zu leisten. Durch unlängst ausgeführte Untersuchungen wurde erst festgestellt, dass es sich hier um reine Filtrationsvorgänge handelt und es wurde durch Injection körniger Farbstoffe in die Lymphbahnen dargethan, dass zum Zustandekommen der Infiltrationen gröbliche Verletzungen der Chylusgefässe durchaus nicht erforderlich sind. Unter diesen Umständen muss uns eine Erscheinung besonders interessiren, welche regelmässig dann zu constatiren ist, wenn man den Thieren nach dem Genusse von Fett den Ductus thoracicus zugeschnürt hat; es ist dieses die milchige Infiltration des Bindegewebes und der Erguss einer milchigen Flüssigkeit in die Bauch- und Brusthöhle bei unverletzten Lymphgefässwandungen. Schon kurze Zeit nach der Unterbindung treten die Chylusgefässe als ausserordentlich dicke weisse Stränge hervor, die stellenweise eine knotige Auftreibung zeigen und man findet in der Nähe dieser Gefässe, besonders in der Nachbarschaft der Cysterne und in der Nierengegend, eine grosse Menge einer milchigen Flüssigkeit in das Bindegewebe infiltrirt. Bei reichlicher Ansammlung stellt das milchige Filtrat von hier aus dieselbe Wanderung an, welche der Chirurgie von dem Eiter retroperitonealer Abscesse bekannt ist, und man trifft nicht selten den Milchsaft unter den Fascien der Hinterschenkel und in dem zwischen den Bauchmuskeln gelegenen Bindegewebe an. Die Nachbarschaft des Ductus thoracicus zeigt sich ähnlich verändert und milchige Ergüsse in die Bauch- und Brusthöhle pflegen nicht zu fehlen (Schmidt-Mülheim).

Während für zahlreiche Kaltblüter rhythmisch pulsirende Lymphherzen nachgewiesen sind, welche die Lymphe nach Analogie der Blutherzen bewegen, müssen wir für die Fortbewegung dieser Flüssigkeit bei unseren Hausthieren ganz andere Kräfte in Anspruch nehmen.

Für zahlreiche Gefässdistricte ist allein der Blutdruck die Triebkraft für die Fortschaffung der Lymphe. Den ersten sicheren Beweis für die Bedeutung des Blutdruckes bei der Lymphbereitung und Lymphbewegung brachte Tomsa. Er operirte an einem Organ, das continuirlich ein nicht unbeträchtliches Quantum Lymphe absondert und in welchem Blut- und Lymphbahnen mit der grössten Sicherheit von einander zu trennen und in Bezug auf Druckverhältnisse zu beherrschen sind, nämlich am Hoden. Es ergab sich hierbei, dass durch Steigerung des Blutdruckes, welche durch mehr oder weniger starke Zuschnürung des Venenbündels am Samenstrang erzielt wurde, eine bedeutende Vermehrung der Lymphabsonderung zu bewirken war. Wurde als Maass ein Glascylinder von 1,5 Mm. Durchmesser benutzt, so bewirkte beispielsweise die Lymphe aus dem Hoden eines Hundes bei normalen Circulationsverhältnissen ein Steigen der Flüssigkeitssäure um 0,8 Mm. in der Minute, bei mässig verengten Venen wurden 1,9 Mm., bei völlig zugeschnürten abführenden Blutbahnen aber 4,6 Mm. Lymphe in der Minute abgesondert. Wird die Lymphe in solcher Menge abgesondert, dass die Gefässe nicht im Stande sind, die ganze Transsudatmasse fortzuschaffen, so entwickeln sich Anstauungen von Lymphe, Oedeme.

An anderen Orten ist die Beziehung zwischen Blut und Lymphe viel weniger innig, und es würde die abgesonderte Lymphe ruhig liegen bleiben, beständen nicht für ihre Fortschaffung ganz besondere Resorptionsmechanismen.

Das Zwerchfell stellt einen eigenthümlichen Apparat für die Fortbewegung von Flüssigkeiten aus der Unterleibshöhle dar (C. Ludwig und Schweigger-Seidel). Man präparire ein frisch getödtetes Kaninchen derartig, dass man nach der Halbirung in der Mitte des Bauches nach vorheriger Umstechung der grossen Gefässstämme des Unterleibes mit einer um die Wirbelsäule gelegten Ligatur die Organe der Hinterleibshöhle entfernt und das Thier mit dem Kopfe nach unten so aufhängt, dass mittelst einer in die Trachea eingebundenen Röhre, die mit einem Blasebalge in Verbindung gesetzt wird, die Lunge wechselweise aufgeblasen werden kann. Giesst man jetzt in die nach oben gelegene Concavität des Zwerchfells eine Injectionsmasse, z. B. blauen Leim, so vermag man durch wiederholte Bewegungen des Zwerchfells eine Lymphgefässinjection zu erhalten, die an Vollkommenheit kaum zu übertreffen ist. An der der Bauchhöhle zugekehrten Fläche des Centrum tendineum findet man äusserst zarte blaue Streifen, sie entsprechen feinen Spalten, die sich zuerst mit der Injectionsmasse füllen und die in regelmässiger radiärer und circulärer Anordnung liegen. Fehlen auf dieser Seite die eigentlichen Lymphgefässe vollkommen und treffen wir nichts als die beschriebenen Spalten an, so stossen wir bei der Untersuchung der der Brusthöhle zugekehrten Fläche des Zwerchfells auf ein ausserordentlich verbreitetes Netz von zarten Lymphgefässen, welche in Stämmchen übergehen, die ihren Inhalt entweder in den Ductus thoracicus ergiessen oder welche in den Bruststamm münden, der Theil nimmt an der Bildung des Ductus thoracicus dexter, welches Gefäss sich bekanntlich an einer der Einmündung des grossen Ductus thoracicus entsprechenden Stelle in die rechte Vena axillaris ergiesst.

Bei einem genaueren Studium der für die Fortschaffung der Lymphe durch die Bewegungen des Zwerchfells wichtigen Einrichtungen fanden C. Ludwig und Schweigger-Seidel, dass zunächst die Bindegewebsmasse, welche die Grundlage für das Centrum tendineum bildet, in verschiedenen Schichten angeordnet liegt und dass schon das unbewaffnete Auge eine circuläre, der Brusthöhle zugekehrte Lage deutlich von einer radiären, nach der Bauchhöhle gerichteten Schicht zu unterscheiden vermag. Die letztgenannte Schicht wird besonders deutlich durch das Vorhandensein von spaltförmigen Lücken zwischen den Sehnenbündeln. Die Zahl der Schichten wird noch vermehrt durch zwei sehr zarte Lagen, deren Fasern in transversaler Richtung verlaufen und an deren Zustandekommen sich die Pleura und das Peritoneum betheiligen. Diese vier Schichten nun sind keineswegs eng miteinander verschmolzen, sondern sie lassen sich durch einfache Präparation leicht von einander trennen. Die spaltförmigen Lücken in der radiären Schicht besitzen im natürlich erweiterten Zustande eine Breite von 0,06 bis 0,12 Mm. Sie sind überbrückt von den engmaschigen Bindegewebsbündeln des Grundhäutchens vom Peritoneum; in diesem Grundhäutchen können regelmässige Spalten von wechselnder Breite sichtbar gemacht werden. Schliesslich stossen wir auf feinste Oeffnungen zwischen den Epithelzellen. Während die feinsten Spalten eine besondere Auskleidung nicht besitzen, ist in den grösseren spaltförmigen Lücken ein Endothel nachzuweisen, und man gelangt von diesen Räumen aus direct in die Lymphgefässe.

Durch die beschriebene Anordnung wird es klar, dass wir im Centrum tendineum einen höchst vollkommenen Apparat für die Aufsaugung und Fortschaffung von Flüssigkeiten aus der Bauchhöhle besitzen, dass wir eine Art von Pumpwerk vor uns haben, dessen Triebkraft in den Bewegungen des Zwerchfells gesucht werden muss. Beim Uebergange des Zwerchfells in die Exspirationsstellung erweitern sich die zwischen den Epithelzellen gelegenen Lücken, erweitern sich zugleich die zwischen den radiären Bündeln gelegenen Spalten und es wird hierdurch ein

Ansaugen von Flüssigkeit aus der Bauchhöhle bewirkt, während durch die zunehmende Spannung der nach der Brusthöhle gelegenen Schicht die daselbst befindlichen zahlreichen Lymphgefässe zusammengedrückt und entleert werden. Beim Uebergange in die Inspirationsstellung hingegen erweitern sich die Lymphgefässe und üben eine Saugkraft auf den Inhalt der sich verengernden Lymphräume in der radiären Schicht aus; sie füllen sich desshalb mit Lymphe, um dieselbe in einen der grösseren Lymph stämme zu ergiessen, sobald eine neue Hervorwölbung des Zwerchfells erfolgt.

Im Leipziger Institute wurde von Dybkowsky ein ganz ähnlicher Resorptionsmechanismus in der Pleura gefunden. Es ergab sich zunächst, dass das zwischen zwei Rippen gelegene Stück der Pleura costalis ganz anders gebaut ist als der die Knochenhaut überziehende Theil des Brustfells. Auf der der Brusthöhle zugekehrten Fläche der Intercostalpleura stösst man auf ein einschichtiges Epithelium, zwischen dessen Zellen kleine Oeffnungen übrig bleiben, deren Grösse mit der Zunahme der Spannung der Membran wächst. Unter diesem Epithel befindet sich eine Grundhaut, die aus Bindegewebsbündeln besteht, welche Lücken zwischen sich lassen, die sich bei einer stärkeren Ausdehnung der Membran erheblich erweitern. Die Bindegewebsbalken sind von Zellen überzogen, welche sich unmittelbar an die aus Zellen hergestellten Wandungen der Lymphgefässe anlehnen. Die Lymphgefässe ruhen auf einer Schicht lockeren Bindegewebes, deren Bündel parallel mit der Pleuraebene laufen. Dann folgt eine dichtere Lage von Bindegewebe, welche in die Fascia intercostalis übergeht. Dem Theile der Pleura, welcher die Rippen überzieht, fehlen die beschriebenen Einrichtungen völlig.

Soll die Bewegung, welche bei der Athmung zwischen Lunge und Brustwand erfolgt, leicht und ungestört von Statten gehen, so ist die Anwesenheit von Flüssigkeit zwischen den Reibungsflächen erforderlich. Da aber eine Anhäufung von Flüssigkeit die Ausdehnung der Lunge erschweren würde, so muss für einen Abfluss der überschüssigen Masse Sorge getragen werden und diesen bewirkt der Resorptionsmechanismus der Pleura.

Wölbt sich nämlich bei der Inspiration die Pleura intercostalis hervor, so werden sich die Lücken zwischen den Bindegewebsbündeln erweitern und es wird eine Saugkraft auf die in der Brusthöhle vorhandene Flüssigkeit ausgeübt; gleichzeitig werden die in der äusseren Schicht der Pleura verlaufenden Lymphgefässe zusammengedrückt und ausgepresst. Fällt alsdann bei der Exspiration die gespannte Membran zusammen, so wird der Inhalt der Hohlräume zwischen den Bindegewebsbündeln in die erschlafften Lymphgefässe getrieben, welche ihn weiter befördern, sobald die Gefässe durch Hervorwölbung der Pleura auf's Neue comprimirt werden.

Die Triebkräfte für diesen Saugapparat sind die Intercostalmuskeln, welche die Pleura bei der Inspiration anspannen und die Elasticität der Lunge, welche bei der Exspiration einen Zug von der Pleurafläche gegen die Lungenwurzel hin ausübt.

Genersich hat uns mit der Thatsache bekannt gemacht, dass auch andere aponeurotische Gebilde in ähnlicher Beziehung zum Lymphgefässsystem stehen wie das Centrum tendineum und die Intercostalpleura. So findet sich ein System von Spalten, welches der Erweiterung und Verengerung fähig ist, an der Innenseite der Aponeurosen der Muskeln, während die Oberfläche der Aponeurose ein dichtes Netzwerk von Lymphgefässen enthält, welche sich gegen die Muskelansätze hin vereinigt und Lymphstämme bildet, welche in Begleitung von Arterien und Venen in dem Bindegewebe zwischen den Muskeln verlaufen. Die Innenfläche der Aponeurosen pumpt bei der wechselnden Contraction und Erschlaffung der Muskeln Flüssigkeiten in ähnlicher Weise auf, wie das Centrum tendineum bei der Bewegung des Zwerchfells.

Ganz analoge Gebilde finden sich an den sonstigen sehnigen Apparaten.

Lernten wir bis jetzt den Blutdruck und die Lymphpumpen der Aponeurosen als Triebkräfte für den Lymphstrom kennen, so geben uns ein weiteres Moment für die Fortbewegung der Lymphe die Athembewegungen.

Um die Bedeutung dieser Bewegungen würdigen zu können, muss man berücksichtigen, dass sich ausserhalb und doch in unmittelbarster Nähe der Brusthöhle ein grosses Lymphreservoir, das Receptaculum chyli oder die Lymphcysterne, befindet, ein Reservoir, welches ununterbrochen von den Eingeweiden der Bauch- und Beckenhöhle und von den hinteren Extremitäten aus mit Lymphe gespeist wird und welches, ähnlich wie die Vorhöfe des Herzens, für eine gleichmässige Speisung der Ventrikel sorgen, eine regelmässige Versorgung des Ductus thoracicus mit Lymphe bewirkt. Bei der Inspiration sinkt der Druck innerhalb der Brusthöhle tief unter den zu dieser Zeit in der Bauchhöhle vorhandenen Druck und die Folge davon muss sein, dass in den höchst nachgiebigen und dünnwandigen, unmittelbar unter der Pleura gelegenen Ductus thoracicus Flüssigkeit aus dem Receptaculum strömt. Wächst alsdann der Druck innerhalb der Brusthöhle bei der Exspiration an, so muss eine Entleerung des Inhaltes des Milchbrustganges in die Vena axillaris stattfinden, denn jeder Rücktritt der Lymphe nach der Bauchhöhle hin wird durch die Klappen des Gefässes unmöglich gemacht.

Endlich kann noch ein von aussen geschehener Druck auf die peripheren Lymphgefässe als Triebkraft für den Lymphstrom in Betracht kommen. Da die zahlreichen Klappen der Lymphbahnen jede Rückstauung ihres Inhaltes verhindern, so muss der Abfluss der Lymphe erleichtert werden, sobald die Lymphstämme durch die Contraction der Skeletmuskeln zusammengepresst werden. Der Einfluss der Muskelbewegungen auf den Lymphstrom ist so bedeutend, dass sich nach den Untersuchungen von Genersich, Lesser und Paschutin die Lymphe aus den Gliedmassen überhaupt nur dann regelmässig zu entleeren vermag, wenn die Extremitäten activ oder passiv bewegt werden.

Anhang.

Seröse Flüssigkeiten.

Das, was man mit dem Namen der serösen Flüssigkeiten zusammenfasst, entsteht wie die Lymphe durch einfache Transsudation aus dem Blute. So bilden sich die Peritoneal-, Pleural-, Pericardial- und Cerebrospinalflüssigkeit, die Flüssigkeit des Hodens, die Synovia, das Augenwasser, der Humor aqueus und die Amniosflüssigkeit. Auf die physiologische Bedeutung dieser Flüssigkeiten werden wir bei den einzelnen Organen zu sprechen kommen; hier soll uns nur eine Zusammenstellung ihres allgemeinen physikalischen und chemischen Charakters und eine kurze Berührung ihrer Sonderheiten beschäftigen.

Die serösen Flüssigkeiten sind meistens klar und durchsichtig, farblos oder schwach gelb gefärbt, besitzen ein geringeres specifisches Gewicht als das Blutserum und enthalten meistens ein kleines Quantum farbloser Blutkörperchen. Sie sind ausnahmslos von alkalischer Reaction. Die chemischen Bestandtheile sind natürlich auch hier diejenigen des Blutplasmas, wenn auch in manchen Flüssigkeiten die Eiweisskörper nur ausserordentlich spärlich vertreten sind. Die quantitative Zusammensetzung der verschiedenen Flüssigkeiten unterliegt grossen Schwankungen, namentlich hinsichtlich ihres Eiweissgehaltes.

Die Fibringeneratoren sind in vielen Fällen so schwach vertreten, dass die Mehrzahl der serösen Flüssigkeiten nicht freiwillig gerinnt; findet aber Gerinnung statt, so kommt es nur in den seltensten Fällen zur Bildung eines Fibrinkuchens, der Faserstoff scheidet sich vielmehr in Form von Flocken oder feinen Fäden aus. In den meisten dieser Flüssigkeiten lassen sich sehr leicht compacte Gerinnsel erzeugen, wenn man nach dem Vorgange von Al. Schmidt defibrinirtes Blut, also eine Flüssigkeit, die von Fibringeneratoren nur fibrinoplastische Substanz und Fibrinferment enthält, zu den Transsudaten fügt. Sehr elegant gelingt dieser Versuch mit der Pericardialflüssigkeit des Pferdes, die sehr reich an Fibrinogen ist.

Da die serösen Flüssigkeiten bei ihrer Bildung den Gesetzen der Filtration und Hydrodiffusion unterworfen sind, so ist es ersichtlich, dass die Beschaffenheit der Membranen, durch welche der Austritt dieser Flüssigkeiten erfolgt, von grossem Einflusse auf die chemische Zusammensetzung sein muss. Die Differenzen in der Zusammensetzung der verschiedenen Flüssigkeiten werden zurückzuführen sein auf Abweichungen im Bau der verschiedenen Membranen; an gewissen Orten wird den colloiden Substanzen der Durchtritt leichter gestattet sein als an anderen Stätten.

Hoppe-Seyler fand, dass pathologische Transsudate nach längerem Verweilen im Organismus einen auffallend hohen Eiweissgehalt zeigen, während sie arm an Salzen sind. Diese Erscheinung wird begreiflich, wenn man berücksichtigt, dass die Transsudate schliesslich unter einen Druck versetzt werden, der demjenigen in den Blutgefässen der serösen Häute nahe kommt. Ist das geschehen, so treten Salze und Wasser in das Blut zurück und es zeigt sich deshalb der Eiweissgehalt der Transsudate relativ vermehrt.

Im Nachfolgenden soll eine Zusammenstellung der quantitativen Zusammensetzung verschiedener seröser Flüssigkeiten gegeben werden; wegen der Unmöglichkeit der Beschaffung genügender Mengen normaler Flüssigkeiten beziehen sich die Angaben zum grössten Theile auf pathologische Transsudate.

1) Peritonealflüssigkeit. Sie enthält oft bis zu 5 % Eiweiss. J. Vogel fand in 1000 Thln.:

Wasser	946,0
Feste Stoffe	54,0
Albumin	33,0
Extractivstoffe	13,0
Anorganische Salze	8,0

2) Pleuralflüssigkeit fand C. Schmidt von folgender Zusammensetzung:

Wasser	936,0
Feste Stoffe	64,0
Fibrin	0,6
Albumin	52,8
Extractivstoffe	3,0
Anorganische Salze	7,4

3) Pericardialflüssigkeit hat nach Gorup-Besanez folgende Zusammensetzung:

Wasser	955,13
Feste Stoffe	44,87
Fibrin	0,81
Albumin	24,68
Extractivstoffe	12,69
Anorganische Salze	6,69

4) Cerebrospinalflüssigkeit enthält zwischen 0,16 und 1 % fester Bestandtheile, wovon die Eiweisssubstanzen höchstens den dritten Theil beanspruchen.

5) Synovia. Die Zusammensetzung ist nach Frerichs ganz ausserordentlich abhängig von der Haltung der Thiere. Bei beständigem Aufenthalt im Stalle wird ein grosses Quantum Synovia angetroffen; dieselbe ist farblos, wenig klebrig und verhältnissmässig arm an Mucin. Nach reichlicher Bewegung ist die Menge der Synovia nur gering; sie ist dabei zähflüssig und reich an Schleimstoff. Neugeborene Thiere gleichen in Bezug auf Quantum und Beschaffenheit der Synovia den im Stalle gehaltenen. 1000 Thle. Synovia enthielten:

	Bei einem neugeborenen Kalbe	Bei einem im Stalle gemästeten Ochsen	Bei einem auf die Weide getriebenen Ochsen
Wasser	965,7	969,9	948,5
Feste Stoffe	34,3	30,1	51,5
Mucin	3,2	2,4	5,6
Albumin u. Extractstoffe	19,9	15,7	35,1
Fette	0,6	0,6	0,7
Mineral. Bestandtheile	10,6	11,3	9,9

6) Humor aqueus. Die wässerige Feuchtigkeit ist ausserordentlich arm an Eiweissstoffen und enthält nur eine Spur fibrinoplastischer Substanz. 1000 Thle. Humor aqueus eines Kalbes enthalten nach Lohmeyer:

Wasser	986,870
Feste Stoffe	13,130
Albumin	1,223
Extractivstoffe	4,210
Anorganische Salze	7,697
Chlorkalium	0,113
Chlornatrium	6,890
Schwefelsaures Kalium	0,221
Phosphorsaures Calcium und Magnesium	0,473

7) Fruchtwasser fand SCHERER von folgender Zusammensetzung:

Wasser	991,4
Feste Stoffe	8,6
Albumin	0,82
Extractivstoffe	0,60
Anorganische Salze	7,10

II. Der Harn.

Während für die Erklärung der Lymphabsonderung und der serösen Flüssigkeiten blosse Filtrationsvorgänge genügen, vermögen wir die Harnsecretion durch diese Kräfte allein nicht zu erklären.

Der Harn ist das Secret der Niere. Er stellt eine mehr oder weniger klare, gelb gefärbte Flüssigkeit dar, die einen eigenthümlichen, je nach der Thiergattung wechselnden Geruch besitzt. STÄDELER hat für den Harn des Rindes nachgewiesen, dass dieser Geruch durch die Anwesenheit einer Anzahl von flüchtigen Säuren bedingt werde, die der Hauptmasse nach aus Phenyl-, Tauryl-, Damalur- und Damolsäure bestehen, also zum grössten Theil Säuren der aromatischen Reihe sind. Das specifische Gewicht des Harnes schwankt innerhalb sehr weiter Grenzen; es kann 1,005 bis 1,060 betragen.

Bleibt der Harn einige Zeit an der Luft stehen, so erleidet der Harnstoff eine Zersetzung und geht in Ammoniumcarbonat über. Ein Theil des Ammoniaks verbindet sich indessen auch mit der im Harn vorhandenen phosphorsauren Magnesia und es fallen neben phosphorsaurem Kalk schöne Krystalle von phosphorsaurer Ammoniak-Magnesia aus. Bei dieser Zersetzung des Harnes handelt es sich um einen Process, den man als alkalische Gährung bezeichnet hat und der nach den Untersuchungen von PASTEUR und TIEGHEM durch eine Torulacea eingeleitet wird, die unter dem Mikroskope in Form von kleinen runden Kügelchen erscheint, welche einen Durchmesser von 0,0015 Mm. besitzen und in der Regel in Häufchen angeordnet liegen. Der normale Harn enthält keine organischen Keime und kein besonderes Harnstoffferment; diese werden vielmehr erst durch die Luft hineingetragen. CAZENEUVE und LIVON exstirpirten Hunden nach Unterbindung der Urethra und der Ureteren die Harnblase und hingen sie an freier Luft auf und trafen selbst dann, wenn nach Verletzung des Bodens des vierten Ventrikels vor der Operation der Harn alkalisch gemacht war (BERNARD), den Harn nach längerem Aufenthalt in der aus dem Körper entfernten Blase frei von Organismen und frei von Ammoniak, während derselbe Urin beim Aufbewahren in einem offenen Gefässe bald ammoniakalische Gährung zeigte. Ob neben der beschriebenen Gährung noch eine saure Harngährung existirt, wird von Manchen behauptet, von Voit und Hofmann aber in Abrede gestellt.

Was die Menge des in 24 Stunden ausgeschiedenen Harnes betrifft, so sind die Angaben hierüber höchst lückenhaft und es muss die Thatsache constatirt werden, dass es an brauchbaren Mittelwerthen für das Quantum des von unseren Hausthieren ausgeschiedenen Harnes fehlt. Nach Colin scheiden Pferde täglich 15 bis 25 Kilogr. Harn aus.

Bekanntlich ist der Organismus nicht im Stande, seine Leibessubstanz so weitgehend zu zersetzen, dass eine vollkommene Ausnutzung der in den Körperbestandtheilen repräsentirten Spannkräfte stattfände und dass die Endproducte vollkommener Verbrennung geliefert würden. Das Auftreten von Harnstoff, Hippursäure, Harnsäure und zahlreichen anderen Producten der regressiven Stoffmetamorphose liefert uns vielmehr den Beweis, dass die Verbrennung im Thierkörper eine nur unvollkommene ist, denn alle diese Verbindungen sind so beschaffen, dass sie noch zur Erzeugung lebendiger Kräfte hätten benutzt werden können. Die genannten Producte der regressiven Metamorphose werden fast ausschliesslich durch die Nieren ausgeschieden und sie sind es, welche dem Harne eine sehr complicirte Zusammensetzung geben.

Von grossem Einflusse auf die Zusammensetzung des Harnes ist die Nahrung, und es zeigt der Harn der Fleischfresser einen ganz anderen Charakter als derjenige der Pflanzenfresser. Der Harn der Carnivoren reagirt sauer, ist klar, reich an phosphorsauren Salzen, hat ein hohes specifisches Gewicht, ist reich an Harnstoff und enthält bei reiner Fleischkost keine Hippursäure; bei den Herbivoren zeigt der Harn hingegen eine alkalische Reaction, eine mehr oder weniger starke Trübung, einen hohen Gehalt an Hippursäure und einen verhältnissmässig geringen an Harnstoff; ausserdem treten hier die phosphorsauren Salze mehr in den Hintergrund und es macht sich ein grösserer Reichthum an kohlensauren Alkalien und alkalischen Erden geltend. Dass diese Differenzen nur durch Verschiedenheiten in der Zusammensetzung der Nahrung bedingt werden, lehrt der Versuch, der uns zeigt, dass wir zu jeder Zeit einen Pflanzenfresser seinem Harne nach in einen Fleischfresser verwandeln können. Zu dem Ende hat man nur nöthig, das Thier einige Zeit hindurch hungern zu lassen. Im Hunger lebt der Pflanzenfresser nicht auf Kosten vegetabilischer Substanz, sondern auf Kosten seines Körperfleisches und der Harn nimmt deshalb schnell den Charakter des Fleischfresserharnes an; er verliert seine alkalische Reaction, seine Trübung, seinen hohen Gehalt an Hippursäure und wird sauer, klar, reich an Harnstoff und an phosphorsauren Salzen.

Auch der klarste Harn stellt keine vollkommene Lösung dar, jeder Harn enthält vielmehr neben seinen gelösten Bestandtheilen auch aufgeschwemmte. Letztere sammeln sich nach einigem Stehen in Form einer Wolke an, in der man Epithelzellen der Harnwege, namentlich der Blase, und spärlich farblose Blutkörperchen erkennt. Sammelt man diesen wolkigen Niederschlag in grösserer Menge, so ist es leicht, alle Reactionen des Eiweisses an ihm nachzuweisen und man kann daher behaupten, dass jeder Harn kleine Mengen von Eiweiss, allerdings nicht in gelöster Form, enthalte. Bei alkalischer Reaction des Harnes kann übrigens von diesem Eiweiss ein gewisses Quantum in Lösung gehen, ohne dass der Harn die Glomeruli eiweisshaltig verlassen hätte (Kühne). Der normale alkalische Harn der Pflanzenfresser enthält nicht selten grosse Mengen von aufgeschwemmtem kohlensauren Kalk. Man ist im Stande, durch Filtration die ungelösten von den gelösten Harnbestandtheilen zu trennen.

Die organischen Bestandtheile des Harnes.

Harnstoff und Hippursäure sind die wichtigsten organischen Bestandtheile des Harnes unserer Hausthiere. Fast der ganze Stickstoff verlässt den Körper in Form dieser Verbindungen und ihre Menge kann deshalb als Maassstab für den Stoffwechsel der Eiweisskörper dienen.

1) Der Harnstoff, das Carbamid, das Amid der Kohlensäure

$$\begin{matrix} NH_2 \\ | \\ CO \\ | \\ NH_2 \end{matrix}$$

, CH_4N_2O, krystallisirt in seidenglänzenden, vierseitigen, rhombischen Prismen, bei gestörter Krystallisation in feinen weissen Nadeln. Die Krystalle schmelzen bei 120° und zersetzen sich bei höherer Temperatur unter Entwicklung von Ammoniak. Er ist farblos und geruchlos und hat einen bitterlich-kühlenden Geschmack. In Wasser und Alkohol löst er sich leicht.

Die Hydrate der Alkalien und die Mineralsäuren lassen aus Harnstoff unter Aufnahme der Elemente des Wassers Ammoniumcarbonat entstehen; dieselbe Zersetzung erleidet er nach längerem Stehen an der Luft (alkalische Gährung) und bei Blasenkatarrhen:

$$CON_2H_4 + 2H_2O = (NH_4)_2CO_3.$$

Nach Musculus soll hierbei ein bestimmtes Ferment (Harnstoffferment) in Thätigkeit sein.

Der Harnstoff geht zahlreiche Verbindungen mit Salzen sowohl als mit Säuren ein. Von den Verbindungen letzterer Art sind zwei schwer löslich und sie können deshalb zweckmässig zur Reindarstellung des Harnstoffs benutzt werden; es sind dieses die Verbindungen mit der Salpetersäure und mit der Oxalsäure. Da erstere Verbindung ausserdem weit schärfer charakterisirte Krystalle darstellt als der reine Harnstoff, so kann sie zur Erkennung der kleinsten Mengen Carbamid die vortheilhafteste Verwendung finden.

Zur Darstellung des salpetersauren Harnstoffs hat man nur nöthig, Harnstofflösungen mit mässig concentrirter Salpetersäure zu versetzen; es scheiden sich alsdann in kurzer Zeit glänzende Krystalle aus, welche bei der mikroskopischen Untersuchung stumpfe Rhombenoctaëder oder rhombische und hexagonale Tafeln darstellen, deren spitze Winkel die constante Grösse von 82° besitzen.

Der Harnstoff kann auch synthetisch aufgebaut werden; diese Synthese hat ein grosses historisches Interesse, an sie knüpft sich der ganze Aufschwung der modernen Chemie. Denn als Wöhler in Göttingen im Jahre 1828 aus einem Gemisch von Blutlaugensalz, Braunstein und Pottasche Harnstoff darstellte, da war zum ersten Male eine rein organische Substanz aus anorganischem Materiale künstlich und wissentlich erzeugt und es musste jetzt die immer auf das peinlichste gehütete Schranke zwischen organischer und anorganischer Natur vollkommen schwinden.

Dem Harnstoff isomer ist das cyansaure Ammonium, $CON\,(NH_4)$; durch blosse Umlagerung der Atome dieses Körpers kann Harnstoff entstehen. So wird das cyansaure Ammonium schon durch einfaches Erwärmen mit grosser Leichtigkeit in Harnstoff übergeführt:

$$CON\,(NH_4) = CO{<}{}^{NH_2}_{NH_2}.$$

Die Nieren scheiden fortwährend Harnstoff aus. Die Bildung des Harnstoffes erfolgt auf Kosten der Eiweisskörper. Die Menge des ausgeschiedenen Harnstoffes gibt uns einen gewissen Maassstab für den Umfang des Eiweissumsatzes im Thierkörper. Zahlreiche Inanitionsversuche haben festgestellt, dass mit Entziehung aller Nahrung die Harnstoffausscheidung abnimmt, dass aber die Ausscheidung kleiner Mengen bis zum Eintritt des Hungertodes anhält und dass die Bildung des Harnstoffes im Hunger auf Kosten der Eiweissstoffe der Gewebe erfolgt. Weiter ist ermittelt worden, dass die Harnstoffausscheidung durch eine eiweisshaltige Nahrung gesteigert wird und dass das Gewicht des ausgeschiedenen Harnstoffes annähernd in dem Grade wächst, als die Menge der Eiweisskörper in der Nahrung steigt.

Da für die neuere Ernährungslehre die Ausscheidung der stickstoffhaltigen Zersetzungsproducte von fundamentalster Bedeutung ist, unter diesen Körpern aber der Harnstoff die vorzüglichste Rolle spielt, so werden uns die Schwankungen der ausgeschiedenen Harnstoffmengen unter verschiedenen physiologischen Verhältnissen in einem späteren Capitel noch in ausführlicher Weise beschäftigen.

Der Harnstoff ist keineswegs ein gewöhnliches Oxydationsproduct der Eiweisskörper, er ist vielmehr als ein Product einer tiefgehenden Spaltung aufzufassen, einer Spaltung, die wir heute noch für eine specifische Leistung des Organismus halten müssen. Trotz der entgegengesetzten Behauptungen von Béchamp und Ritter ist man bei allen Bemühungen nicht im Stande gewesen, in unseren Laboratorien aus Eiweiss Harnstoff hervorgehen zu lassen. Alle Thatsachen sprechen dafür, dass die Umwandlung des Eiweisses nicht mit einem Schlage geschieht, sondern dass sie sich durch eine lange Reihe von Spaltungen vollzieht, bei denen Körper wie Kreatin, Allantoin, Guanin, Xanthin und Harnsäure gebildet werden. Es ist nicht unwahrscheinlich, dass das Eiweiss wie mehrere der genannten Zwischenproducte den Stickstoff in Form von Cyanradicalen enthält und dass erst beim Uebergange in den Harnstoff ein Eintritt des Stickstoffs in den Zustand der Amide erfolgt.

Fragen wir uns nun nach den nächsten Vorstufen des Harnstoffs, so ist es bekannt, dass wir aus den Körpern der Harnsäuregruppe durch einfache Oxydationsprocesse Harnstoff künstlich zu erzeugen vermögen. Ganz ebenso verfahren unsere Hausthiere, denn verabreichen wir den Thieren Harnsäure, so erscheint dieselbe als Harnstoff im Nierensecrete wieder (Wöhler und Frerichs). Möglicherweise ist also bei unseren Haussäugethieren die Harnsäure als Vorstufe des Harnstoffs aufzufassen. Anders verhält sich der Organismus der Vögel. Füttert man nämlich Vögel mit Harnstoff, so beobachtet man eine der Zufuhr entsprechende vermehrte Ausscheidung von Harnsäure und es vermag sich also im Organismus der Vögel Harnsäure aus Harnstoff zu bilden (v. Knieriem). Welche Bedeutung diese Synthese für die Bildung des Harnstoffes im Organismus der Säugethiere hat, lässt sich zur Stunde noch nicht ermessen.

Bei einem weiteren Suchen nach den Vorstufen des Harnstoffs stossen wir auf eine Reihe von Amidosäuren, auf Körper, die in ihrem Molecül nur 1 Atom Stickstoff enthalten und die wir durch tiefgehende Zersetzung der Eiweisssubstanzen künstlich herzustellen im Stande sind: Glycocoll, Leucin, Tyrosin und Asparaginsäure. Sie alle verlassen nach ihrer Einverleibung in den Organismus diesen in Form von Harnstoff (SCHULTZEN und NENCKI, v. KNIERIEM, SALKOWSKI). Wie diese Umwandlung erfolgt, ist noch nicht entschieden; möglicherweise gestaltet sich der Process so, dass aus den Amidosäuren durch Oxydation zunächst Carbaminsäure, $CO<^{NH_2}_{OH}$, und dass aus dieser Säure und dem Ammoniak unter Abspaltung von Wasser Harnstoff gebildet wird:

$$CO<^{NH_2}_{OH} + NH_3 = CO<^{NH_2}_{NH_2} + H_2O.$$

Für diese Anschauung spricht das von E. DRECHSEL beobachtete Vorkommen kleiner Quantitäten Carbaminsäure im Serum des Hundes.

Endlich sollen auch gewöhnliche Ammoniaksalze den Organismus theilweise als Harnstoff verlassen, während der Rest als Ammoniak ausgeschieden wird (v. KNIERIEM, SALKOWSKI). Zwar kann die Vermehrung der Harnstoffausscheidung nach Einverleibung der Ammoniakverbindungen nicht bestritten werden, doch muss man berücksichtigen, dass wegen der Giftigkeit der Salze immer nur mit kleinen Mengen operirt werden konnte und dass daher die Versuche auch die Deutung zulassen, dass das Plus an Harnstoff auf einen vermehrten Eiweissumsatz zurückzuführen ist, der unter der Einwirkung der Salze erfolgt (L. FEDER).

Was die Bildungsstätten des Harnstoffs betrifft, so hat man früher allgemein die Nieren als ausschliessliche Organe für die Harnstoffbildung bezeichnet. Allein MEISSNER fand, dass nach Exstirpation der Nieren eine bedeutende Aufspeicherung des Harnstoffs im Blute stattfindet und zahlreiche Beobachter haben seitdem gefunden, dass nach dieser Operation nicht allein im Blute, sondern auch in den Organen Harnstoff aufgespeichert wird. Weiter hat man die Leber als die Bildungsstätte des Harnstoffs betrachtet (MEISSNER, GSCHEIDLEN), allein auch dieser Angabe fehlt jede Stütze. Wir müssen annehmen, dass bei der Harnstoffbildung sämmtliche Gewebe nach Maassgabe des in ihnen erfolgenden Eiweissumsatzes betheiligt sind.

2) Hippursäure. Neben dem Harnstoff nimmt die Hippursäure die vornehmste Stelle unter den stickstoffhaltigen Bestandtheilen des Harnes ein; namentlich ist sie im Harne der pflanzenfressenden Hausthiere reichlich vertreten. Sie nimmt unser Interesse in einem um so höheren Maasse in Anspruch, als ihr Auftreten in vortrefflicher Weise zeigt, dass auch im Thierkörper organische Synthesen ausgeführt werden, und dass es daher nicht streng richtig ist, zu sagen, der thierische Organismus bewirke im Gegensatze zu den Reductionen und synthetischen Processe in der Pflanze nur Oxydationen und Spaltungen.

Es war im Jahre 1824, als WÖHLER fand, dass dem Thierkörper einverleibte Benzoësäure den Organismus in Form der kohlenstoffreicheren Hippursäure verlasse; aber die Natur dieses Vorganges blieb lange verborgen und erst die neuere Zeit lernte erkennen, dass es sich hier um einen synthetischen Process handle, um den Aufbau von Hippursäure aus Benzoësäure und Glycocoll, der unter Wasseraustritt erfolgt:

$$C_6H_5COOH + NH_2CH_2COOH = C_9H_9NO_3 + H_2O.$$

Die Hippursäure ist eine stickstoffhaltige organische Säure von der Zusammensetzung $C_8H_9NO_3$. In reinem Zustande stellt sie weisse, schwach bitter schmeckende, geruchlose, luftbeständige, rhombische Säulen dar, die in kochendem Wasser und Weingeist leicht, in kaltem Wasser aber schwer löslich sind. Die Lösungen besitzen eine ausgesprochene saure Reaction. Bei mässiger Wärme schmilzt die Hippursäure unzersetzt, bei stärkerem Erhitzen zerfällt sie in Benzoësäure, Ammoniak, Blausäure und einen nach Bittermandelöl riechenden Körper, das Benzonitril, während ein schwarzer, in Alkohol löslicher, harzähnlicher Körper zurückbleibt.

Bei längerem Kochen mit Salzsäure, Schwefelsäure und anderen starken Säuren und mit Alkalien zerfällt die Hippursäure unter Wasseraufnahme in Benzoësäure und Glycocoll, von denen erstere beim Erkalten der Lösung theilweise auskrystallisirt. Dieselbe Zersetzung erleidet die Hippursäure durch gewisse Fermente in alkalischen Flüssigkeiten, z. B. bei der Fäulniss des Harnes.

Die Hippursäure ist ein höchst wichtiger Bestandtheil des Harnes der Pflanzenfresser und erscheint in diesem an Calcium und Natrium gebunden. Diese Verbindungen sind krystallisirbar und in Wasser löslich. Die Salze werden durch Zusatz stärkerer Säuren unter Ausscheidung von Hippursäure zersetzt.

Die Entdeckung der Hippursäure muss ROUELLE zugeschrieben werden, der 1773 im Rinderharn ein „saures flüchtiges Salz" antraf, dass er allerdings nicht als besonderen Körper erkannte, sondern welches er für Benzoësäure hielt. FOURCROY und VAUQUELIN unterwarfen 1798 den Harn der Pferde und Rinder einer eingehenderen Untersuchung, wobei sie fanden, dass er stets „benzoësaures Alkali" enthalte, und zwar trafen sie es in solchen Mengen an, dass es ihnen gelang, selbiges einfach durch Zusatz von Salzsäure zur Ausscheidung zu bringen. Die Gegenwart der Benzoësäure erkannten sie daran, dass sich die Krystalle beim Erhitzen mit einem scharfen weissen Rauch verflüchtigte. Erst LIEBIG zeigte, dass der bisher für Benzoësäure gehaltene Körper eine ganz andere Substanz sei, der er den Namen Hippursäure beilegte. Von der Benzoësäure unterschied sie sich hauptsächlich durch ihren Stickstoffgehalt, dann aber auch dadurch, dass sie beim Erhitzen in einer Glasröhre nicht wie die Benzoësäure unzersetzt sublimirte, sondern einen Geruch nach Blausäure entwickelte und zahlreiche Zersetzungsproducte lieferte.

Die Hippursäure geht aus einer Paarung der Benzoësäure und des Glycocolls hervor und wir haben daher bei der Frage nach der Abstammung der Hippursäure beide Componenten gesondert zu betrachten.

Die Quelle der Benzoësäure ist unzweifelhaft die Nahrung. Die Hippursäure fehlt im Harne, so lange die Thiere ausschliesslich von der Muttermilch leben, sie fehlt weiter im Hunger und gelangt erst wieder zur Ausscheidung, wenn die Thiere ein hinreichendes Quantum vegetabilischer Nahrung erhalten. Verabreichen wir den Thieren Benzoë-, China- oder Zimmtsäure, so erscheinen diese Körper als Hippursäure im Harne wieder. Das reichliche Auftreten der Hippursäure im Harne der Pflanzenfresser im Vergleich mit den sehr geringen Mengen dieses Körpers bei den Fleischfressern ist ausschliesslich auf die Beschaffenheit der Nahrung zurückzuführen. Lässt man Herbivoren hungern, so nimmt ihr Harn schnell den Charakter desjenigen der Fleischfresser an.

Wir wissen nun, dass es Pflanzen gibt, die ohne jede Hippursäurebildungsfähigkeit sind und wieder andere, die diese Eigenschaft in sehr hohem Grade besitzen. Weiske fand, dass nach ausschliesslicher Fütterung mit Erbsen, Weizen, Hafer und mit ungeschälten Kartoffeln sich niemals Hippursäure bildet, während bei der Fütterung eines Hammels mit 1 Kgr. Wiesenheu täglich 15,76 Grm., bei der Fütterung mit 1 Kgr. Wiesenheu und 15 Grm. Benzoësäure aber täglich 36,49 Grm. Hippursäure ausgeschieden wurden.

Man hat sich schon seit langer Zeit bemüht, aus den Pflanzen denjenigen Stoff oder diejenigen Stoffe darzustellen, welche ähnlich der Benzoësäure eine Hippursäureausscheidung bewirken, ohne dass diese Bemühungen bis jetzt nennenswerthen Erfolg gehabt hätten. Fourcroy und Vauquelin sprachen sich zuerst dahin aus, dass die Bildung der Säure im innigsten Connexe stehe mit der Art der Nahrung und dass das durch seinen benzoëartigen Geruch ausgezeichnete Anthoxantum odoratum wohl die Hauptquelle des Körpers sei. Diese Anschauung schien sich zu bestätigen, als Vogel im Anthoxantum und in anderen Gramineen Benzoësäure nachgewiesen zu haben glaubte. Andere Forscher konnten indessen dieses Resultat nicht bestätigen. Liebig machte darauf aufmerksam, dass es ihm nie gelungen sei, aus einer Nahrung, die bei Pferden die Ausscheidung grosser Mengen von Hippursäure bewirkte, die geringsten Spuren von Benzoësäure zu erhalten und er bezweifelte die

Richtigkeit der VOGEL'schen Angaben. Auch HALLWACHS konnte aus den Futterstoffen weder Benzoësäure noch Derivate des Radicals Benzoyl oder andere mit der Benzoylsäure verwandte Stoffe darstellen. Aus 6 Kgr. Heu von Festuca elatior konnte er nicht die geringsten Mengen Benzoësäure gewinnen; in derselben Weise und mit demselben negativen Resultate wurden eine grosse Anzahl anderer Gräser geprüft. In einer grösseren Menge von Anthoxantum odoratum konnte auch nicht die Spur von Benzoësäure nachgewiesen werden, hingegen fand sich ein eigenthümlich gewürzhaft riechender Körper, das Cumarin, das giftige Princip der Tonkabohne, der von VOGEL unzweifelhaft für Benzoësäure gehalten wurde. BLEIBTREU suchte die Frage, ob dieser Körper nach seiner Einführung in den Organismus eine Ausscheidung von Hippursäure bewirke, experimentell zu prüfen, kam aber zu keinem Resultate, weil seine Versuchsthiere nach dem Genusse des Cumarins in kurzer Zeit unter heftigen Convulsionen zu Grunde gingen. HALLWACHS gelang es an Hunden, denen er Cumarin oder fein zerschnittene Tonkabohnen verabreichte, nachzuweisen, dass dieser Körper weder eine Ausscheidung von Hippursäure noch eine solche von Benzoësäure bewirke, dass er vielmehr unverändert in den Harn übergehe. Es ist die Aufgabe, diejenigen Körper in unseren Futterstoffen zu isoliren, denen wir eine Hippursäurebildungsfähigkeit zuschreiben müssen, zur Stunde noch nicht von der Chemie gelöst.

Die Quelle des Glycocolls liegt im Organismus selbst; es ist die Leber, in der dieser Körper gebildet wird. Ob nebenbei noch andere Bildungsstätten für die Amidoessigsäure existiren, wissen wir nicht, möglich ist es immerhin, da beispielsweise Harnsäure durch gewisse Einflüsse (Erhitzen mit Chlor- oder Jodwasserstoffsäure bei 160°) in Glycocoll, Kohlensäure und Ammoniak zerfällt. Erheblich und von grossem Einfluss auf die Bildung der Hippursäure kann die Menge des anderwärts auftretenden Glycocolls aber nicht sein, denn nach dem Eingeben von Benzoësäure vermag man keine Ausscheidung von Hippursäure mehr zu beobachten, wenn man die Galle durch einen Fistelgang nach aussen leitet.

Noch weit weniger befriedigend als die Frage nach der Abstammung war bis in die neueste Zeit hinein die nach der Bildungsstätte der Hippursäure gelöst. KÜHNE und HALLWACHS glaubten durch eine Reihe von Experimenten dargethan zu haben, dass im Leberkreislaufe die Bildung der Hippursäure vor sich gehe. Sie stützten diese Ansicht vorzugsweise darauf, dass sie bei der Einführung von Benzoësäure nach Unterbindung des Ductus choledochus keine Ausscheidung von Hippursäure beobachteten, nahmen indessen die bezeichnete Bildungsstätte hauptsächlich nur insofern an, als es sich um die Beschaffung der zum Aufbau der Hippursäure nöthigen Menge Glycocoll handelte. Spätere Beobachter (Neukomm, Schultzen, Huppert, Meissner und Shepard, Bunge und Schmiedeberg) konnten diese Anschauung nicht bestätigen. Nachdem schon Meissner und Shepard aus ihren Versuchen geschlossen hatten, dass die Nieren die Bildungsstätte der Hippursäure seien, indessen immerhin noch der Möglichkeit Raum geben, dass ihre Versuche auch wohl in anderem Sinne gedeutet werden könnten, haben Bunge und Schmiedeberg unsere Kenntnisse von der Bildungsstätte der Hippursäure bedeutend gefördert. Sie überzeugten sich zunächst davon, dass nach Injection von Benzoësäure und Glycocoll in den Rückenlymphsack eines Frosches im Organismus dieser Thiere Hippursäure gebildet wird, die in wohlausgebildeten Krystallen darstellbar ist; nachdem sie weiter gefunden hatten, dass Frösche nach völliger Exstirpation der Leber noch 2 bis 3 Tage zu leben vermögen, gingen sie daran, die Anschauung von Kühne und Hallwachs auf ihre Richtigkeit zu prüfen. Es zeigte sich nun, dass auch entleberte Frösche nach der Injection von Benzoësäure und Glycocoll Hippursäure ausscheiden und es liess sich feststellen, dass die Leber, sollte ihr überhaupt eine Rolle zukommen, sicher nicht die ausschliessliche Bildungsstätte der Hippursäure ist.

Bunge und Schmiedeberg suchten alsdann die von Meissner und Shepard zuerst ausgesprochene Ansicht, dass die Nieren die Bildungsstätten der Hippursäure seien, einer experimentellen Entscheidung entgegenzuführen. Bei diesen Versuchen benutzten sie Hunde. Unterbanden sie den Thieren die an die Nieren tretenden Blutgefässe, und injicirten sie Benzoësäure und Glycocoll in die Jugularis, so konnten sie, wenn sie die Hunde nach Verlauf von $1^1/_4$ bis $2^1/_2$ Stunden tödteten, wohl Benzoësäure, aber keine Spur von Hippursäure weder im Blute, noch in der Leber, noch in den Muskeln nachweisen. Unterbanden sie aber die Ureteren und liessen sie die Circulation in den Nieren ungestört, so trafen sie nach der Einführung von Benzoësäure und Glycocoll in die Blutbahn sowohl in den Nieren als im Blute ansehnliche Mengen von Hippursäure an. Weiter tödteten sie Hunde durch Verbluten aus der Carotis, schnitten die noch lebenswarme Niere mit der Fettkapsel heraus und führten in die Nierenarterie, in die Nierenvene und in den Ureter des ausgeschnittenen Organes Glascanülen ein. Durch die so vorbereitete Niere leiteten sie das defibinirte, colirte und mit Benzoësäure und Glycocoll versetzte Blut, welches völlig frei von Hippursäure war, in der Weise hindurch, dass ein mässiger hydrostatischer Druck das Blut in die Nierenarterie trieb. Die Menge des durch die Arterie fliessenden und mittelst der Vene die Niere verlassenden Blutes war in der ersten Zeit des Durchleitens sehr bedeutend; nach Verlauf einer Stunde und mehr verminderte sie sich etwas. Das ausgeflossene Blut wurde nach abermaligem Coliren auf's Neue zum Durchleiten benutzt. Diese künstliche Circulation begann bald nach dem Verbluten des Thieres und wurde mehrere Stunden hindurch fortgesetzt. Aus dem Ureter floss während dieser Zeit eine klare Flüssigkeit von alkalischer Reaction. Diese Flüssigkeit sowohl als das Blut und die Nieren wurden gesondert auf Hippursäure untersucht und es liess sich aus allen drei Objecten, besonders reichlich aus dem Blute, Hippursäure in wohlausgebildeten Krystallen erhalten. In der anderen Niere, die zur Controle stets für sich untersucht wurde, konnte nie eine Spur von Hippursäure angetroffen werden. Aus den Versuchen von BUNGE und SCHMIEDEBERG geht wohl mit Sicherheit hervor, dass der Ort der Hippursäurebildung im Organismus des Hundes die Niere ist.

3) Hypoxanthin, Sarkin, $C_5H_4N_4O$, und Xanthin, $C_5H_4N_4O_2$, Körper der Harnsäurereihe, kommen im Harne nur in sehr geringen Mengen vor; wichtiger ist die folgende Verbindung dieser Reihe.

4) Harnsäure, $C_5H_4N_4O_3$, stellt ein weisses krystallinisches Pulver dar, das aus rhombischen Tafeln, sechsseitigen Tafeln und aus rechtwinkligen vierseitigen Prismen zusammengesetzt ist. Bei der trockenen Destillation zersetzt sich die Harnsäure in Harnstoff, Cyanursäure, Cyanwasserstoffsäure und Ammoniumcarbonat; durch Einwirkung von Ozon entsteht aus ihr Allantoin, Harnstoff, Oxalsäure und Kohlensäure. Durch längeres Erhitzen mit dem doppelten Gewichte concentrirter Schwefelsäure wird die Harnsäure in Glycocoll, einen dem Xanthin ähnlichen Körper und Hydurilsäure zerlegt und es ist durch die Abspaltung des Glycocolls eine innige Beziehung zwischen Harnsäure und Hippursäure dargethan. Die Harnsäure, in gewöhnlichem Wasser sich sehr schwer auflösend, ist in einer Lösung von phosphorsaurem Natron und zahlreichen anderen Salzen ziemlich leicht löslich. Sie entzieht hierbei den Salzen einen Theil ihrer Basis, wodurch sie zu der Bildung von sauren Salzen Veranlassung gibt. Ausserhalb des Organismus bildet sich beim Auflösen von Harnsäure in einer erwärmten Lösung von gewöhnlichem phosphorsauren Natron eine Flüssigkeit, die dem Harn ähnlich sauer reagirt und in der man neben harnsaurem Natron saures phosphorsaures Natron nachweisen kann.

Versetzt man Harnsäure mit einer mässig concentrirten Salpetersäure, so löst sie sich unter Zersetzung und Gasentwicklung mit gelber Färbung auf. Verdunstet man diese Lösung vorsichtig über der Lampe, so hinterbleibt ein röthlicher Rückstand, der durch Einwirkung einer Spur von Ammoniak die prachtvolle rothe Farbe des Murexids erkennen lässt (Murexidprobe) und der nach Zufügen von Kali oder Natronlauge eine sehr schöne purpurviolette Färbung zeigt. Durch diese Reactionen lassen sich die geringsten Mengen von Harnsäure leicht erkennen.

Die Harnsäure ist ein constanter Bestandtheil des Harnes der Fleischfresser; bei den Herbivoren kommt sie nur so lange vor, als die Thiere von der Muttermilch leben. Man trifft sie nicht in freiem Zustande, sondern in Form harnsaurer Salze an.

Aus welchen stickstoffhaltigen Körpern die Harnsäure zunächst entsteht, wissen wir nicht. Möglicherweise sind Sarkin und Xanthin, die häufig gleichzeitig mit ihr angetroffen werden, für ihre Bildung nicht ohne Bedeutung, denn diese Körper unterscheiden sich nur durch einen geringeren Sauerstoffgehalt von der Harnsäure. Es ist nämlich:

$$\begin{aligned} \text{Sarkin} &= C_5 H_4 N_4 O \\ \text{Xanthin} &= C_5 H_4 N_4 O_2 \\ \text{Harnsäure} &= C_5 H_4 N_4 O_3 . \end{aligned}$$

Nicht besser als über die Vorstufen sind wir über die Bildungsstätte der Harnsäure unterrichtet. Die Nieren sind nur ihre Excretionsorgane, nicht aber ihre alleinigen Bildungsstätten, denn wir sehen nach der Unterbindung der Nierengefässe und nach der Nephrotomie die Harnsäure sich im Körper anhäufen. Möglicherweise nehmen alle Organe nach Maassgabe ihres Stoffwechsels an der Bildung der Harnsäure Theil. Von allen Organen zeichnet sich die Milz durch ihren Harnsäurereichthum aus und es hat sich gezeigt, dass eine Milzvergrösserung (z. B. bei der Leukämie) in der Regel mit einer vermehrten Harnsäureausscheidung verknüpft ist; allein mit dieser Erkenntniss ist erst wenig gewonnen.

5) Kynurensäure, $C_{20}H_{14}N_2O_6 + 2H_2O$, eine von Liebig im Hundeharn aufgefundene stickstoffhaltige Säure, die in vierseitigen glänzenden Nadeln krystallisirt, welche bei 150° das Krystallwasser verlieren und sich bei stärkerem Erhitzen unter Bildung eines Oeles von dem Geruche des Benzonitrils oder des Cyanbenzols zersetzen. Erwärmt man die Säure vorsichtig auf 265°, so entsteht ein schön krystallisirtes Zersetzungsproduct mit basischen Eigenschaften, das Kynurin, $C_{18}H_{14}N_2O_2$ (Schmiedeberg und Schultzen).

Ueber die physiologischen Beziehungen der Kynurensäure wissen wir nur sehr wenig. Sie ist ein Product der regressiven Metamorphose. Voit und Riederer fanden, dass sie im Hunger nicht verschwindet und dass sie sowohl bei reiner Fleischnahrung als bei gemischter Kost und völlig stickstofffreier Nahrung im Harne nachzuweisen ist. Hinsichtlich ihres Mengenverhältnisses wird angegeben, dass es ungefähr dem der Harnsäure im Menschenharn gleich sei.

6) Kreatinin, $C_4H_9N_3O_2$, eine Base, ist ein constanter Bestandtheil des Harnes der Fleischfresser und kommt im Harn der Herbivoren nur in sehr geringen Mengen vor. Das Kreatinin vermag sich mit verschiedenen Salzen zu verbinden, eine dieser Verbindungen, das Kreatininchlorzink, ist für die Erkennung und Isolirung des Körpers wichtig und hat LIEBIG zur Entdeckung des Kreatinins im Harne geführt.

Das Kreatinin stammt unzweifelhaft aus dem Kreatin des Muskelsaftes und bildet sich aus diesem Körper durch einfachen Austritt von Wasser. Der Harn der Arbeitsthiere enthält bei gleicher Fütterung nicht mehr Kreatinin als der ruhender Thiere. Es wird um so mehr Kreatinin ausgeschieden, je mehr Fleisch in den Verdauungsapparat gelangt. Leben die Thiere im Hunger von ihrem eigenen Fleische, so scheiden sie nur ganz minimale Mengen des Körpers aus. Da das Kreatinin beim Behandeln mit verdünnten Alkalien leicht in Harnstoff und Sarkosin (Methylglycocoll) zerfällt, so hat man den Körper so lange für eine Vorstufe des Harnstoffs gehalten, bis man sich davon überzeugte, dass verfüttertes Kreatinin unverändert durch den Organismus wandert und in seiner ganzen Menge unverändert im Harne wiedererscheint (VOIT, MEISSNER).

7) Kreatin scheint nach den Untersuchungen von NEUBAUER und MUNK kein constanter Bestandtheil des Harnes zu sein; es ist vielmehr wahrscheinlich gemacht, dass sich dieser Körper erst bei einer gewissen Behandlung des Harnes aus dem Kreatinin bildet.

8) Allantoin, $C_4H_6NO_3$, von VAUQUELIN in der Allantoisflüssigkeit der Kuh entdeckt, ist auch im Kälberharn gefunden und von MEISSNER als regelmässiger Bestandtheil des Hundeharnes erkannt worden.

9) Oxalursäure, $C_3H_4N_2O_4$, auch ein Glied aus der grossen Kette der Harnsäurederivate, ist im Harne nachgewiesen worden. Man kann sie künstlich darstellen, indem man Harnsäure in Salpetersaure auflöst und mit Ammoniak versetzt. Durch Kochen mit Alkalien geht die Oxalursäure unter Wasseraufnahme in Harnstoff und Oxalsäure über:

$$CO<\begin{matrix}NH-CO-COOH\\NH_2\end{matrix} + H_2O = CO<\begin{matrix}NH_2\\NH_2\end{matrix} + \begin{matrix}COOH\\|\\COOH\end{matrix}.$$

10) Oxalsäure, $C_2H_2O_4$, gehört zu den stickstofffreien Bestandtheilen des Harnes. Sie ist an Kalk gebunden und wird mit Hilfe des sauren phosphorsauren Natriums in Lösung gehalten. Da neutrales phosphorsaures Natron keine Löslichkeit für diese Verbindung mehr besitzt, so scheidet sich oxalsaurer Kalk aus, sobald der Harn alkalisch wird. Durch den Genuss oxalsäurereicher Nahrung wird die Oxalsäureausscheidung vermehrt. Welchen Antheil an dem Auftreten der Oxalsäure der Zerfall der Oxalursäure nimmt, ist nicht ermittelt.

11) Phenol, Carbolsäure, Phenylsäure, Phenylalkohol, Hydroxylbenzol, $C_6H_5(OH)$, ist neben Tauryl- und Damolsäure von STÄDELER im Rinderharn aufgefunden und später auch im Harn der übrigen Thiere nachgewiesen worden (BAUMANN erkannte die Taurylsäure als identisch mit dem Kresol, das bekanntlich in seinen Reactionen ausserordentlich mit dem Phenol übereinstimmt).

Phenol (und auch Kresol) ist im Harne nicht als solches, sondern in Form einer phenolbildenden Substanz von complicirterem Bau enthalten. Nachdem schon BULIGINSKY zu dem Schlusse gelangt war, dass es wahrscheinlich in Form einer gepaarten Säure vorkomme, und hieraus erst durch Behandlung mit starken Säuren abgespalten werde, hat BAUMANN diese Säure als eine gepaarte Schwefelsäure, Phenolschwefelsäure, erkannt und es wahrscheinlich gemacht, dass die ganze phenolbildende Substanz des Harnes aus dieser Aethersäure bestehe.

Für den Nachweis des Phenols säuert man den Harn mit Salzsäure stark an und destillirt. Durch Schütteln des Destillates mit Aether und nachheriges Verdunsten des Aethers erhält man ölige Tröpfchen, die mit Wasser zusammengebracht alle Reactionen der Phenylsäure geben, sich also auf Zusatz von Eisenchlorid bläulich färben und auf Zusatz eines Ueberschusses von Bromwasser einen bald krystallinisch werdenden Niederschlag von Tribromphenol geben. Das Brom reisst das Phenol so völlig an sich, dass es zu einer quantitativen Bestimmung dieses Körpers benutzt werden kann.

Der Gehalt des Harnes der Pflanzenfresser an Phenol ist kein unbedeutender; J. MUNK vermochte aus 1 Ltr. Pferdeharn 0,913 Grm. Phenol zu erhalten.

Fragen wir nach der Abstammung des Phenols, so machte uns BAUMANN mit der eigenthümlichen Thatsache bekannt, dass sich bei der Fäulniss des Fibrins mit Pankreas das mit antiseptischen Eigenschaften ausgestattete Phenol bildet. Da weiter NENCKI und BRIEGER in den Faeces Phenol gefunden haben, so muss man sich vorstellen, dass dieser Körper ein Product der pankreatischen Fäulniss der Eiweisskörper sei, eine Anschauung, welche durch neuere Versuche ausserordentlich an Wahrscheinlichkeit gewonnen hat. Der Harn des Hundes enthält bei reiner Fleischfütterung entweder gar keine oder nur sehr minimale Mengen von phenolbildender Substanz, die Eiweisskörper werden im Magen und oberen Abschnitte des Dünndarms so vollständig verdaut und resorbirt, dass sich an denjenigen Stellen des Darmkanales, wo Fäulnissprocesse verlaufen, für gewöhnlich zu wenig Eiweisskörper befinden, als dass sich eine irgend nennenswerthe Quantität von Phenol bilden könnte. Unterbindet man aber Hunden, die kurz vorher reichlich mit Fleisch gefüttert sind, in der von Jaffé gelehrten Weise den Zwölffingerdarm, erschwert man auf solche Weise die Resorption und zwingt man die Eiweissstoffe zu einer längeren Berührung mit dem pankreatischen Safte, so ist nach 24 Stunden eine grosse Menge Phenol im Harne nachzuweisen. Die Phenolmenge steigt am zweiten Tage nach der Operation bedeutend an und verschwindet völlig, wenn der Darm am dritten oder vierten Tage nach der Operation durch Ausstossen der Ligatur wieder seine normale Durchgängigkeit erhalten hat. Die Operation verläuft erfolglos, wenn die Ligatur oberhalb der Ausführungsgänge des Pankreas angelegt wird und sie ist gleichfalls resultatlos, wenn sie an fastenden Thieren vorgenommen wird (Salkowski mit Schmidt-Mülheim). Phenolreicherer Harn enthält in der Regel auch grössere Mengen von Indican.

Nach äusserlichem und innerlichem Gebrauch von Carbolsäure vermehrt sich der Phenolgehalt des Harnes.

12) Indican ist ein normaler Bestandtheil des Harnes unserer Haussäugethiere; besonders reich daran ist der Pferdeharn. Die Zusammensetzung des Indicans ist noch unbekannt; Baumann wies nach, dass bei der Spaltung des Indicans kein Zucker wie beim Pflanzenindican, wohl aber Schwefelsäure auftrete und dass daher der Körper als eine gepaarte Schwefelsäure zu betrachten sei. Ausserdem wird bei der Spaltung des Indicans das Auftreten von Indigweiss beobachtet, welcher Körper an der Luft sehr schnell in Indigblau übergeht. Das Auftreten dieses Farbstoffes beobachtet man auch bei der ammoniakalischen Zersetzung indicanreichen Harnes; man sieht hierbei, wie sich die Flüssigkeit auf ihrer Oberfläche mit einem Häutchen überzieht, in dem man zahlreiche Körnchen von Indigblau nachweisen kann. Faulender Harn ist ein stark reducirender Körper, er führt das Indican in Indigweiss über; aus letzterem Körper entsteht bei Zutritt von Sauerstoff Indigblau.

Eine bedeutende Vermehrung des Indicangehaltes erzielte Jaffé durch subcutane Injection von Indol und durch Unterbindung des Zwölffingerdarmes nach reichlicher Fütterung mit Fleisch. Weiter haben klinische Beobachtungen ergeben, dass überall da eine vermehrte Indicanausscheidung zu beobachten ist, wo die Futterstoffe längere Zeit im Darmkanal verweilen. Wir wissen nun aus den Untersuchungen Kühne's, dass das Indol, ein Körper von höchst widerlichem Geruch, den wir noch als Bestandtheil der Faeces kennen lernen werden, zu den Producten der Eiweisszersetzung im Darmkanal gehört und aus den Untersuchungen Nencki's, dass das Indol ein Product der Fäulniss der Eiweisskörper mit Pankreas ist; wir müssen uns deshalb vorstellen, dass das Indican ein Derivat der Producte der pankreatischen Fäulniss im Darmkanal sei.

13) Brenzcatechin, $C_6H_4(OH)_2$, ein Hydroxylderivat des Benzols, ist von Baumann als Bestandtheil des Pferdeharnes erkannt worden. Es kommt sowohl im freien Zustande als auch an andere Körper gebunden im Harne vor und kann aus seinen Verbindungen durch Salzsäure abgespalten werden.

Lässt man Pferdeharn an der Luft stehen, so bildet sich nach einiger Zeit auf der Oberfläche der Flüssigkeit eine dunkler gefärbte Schicht, die, zuerst röthlich gefärbt, nach 1 bis 2 Tagen völlig schwarzbraun wird, während die unteren Schichten des Harnes nur wenig dunkler gefärbt erscheinen. Diese Färbung ist durch die Anwesenheit von Brenzcatechin bedingt. Das Brenzcatechin zeichnet sich dadurch aus, dass auf Zusatz kleiner Quantitäten Eisenchlorid zu seinen wässerigen Lösungen eine intensiv grüne Färbung entsteht.

Das Vorkommen von Brenzcatechin im Harne ist um so interessanter, als wir durch Hoppe-Seyler wissen, dass dieser Körper durch Einwirkung von Wasser bei hohen Temperaturen oder von Alkalien auf Kohlehydrate gebildet wird und somit die Möglichkeit vorliegt, dass wir in diesem Körper eins von den noch gar zu wenig bekannten Producten der regressiven Metamorphose der Kohlehydrate vor uns haben. Hoppe-Seyler vermochte Brenzcatechin zu erhalten, wenn er Amylum, Rohrzucker, Milchzucker oder Cellulose in zugeschmolzenen Glasröhren 4 bis 6 Stunden hindurch auf 200 bis 280° erhitzte. Gorup-Besanez fand, dass viele Pflanzen Brenzcatechin fertig gebildet enthalten und es war somit die Möglichkeit nicht abzuweisen, dass das Auftreten des Körpers im Harne von der Art der Nahrung abhängig sei. Baumann, der das an Brenzcatechin sehr reiche Obst in dieser Hinsicht prüfte, hat aber gefunden, dass der Harn bei Ausschluss von Obstgenuss häufig mehr Brenzcatechin enthält als im umgekehrten Falle.

14) Harnfarbstoffe. Im Harne sind mehrere färbende Substanzen enthalten, über deren Natur wir noch nicht vollkommen unterrichtet sind. Nur eine, das Urobilin, ist in ihren Eigenschaften von Jaffé näher studirt worden und hat ein grosses Interesse dadurch erweckt, dass Maly sie aus dem Bilirubin der Galle künstlich darzustellen lehrte. Durch Einwirkung kräftiger Reductionsmittel, z. B. von nascirendem Wasserstoff, auf Bilirubin war Letzterer im Stande, einen Körper zu erzeugen, den er Hydrobilirubin nennt und der in allen seinen Eigenschaften vollkommen mit dem Urobilin übereinstimmt. Da Jaffé zeigte, dass die Faeces urobilinhaltig sind und da wir davon unterrichtet sind, dass im Darmkanal ein grosses Quantum freien Wasserstoffes bei seinem Entstehen Gelegenheit zu kräftigen Reductionen giebt, so ist für die längst vermuthete innige Beziehung zwischen Blutfarbstoff und Harnfarb-

stoff eine wissenschaftliche Basis gewonnen. In der Leber geht aus dem Hämoglobin der Blutscheiben das Bilirubin hervor, dieses verwandelt sich im Darmkanal in Hydrobilirubin, wird theilweise als solches mit den Faeçes entleert oder resorbirt und nun als Harnfarbstoff ausgeschieden.

Die mineralischen Bestandtheile des Harnes.

Das Wasser ist der quantitativ bedeutendste anorganische Bestandtheil des Harnes; es wird in einer Menge abgesondert, welche die Summe des durch Lunge und Haut austretenden Wasserdampfes weit übertrifft. Während letztere fast reines Wasser ausscheiden, sind die Nieren berufen, neben dem Wassergehalt des Organismus vor allen Dingen seinen Salzgehalt zu regeln.

Die Einflüsse, durch welche die Wasserausscheidung sistirt, vermehrt oder vermindert wird, sind erst mangelhaft erforscht. Zunächst ist festgestellt, dass die Absonderung des Wassers aufhört, sobald der Blutdruck in der Carotis weniger als der Druck einer 40 Mm. hohen Quecksilbersäule beträgt (Ustimowitsch) und dass sie mit dem Anwachsen des Blutdruckes eine wesentliche Vermehrung erfährt. Nach reichlicher Aufnahme von Wasser, durch Einwirkung einer Anzahl von Arzneien, die mit dem Namen der Diuretica belegt werden, beobachtet man eine vermehrte Secretion, das gleiche geschieht nach Verletzung des Bodens des vierten Ventrikels und nach Durchschneidung des Nervus splanchnicus. Lebhaftes Athmen und vermehrte Schweisssecretion verringern die Wasserausscheidung durch die Nieren.

Je mehr Wasser die Nieren ausscheiden, desto geringer ist das specifiische Gewicht des Harnes und umgekehrt.

Chlornatrium. Wir lernten bereits die hohe Bedeutung des Kochsalzes für die Erhaltung der physikalischen Eigenschaften der Gewebe kennen und wir erfuhren, dass eine Lösung von 0,6 % Kochsalz diese Wirkung am besten ausübe.

Die Niere wacht nun über den Concentrationszustand des Kochsalzes im Blute. Bei vermehrter Zufuhr von Kochsalz scheidet die Niere schnell das überschüssige Chlornatrium aus, bei Verabreichung salzarmer Nahrung aber wird das Kochsalz mit grosser Zähigkeit im Blute zurückgehalten.

Nachdem zahlreiche Beobachter gefunden hatten, dass im sogenannten Kochsalzhunger eine sehr verminderte Ausscheidung von Chlornatrium erfolgt, hat Forster umfangreiche Untersuchungen über diesen Gegenstand angestellt. Ein Thier, dem ein sonst zur Erhaltung des Stoffgleichgewichtes genügendes Futter verabreicht wird, sucht bei Entziehung der Salze sein Kochsalz mit grosser Zähigkeit zurückzuhalten, vermag dieses aber nur unvollkommen. Die geringen Ausscheidungen von Chlornatrium im Kochsalzhunger genügen nun, den Organismus ebenso schnell seinem Untergange entgegenzuführen, als wie dieses bei völliger Nahrungsentziehung geschieht. Ein starker Hund, der mit einer grossen Menge von salzfreiem Fleisch, Fett und Stärke gefüttert wurde, war schon am 26. Tage dem Hungertode nahe, trotzdem er nur 7,29 Grm. Kochsalz verloren hatte. Die Ausscheidungen betrugen:

1. Versuchstag	5,05 Grm. Kochsalz.	14. Versuchstag	0,04 Grm. Kochsalz.
2. „	0,34 „ „	15. „	0,01 „ „
3. „	0,62 „ „	16. „	Unwägbare Spuren.
4. „	0,09 „ „	17. „	0,07 Grm. Kochsalz.
5. „	0,18 „ „	18. „	Unwägbare Spuren
6. „	0,29 „ „	19. „	„ „
7. „	0,34 „ „	20. „	„ „
8. „	0,07 „ „	21. „	„ „
9. „	0,08 „ „	22. „	„ „
10. „	Unwägbare Spuren.	23. „	„ „
11. „	0,01 Grm. Kochsalz.	24. „	„ „
12. „	0,02 „ „	25. „	0,04 Grm. Kochsalz.
13. „	Unwägbare Spuren.	26. „	0,04 „ „

Was die übrigen mineralischen Bestandtheile betrifft, so scheint es geboten, Basen und Säuren gesondert zu betrachten, da die natürliche Verbindungsweise derselben nicht mit Sicherheit angegeben werden kann.

Natrium ist in weit grösserer Menge vorhanden als die übrigen Basen. Bei einer ungenügenden Nahrungszufuhr sinkt die Natriumausscheidung bedeutend. Eine auffallend geringe Menge treffen wir bei akuten fieberhaften Krankheiten an.

Kalium ist stets in geringer Menge im Harne anwesend. Von Körperbestandtheilen, die sich an der Kaliumausfuhr betheiligen, sind in erster Linie die rothen Blutscheiben zu nennen.

Ammonium.

Calcium wird mit Hilfe des sauren phosphorsauren Natrons in Lösung gehalten und fällt bei Zusatz von Alkalien aus.

Magnesium fällt bei der alkalischen Gährung des Harnes als phosphorsaure Ammoniak-Magnesia aus.

Eisen kommt nur in sehr geringer Menge vor.

Salzsäure ist sehr reichlich vertreten. Sie ist hauptächlich an Natrium gebunden; über ihre Ausscheidung gilt daher das beim Kochsalz Gesagte.

Schwefelsäure entsteht, abgesehen von kleinen Mengen schwefelsaurer Salze, die mit der Nahrung aufgenommen werden können, bei der

Zersetzung der Albuminate, und es gibt uns daher der Schwefelsäuregehalt des Harnes einen gewissen Maassstab für die Umsetzung des Eiweisses im Organismus. Hierbei muss aber berücksichtigt werden, dass ein nicht unerheblicher Theil des im Organismus freiwerdenden Schwefels durch die Galle ausgeschieden wird und mit den Excrementen nach aussen gelangt.

Kohlensäure.

Phosphorsäure geht wahrscheinlich aus dem Lecithin und nur in untergeordnetem Maassstabe aus phosphorhaltigen Eiweisskörpern hervor.

Kieselsäure findet sich nur in sehr geringer Menge.

Abnorme Harnbestandtheile.

1) Eiweiss. Hier soll nur die ächte Albuminurie besprochen werden, d. h. diejenige Form, bei der es sich um den Durchtritt von Eiweiss durch die Wandung der Glomeruli handelt; ausgeschlossen bleiben daher alle Fälle, wo der Körper dem Harne erst auf seiner Wanderung durch die harnleitenden Apparate beigemengt wird.

Wer das Auftreten von Eiweiss im Harne immer als ein Symptom einer erheblichen Nierenkrankheit betrachten wollte, der würde schwer irren, denn die weitaus zahlreichsten Fälle von Albuminurie verlaufen ohne die Spur eines destructiven Processes in den Nieren. Für den Menschen ist es sogar durch Beobachtungen Leube's wahrscheinlich gemacht, dass die Ausscheidung von Eiweiss durch den Harn völlig innerhalb der physiologischen Grenzen liegt.

Aus den Zusammenstellungen von Stockvis scheint hervorzugehen, dass die Erhöhung des Blutdruckes in den Glomerulis eine der wesentlichsten Ursachen der Albuminurie ist. Der Harn enthält für gewöhnlich deshalb kein Eiweiss, weil der Druck in den Blutgefässen der Niere zu gering ist, als dass er das Hindurchtreten colloider Substanzen durch die Wandungen der Glomeruli gestattete. Erst unter einem erheblich vermehrten Drucke ist dieses möglich. Dementsprechend hat man unter folgenden experimentellen und klinischen Verhältnissen Eiweiss angetroffen: Nach Unterbindung der Aorta unmittelbar hinter der Abgabe der Arteria renalis, nach Unterbindung der Vena renalis, sowie nach Unterbindung der Vena cava posterior, nach dem Gebrauche von Arzneikörpern, welche den Blutdruck steigern, nach Durchschneidung der vasomotorischen Nerven der Niere, nach Verletzung des Bodens des vierten Ventrikels, bei gewissen Herz- und Lungenfehlern, besonders bei Insufficienz und Stenose der Bicuspidal- und der Tricuspidalklappen, bei Emphysem, bei chronischen Verdichtungen der Lunge und bei collateralen Fluxionen in Folge von Trächtigkeit. Auch bei zahlreichen Nierenkrankheiten ist die Erhöhung des Blutdruckes die Ursache der Albuminurie.

Andere Fälle von Albuminurie sind auf einen vermehrten Gehalt des Blutes an Eiweiss oder auf das Vorkommen solcher Eiweissstoffe im Blute zurückzuführen, welche leichter als die übrigen thierische Membranen passiren. So beobachtet man beispielsweise einen eiweisshaltigen Harn nach Injection von Eieralbumin in die Blutbahn. Eine Substanz, welche verhältnissmässig nicht schwer durch thierische Membranen tritt, ist auch das Hämoglobin; zerfallen daher die Blutscheiben aus irgend einem Grunde, z. B. durch Injection von Wasser in die Blutbahn, so sehen wir Albuminurie auftreten.

Es hat uns Overbeck mit der Thatsache bekannt gemacht, dass schon eine ganz vorübergehende Zuschnürung der Nierenarterie genügt, um viele Stunden hindurch die Wandungen der Glomeruli für Eiweiss durchgängig zu machen. Wir haben uns deshalb diese Wandungen als ausserordentlich zarte und feine Filtrationsvorrichtungen zu denken, als Apparate, die schon durch die geringsten Ernährungsstörungen in ihrer Function schwer beeinträchtigt werden. Auf derartige Störungen ist unzweifelhaft auch diejenige Albuminurie zurückzuführen, die nach Traube bei embolischer Nephritis beobachtet wird.

Es liegt wohl auf der Hand, dass bei einer solchen Gestaltung der ursächlichen Verhältnisse der Albuminurie das Auftreten von Eiweiss für sich allein keinen sicheren Schluss auf das Vorhandensein einer bestimmten Krankheit gestattet, dass die Albuminurie vielmehr nur neben den anderen Krankheitssymptonen diagnostischen Werth besitzen kann.

Es kommen mehrere Eiweissarten im Harne vor, die wichtigste derselben ist das Serumalbumin.

Seine Erkennung ist auf leichte Weise zu bewirken. Hat man sich von der klaren Beschaffenheit des zu untersuchenden Harnes überzeugt und nöthigenfalls vorher filtrirt, so lässt sich durch blossen Zusatz von ca. $^1/_3$ des Harnvolumens an Salpetersäure schon in der Kälte das Eiweiss nachweisen. Enthält der Harn viel Albumin, so entsteht ein dicker weisser Niederschlag; ist weniger Eiweiss zugegen, so bildet sich nur eine mehr oder weniger starke flockige Trübung. Bemerkt sei, dass eine solche Trübung auch bei Anwesenheit von harnsauren Salzen entstehen kann. Um sich hier vor Täuschung zu sichern, erwärme man den Harn; waren harnsaure Salze die Ursache der Trübung, so lôsen sich diese in der Wärme und der Harn wird durchsichtig, wurde aber die Trübung durch Eiweiss bedingt, so vermag Erwärmen den trüben Harn nicht zu verändern. Man erwärme immer nur gelinde, da sich bei längerem Kochen mit Salpetersäure auch nicht eiweisshaltiger Harn trübt. Ferner geize man nicht mit der Salpetersäure, weil sich bei zu unbedeutendem Zusatze das Eiweiss nicht ausscheidet. — Eine zweite, gleichfalls sehr einfache Methode beruht darauf, dass man den Urin bis zur stark sauren Reaction mit Essigsäure versetzt, der Flüssigkeit ein ihr gleiches Volumen einer gesättigten Kochsalz- oder Glaubersalzlösung zufügt und nun erhitzt. War Eiweiss zugegen, so erfolgt dessen völlige Coagulation. Zur Anstellung dieser Reaction kann man sich sehr zweckmässig eine Flüssigkeit vorräthig halten, die auf 100 Ccm. concentrirter Salzlösung etwa 25 Grm. Essigsäure enthält.

2) Gallenbestandtheile. Hier kommen Gallenfarbstoffe und Gallensäuren in Betracht. Bei Besprechung der Secretionsverhältnisse der Galle werden wir kennen lernen, unter welchen Umständen die Gallenbestandtheile in die Lymphgefässe und von hier aus in die Blutbahn übertreten können.

Die Gallenfarbstoffe erzeugen vom Blute aus Gelbsucht und ikterischen Harn. Behufs Erkennung der Gallenfarbstoffe bringt man in ein Reagensglas eine etwa fingerdicke Schicht concentrirter Salpetersäure, die etwas salpetrige Säure enthält und überschichtet diese mit Hilfe einer Pipette behutsam mit dem zu prüfenden Harn. Bei Anwesenheit von Gallenfarbstoff tritt jetzt ein sehr schönes Farbenspiel auf; an der Berührungsstelle beider Flüssigkeiten zeigt sich nämlich ein schöner grüner Ring, der allmählich höher steigt und dem bald ein blauer, violetter und gelber Ring folgt. Ist die Salpetersäure sehr reich an salpetriger Säure, so verläuft diese Reaction sehr stürmisch und die Farben werden sehr schnell zerstört. Durch die Gegenwart von Albumin, welches durch die Einwirkung der Salpetersäure coagulirt und hierbei einen Theil des Gallenpigmentes an sich reisst, wird die Reaction in der Regel nicht wesentlich beeinträchtigt.

Die Gallensäuren finden sich hauptsächlich bei Ikterus und bei acuter Leberatrophie im Harne vor. Im Blute vermögen die Gallensäuren erhebliche Störungen zu verursachen, sie wirken zerstörend auf die rothen Blutscheiben und lähmend auf das Nervensystem, besonders auf die Herznerven, ein. Für die Erkennung der Gallensäuren im Harne genügt in der Regel das folgende Verfahren: Man versetzt den Harn mit Rohrzucker, taucht in die Lösung ein Stück Filtrirpapier und lässt dieses an der Luft trocknen. Bringt man dann auf dieses Papier mit Hilfe eines Glasstabes einen Tropfen concentrirter Schwefelsäure, so entsteht nach kurzer Zeit eine violette Färbung, die besonders dann hervortritt, wenn man das Papier gegen das Licht hält.

3) Zucker. Berücksichtigt man, dass das Blut unserer Hausthiere unter allen Umständen, und selbst nach längerem Hunger, ein nicht unerhebliches Quantum von Zucker enthält, so muss uns das verhältnissmässig seltene Auftreten dieses Körpers im Harne überraschen, weil er doch zu denjenigen Substanzen gehört, die verhältnissmässig leicht durch thierische Membranen hindurchgehen.

Man hat dem Erscheinen von Zucker im Harne unserer Hausthiere von Seiten der Kliniker bis jetzt nur eine höchst geringe Aufmerksamkeit geschenkt, und es wäre eine eingehendere Beschäftigung mit diesem Gegenstande sehr erwünscht. Hierbei müsste man sich natürlich nicht allein der Trommer'schen Zuckerprobe bedienen, sondern man müsste auch die Böttger'sche Probe in Anwendung ziehen, man müsste sich aber auch des Polarisationsapparates und der Gährungsprobe bedienen.

Unter welchen Verhältnissen ist nun Zucker im Harne unserer Hausthiere beobachtet worden? Steigt der Gehalt des Blutes an Zucker über eine gewisse Grenze hinaus, und dieses lässt sich sehr leicht durch Injection von Traubenzucker in die Blutbahn, eigenthümlicherweise aber nicht durch die allerreichlichste Fütterung mit Zucker bewirken, so kann die Niere dem Blute die Ausscheidung von Zucker nicht mehr verwehren. Weiter erscheint Zucker im Harne nach Hyperaemie der Leber. Durchschneidet man die Nervi splanchnici, so füllt sich die Leber ausserordentlich stark mit Blut und es lassen sich im Harne nicht unerhebliche Quantitäten von Zucker nachweisen. Diese Glycosurie leitet man gerne von der Ueberführung des in der Leber aufgespeicherten Glycogens in Zucker ab, welche unter der Einwirkung der Hyperaemie erfolgen soll. Ohne die Möglichkeit eines derartigen Processes in Abrede stellen zu wollen, muss doch darauf aufmerksam gemacht werden, dass die Operation auch bei solchen Thieren gelingt, deren Leber durch längeres Hungern glycogenfrei gemacht wurde. Nach längerem Verweilen der Thiere im gefesselten Zustande wird gleichfalls Zucker im Harne beobachtet (Fesselungsdiabetes). Weiter erscheint Zucker nach Einwirkung von Curare, Kohlenoxyd, Amylnitrit und zahlreichen narcotischen Giften. Endlich erzeugen wir Glycosurie durch Verletzung einer gewissen Stelle in der Medulla oblongata am Boden der vierten Hirnkammer („Zuckerstich" Bernard's).

Absonderung des Harnes.

Die Harnsecretion geschieht so lange, als ein lebhafter Strom arteriellen Blutes unter einem gewissen Drucke durch die Niere geleitet wird und sie kann noch an der ausgeschnittenen Niere lange Zeit hindurch studirt werden, wenn man dieses Organ bei Körperwärme mit einem unter einem gewissen Drucke stehenden Blutstrom versorgt (Mosso).

Ein directer Einfluss des Nervensystem sauf die Harnsecretion ist nur insofern nachzuweisen, als die Blutgefässe der Niere wie die aller übrigen Organe unter Nerveneinfluss stehen. So tritt beispielsweise nach Durchschneidung der Nervi splanchnici Polyurie ein, während nach Reizung der peripheren Stümpfe dieser Nerven die Harnausscheidung bedeutend vermindert wird. Nach Durchschneidung des Halsmarkes hört die Harnsecretion wegen des bedeutenden Sinkens des Blutdruckes auf.

C. Ludwig hat es zuerst ausgesprochen, dass wir in den Glomerulis ein Druckwerkzeug vor uns haben und er konnte mit Goll, Max Hermann und Ustimowitsch nachweisen, dass der Druckunterschied zwischen dem Inhalt der Blutgefässe und demjenigen der Harnkanälchen die wesentlichste Ursache für die Harnabsonderung sei. Es fand sich, dass man sowohl durch Erhöhung des Harndruckes innerhalb der Harnkanälchen, als auch durch Erniedrigung des Blutdruckes innerhalb der Arteria renalis zu Druckwerthen gelangt, bei denen die Harnabsonderung vollkommen stillsteht. Letztere Grenze ist erreicht, sobald der Blutdruck in der Carotis weniger als der Druck einer 40 Mm. hohen Quecksilbersäule beträgt. Es zeigte sich weiter, dass man durch Vermehrung des Blutdruckes die Harnsecretion wesentlich vergrössern kann.

Zur Erklärung der auf den ersten Blick höchst überraschenden Erscheinung, dass aus dem scheinbar alkalischen Blute saurer Harn abgesondert werden kann, ist es durchaus nicht nöthig, besondere chemische Kräfte in Anspruch zu nehmen; dieser Vorgang lässt sich vielmehr rein physikalisch erklären.

Bereits bei Besprechung der Salze des Blutserums erfuhren wir, dass das Blut wirklich alkalische Substanzen nicht enthält, dass diejenigen Körper, welche im Blute die Blaufärbung des Lakmuspapieres bewirken, theoretisch saure Körper sind, weil sowohl das gewöhnliche phosphorsaure Natron als das Natriumbicarbonat ein freies Hydroxyl enthalten, mit dem sie Basen zu binden vermögen. Wir erfuhren damals weiter, dass aus dem alkalischen phosphorsauren Natron bei Gegenwart freier Kohlensäure saures phosphorsaures Natron und Natriumbicarbonat gebildet wird, dass daher in dem scheinbar alkalischen Blute unzweifelhaft auch saures phosphorsaures Natron vorhanden ist. Die Rolle der Kohlensäure kann auch von anderen Säuren des Stoffwechsels, Hippursäure, Harnsäure etc. übernommen werden; auch durch sie entsteht aus dem gewöhnlichen Natriumphosphat saures phosphorsaures Natron. Nun hat Posch gezeigt, dass eine Flüssigkeit, die ein Gemenge von alkalischem und saurem phosphorsauren Natron enthält, bei der Dialyse durch thierische Membranen vorwiegend saures Salz abgibt, während das alkalische auf dem Dialysator bleibt, so dass nach einiger Zeit das Diffusat sauer, die andere Flüssigkeit alkalisch reagirt. Die saure Reaction des Harnes, die bekanntlich durch die Anwesenheit von saurem phosphorsauren Natron bedingt wird, ist somit durch die Benutzung rein mechanischer Kräfte einer Erklärung zugänglich.

Beim Hunde beträgt die Menge des Natriumphosphats im Blutserum nur 0,01 bis 0,012 % (Pribram), beim Pflanzenfresser ist sie noch geringer, denn Sertoli traf in 100 Grm. Serum vom Rinde nur 0,005 phosphorsaures Natron an. Berücksichtigen wir aber, welch ausserordentlich grosse Mengen Blut das Gefässgebiet der Nieren durchströmen, so wird uns auch die Ausscheidung verhältnissmässig grosser Mengen Phosphorsäure verständlich. Durch den geriugen Phosphorsäuregehalt des Pflanzenfresserblutes dürfte es erklärt werden, warum diese Thiere einen alkalischen Harn absondern.

Dass neben den besprochenen physikalischen Vorgängen auch chemische Kräfte in der Niere thätig sind, dafür sprechen einige Erfahrungen. Uns scheint die bedeutendste die Synthese der Hippursäure zu sein, ein Process, der nach unseren bisherigen Beobachtungen nur in der Niere verläuft und der diesem Organe besondere chemische Kräfte vindicirt, deren Natur und Umfang wir bei unseren jetzigen Kenntnissen noch nicht sicher zu schätzen wissen. Die Vereinigung von Benzoësäure und Glycocoll wird an der ausgeschnittenen Niere so lange beobachtet, als ihre Structur intact bleibt.

Es dürfte gerathen sein, den chemischen Kräften in der Niere vor der Hand nicht zu grosse Zugeständnisse zu machen, weil unsere Kenntnisse über die Filtration und Diffusion noch sehr mangelhaft sind und weil wir nach allen unseren Erfahrungen in den Nieren auf Diffusionsvorrichtungen von einer Vollkommenheit stossen, wie wir sie auch nicht annähernd künstlich herzustellen vermögen. Von welcher Feinheit diese Vorrichtungen sind, kann man daraus ermessen, dass schon die geringste Beeinträchtigung der Sauerstoffzufuhr zur Niere genügt, die Werkzeuge so tiefgehend zu verändern, dass sie jetzt viele Stunden hindurch auch den Eiweisskörpern den Durchschnitt gestatten (Overbeck).

Der in den Glomerulis abfiltrirte Harn ist zunächst sehr wasserreich; wir sind deshalb zu der Annahme gezwungen, dass diese Flüssigkeit auf ihrer Wanderung durch die Harncanälchen durch Diffusionsvorgänge, welche häuptsächlich eine Abgabe von Wasser bewirken, allmählich concentrirter wird (C. Ludwig).

Wir können das Gebiet der Harnabsonderung nicht verlassen, ohne eine Hypothese kurz zu berühren, die sich in den modernen Handbüchern fast allgemeiner Anerkennung erfreut. Diese Hypothese behauptet, nur das Harnwasser werde in den Glomerulis abgeschieden, die specifischen Harnbestandtheile aber würden der abfiltrirten Flüssigkeit erst durch die Epithelien der gewundenen Harncanälchen zugeführt (Bowmann). Sie stützt sich besonders auf folgenden Versuch Heidenhain's: Injicirt man einem Kaninchen eine Lösung von indigschwefelsaurem Natron, so wird nach einiger Zeit der Harn durch den ausgetretenen Farbstoff blau. Holt man jetzt die Nieren heraus, so findet man die Zellen der gewundenen Harncanälchen blau gefärbt, während die Zellen der Glomeruli fast vollkommen farblos bleiben. Dieser Befund spricht nun durchaus nicht nothwendig für eine secretorische Thätigkeit der gewundenen Canälchen, er kann vielmehr in der allerungezwungensten Weise durch die Annahme gedeutet werden, dass der Farbstoff in so verdünntem Zustande die Glomeruli passirt, dass er seine färbende Eigenschaft hier kaum zu entwickeln vermag und dass er erst nach der Abgabe von Wasser durch Diffusionsvorgänge so concentrirt wird, dass er jetzt in den gewundenen Harncanälchen eine Färbung der Zellen bewirken kann. Hierbei bietet der eigenthümliche Bau dieser Zellen der färbenden Flüssigkeit eine grosse Oberfläche und erleichtert ausserordentlich das Eindringen des Farbstoffes in diese Gebilde.

Der Harn gelangt von den Harncanälchen aus in das Nierenbecken und wird alsdann mittelst der Ureteren in die Harnblase geführt. Bei dieser Fortbewegung kommen als Triebkräfte in Betracht: 1) Der Blutdruck in den Glomerulis, der ein fortwährendes Nachrücken des secernirten Harnes bedingt, 2) die peristaltischen Bewegungen der Muskulatur des Harnleiters.

Von dem Einflusse des Blutdruckes auf das Fortströmen war schon die Rede.

Die Muskulatur des Ureters besteht aus Längs- und Kreisfasern, die sich rhythmisch zu contrahiren vermögen. Bindet man in einen Ureter ein kleines Quecksilbermanometer ein, so sieht man, wie die Quecksilbersäule sich abwechselnd hebt und senkt. Die in der Richtung zur Blase verlaufenden peristaltischen Bewegungen pflanzen sich nach den Untersuchungen Engelmann's beim Kaninchen mit einer Schnelligkeit von 20 bis 30 Mm. in der Secunde fort. Die Contractionen geschehen reflectorisch und werden für gewöhnlich durch den Reiz des in den Ureter tretenden Harnes bewirkt; künstlich lassen sie sich durch mechanische, electrische, thermische und chemische Reizung des Ureters hervorrufen. Engelmann fand, dass das mittlere und obere Drittel des Ureters bei Kaninchen völlig frei von Ganglienzellen ist und glaubt, dass das Fortschreiten der peristaltischen Contraction ohne Mitwirkung dieser Gebilde geschehe, dass daher auch hier das bereits beim Herzen besprochene Princip der Fortpflanzung der Erregung durch Zellcontact Anwendung finde, das heisst, dass die Erregung direct von Muskelzelle zu Muskelzelle fortgeführt werde. Durchschneidet man den Ureter, so geht die Contraction nur bis an den Schnitt (Vulpian).

In der Blase sammelt sich der Harn bis zur starken Füllung dieses Reservoirs an; ein Rücktritt der Flüssigkeit wird dabei durch die schiefe Einpflanzung der Ureter verhindert. Die willkürliche Entleerung der Blase geschieht durch Contraction der in der Blasenwand gelegenen starken Muskulatur (Detrusor urinae), welche sich bis zum völligen Verschwinden des Blasenlumens zu contrahiren vermag. Die Entleerung der Blase wird durch die Thätigkeit der Bauchpresse unterstützt. Die Blase wird durch den Sphincter urinae willkürlich geschlossen gehalten. Dieser Verschluss kommt vermittelst Nervenfasern zu Stande, die im 3., 4. und 5. Sacralnerven verlaufen. Das Centrum für den Verschluss der Blase liegt im Rückenmark zwischen dem 6. und 7. Brustwirbel. Durchschneidet man das Mark unterhalb dieser Stelle, so hört der tonische Zustand des Sphincter auf und der Harn fliesst jetzt tropfenweise in dem Maasse ab, wie er in der Niere gebildet wird. Vom Hirn aus kann die auf tonische Contraction des Sphincters gerichtete Thätigkeit des Centrums willkürlich gehemmt werden; nach Budge treten Contractionen des Detrusor urinae auf, sobald man die Pedunculi cerebri reizt. Kilian und Valentin hatten schon früher die Nerven der Blasenmuskeln durch das Rückenmark hindurch bis in das Hirn hinein verfolgt. Die Nerven der Blasenmuskeln können durch mancherlei Einflüsse auch reflectorisch erregt werden; am leichtesten gelingt dieses von der Blasenschleimhaut und von dem Bulbus urethrae aus (Ch. Bell). Die Blase kann willkürlich entleert werden, ohne dass sie stark gefüllt ist. Es ist zu vermuthen, dass der gewöhnliche Harndrang durch eine reflectorische Erregung der Nerven des Detrusor zu Stande kommt, welche durch den Druck des Harnes auf die Blasenschleimhaut bedingt wird.

Hat sich die Harnblase entleert, so werden die in der Harnröhre befindlichen letzten Mengen des Urins durch Contraction der die Harnröhre umgebenden Muskeln ausgetrieben.

In der Blase und in der Harnröhre liegen zahlreiche Schleimdrüsen, deren Secret sich dem Harne beimengt.

Beim Harnen nehmen die Thiere besondere Stellungen an, durch welche einer Bespritzung der Haut durch den abfliessenden Harn vorgebeugt werden soll.

III. Die Leber und die Galle.

Die Leber.

Bei dem Bau der Leber ist eine Anordnung gewählt, welche eine innigere Beziehung zwischen den absondernden Elementen und den Gefässen ermöglicht, als in jeder anderen Drüse. Auch ist das System der Abzugscanäle in der Leber viel umfangreicher entwickelt als in den übrigen Organen. Die Leber unserer Hausthiere setzt sich aus einer ausserordentlich grossen Anzahl von kleinen Lebern zusammen, die als sogenanntes Leberläppchen durch ein Bindegewebgerüst zusammengehalten werden. Wie die Beere auf ihrem Stiele, so sitzt jedes Leberläppchen auf einem Zweige der Vena hepatica. Diesen Zweig bezeichnet man als Centralvene. Das Bindegewebe umgibt das Leberläppchen netzartig und stellt ein Gerüst dar, welches mit der Lebervene nach aussen verläuft. In diesem Bindegewebe stossen wir auf ein Gefässnetz der Vena portarum, welches Capillaren derartig in das Läppchen sendet, dass dieses gleichsam in einem Gerüst von Pfortaderästen liegt, von dem aus zahlreiche Capillaren in das Innere dringen. Dieses Gefässnetz ergiesst sein Blut in die in dem Inneren des Läppchens gelegene Centralvene. In dem Bindegewebe stossen wir auf ein zweites Gefässnetz, gebildet von Zweigen der Arteria hepatica, welche in die Vena hepatica übergehen. Ein drittes Gefässnetz bilden die Lymphgefässe. Dieses Netz hat zwei Abzugswege, einen gegen die Vena hepatica und einen gegen die Vena portarum, d. h. einen gegen die Basis und einen gegen die Spitze des Läppchens gerichteten. Ueber den Anfang der Lymphgefässe in der Leber sind wir noch wenig unterrichtet. Endlich haben wir noch ein ungemein dichtes und verwickeltes System von Gallengängen. Dieses nimmt seinen Anfang innerhalb der Grenzflächen zweier sich berührender Leberzellen; die feinsten Gallengänge begleiten die Centralvene und gehen im interlobulären Bindegewebe in die Gallencapillaren über. An einer gut injicirten Leber sind die Gallengänge so reichlich vorhanden, dass sie die Blutcapillaren an Menge bedeutend übertreffen. Das Bindegewebsgerüst des Leberläppchens kann so vollkommen dargestellt werden, dass jede Leberzelle wie in einem zarten Bindegewebskörbchen liegend erscheint.

Was den chemischen Bau der Leber betrifft, so stossen wir in ihr auf eine Anzahl eigenthümlicher Stoffe. Plosz, der die eiweissartigen Substanzen der Leberzelle untersuchte, fand, dass neben anderen Eiweisskörpern eine eigenthümliche Eiweiss-Nucleïnverbindung in der Leber vorkommt, welche durch die Verdauung mit Pepsin in Pepton und

Nucleïn gespalten wird; letzteres bleibt in Form von feinen unverdaulichen Körnchen zurück.

Von Hensen und Bernard wurde fast gleichzeitig erkannt, dass die Leber ein eigenthümliches Kohlehydrat enthalte, dem der Name Glycogen gegeben wurde, weil es mit grosser Leichtigkeit in Zucker übergeführt wird.

Das Glycogen, welches in sehr wechselnder Menge in der Leber angetroffen wird, steht seiner Zusammensetzung nach zwischen Stärke und Dextrin und ist als ein Anhydrid der Dextrose aufzufassen. Es stellt im gereinigten Zustande ein weisses, vollkommen amorphes Pulver dar, welches geschmacklos ist und sich in Wasser zu einer stark opalisirenden Flüssigkeit löst. Jod färbt es dunkelroth, Speichel, pankreatischer Saft, Blut, Diastase und verdünnte Säuren wandeln es sehr rasch in Traubenzucker um, während es beim Kochen mit verdünnter Salpetersäure in Oxalsäure übergeht.

In der Leber weist man das Glycogen auf die einfachste Weise nach, wenn man das noch lebenswarme Organ zerkleinert in kochendes Wasser einträgt, filtrirt und in dem Filtrat nach seiner Einengung auf ein kleines Volumen das Glycogen mit Alkohol ausfällt. Bei diesem Verfahren ist darauf zu achten, dass die Leber möglichst frisch extrahirt wird, weil sonst das Glycogen durch ein in der Leber vorkommendes zuckerbildendes Ferment sehr schnell in Zucker übergeführt wird. Von diesem Fermente scheint es noch nicht genügend festgestellt zu sein, ob es dem Leberparenchym angehört und also auch der völlig blutleeren Leber zukommt (v. Wittich) oder ob es identisch ist mit dem allgemeinen diastatischen Ferment, welches überall im Blute angetroffen wird (Tiegel).

Der Glycogengehalt der Leber ist von der Zufuhr gewisser Stoffe durch die Nahrung abhängig. Durch mehrtägiges Hungern kann man die Leber vollkommen glycogenfrei machen; eine ausschliessliche Fütterung mit Fibrin und Fett wirkt ebenso (Tscherinoff, Luchsinger); eine zuckerreiche Nahrung hingegen bewirkt eine bedeutende Aufspeicherung von Glycogen.

Eine einwurfsfreie experimentelle Entscheidung der Frage, ob die Kohlehydrate der Nahrung direct in Glycogen überzugehen im Stande sind, oder ob dieser Körper sich nach Einfuhr von Kohlehydrate deshalb in der Leber aufspeichert, weil er durch den leichter verbrennbaren Zucker vor Zerfall geschützt wird („Ersparungshypothese“ von S. Weiss), konnte bisher nicht gebracht werden. Die Möglichkeit einer Bildung des Glycogens aus eiweissartigen Stoffen kann nicht in Abrede gestellt werden, denn Bernard und Hoppe-Seyler trafen noch Glycogen an, wenn sie nach mehrtägigem Hunger Thiere mit Eiweiss und Leim fütterten.

Eine Anzahl von Orten des Nervensystems ist begabt, das Glycogen der Leber in kurzer Zeit in Zucker überzuführen, wodurch der Gehalt des Blutes an Zucker so anwächst, dass dieser Körper jetzt in den Harn übergeht. Die nervösen Einflüsse auf den Glycogengehalt der Leber machen sich durch Vermittelung des Nervus splanchnicus geltend, von dem wir wissen, dass er die Circulations- und Ernährungsverhältnisse in der Unterleibshöhle ausserordentlich beeinflusst. Schiff fand, dass schon blosse Circulationsstörungen in der Leber genügen, eine Umwandlung des Glycogens in Zucker zu bewirken.

Die Entdeckung des Glycogens in der Leber und die Beobachtung, dass die ausgeschnittene und durch Ausspülen mit Wasser von der Pfortader aus zuckerfrei gemachte Leber nach einiger Zeit wieder eine nicht zu unterschätzende Menge Zucker enthält, während gleichzeitig der Glycogengehalt immer mehr in den Hintergrund tritt, liessen Bernard die Lehre von der zuckerbildenden Function der Leber aufstellen, eine Lehre, die um so besser gestützt schien, als nach ihrem Gründer das Blut der Lebervene mehr Zucker enthielt als dasjenige der Pfortader. Bei dem grossen Einflusse Bernard's stand seine Lehre lange Zeit unbestritten da und Gegner wie Colin und Bérard kamen kaum in Betracht. Da trat im Jahre 1862 Pavy auf und lehrte, dass der Zuckergehalt der Leber eine postmortale Erscheinung sei, dass die Leber eines ganz frisch getödteten Thieres keine Spur von Zucker enthalte und dass das Lebervenenblut nicht mehr Zucker besitze als dasjenige der Pfortader. Während zahlreiche Beobachter die übrigen Ergebnisse Pavy's bestätigten, haben die Untersuchungen Tscherinoff's nachgewiesen, dass selbst die Leber, welche einem sterbenden Thiere ganz warm aus dem Leibe herausgeholt wird, Spuren von Zucker enthält. Aber diese Erscheinung spricht keineswegs für eine zuckerbildende Function der Leber, denn wir sind davon unterrichtet, dass das Blut stets und selbst nach so langem Hungern, dass die Leber vollkommen glycogenfrei ist, Zucker enthält, dass also die Spuren von Zucker, die man in der frischen Leber antrifft, nicht dem Lebergewebe, sondern dem in der Leber zurückgebliebenen Blute angehören.

Wozu das in der Leber gebildete Glycogen dient, ist bei unseren heutigen Kenntnissen nicht zu sagen. Da wir den Körper in den farblosen Blutkörperchen antreffen und er weiter ein constanter Bestandtheil aller embryonalen Gewebe ist, so liegt die Möglichkeit vor, dass er beim Zellenwachsthum eine bedeutende Rolle spielt. Ausserdem wissen wir durch Nasse, dass Glycogen bei der Muskelcontraction verbraucht wird; über die Beziehungen des Leberglycogens zum Muskelglycogen sind wir aber fast noch gar nicht unterrichtet und wir wissen nur, dass letzteres keinen so grossen Schwankungen ausgesetzt ist als ersteres und dass das Muskelglycogen zu einer Zeit noch fast intact vorhanden ist, wann das Leberglycogen schon beinahe völlig verschwunden ist (S. WEISS).

Unter den Bestandtheilen der Leber ist auch noch der Harnstoff aufzuzählen; MEISSNER schien der Gehalt der Leber an diesem Körper so bedeutend, dass er die Leber für eine Hauptstätte der Harnstoffbildung hielt und dass jetzt eine umfangreiche Controverse darüber entstand, ob der Harnstoff im abströmenden oder im zufliessenden Blute der Leber reichlicher vorhanden sei. Es ergab sich schliesslich, dass die Leber hinsichtlich ihres Harnstoffs ebenso zu beurtheilen sei wie hinsichtlich ihres Zuckers und dass ihr nicht mehr Harnstoff zukommt, als ihrem bedeutenden Blutgehalte entspricht.

Ein hervorragendes Interesse hat jedenfalls auch der Fettgehalt der Leberzellen, wenngleich unsere Kenntnisse hiervon noch sehr gering sind. Dass das Fett der Zellen nicht einfach solches ist, welches vom Darmkanal aus resorbirt und in den Zellen deponirt wird, das lehren Versuche von TSCHERINOFF. Dieser vermochte durch Verabreichung einer völlig fettfreien Nahrung, einer Kost, die nur aus Fleisch oder Fibrin und Zucker zusammengesetzt war, einen Fettgehalt der Leberzellen zu erzeugen, der nur mit den höchsten Graden der pathologischen Fettleber verglichen werden konnte. Die chemische Seite dieses Vorgangs, bei dem es sich wahrscheinlich um Bildung von Fett aus Eiweisskörpern handelt, ist noch nicht klar ermittelt.

Die Galle.

In den Leberläppchen wird unter dem Einflusse des Blutstromes eine eigenthümliche Flüssigkeit abgesondert, welche sich als Galle in den Darmkanal ergiesst. Die Galle unserer Hausthiere stellt eine gelbe, grünliche oder braungrüne Flüssigkeit dar, die in frischem Zustande neutral oder schwach alkalisch reagirt, intensiv bitter schmeckt, ein specifisches Gewicht von 1,020 bis 1,050 und eine sehr wechselnde Consistenz besitzt.

Die Galle zeigt bei den einzelnen Haussäugethieren grosse Verschiedenheiten in der Zusammensetzung; immer aber treten uns Gallensäuren und Gallenfarbstoffe als die wichtigsten Bestandtheile entgegen. Da diese Körper zugleich die wesentlichsten stickstoffhaltigen Bestandtheile der Galle sind, so gewähren sie uns sowohl einen Einblick in den Umfang der Zersetzung der Eiweisskörper als auch einen solchen in den der rothen Blutscheiben innerhalb der Leber.

Die Gallensäuren.

Diese Körper kommen in Verbindung mit Natrium als in Wasser leicht lösliche Substanzen in der Galle vor. Die Gallensäuren nehmen in ihren Lösungen, denen man etwas Rohrzucker zugesetzt hat, auf tropfenweisen Zusatz von etwa $^2/_3$ Volumen concentrirter Schwefelsäure bei der Erwärmung auf 70° erst eine kirschrothe, dann purpurrothe Färbung an (PETTENKOFER'sche Reaction). Ueber ihre Abstammung wissen wir kaum mehr, als dass sie in den Leberzellen aus eiweissartigen Stoffen gebildet werden.

Glycocholsäure, $C_{26}H_{43}NO_6$, kommt besonders in der Rindergalle in grossen Mengen vor und stellt in krystallinischem Zustande feine glänzende Nadeln dar. In der Galle der Fleischfresser findet man sie nur in geringer Menge. Die Glycocholsäure geht aus einer Paarung des Glycocolls mit der Cholalsäure hervor und steht, wie übrigens auch die Taurocholsäure, in ihrer Constitution der Hippursäure nahe. Wird sie mit Salzsäure gekocht, so zerfällt sie sehr leicht in Cholalsäure und Glycocoll; ersterer Körper stellt eine stickstofffreie Säure dar.

Taurocholsäure, $C_{26}H_{45}NO_7S$, eine schwefelhaltige Verbindung, die feine glänzende Nadeln bildet, welche an der Luft leicht zerfliessen. Sie kommt sehr reichlich in der Hundegalle vor, lässt sich aber nach Entfernung der Glycocholsäure auch aus Ochsengalle in grösseren Quantitäten gewinnen. Die Taurocholsäure wird sehr leicht in Taurin und Cholalsäure zerlegt; diese Zerlegung erfolgt auch im Darmkanal. Das Taurin ist ein schwefelhaltiger Körper, dessen synthetischer Aufbau kürzlich gelang. Die Taurocholsäure ist von dem Zerfall der Eiweisskörper abzuleiten. Wir können ihre Menge durch Vermehrung der Eiweisszufuhr vergrössern, doch geschieht dieses auch nicht annähernd in dem Umfange, wie es für die Bildung des Harnstoffes bekannt ist.

Hyocholsäure stellt einen der Cholalsäure sehr nahe verwandten Körper dar, der in Paarung mit Glycocoll sowohl als mit Taurin in der Galle der Schweine angetroffen wird.

Gallenfarbstoffe.

Die Gallenfarbstoffe bedingen die Farbe der Galle, ein besonderes Interesse haben das Bilirubin und das Biliverdin. Für den Nachweis dieser Farbstoffe benutzt man die GMELIN'sche Probe. Man bringt in ein Proberöhrchen rauchende Salpetersäure, die einen mässigen Gehalt an salpetriger Säure besitzt und schichtet über diese vorsichtig die gelösten Farbstoffe; nach kurzer Zeit sieht man alsdann an der Berührungsfläche beider Flüssigkeiten grüne, blaue, violette, rothe und gelbe Ringe entstehen.

Bilirubin, $C_{32}H_{36}N_4O_6$, Hämatoidin, Bilifulvin, Biliphäïn, Cholepyrrhin, stellt ein amorphes, orangegelbes Pulver dar, welches beim Ausscheiden aus seinen Lösungen in Chloroform oder Schwefelkohlenstoff in rothen Prismen erhalten werden kann. In reinem Wasser ist es nur wenig, leicht jedoch in Alkalien löslich. Die Lösungen besitzen eine rothgelbe Farbe.

Biliverdin, $C_{32}H_{36}N_4O_8$, entsteht durch Einwirkung des Sauerstoffs aus dem Bilirubin und bildet sich schon beim Stehen an der Luft aus diesem Körper. Es stellt ein grünes, in kohlensauren Alkalien leicht lösliches Pulver dar, das durch oxydirende Substanzen (z. B. Salpetersäure, die etwas salpetrige Säure enthält) in einen blauen oder violetten Körper umgewandelt wird; schliesslich hinterbleibt eine gelbbraune Masse, der man den Namen Choletelin (Maly) gegeben hat. Auf solche Oxydationen sind die Farbenerscheinungen bei der Gmelin'schen Reaction zurückzuführen.

Das Bilirubin ist der wesentlichste der Farbstoffe, der andere geht erst aus ihm hervor. In Betreff der Bildungsstätte dieses Körpers kann es keinem Zweifel unterliegen, dass sie in den Leberzellen zu suchen ist, denn v. Wittich vermochte ihn in den völlig ausgewaschenen und isolirten Zellen nachzuweisen. Indessen vermag sich der Körper auch an anderen Stellen zu bilden. Pathologisch sehen wir ihn in alten Blutextravasaten entstehen, denn es steht fest, dass die von Virchow beschriebenen Hämatoïdinkrystalle vollkommen identisch mit dem Bilirubin sind. Physiologisch bildet sich Bilirubin ausser in der Leber in den gelben Körpern der Ovarien und an den Rändern der Placenta des Hundes; an letzterer Stelle erscheint neben dem Bilirubin das Biliverdin in prachtvoller grüner Farbe.

Die Muttersubstanz für das Bilirubin liefert das Hämoglobin der rothen Blutscheiben. Kühne wies nach, dass durch alle die Mittel, welche einen Zerfall der rothen Blutscheiben im kreisenden Blute bewirken, Ikterus erzeugt wird, wobei man Bilirubin im Harne nachweisen kann. Diesen Zerfall bewirken bekanntlich auch die gallensauren Alkalien und es wird hierdurch wahrscheinlich gemacht, dass die physiologische Bildung der Gallenfarbstoffe durch eine Einwirkung der in der Leber entstehenden Gallensäuren auf die Blutscheiben zu Stande kommt.

Anderweitige Bestandtheile der Galle.

Von sonstigen Bestandtheilen der Galle sind zu nennen Wasser, Mucin, Fette, Cholesterin, Lecithin, von Gasen Kohlensäure, Stickstoff und Sauerstoff, endlich eine nicht unbedeutende Menge von Salzen, unter denen das Eisen eine besondere Wichtigkeit hat.

In Betreff des Eisens muss bemerkt werden, dass es bei der Unvollkommenheit unserer Untersuchungsmethoden noch nicht gelingen wollte, zwischen seiner Menge und derjenigen des Gallenfarbstoffes eine so innige Beziehung nachzuweisen, wie sie bei der Abstammung des Bilirubins aus dem Hämoglobin vorhanden sein müsste.

Die Bildung des Mucins erfolgt sehr wahrscheinlich erst in den Epithelien der gallenleitenden Apparate.

Quantitative Zusammensetzung der Galle.

Sehr sorgfältige Analysen der Hundegalle liegen von Hoppe-Seyler vor. Er bestimmte an einem Hunde die Zusammensetzung der in der Blase angesammelten Galle und des aus einer temporären Fistel von demselben Thiere gewonnenen Secretes und konnte hierbei die Angabe bestätigen, dass die aus der Blase entnommene Galle einen grösseren Gehalt an festen Stoffen besitzt als die frisch secernirte Flüssigkeit.

Bestandtheile in 100 Thln.	Blasengalle I	Blasengalle II	Frisch secernirte Galle I	Frisch secernirte Galle II
Mucin	0,454	0,245	0,053	0,170
Taurocholsaures Alkali	11,959	12,602	3,460	3,402
Cholesterin	0,449	0,133	0,074	0,049
Lecithin	2,692	0,930	0,118	0,121
Fette	3,841	0,083	0,335	0,239
Seifen	3,155	0,194	0,127	0,110
Andere in Alkohol unlösl. organische Stoffe	0,973	0,274	0,442	0,543
Anorganische, in Alkohol unl. Stoffe	0,199	—	0,408	—
K_2SO_4	0,004	—	0,022	—
Na_2SO_4	0,050	—	0,046	—
NaCl	0,015	—	0,185	—
Na_2CO_3	0,005	—	0,056	—
$Ca_3 2(PO_4)$	0,080	—	0,039	—
$FePO_4$	0,017	—	0,021	—
$CaCO_3$	0,019	—	0,030	—
MgO	0,009	—	0,009	—

Weniger vollständig sind folgende ältere Analysen des Lebersecretes:

In 1000 Thln.	Ochsengalle (Berzelius)	Schweinsgalle (Gundlach u. Strecker)
Wasser	904,4	888,0
Feste Stoffe	95,6	112,0
Gallensaure Salze	80,0	83,8
Fett		22,3
Schleim u. Farbstoff	3,0	5,4
Anorganische Salze	12,6	—

Eine vollständige Aschenanalyse der Ochsengalle führte H. Rose aus; er fand in 100 Thln. Gallenasche:

Chlornatrium	27,70
Kali	4,80
Natron	36,73
Kalk	1,43
Magnesia	0,53
Eisenoxyd	0,23
Manganoxydoxydul	0,12
Phosphorsäure	10,45
Schwefelsäure	6,39
Kohlensäure	11,26
Kieselsäure	0,36

Secretion der Galle.

Die Absonderung der Galle erfolgt continuirlich und wird durch anhaltendes Hungern wohl vermindert, nicht aber unterdrückt. Die Nahrung übt einen wichtigen Einfluss auf die Menge und Zusammensetzung der ausgeschiedenen Galle aus; sie bedingt regelmässig wiederkehrende Schwankungen in der Absonderung. Kurze Zeit nach der Aufnahme von Nährstoffen wächst die Gallenabsonderung, erreicht bald ein Maximum und kehrt von hier aus bis gegen das Ende der Resorption allmählich auf ihren alten Werth zurück. Die Anregung zu dieser vermehrten Secretion gibt unzweifelhaft die vermehrte Zufuhr des mit frischen Nährstoffen aus dem Darmkanal versehenen Pfortaderblutes. Die einzelnen Nährstoffe zeigen in ihrer Wirkung auf die Gallenproduction grosse Verschiedenheiten, so bewirkt Fleisch eine reichlichere Secretion als Brod und Fett. Im Hunger sinkt die Gallenausscheidung bedeutend. Pflanzenfresser produciren mehr Galle als Fleischfresser.

Nach BIDDER und SCHMIDT liefern die Thiere durchschnittlich folgende Gallenmengen pr. 1 Kilgr. Körpergewicht und Stunde:

Schaf	1,059 Grm.
Hund	0,824 „
Katze	0,608 „
Kaninchen	5,702 „

COLIN erhielt nach dem Anlegen von Fisteln folgende Mengen von Galle in der Stunde:

Vom Ochsen . .	100 bis 120	Grm.
„ Schwein . .	75 „ 160	„
„ Schaf . . .	10 „ 18	„
„ Hunde . .	8 „ 15	„

Die Galle fliesst nur so lange ungestört ab, als dem Inhalte des Ductus choledochus kein erheblicher Widerstand entgegengesetzt wird. Findet sich aber ein Widerstand von einer Grösse vor, welche mehr als der Druck einer 20 Mm. hohen Quecksilbersäule beträgt, so fliesst die Galle nicht mehr gegen den Darm ab, trotzdem die Leber immerfort neue Galle producirt; das Secret tritt vielmehr in die Lymphgefässe, färbt den Inhalt derselben gelb und gelangt von hier in's Blut. Aus diesem Verhalten ergibt sich eine ausserordentlich innige Beziehung zwischen den Gallengängen und den Lymphgefässen.

Welches Blut liefert das Material für die Gallenbereitung, das der Leberarterie oder das der Lebervene? Um hier zu einer Entscheidung zu gelangen, hat man zunächst das arterielle Blut durch Unterbindung der Arteria hepatica von der Leber abgesperrt und beobachtet, dass dieser Eingriff von keinem nachtheiligen Einflusse auf die Gallensecretion ist (SCHIFF). Ein gleiches Verfahren ist bei der Pfortader nur dann zulässig, wenn die Obliteration mit Hilfe eines umgelegten Fadens, der nach und nach fester angezogen wird, ganz allmählich geschieht (ORÉ); hat man auf diese Weise den ganzen Pfortaderstrom abgesperrt, so kann man noch Monate hindurch eine ungehinderte Gallenbereitung beobachten (KÜHNE). Die Resultate der Unterbindungen machen es wahrscheinlich, dass beide Blutarten an der Gallenbildung betheiligt sind.

Alles, was von einer Einwirkung des Nervensystems bekannt ist, bezieht sich auf die Fortbewegung der Galle, nicht auf die Bereitung derselben. HEIDENHAIN fand nach Reizung des Rückenmarkes zunächst eine Vermehrung der Gallenmenge, der bald eine Verlangsamung der Secretion folgte; H. MUNK vermochte das Gleiche durch Reizung der Nervi splanchnici zu erhalten. Die Vermehrung im Anfangsstadium führen HEIDENHAIN und MUNK auf Contractionen der in der Wandung der Gallengänge gelegenen Muskeln zurück, welche vom Rückenmarke aus innervirt werden. HEIDENHAIN beobachtete, dass eine Durchschneidung der Vagi am Halse die Gallensecretion hemmt. Dieses rührt nicht von einer Einwirkung der Nerven auf die Leber her, denn eine Durchschneidung der Vagi unterhalb der Abgabe der Lungennerven ist erfolglos, sondern ist auf Störungen der Athembewegungen, welche als Hilfsvorrichtungen bei der Fortbewegung der Galle in Betracht kommen, zurückzuführen.

IV. Der Speichel.

Bei unseren Haussäugethieren kommen drei verschiedene Speicheldrüsen vor; die sorgfältigste anatomische Durchforschung erfuhr bis jetzt die Submaxillaris. Es hat sich ergeben, dass in dieser Drüse drei verschiedenartige secernirende Gebilde angetroffen werden. Zunächst enthält jedes Drüsenbläschen zwei Gattungen von Zellen, die räumlich scharf gesondert liegen. Die einen sind eiweisshaltig, mucinfrei, granulirt und mit rundlichen Kernen versehen, die anderen sind gross, schleimhaltig, hell, nicht granulirt und besitzen platte, der Wand anliegende Kerne. Die erstere Art bildet den „Halbmond“ GIANUZZI's. Sie stellen eine körnige, halbmondartig gelagerte Masse dar, welche unmittelbar der Wand des Drüsenbläschens anliegt, also zwischen dieser und den Schleimzellen gelagert ist; sie bedecken nicht die ganze innere Wandfläche, sondern nur einen beschränkten Theil. Ist der Halbmond stark entwickelt, so drängt er die Wand des Bläschens halbkugelartig nach aussen hervor. Die schleimhaltigen Zellen sind central gelagert; HEIDENHAIN hat deshalb vorgeschlagen, die Zellen in „Randzellen“ und „Centralzellen“ zu theilen. Als drittes secernirendes Gebilde in der Submaxillaris wies HERMANN gewöhnliche schlauchförmige Drüsen nach, die in der Nähe der grossen Speichelgänge sitzen und in diese einmünden.

Nach einer anhaltenden Reizung des Sympathicus werden die Centralzellen kleiner und kleiner; eine Ansicht lässt sie ganz zerfallen, worauf eine Neubildung derselben aus den Randzellen erfolge; eine andere Anschauung spricht von keinem wirklichen Untergang der Centralzellen, sondern nur von einer Entleerung des in ihrem Leibe angehäuften Schleimes und von einem Unterschiede zwischen einem Zustande der „Ladung“ und einem solchen der stattgehabten „Entladung“.

Die Secrete der drei verschiedenen Speicheldrüsen zeigen wesentliche Differenzen in ihrer Zusammensetzung; sie fliessen in der Maulhöhle zusammen und bilden hier den gemischten Speichel.

Der gemischte Speichel stellt eine klare, schwach fadenziehende Flüssigkeit von alkalischer Reaction und sehr geringem specifischen Gewicht (1,005 bis 1,008) dar. Der Wassergehalt des Speichels schwankt zwischen 99 und 99,6 %. Die wichtigsten Bestandtheile sind organische Substanzen, deren Menge grossen Schwankungen unterliegt; diese Körper sind Mucin, Eiweissstoffe und ein diastatisches Ferment. Die Angaben, dass letzteres im Speichel der Hunde und Pferde fehle, sind irrig. An Formbestandtheilen enthält der gemischte Speichel Plattenepithelzellen aus der Maulhöhle und Speichelkörperchen.

Das diastatische Ferment, das Ptyalin, führt Amylum mit ziemlicher Schnelligkeit in Zucker über (Leuchs). Es ist in der Drüse und ihren Ausführungsgängen nicht frei enthalten, sondern entsteht erst aus einer von der Drüse gelieferten Muttersubstanz bei Zutritt der Luft. Das Ferment zeigt eine ähnliche Wirkung wie die Diastase des Malzes, doch ist es nicht mit diesem Körper zu identificiren; es wirkt am kräftigsten bei der Temperatur von 35° und schon bei 60° wird seine Wirksamkeit für immer zerstört, die Diastase aber entfaltet ihre grösste Kraft erst bei 70°. Cohnheim hat versucht, den Körper zu isoliren und bediente sich hierbei im Wesentlichen der von Brücke für die Darstellung des Pepsins empfohlenen Methode; reines Ferment erhielt er aber nicht. Wässerige Lösungen des Körpers wirken sowohl bei alkalischer als bei neutraler und schwach saurer Reaction.

Die Speichelabsonderung ist nicht durch einfache Filtrations- und Diffusionsvorgänge zu erklären. Sie erfolgt nur dann, wenn die an die Speicheldrüsen tretenden Nerven direct oder reflectorisch gereizt werden (C. Ludwig). Bei der Speichelbildung sind noch unbekannte Molecularkräfte von ganz ausserordentlicher Wirksamkeit thätig; denn führt man bei Hunden während der Reizung der dem Nervus facialis entstammenden Chorda tympani ein Manometer in den Speichelgang, so beobachtet man Druckwerthe, welche den Blutdruck ganz erheblich übersteigen und man sieht, wie letzterer um mehr als den Druck einer 80 Mm. hohen Quecksilbersäule übertroffen werden kann (C. Ludwig). Durch eine solche Quecksilbersäule wird aber noch nicht annähernd die Kraft repräsentirt, welche bei der Bildung des Speichels frei wird, denn wir wissen durch die Beobachtungen C. Ludwig's, dass das mit grosser Heftigkeit der Drüse entströmende venöse Blut und der Speichel um etwa 1,5° wärmer als das arterielle Blut sind.

C. Ludwig bewies den Einfluss des Nervensystems auf die Speichelabsonderung in der schlagendsten Weise dadurch, dass er nach völliger Absperrung des Arterienstromes von der Speicheldrüse und selbst am abgeschnittenen Kopfe eines frisch getödteten Thieres auf Reizung der

Chorda eine so lebhafte Speichelsecretion erhielt, dass der Vorgang durch Auspressen eines in den Drüsengängen angehäuften Secretes gar nicht erklärt werden kann.

Die Nervenfasern, welche auf directe Reizung eine Absonderung eintreten lassen, verlaufen in den Bahnen des Nervus trigeminus, facialis und sympathicus und enden in den Drüsen selbst. Die Nerven, welche auf reflectorische Reizung eine Speichelsecretion bewirken, sind hauptsächlich die in der Mundschleimhaut sich verbreitenden sensiblen Zweige des Nervus trigeminus und glossopharyngeus. Die normalen Erregungen erhalten die Speichelnerven willkürlich durch die Kaubewegungen und reflectorisch durch Geschmacks-, Gesichts- und Geruchsempfindungen.

Man kennt auch eine Speichelabsonderung, welche ohne Einwirkung des Nervensystems erfolgt (automatische oder paralytische Absonderung) und die man nach Durchschneidung der Nerven wahrnimmt. Heidenhain erklärt diese Art der Absonderung durch eine Reizung der Drüsenzellen durch das in Zersetzung übergegangene stagnirende Secret. Die paralytische Secretion hört übrigens nach einiger Zeit auf und die Drüse degenerirt.

Die Parotis des Schafes dürfte von den übrigen Speicheldrüsen wesentlich abweichen; sie scheint nicht unter dem Einflusse von Secretionsnerven zu functioniren, wenigstens konnten derartige Nerven bis jetzt nicht aufgefunden werden.

Die Zusammensetzung des abgesonderten Speichels ist grossen Schwankungen unterworfen. Die Mischung des Speichels ist zunächst abhängig von der Zeitdauer der Absonderung. Der anfangs abgesonderte Speichel ist reich an organischen Bestandtheilen; mit der Dauer der Secretion mindert sich der procentische Gehalt an diesen Körpern immer mehr, während in der Menge der mineralischen Bestandtheile wesentliche Schwankungen nicht wahrgenommen werden (C. Ludwig und Becher). Durch Vermehrung des Wassergehaltes und durch anderweitige Veränderungen der Zusammensetzung des Blutes vermag man nachweisbare Veränderungen in der Zusammensetzung des Speichels nicht zu erzielen (C. Ludwig und Becher). Auch ist die Zusammensetzung des Speichels unabhängig davon, ob er mit grosser oder geringer Schnelligkeit abgesondert wird (C. Ludwig und Setschenow).

Der Submaxillarspeichel zeigt grosse Verschiedenheiten, je nachdem er unter dem Einflusse des Sympathicus oder des Facialis abgesondert wird. Während der Sympathicus vor Allem die Bildung der specifischen Secretbestandtheile besorgt, während auf seine Reizung eine bedeutende Vermehrung der organischen Bestandtheile erfolgt, die mit der bereits beschriebenen tiefgehenden anatomischen Veränderung der Drüsenzellen

Hand in Hand geht, sehen wir nach der Reizung der Chorda eine grosse Menge Speichel auftreten, der aber sehr arm an organischen Bestandtheilen ist und der Hauptsache nach aus einer blossen Salzlösung besteht. Der Sympathicusspeichel erscheint viel zähflüssiger als der Chordaspeichel.

Die beiden Nerven üben nicht allein einen Einfluss auf die Zusammensetzung des Speichels aus, sondern sie lassen auch verschiedenartige vasomotorische Wirkungen erkennen. Bernard fand, dass zur Zeit der Reizung der Chorda der Blutstrom durch die Drüse erheblich beschleunigt wird und die Arterien sich erweitern, während nach Reizung des Sympathicus eine Verminderung des Stromes erfolgt.

Die bisherigen Erfahrungen sprechen dafür, dass wir bei der Speichelabsonderung 2 Vorgänge streng auseinander halten müssen, nämlich die Herstellung eines einfachen Transsudates und die Bildung der specifischen Drüsenbestandtheile. Während erstere möglicherweise durch blosse Filtration und besonders reichlich zur Zeit eines vermehrten Blutstromes erfolgt, geschieht letztere durch Processe, die uns ihrem Wesen nach noch vollkommen unbekannt sind auf Kosten der Drüsensubstanz selbst und unter dem Einflusse des Sympathicus.

Heidenhain stellt die Hypothese auf, dass zweierlei Nervenfasern die Drüsenzellen beeinflussen, die einen seien die „Schleimfasern" und sie bewirkten die Bildung und Absonderung des Mucins, während die anderen Fasern solche Zellen zur Secretion anregten, deren Inhalt nicht schleimig metamorphosirt sei. Die Chorda enthalte nur sehr wenig Schleimfasern, daher sei der unter ihrem Einfluss bereitete Speichel wässerig; der Sympathicus hingegen verfüge über zahlreiche Mucinfasern.

V. Der Magensaft.

Der Magensaft wird von den in der Magenwandung gelegenen tubulösen Pepsindrüsen abgesondert. In der Pars pylorica treffen wir einfachere Drüsen als im Fundus an; sie enthalten in ihrem Innern nur cylindrische Zellen, die sich auf Zusatz von Carmin nicht färben („Hauptzellen" Heidenhain's); die Pepsindrüsen im anderen Theile lassen dagegen zwischen den Hauptzellen und der Wand der Drüse noch runde, mit Kernen versehene, stark granulirte Zellen erkennen, die sich auf Zusatz von Carmin färben („Belagzellen" Heidenhain's; „Labzellen" früherer Autoren).

Der Magensaft stellt eine klare oder wenig getrübte, farblose Flüssigkeit von stark saurer Reaction dar, die ca. 98 % Wasser und von sonst wichtigen Bestandtheilen Pepsin und Salzsäure enthält.

Seit der Entdeckung des Pepsins durch Schwann hat man sich vielfach bemüht, diesen eigenthümlichen Körper, der für die Verdauung der Eiweissstoffe von der allergrössten Bedeutung ist, und der nach allen unseren Erfahrungen nicht selbst in die Gruppe der Eiweisskörper gehört, zu isoliren, ohne dass seine völlige Reindarstellung bis jetzt gelungen wäre. Die beste Isolirung des Pepsins erzielte Brücke; er macht hierbei von der Eigenschaft des Pepsins Gebrauch, sich Niederschlägen, die man in seinen Lösungen erzeugt, anzuhängen.

Das Pepsin gehört zu den sogenannten ungeformten Fermenten, es ist kein Ferment, welches während der Verdauung eine Vermehrung erfährt, es ist auch kein Körper, der durch die Verdauung zerstört wird; es wirkt scheinbar durch blossen Contact und eine gegebene kleine Menge Pepsin vermag fast eine unbegrenzte Menge Eiweiss zu verdauen. Das trockene Pepsin verträgt Temperaturen über 100°, ohne dass es seine Wirksamkeit verlöre, erhitzt man aber Pepsinlösungen zum Sieden, so wird seine verdauende Kraft für immer vernichtet. Das Pepsin vermag nur in saurer Lösung verdauende Kraft zu entfalten. Es wird in den Pepsindrüsen gebildet und kann aus diesen durch Wasser, Salzsäure und Glycerin extrahirt werden; solche Extracte werden zur Anstellung künstlicher Verdauungsversuche benutzt. Kühne hat gefunden, dass man künstlichen Magensaft mit einem überschüssigen Krystallbrei von Salicylsäure tagelang bei 40° digeriren kann, ohne dass sein Verdauungsvermögen eine Abschwächung erfährt. Das Ferment des Magensaftes wird bei der Verdauung resorbirt und wahrscheinlich theilweise als unverändertes Pepsin durch den Harn ausgeschieden; denn Brücke hat gezeigt, dass der saure Harn Eiweiss zu verdauen vermag, dass ihm aber diese Eigenschaft durch Erhitzen auf 100° genommen wird.

Der nächst dem Pepsin wichtigste Bestandtheil des Magensaftes ist die Salzsäure; ihre Menge beträgt 0,1 bis 0,4%. Bidder und Schmidt haben zuerst den Beweis geliefert, dass der Magensaft nicht allein Milchsäure (ein Product der Milchsäuregährung der Kohlehydrate, welches sehr häufig angetroffen wird), sondern vor allen Dingen freie Salzsäure enthält. Die Wirkung des Magensaftes auf die Eiweissstoffe ist durchaus verschieden von derjenigen der Säuren, der Magensaft liefert Producte, die wir durch blosse Säurewirkungen innerhalb der Grenzen der Körperwärme nicht zu erhalten vermögen. Es ist darum nicht recht verständlich, warum C. Schmidt und Meissner eine alte Hypothese, welche die Wirkung des Magensaftes einfach als eine Lösung der Eiweissstoffe in Säure betrachtet, bei einer besseren Erkenntniss der Zusammensetzung des Magensaftes so umgestalteten, dass eine zusammengesetzte Säure, die Pepsinchlorwasserstoffsäure, das lösende Princip des

Magensaftes ist. Wir wissen, dass die Rolle der Salzsäure im Magensafte durch zahlreiche andere Säuren, durch Phosphorsäure, durch Salpetersäure, durch Schwefelsäure etc. übernommen werden kann, und wir müssen von der Construction einer specifischen Pepsinchlorwasserstoffsäure um so mehr Abstand nehmen, als die Verdauungsproducte des Magensaftes durchaus verschieden von den Lösungsproducten der Säuren sind.

Nach den Analysen von C. Schmidt hat der Magensaft folgende quantitative Zusammensetzung:

	Hund	Schaf
Wasser	973,062	986,143
Organische Stoffe	17,127	4,055
Salzsäure	3,050	1,234
Chlorcalcium	0,624	0,114
Chlornatrium	2,507	4,369
Chlorkalium	1,125	1,518
Chlorammonium	0,468	0,473
Phosphors. Kalk	1,729	1,182
„ Magnesia	0,226	0,577
„ Eisen	0,082	0,331

Die Absonderung des Magensaftes geschieht nicht continuirlich, sondern nur zur Zeit der Verdauung. Die Bildung des Pepsins erfolgt wahrscheinlich auf Kosten des Zellleibes der Hauptzellen. Bald nach der Aufnahme der Nahrungsmittel sieht man nämlich die Hauptzellen sich vergrössern, während sie gegen Ende der Verdauung klein und granulirt erscheinen (Heidenhain). Grützner fand, dass mit dem verschiedenen mikroskopischen Aussehen der Hauptzellen Differenzen im Pepsingehalt der Magenschleimhaut Hand in Hand gehen, und dass letzterer um so bedeutender ist, je grösser die Hauptzellen sind. Die Ansicht, dass die Hauptzellen die Pepsinbildner sind, wird übrigens nicht allgemein getheilt, namentlich sind es Friedinger und v. Wittich, die für eine Bildung des Pepsins innerhalb der Labzellen plaidiren. Sie stützen sich hierbei auf die verschiedene Verdauungskraft der Extracte aus den einzelnen Abtheilungen der Magenschleimhaut und führen an, dass die Pars pylorica, d. h. die nicht mit Labzellen versehene Abtheilung, entweder gar keine oder nur eine schwach verdauende Wirkung ausübe. Um hier eine endgiltige Entscheidung zu treffen, haben Klemensiewicz und Heidenhain aus dem Pylorustheil des Magens auf ähnliche Weise Fisteln gebildet, wie Thiry aus Schlingen des Dünndarms. Es gelang, die unter antiseptischen Cautelen operirten Hunde länger als 14 Tage lebendig zu erhalten. Der aus dem Pylorustheil gebildete Blindsack, der mit einer Fistelöffnung nach aussen mündete, sonderte während dieser Zeit einen glashellen alkalischen Schleim ab, der auf Zusatz von Salzsäure Fibrin energisch verdaute, also Pepsin enthielt.

Noch viel weniger als über die Bildungsstätte des Pepsins wissen wir über die der Säure anzugeben. Brücke hat gezeigt, dass die Magendrüsen in der Tiefe nicht sauer reagiren und es ist bis jetzt nicht nachgewiesen, dass eine Art der Drüsenzellen säurebildende Eigenschaft besitzt. Es können auch die Drüsen wohl um so weniger als Säurebildner in Betracht kommen, als ein säurehaltiges Drüsensecret zur Zerstörung der Hauptzellen führen würde. Man fand, dass aus den Chloriden Säure freigemacht werden kann durch Stoffe, welche den in der Blutflüssigkeit enthaltenen sehr nahe stehen, ja sogar durch solche, die im Blute selbst vorkommen. Versetzt man neutral reagirendes Chlorlithium mit alkalisch reagirendem phosphorsauren Natron, so bildet sich ein weisser Niederschlag von Lithiumtriphosphat und es wird Salzsäure frei. Die Flüssigkeit reagirt jetzt sauer. Fügt man zu einer Lösung von Chlorcalcium phosphorsaures Natron, so erhält man gleichfalls eine stark sauer reagirende Lösung, und Maly macht darauf aufmerksam, dass die Einwirkung der Stoffe nicht nach der hergebrachten Gleichung

$$CaCl_2 + Na_2HPO_4 = 2NaCl + CaHPO_4$$

verlaufen kann, sondern dass sie wenigstens theilweise nach folgendem Schema stattfindet:

$$3CaCl_2 + 2Na_2HPO_4 = Ca_3(PO_4)_2 + 4NaCl + 2HCl.$$

Da wir nun durch die Untersuchungen von Pribram und Gerlach wissen, dass im Blute Chlorcalcium vorkommt, so ist die Annahme berechtigt, dass auch hier durch die Einwirkung des phosphorsauren Natrons auf diesen Körper Salzsäure freigemacht werde. Neben diesem Vorgange kann auch durch Einwirkung von saurem phosphorsauren Natron auf das Kochsalz des Blutes Salzsäure entstehen. Die Vorstellung, dass im Blute neben freier Kohlensäure, Hippursäure und anderen Säuren auch freie Salzsäure bestehen kann, stösst nicht auf principielle Bedenken. Da wir nun wissen, dass die Säuren ein viel grösseres Diffusionsvermögen als die übrigen Körper haben und dass an der Spitze sämmtlicher Säuren die Salzsäure steht, so führt Maly das Auftreten der Salzsäure im Magensaft auf einfache Diffusionsvorgänge zurück, und er nimmt an, dass in der Magenschleimhaut ein Diffusionsapparat von solcher Feinheit liege, dass er nur denjenigen Substanzen den Durchtritt gestatte, die mit der grössten Leichtigkeit diffundiren. Er glaubt, dass man auch künstlich aus dem Blute eine verdünnte Salzsäure abdiffundiren könne, sollte es gelingen, Diffusionsapparate von feinster Leistungsfähigkeit zu construiren.

Für die Bildung der Salzsäure durch einfache Diffusion aus dem Blute spricht auch der Umstand, dass die übrigen Bestandtheile des Magensaftes sich ausnahmslos durch eine ausserordentlich grosse Diffusionsfähigkeit auszeichnen, sowohl das Kochsalz als das Chlorkalium, Chlorammonium, Chlorcalcium und die phosphorsauren Salze.

Ueber die Bedingungen, unter denen die Secretion erfolgt, wissen wir nur sehr wenig. Der Magen fastender Thiere enthält keinen Magensaft, die Absonderung erfolgt erst, nachdem die Thiere Nahrung zu sich genommen haben. Vermögen auch mechanische Reize, z. B. Bestreichen der Schleimhaut mit einer Federfahne, eine Absonderung zu bewirken, so haben wir uns doch vorzustellen, dass die Secretion mehr durch den chemischen als den mechanischen Reiz der Nahrungsmittel angeregt wird. Im hohen Grade magensaftbildend sind die Eiweisskörper. Zur Zeit der Absonderung des Saftes ist die mit Pepsindrüsen versehene Abtheilung der Magenschleimhaut stark geröthet; diese Röthung verschwindet nicht mit dem Tode.

Die Absonderung ist vollkommen unabhängig von der Integrität der an den Magen tretenden Nerven; ein directer Nerveneinfluss auf die Secretion konnte bisher nicht nachgewiesen werden.

Schiff fand bei Hunden mit Magenfisteln, dass die Verdauungskraft des Magens unmittelbar nach einer reichlichen Eiweissverdauung fast gleich Null ist, dass sie aber sehr beträchtlich wird, sobald man den Thieren neben Eiweissstoffen ein nur unbedeutendes Quantum anderer Nährstoffe in den Magen bringt. Er schreibt letzteren Körpern eine „peptogene“ Wirkung zu und lässt diese durch eine Anregung der Pepsinsecretion vom Blute aus zu Stande kommen. Als peptogene Substanzen bezeichnet er Dextrin, Brod, Pepton, Leim etc. und er sagt, dass es für die Wirkung gleichgiltig sei, ob diese Körper von der Darmschleimhaut, dem Unterhautbindegewebe oder von den serösen Häuten aus resorbirt oder ob sie direct in's Blut gespritzt werden. Fick hat diese Versuche geprüft und bezeichnet seine Resultate als im schreiendsten Widerspruch stehend mit den Daten Schiff's. Auch v. Unge erhielt durchaus andere Resultate.

VI. Der Bauchspeichel.

Der Bauchspeichel ist das Secret des Pankreas, einer Drüse, die in ihrem Bau den Speicheldrüsen nahe steht, und die bei unseren Haussäugethieren ihren Inhalt durch einen oder durch zwei Ausführungsgänge in den Dünndarm ergiesst; letzteres ist beim Hunde der Fall.

Der Bauchspeichel stellt eine farblose, klebrige, alkalische Flüssigkeit dar, in der farblose Blutkörperchen und sog. Speichelkörperchen suspendirt sind. In letzteren beobachtet man sehr lebhafte Bewegungen kleiner Körnchen. KÜHNE ist es weder mit Pankreassaft noch mit Speichel gelungen, farblose Blutkörperchen in Speichelkörperchen umzuformen. Der Bauchspeichel wird beim Stehen an der Luft nicht allein zähflüssiger (BERNARD), sondern es bilden sich in ihm wahre Gerinnsel und man beobachtet die Abscheidung einer Gallerte und eines dünnflüssigen Theiles (KÜHNE).

Die wichtigsten Bestandtheile des pankreatischen Saftes sind drei Verdauungsfermente, nämlich:

1) ein Eiweissferment (CORVISART),
2) ein diastatisches Ferment (VALENTIN),
3) ein Fettferment, begabt, Fette unter Hydration in fette Säuren und Glycerin zu zerlegen (BERNARD).

Das Eiweissferment kommt in der lebenden Drüse nicht fertig gebildet vor; hier findet sich nur seine Muttersubstanz, das Zymogen, welches unter gewissen Bedingungen das Ferment frei werden lässt (HEIDENHAIN). Diese Abspaltung des Fermentes erfolgt in wässerigen Lösungen, und zwar schneller in der Wärme als bei gewöhnlicher Temperatur. Das Zymogen zerfällt in alkalischer Lösung nur sehr schwer, sehr leicht aber in saurer. KÜHNE hat das Ferment reiner dargestellt als seine Vorgänger und ihm den Namen Trypsin gegeben.

Das Trypsin gehört zu den ungeformten Fermenten und muss aller Wahrscheinlichkeit nach in der Gruppe der Eiweisskörper untergebracht werden. Es ist in Wasser leicht löslich und zerfällt durch einmaliges Aufkochen in wässeriger Lösung in coagulirtes Eiweiss und Pepton. In Alkohol und Glycerin ist das Trypsin unlöslich.

Das diastatische Ferment des Bauchspeichels lässt sich wie die übrigen Drüsenfermente sowohl im Pankreasinfuse als im Drüsensecrete nachweisen. In wirklich reinem Zustande ist es noch unbekannt, doch lehrten DANILEWSKY und COHNHEIM es besser isoliren als es früher möglich war. Das Ferment wird durch Alkohol gefällt, kann lange Zeit unter dieser Flüssigkeit aufbewahrt werden, ohne an Wirksamkeit einzubüssen, ist in Glycerin löslich und hält sich in dieser Lösung unzersetzt.

Am dürftigsten bekannt ist das Fettferment, diejenige Substanz, unter deren Einwirkung Fette in Fettsäuren und Glycerin gespalten werden.

Man gewinnt den Bauchspeichel entweder aus temporären Fisteln, indem man das Secret sofort nach der Einbindung einer Canüle in den Ausführungsgang aufsammelt, oder aus permanenten Fisteln, indem man mit dem Aufsammeln des Saftes erst nach der Einheilung der Canüle beginnt. Einen künstlichen Pankreassaft erhält man durch einen einfachen wässerigen Aufguss der frischen oder unter Alkohol aufbewahrten Drüsensubstanz. Der Bauchspeichel aus permanenten Fisteln zeigt einen grösseren Wassergehalt als der aus temporären.

Bernard und C. Schmidt glaubten, dass dem aus temporären Fisteln gewonnenen Safte das Eiweissferment fehle und dass es sich daher unter diesen Umständen um die Bildung eines pathologischen Secretes handle. O. Bernstein hat aber nachgewiesen, dass auch der Saft aus temporären Fisteln Eiweiss zu verdauen vermag.

C. Schmidt analysirte sowohl den aus bleibenden Fistelöffnungen gewonnenen als den durch einfache Eröffnung des Bauchspeichelganges erhaltenen Saft des Hundes und fand:

Bestandtheile in 1000 Thln.	Saft aus permanenten Fisteln (Mittel aus mehreren Analysen)	Saft aus einer temporären Fistel
Wasser	980,45	900,76
Feste Stoffe	19,55	99,24
Albumin	22,71	90,44
Salze	6,84	8,80
Natrium (an Albumin gebunden)	3,31	0,58
Chlornatrium	2,50	7,35
Chlorkalium	0,93	0,02
Phosphorsaurer Kalk	0,07	0,41
Phosphorsaure Magnesia	0,01	0,12
Phosphorsaures Natron	0,01	—
Calcium	—	0,32
Magnesium	0,01	—

Hoppe-Seyler fand in dem Safte, welcher sich bei einem zur Section gekommenen Pferde in einem Divertikel des Pankreasganges angesammelt hatte:

Wasser	982,530
Albumin	0,222
Ferment, in Wasser nach Alkoholfällung löslich	8,202
Lösliche Salze, hierunter viel phosphors. Natron	8,202
In Wasser unlösliche Salze	0,389

Nachdem Virchow aus Pankreas Leucin und Tyrosin hervorgehen sah und Scherer aus 10 Kilgr. Rindspankreas neben geringen Mengen Xanthin, Hypoxanthin und Guanin 180 Grm. Leucin erhalten konnte, hat man Leucin und Tyrosin vielfach als normale Drüsenbestandtheile hingestellt; allein Kühne wies nach, dass die lebenswarme Drüse diese

Körper nicht enthält und dass man sie als Zersetzungsproducte des Drüsengewebes betrachten müsse.

Die Bildung der specifischen Secretbestandtheile geschieht höchst wahrscheinlich auf Kosten der Drüsensubstanz, wenigstens hat Heidenhain einen fortwährenden Wandel an den Zellen bei ihrer Thätigkeit constatirt. An der Drüsenzelle vermag man zur Zeit der Ruhe eine körnige Innenzone und eine homogene Aussenzone zu unterscheiden, die letztere färbt sich auf Zusatz von Carmin; die andere bleibt ungefärbt. Bei lebhafter Secretion werden die Drüsenzellen kleiner und kleiner und die Körnchenzone schwindet mehr und mehr, während die Aussenzone unverändert bleibt. Nach dem Erlöschen der Absonderung nimmt die Zelle wieder ihren alten Umfang an und zeigt jetzt eine sehr stark entwickelte Innenzone, während die Randzone reducirt erscheint. Erst nach einiger Zeit ist das Verhältniss der beiden Zonen zu einander wieder das alte.

Die Bauchspeicheldrüse secernirt nur zur Zeit der Verdauung in grösserer Menge. Die Absonderung, welche bei hungernden Thieren klein oder fast Null ist, erreicht schon in der ersten Stunde nach der Nahrungsaufnahme eine bedeutende Höhe, in der 2. oder 3. Stunde aber ihr Maximum, fällt dann, steigt in der 5. bis 7. Stunde wieder etwas an, um von da bis gegen die 15. Stunde auf Null herabzusinken (O. Bernstein).

Zur Zeit der Secretion ist die Drüse lebhaft geröthet; diese Färbung weicht nicht mit dem Tode; man kann daher feststellen, ob die Drüse sich unmittelbar vor dem Tode in Thätigkeit befunden hat oder nicht.

O. Bernstein hat umfangreiche Untersuchungen über den Einfluss des Nervensystems auf die Absonderung des Bauchspeichels angestellt; hierbei zeigte es sich, dass die eben beschriebenen regelmässigen Schwankungen in der Absonderungsgeschwindigkeit kaum anders als auf reflectorischen Vorgängen beruhend aufgefasst werden können. Man kann sich diesen Reflex, zu dem der Anstoss durch Reizung gewisser Stellen des Verdauungsapparates gegeben wird, als directe Anregung der Absonderungsthätigkeit oder als Aufhebung einer Hemmung denken. Den ersten und wirksamsten Anstoss zur Absonderung gibt der Eintritt der Speisen in den Magen. Kaum ist der erste Bissen hinunter geschluckt, so fangen die Tropfen aus einer Bauchspeichelfistel schnell zu fliessen an und die Absonderung hat in verhältnissmässig kurzer Zeit ihr Maximum erreicht. Hat die Magenschleimhaut sich an den Reiz gewöhnt, so tritt jetzt eine Verlangsamung der Absonderung ein; es wird aber ein zweites Anwachsen beobachtet, wenn gegen die 5. bis 7. Stunde grössere Mengen des Mageninhaltes in den Dünndarm eintreten.

Durchschneidung des Vagus oder Reizung des peripheren Nervenstumpfes üben keinen Einfluss auf die Secretion aus; Reizung des centripetalen Vagus aber hemmt die Absonderung vollkommen und es beschränkt sich diese Hemmung nicht allein auf die Zeit der Reizung, sondern sie überdauert diese noch sehr erheblich. Auch Brechneigung verlangsamt die Bauchspeichelabsonderung; während des Erbrechens selbst und einige Zeit darüber hinaus steht die Secretion fast ganz still. Es wird daher vom Vagus aus ein hemmender Einfluss auf die Bauchspeichelabsonderung ausgeübt. Nach der Durchschneidung der an das Pankreas tretenden Nerven wird diese Wirkung aufgehoben. Es kann daher die Hemmung nur als ein auf das Pankreas wirkender Reflex aufgefasst werden.

VII. Der Darmsaft.

Der Darmsaft ist das Secret der tubulösen Lieberkühn'schen und acinösen Brunner'schen Drüsen und stellt eine farblose, dünnflüssige und alkalische Flüssigkeit dar, die neben nicht erheblichen Mengen von Eiweisskörpern anorganische Salze und sehr wahrscheinlich auch ein diastatisches Ferment enthält. Ein eiweissverdauendes Ferment kann dem Darmsaft nicht zugeschrieben werden.

Thiry zog das folgende Verfahren in Anwendung, den Darmsaft möglichst rein zu gewinnen. An jungen kräftigen Hunden wird in der Linea alba die Bauchwandung so gespalten, dass man ohne Schwierigkeit mit zwei Fingern in die Bauchhöhle gelangen und eine Darmschlinge hervorziehen kann. Das Darmstück wird vollständig durchschnitten und das eine Schnittende mittelst der gekreuzten Darmnath verschlossen. Indem das andere Schnittende durch einen Haken in der Bauchhöhle zurückgehalten wird, hebt man den Darm mit zugeschnürtem Ende hervor und schneidet von diesem mit Schonung des Mesenteriums ein nicht zu kleines Stück ab. Während man nun das abgeschnittene Darmstück mit dem zugenähten Ende nach vorn in die Bauchhöhle zurückbringt und sein offenes Ende mit einem Haken festhalten lässt, schreitet man zur sorgfältigen Vereinigung der freien Schnittenden des Darmes, wodurch die Continuität des Darmrohres wiederhergestellt wird. Nach Reponirung der Darmschlinge vereinigt man die freie Mündung des blindsackförmigen Darmstückes mit den Wundrändern. Schon nach 14 Tagen ist die Heilung so weit beendet, dass die Fistel zu Versuchen benutzt werden kann.

Um die Absonderung des Darmsaftes in der Thiry'schen Fistel hervorzurufen, genügt es, die Schleimhaut des Darmstückes mechanisch zu reizen. Auf diese Weise kann man von 30 □ cm. Darmfläche etwa 4 Grm. Darmsaft in der Stunde erhalten.

Thiry hat gefunden, dass der so gewonnene Darmsaft mit grosser Leichtigkeit Amylum in Traubenzucker umwandelt, dass er hingegen Albuminate mit alleiniger Ausnahme des Fibrins unverändert lässt; letzteres wurde nach längerer Einwirkung gelöst. Diese fibrinlösende Wirkung ist wahrscheinlich nicht von der Anwesenheit eines Eiweissfermentes abhängig, sondern auf Fäulnissprocesse zurückzuführen. Glycerinauszüge der Darmschleimhaut zeigen keine Einwirkung auf Eiweissstoffe (Eichhorst).

Ueber den Modus der Absonderung des Succus entericus ist uns Näheres nicht bekannt.

VIII. Der Schleim.

Von allen Schleimhäuten, gleichgiltig ob sie mit Schleimdrüsen versehen sind oder nicht, wird Schleim abgesondert.

Der Schleim stellt eine fadenziehende, durchsichtige, alkalisch reagirende Flüssigkeit dar, die neben ca. 95 % Wasser anorganische Salze, geringe Mengen von Eiweiss und mehr oder weniger erhebliche Quantitäten eines eigenthümlichen Körpers, **Mucin**, enthält. Ausserdem können im Schleim noch Epithelzellen und farblose Blutkörperchen nachgewiesen werden.

Das Mucin ertheilt dem Schleim seine eigenthümliche Consistenz. Es ist ein in Wasser stark aufquellender Körper, der beim Kochen nicht coagulirt, wohl aber durch Alkohol und Essigsäure gefällt wird. Auch Mineralsäuren fällen den Körper, lösen ihn aber wieder, sobald sie im Ueberschuss zugesetzt werden.

Das Mucin entsteht durch „schleimige Degeneration" der Zellen der Schleimdrüsen sowohl als derjenigen der Epithelien der Schleimhäute.

Der Schleim schützt die Schleimhäute vor mechanischen und chemischen Insulten.

Ein Einfluss des Nervensystems auf die Schleimbildung konnte bis jetzt nicht nachgewiesen werden.

IX. Die Thränenflüssigkeit.

Die Thränenflüssigkeit wird von den Thränendrüsen abgesondert, die ganz analog den Schleimdrüsen eingerichtet sind. Man kann sich die Thränenflüssigkeit als einen sehr wässerigen Schleim vorstellen, der auf 99 % Wasser kleine Mengen von Mucin und Eiweiss sowie Salze enthält.

Die Thränen werden beständig abgesondert und schützen die vordere Augenfläche vor Wasserverlust. Durch die Thränenkanälchen werden sie in den Thränengang und von hier in die Nasenhöhle geführt, wo sie sich dem Nasenschleime beimengen.

Die Thränenabsonderung steht höchst wahrscheinlich unter Nerveneinfluss, wenigstens hat man durch directe Reizung des Nervus lacrymalis eine vermehrte Secretion hervorrufen können. Psychische Affecte scheinen bei unseren Thieren von keiner erheblichen Einwirkung auf die Absonderung der Thränen zu sein, wenigstens erfolgt hier keine so starke Absonderung, dass die Thränenkanälchen das Secret nicht mehr fortzuführen vermögen und dass jetzt ein Hervorstürzen der Flüssigkeit in Form von Thränen beobachtet wird.

X. Der Schweiss.

Der Schweiss ist das Absonderungsproduct der tubulösen Schweissdrüsen, deren Ende knäuelförmig geworden in der Subcutis liegt und die bei allen unseren Hausthieren in einer mehr oder weniger starken Entwicklung vorkommen. Auch der Hund besitzt zahlreiche Schweissdrüsen; die in den Sohlenballen gelegenen sind sehr stark.

Der Schweiss stellt eine klare Flüssigkeit von saurer Reaction dar, welche neben sehr vielem Wasser flüchtige fette Säuren (Ameisen-, Essig-, Butter-, Proprionsäure etc.), kleine Mengen Fett, Spuren von Harnstoff und unbedeutende Quantitäten von anorganischen Salzen enthält.

Die Absonderung des Schweisses geschieht nicht durch einfache Transsudationen aus dem Blute. Schon der Gehalt des Schweisses an Fett und fetten Säuren spricht dafür, dass bei der Secretion eine eigenthümliche Thätigkeit der Drüsenzellen in Betracht kommt. Wiesen schon ältere Beobachtungen, besonders der einseitige Schweiss am Halse des Pferdes nach Durchschneidung des Sympathicus, auf eine Betheiligung des Nervensystems an der Schweisssecretion hin, und hat schon GOLTZ nach Reizung des Nervus ischiadicus Schwitzen beobachtet, so hat doch erst LUCHSINGER nachgewiesen, dass die Thätigkeit der Schweissdrüsen an eine Reizung besonderer Nerven geknüpft ist.

LUCHSINGER stellte für die Schweisssecretion an den hinteren Extremitäten Folgendes fest: Legt man jungen Katzen (diese schwitzen an den haarlosen Stellen ihrer Pfoten äusserst leicht) den Nervus ischiadicus bloss und reizt ihn in kleinen Intervallen mit tetanisirenden Strömen, so beobachtet man an der gereizten Gliedmasse ein starkes

Hervortriefen von Schweiss, das sich mindestens $^1/_2$ Stunde hindurch immer wieder erneuert, so oft man auch den gebildeten Schweiss abwischt. Wie bei der Speichelabsonderung, so kann man auch bei der Schweissbildung noch nach völliger Sistirung des Blutstromes eine erhebliche Secretion beobachten und man vermag selbst an frisch amputirten Gliedmassen noch 15 bis 20 Minuten hindurch eine Schweissabsonderung zu unterhalten. Diese anhaltende Secretion nach der Ausschaltung des Blutstromes schliesst den Einwand völlig aus, dass man es hier mit einer Austreibung von bereits fertig gebildetem Schweisse zu thun habe, welche unter dem Einflusse der von Kölliker entdeckten glatten Muskulatur der Schweissdrüsenwandung erfolge. Bringt man eine Katze, der man an einer Extremität den Nervus ischiadicus durchschnitten hat, in einen stark erwärmten Raum, so beginnt das Thier an drei Pfoten lebhaft zu schwitzen, während an der Pfote mit durchschnittenem Nerven auch nicht die Spur von Schweiss beobachtet wird und auch durch Auspressen dieser Pfote kein Schweiss hervorgetrieben werden kann. Ein gleich negatives Resultat beobachtet man nach Zunahme der Spannung in den Capillaren durch Unterbindung der Vena iliaca. Aus diesen Versuchen müssen wir schliessen, dass das Schwitzen eine ächte Secretion ist, die ihr Analogon etwa in der Speichelsecretion findet, und dass das Schwitzen durch Erregung bestimmter Secretionsnerven („Schweissnerven") ausgelöst wird. Die Schweissnerven erhalten ihre Erregungen während des Lebens von bestimmten Stellen des Centralnervensystems aus und verharren in Ruhe, sobald man sie aus ihrer Verbindung mit diesen Stellen („Schweisscentra") gebracht hat. Die Schweissnerven der Hinterpfote haben nicht gemeinsamen Ursprung mit den sensiblen und motorischen Fasern der Extremität, denn weder durch Reizung der vorderen noch der hinteren Wurzeln des Lendenmarkes kann man Schwitzen hervorrufen, wohl aber gelingt dieses, sobald man den Bauchstrang des Sympathicus reizt. Die Schweissnerven, die eine lange Strecke weit mit den Fasern des Nervus ischiadicus verlaufen, stammen daher aus dem Sympathicus. Die Schweisscentren für die Hinterpfote liegen im hinteren Theil des Brustmarks und im Lendenmark. Durchschneidet man das Rückenmark zwischen dem 8. und 9. Brustwirbel, so vermag man noch Schwitzen zu beobachten, aber es fehlt dieses völlig, sobald man den hinteren Theil des Brustmarks und das Lendenmark zerstört hat. Eliminirt man den Einfluss des Gehirns auf die Schweisscentren der Hinterpfote mittelst Durchschneidung des Rückenmarks oberhalb der Schweisscentren oder durch Ausrottung der Grosshirnhemisphären oder endlich durch Abtödtung des Gehirns mittelst Unterbindung der vier Halsarterien, so kann man jetzt studiren, welche Einflüsse direct erregend auf die Schweisscentra wirken. Hierbei findet man, dass künstliche Erwärmung des Blutes über die Norm, Erhitzen der Thiere, gesteigerte Venosität des Blutes und Vergiften der Thiere mit Nicotin mächtige directe Reizmittel für die Schweisscentren sind.

Auch psychische Erregungen, Schreck, Angst etc. erregen die Centra. Luchsinger hat auch noch ein reflectorisches Schwitzen auf Reizung sensibler Nerven beobachtet, doch sind die Resultate der hierüber angestellten Versuche nur wenig constant gewesen.

XI. Der Hauttalg.

Der Hauttalg ist das Product der Talgdrüsen und bildet eine halbflüssige schmierige Masse, welche neben Wasser Fette, Fettsäuren, Cholesterin, Eiweiss und Salze enthält. Die Talgdrüsen münden entweder in Haarbälge ein oder ihre Ausführungsgänge treten frei auf die äussere Haut. Dementsprechend ölt ihr Secret entweder die Haare ein oder es überzieht die äussere Haut und schützt diese vor der nachtheiligen Einwirkung von Flüssigkeiten (Meibom'sche Drüsen, Drüsen an den weiblichen Genitalien etc.).

Von ähnlicher Bedeutung und Zusammensetzung sind der Fettschweiss der Schafe und das Ohrenschmalz.

XII. Die Milch.

Die Milch ist das Secret der Milchdrüsen und wird in der Regel nur von weiblichen Thieren und von diesen nur in der letzten Zeit der Trächtigkeit und nach der Geburt abgesondert; in seltenen Fällen wird auch in den verkümmerten Drüsen männlicher Thiere Milch gebildet (besonders häufig ist dieses bei den Ziegenböcken beobachtet). Die Milch stellt keine homogene Flüssigkeit dar, sondern sie ist eine Emulsion; in ihr sind ausserordentlich zahlreiche körperliche Elemente fettiger Natur suspendirt, welche als Milchkügelchen bezeichnet werden. Die Milchkügelchen sind von verschiedener Grösse; die grössten besitzen einen Durchmesser von 0,01 bis 0,03 Mm., den kleinsten kommt eine kaum messbare Grösse zu. Die Milchkügelchen bedingen die undurchsichtige Beschaffenheit der Milch. Sowohl die Flüssigkeit der Milch als die in ihr suspendirten Körperchen sind ungefärbt; die Milch besitzt deshalb wie jede Fettemulsion eine weisse Farbe. Die Milch hat einen angenehmen süsslichen Geschmack und im frischen Zustande einen eigenthümlichen Geruch. Ihr specifisches Gewicht schwankt zwischen 1,018 und 1,040; dasjenige normaler Kuhmilch soll 1,029 bis 1,030 betragen.

Lässt man frische Milch in einem Gefässe ruhig stehen, so beobachtet man nach einiger Zeit auf der Oberfläche der Flüssigkeit eine dicke, gelbweisse Schicht, den Rahm. Die eigenthümliche Beschaffenheit dieser Schicht wird durch zahlreiche grosse Fetttröpfchen bedingt, welche wegen ihres geringeren spec. Gewichtes in die Höhe stiegen. Abgerahmte Milch hat eine bläulich-weisse Farbe. Aus dem Rahm — seltener auch aus der frischen Milch — bereitet man Butter, indem man die Milchkügelchen durch mechanische Erschütterungen zum Zusammenballen bringt. Durch den Process des Butterns verliert der Rahm oder die Milch den grössten Theil des Fettes; der Rückstand wird als Buttermilch bezeichnet.

Neben den Milchkügelchen enthält die Milch an Formbestandtheilen noch die sog. Colostrumkörperchen. Dieses sind grössere Gebilde, welche nicht selten einen Durchmesser von $^1/_{20}$ Mm. erreichen. Sie finden sich besonders reichlich in dem unmittelbar vor und einige Tage nach der Geburt gebildeten Drüsensecrete; nach einiger Zeit verschwinden sie. Die Colostrumkörperchen sind kugeliche, Fetttröpfchen enthaltende Epithelzellen, die sich in verschiedenen Stadien der Verfettung und des Zerfalls befinden. Sie werden von den Drüsenbläschen abgestossen. Die in der Milch schwimmenden Colostrumkörperchen sind noch im Stande, ihre Fettkügelchen auszutreiben (Stricker).

Die Reaction der Milch ist durchaus nicht immer alkalisch, zuweilen ist sie neutral, nicht selten sauer. Die Ursachen der sauren Reaction hat man auf das Vorhandensein freier Milchsäure zurückgeführt (Berzelius, Hoppe-Seyler). Andere haben sie mit dem Vorkommen von saurem phosphorsauren Natron in Verbindung gebracht (Lehmann, Rollet), wieder Andere führten sie auf den Kohlensäuregehalt der Milch zurück. Wahrscheinlich wirken mehrere dieser Ursachen ein, und es dürfte wohl auch die saure Reaction des Caseïns nicht ohne Einfluss sein. Die Bestandtheile der Milch sind: Wasser (85 bis 90 %), Caseïn, Albumin; Fette, Milchzucker, Lecithin und Salze; ausserdem enthält sie stets nicht unerhebliche Mengen Kohlensäure und kleine Quantitäten von Sauerstoff und Stickstoff.

Die erste Milch nennt man das Colostrum. Dieses zeigt grosse Abweichungen von der Beschaffenheit der normalen Milch; seine Farbe ist dunkelgelb bis braungelb und es besitzt eine so zähe Consistenz, dass es kaum aus dem Glase fliesst. Nach kurzem Stehen überzieht es sich häufig mit einer festen Decke. In seiner chemischen Zusammensetzung steht das Colostrum den Transsudaten näher als der Milch.

Das Caseïn und die Gerinnung der Milch.

Die Milch enthält 3 bis 5 % eines eigenthümlichen Körpers, der unter ihren eiweissartigen Bestandtheilen die erste Stelle einnimmt, das Caseïn.

Das Caseïn ist in Wasser unlöslich, leicht löslich dagegen in verdünnten Säuren und Alkalien. Rochleder beobachtete zuerst, dass Caseïn ein mit Wasser befeuchtetes Lakmuspapier stark roth färbt und dass der Körper im Stande sei, beim Eintragen in Wasser, welches fein vertheilten kohlensauren Kalk enthält, Kohlensäure auszutreiben. Millon und Commaille glaubten diese Fähigkeit auf Verunreinigung des Caseïns mit der zu seiner Ausfällung benutzten Säure zurückführen zu müssen, allein Hammarsten zeigte, dass Caseïn, welches durch Ausfällen mit Schwefelsäure gewonnen wird, zwar mit grosser Zähigkeit Säure zurückhält, dass es aber nichtsdestoweniger durch mehrtägiges Auswaschen ganz frei vom Fällungsmittel zu erhalten ist, und dass es auch jetzt blaues Lakmuspapier stark röthet und deshalb die Eigenschaft einer Säure besitzt.

Nach einer älteren Ansicht (Scherer, Lieberkühn, Soxhlet) sollte Caseïn identisch sein mit dem Kalialbuminat; es lernten aber Hoppe-Seyler und Lubavin das phosphorhaltige Nucleïn als regelmässigen Bestandtheil des Caseïns kennen und es ist daher das Caseïn als eine Verbindung des Albumins mit dem Nucleïn, als ein Nucleoalbumin, aufzufassen. Kalialbuminat und Caseïn verhalten sich dem Labferment gegenüber sehr verschieden; Caseïnlösungen coaguliren auf Zusatz von Lab sehr schnell, während Kalialbuminat erst nach langer Zeit in Flocken ausfällt. Noch grössere Differenzen treten in dem Verhalten beider Körper zu Pepsin auf; während Kalialbuminat von Pepsin in saurer Lösung sehr schnell zu einer völlig klaren Flüssigkeit verdaut wird, widersteht ein Theil des Caseïns (das Nucleïn) der Pepsinverdauung vollkommen. Als weitere Differenz zwischen beiden Körpern hat noch Al. Schmidt angegeben, dass das Caseïn nach Entziehung seines ganzen Alkalis durchaus nicht unlöslich wird, sich also auch in dieser Hinsicht völlig verschieden vom Alkalialbuminat verhält.

Die Gerinnung der Milch knüpft sich an die Anwesenheit des Caseïns. Alle Einflüsse, welche das Caseïn der Milch unlöslich machen, rufen eine Gerinnung hervor.

Fügt man der Milch Säuren zu, so bleibt sie so lange unverändert, als der Säuregrad eine mässige Concentration nicht überschreitet; geschieht dieses aber, so tritt sofort Gerinnung ein. Die Erscheinung, dass die Milch bis zu einem gewissen Grade angesäuert werden kann, ohne einen Niederschlag zu geben, wird gewöhnlich durch die Anwesenheit von Alkaliphosphaten erklärt. Man sagt nämlich, dass die zugefügte Säure dem in der Milch vorhandenen phosphorsauren Alkali einen Theil seiner Basis entzöge, wodurch dieses in saures Salz übergeführt werde und dass erst dann Gerinnung eintrete, wenn nach der Umwandlung alles phosphorsauren Alkalis in saures Salz noch ein Zusatz weiterer Säure erfolge (Rollet, Soxhlet). Allein Hammarsten zeigte, dass auch ganz salzfreie Caseïnlösungen bis zu einem gewissen Grade angesäuert werden können, ohne dass sie ihre Löslichkeit einbüssen. Das durch geringen Säureüberschuss gefällte Caseïn löst sich bei weiterem Säurezusatz wieder auf.

Auf dem Fällen des Caseïns durch Säuren beruht auch die sogenannte spontane Milchgerinnung. Diese tritt ein, sobald die Milch längere Zeit bei Luftzutritt stehen bleibt und wird dadurch bedingt, dass der in der Milch enthaltene Milchzucker durch fermentative Processe in Milchsäure übergeführt wird. Während kleine Quantitäten von Milchsäure von keinem Einflusse auf die Gerinnung sind, wirkt dieser Körper wie jede andere Säure, sobald er in genügender Menge gebildet ist.

Ganz anderer Natur ist die durch Lab bewirkte Gerinnung der Milch. Das Lab stellt ein im Magen jüngerer Thiere, besonders im Labmagen der Kälber, vorkommendes Ferment dar, welches durch Extraction der gereinigten Magenschleimhaut mit einer 0,1 % Salzsäure gewonnen werden kann. Eine vollkommene Trennung des Labs von dem Pepsin ist sehr schwer zu erreichen; Hammarsten vermochte durch fractionirte Fällung mit Bleizucker das Pepsin ziemlich vollständig niederzureissen, während ein Theil des Labs in Lösung blieb. Kaustische Alkalien zerstören das Ferment, in sauren Lösungen wird es durch Kochen vernichtet, während es in Berührung mit Alkalien ein einmaliges Aufkochen ohne Nachtheil erträgt. Lablösungen bewirken in kürzester Frist eine Gerinnung der Milch, ohne dass eine Bildung von Säure erfolgte (süsse Molken). Der durch Einwirkung des Labs gebildete Käsestoff zeigt äusserlich eine grosse Verschiedenheit von dem durch Säuren gefällten Caseïn; während ersterer ein zusammenhängendes festes Coagulum von sehr elastischer Beschaffenheit bildet, stellt dieses einen flockigen Niederschlag dar, der sich langsam zu Boden senkt. Der durch Lab erzeugte Niederschlag ist schwerer löslich als der durch Säuren entstandene.

Unterwarf Al. Schmidt Milch der Dialyse, so raubte er ihr die Eigenschaft, auf Zusatz von Lab zu gerinnen, trotzdem das Caseïn in seiner ganzen Menge anwesend war. Weiter fand er, dass eine Caseïnlösung, welche durch Fällen der Milch mit einer Säure, nachheriges Lösen des Niederschlages in Natronlauge und Neutralisiren mit Phosphorsäure erhalten war, durch Lab nicht verändert wurde. Endlich beobachtete Hammarsten, dass die Wirkung des Labes nur innerhalb bestimmter Concentrationen der Milch zu Stande komme; während kleine Wasserzusätze von keinem erheblich nachtheiligen Einfluss waren, verzögerte der Zusatz eines gleichen Volumens Wasser die Gerinnung ganz bedeutend und eine Mischung von 2 Volumen Wasser und 1 Volumen Milch gerann durch Lab überhaupt nicht mehr. Aus diesen Beobachtungen geht hervor, dass bei der Labgerinnung neben dem gelösten Caseïn noch ein anderer Körper in einer bestimmten Concentration vorhanden sein muss, ein Körper, der bei der Dialyse in das Diffusat tritt, der beim Ausfällen des Caseïns mit Säuren vom Caseïn getrennt wird und der beim Verdünnen der Milch mit Wasser in seiner Concentration so erhebliche Veränderungen erfährt, dass seine Wirkung lahm gelegt wird. Es zeigte sich nun, dass diese gerinnungshemmende Wirkung von den K a l k s a l z e n ausgeübt wird; man war im Stande, die durch Dialyse oder durch Ausfällen gerinnungsunfähig gemachte Milch durch Zusatz von etwas Kalk und darauf folgende Neutralisation mit Phosphorsäure wieder gerinnungsfähig zu machen (das Gleiche liess sich natürlich auch durch Zufügen des Diffusates oder des Filtrates zum Caseïn bewirken) und man vermochte der mit Wasser verdünnten Milch durch Zufügen von Kalksalzen sofort ihre Gerinnungsfähigkeit mit Lab wieder zu geben. Hammarsten zeigte, dass die gerinnungsvermittelnde Wirkung der Kalksalze nur innerhalb bestimmter Concentrationsgrade zur Geltung kommt und dass das Chlorcalcium von allen Salzen die vortheilhafteste Wirkung ausübt; die beste Concentration dieses Salzes liegt zwischen 0,1 und 0,5 %.

Lösungen von ganz reinem Caseïn haben ihre Coagulationsfähigkeit für Lab eingebüsst; sie erhalten dieselbe aber wieder, sobald man sie mit Kalkwasser versetzt und nun mit sehr verdünnter Phosphorsäure neutralisirt. Aus dem Verhalten der Caseïnlösung auf Zusatz von Kalk und Phosphorsäure erhellt, dass das gelöste Caseïn die Fähigkeit hat, das Calciumphosphat in Lösung zu erhalten. Ob das Caseïn hierbei eine Verbindung mit den Kalksalzen eingeht und ob nur diese bestimmte Verbindung durch Lab ausgefällt werden kann, ist nicht festgestellt.

Das Lab übt also eine viel beschränktere Wirkung aus als die Säuren, denn während letztere Caseïn ohne Mitwirkung eines anderen Körpers auszufällen vermögen, tritt die Labgerinnung nur dann ein, wenn gleichzeitig eine gewisse Menge von Kalksalzen zugegen ist.

Bedient man sich bei der Labgerinnung ganz reiner Caseïnlösungen, so kann man nach Entfernung des Coagulums in der Flüssigkeit noch zwei Eiweisskörper antreffen; der eine ist etwas gelöstes Caseïn und wird durch vorsichtigen Zusatz von Säuren ausgefällt, der andere hingegen gibt mit Alkali und Kupfersulphat nicht mehr die den wahren Eiweisskörpern zukommende violette, sondern die weinrothe Färbung des Peptons (Hammarsten). Beim Auftreten des letzteren Körpers könnte man an eine Beimengung vorgebildeten Peptons aus der Milch denken, allein auch bei der Benutzung vollkommen peptonfreien Caseïns erhält man die erwähnte Reaction. Das Auftreten von Pepton kann auch nicht auf eine Verunreinigung des Labes mit Pepsin zurückgeführt werden, denn der Körper entsteht nicht allein in sauren Lösungen, sondern auch bei alkalischer Reaction.

Bei der spontanen Gerinnung sowohl als bei derjenigen durch Lab ist die Temperatur der Milch nicht ohne erheblichen Einfluss auf die Schnelligkeit des Vorganges. Je höher die Temperatur ist, desto schneller erfolgt der Gerinnungsprocess. Besonders gilt das für die spontane Gerinnung; Jedermann weiss, dass spontan gesäuerte Milch, die bei gewöhnlicher Temperatur noch flüssig ist, gerinnt, sobald sie auf eine höhere Temperatur gebracht wird.

Durch Kochen erleidet das Caseïn hinsichtlich seines Verhaltens zu Lab keinerlei Veränderungen.

Nach Kemmerich soll sich in der Milch das Caseïn auf Kosten des Albumins vermehren können, wenn man die Flüssigkeit gleich nach dem Melken bei 37 bis 40° digerirt; diese Vermehrung ist aber eine so unbedeutende (ca. 0,2 %), dass sie unzweifelhaft innerhalb der Fehlergrenzen der Untersuchungsmethode liegt. Mehr Halt scheint die Vermehrung des Fettes auf Kosten der Eiweisskörper zu haben (Blondeau, Kemmerich), wie wohl auch über diesen Gegenstand die Acten noch nicht ganz geschlossen sein dürften.

Anderweitige Eiweisskörper.

Neben dem Caseïn enthält die Milch auch einen durch Hitze gerinnenden Eiweisskörper, der in allen seinen Eigenschaften mit dem Serumalbumin übereinstimmt. Während man diesen Körper früher nur vorübergehend in der Milch anwesend sein liess, erkannte Hoppe-Seyler, dass er ein constanter Bestandtheil sei. Der Gehalt der Milch an Albumin beträgt durchschnittlich 0,5 %; in dem unmittelbar nach der Geburt gewonnenen Colostrum ist er aber weit reichlicher vertreten. Crusius theilt über diese Verschiedenheiten folgende Tabelle mit:

Unmittelbar nach der Geburt . .	15,5 %	Albumin.
1. Tag „ „ „ . .	13,7 „	„
2. „ „ „ „ . .	10,0 „	„
3. „ „ „ „ . .	8,6 „	„
4. „ „ „ „ . .	5,1 „	„
5. „ „ „ „ . .	3,4 „	„
6. „ „ „ „ . .	2,0 „	„
14. „ „ „ „ . .	1,6 „	„
28. „ „ „ „ . .	0,7 „	„

Neben dem Serumalbumin ist in der Mehrzahl der Fälle auch Pepton in der Milch nachzuweisen. Hinsichtlich der Abstammung dieser beiden Körper ist zu bemerken, dass dieselben höchst wahrscheinlich einfach aus dem Blute transsudirt und nicht in der Drüse selbst gebildet worden sind.

Man hat der Milch noch zwei andere Eiweisskörper zugeschrieben, das Lactoproteïn (Millon und Commaille) und die Albuminose (Bouchardat und Quevenne) oder das Galactin (Morin); neuere Untersuchungen haben aber dargethan, dass diese Körper mit dem Pepton identisch sind.

Fett und Rahm.

Das Fett ist in der Milch in Form der oben beschriebenen mikroskopisch kleinen Kügelchen suspendirt, die man als Milchkörperchen bezeichnet hat. Der Fettgehalt der Milch kann im Durchschnitt auf 3 bis 3,5 % veranschlagt werden; er schwankt zwischen 2,5 und 5,5 %.

Heintz fand in dem Fett folgende Säuren: Butter-, Capron-, Capryl-, Caprin-, Myristin-, Palmitin-, Stearin-, Oleïn- und Butinsäure. Als Hauptfette treten stets Palmitin, Stearin und Oleïn auf. Da diese in einem grossen Schwankungen unterworfenen Mengenverhältnisse vertreten sind und bekanntlich in ihrem Verhalten grosse Verschiedenheiten zeigen, so kann es nicht überraschen, dass die Butter weder einen constanten Schmelzpunkt noch ein bestimmtes specifisches Gewicht besitzt. Je mehr Stearin und Palmitin die Butter enthält, desto höher, je mehr Oleïn in ihr vorhanden ist, desto niedriger liegt ihr Schmelzpunkt; Schwankungen des Schmelzpunktes zwischen 32 und 37,5° gehören zur Norm. Beim Ranzigwerden zersetzen sich die Fette unter dem Auftreten flüchtiger Fettsäuren; aus dem Glycerin bildet sich dabei Acroleïn und Ameisensäure.

Man hat geglaubt, dass die Milchkügelchen nicht frei in der Milch suspendirt, sondern von einer festen Hülle umgeben sind, und hat für diese Anschauung hauptsächlich das Verhalten der Milch zu Aether geltend gemacht. Schüttelt man nämlich Milch mit Aether, so gehen die Kügelchen nur dann in Lösung, wenn man gleichzeitig Kalilauge zugefügt hat. Die Milchkügelchen haben indessen keine feste Hülle, sondern höchstens eine flüssige Caseïnhülle, die dadurch entstanden ist, dass sich das Caseïn in Folge der Flächenattraction der Kügelchen in der Nachbarschaft dieser Gebilde in einem zähflüssigeren Aggregatzustande befindet als anderwärts. Nicht eine feste Hülle wird durch die Kalilauge zerstört, sondern das Caseïn, welches nach allen unseren Erfahrungen in der Milch nicht in einem gelösten, sondern in einem stark gequollenen Zustande vorhanden ist, muss erst in eine Lösung übergeführt werden, ehe die Fetttröpfchen dem Aether zugänglich werden. Wären die Milchkügelchen von einer festen Hülle umgeben, so müsste dieselbe nach der mechanischen Zertrümmerung der Körperchen zu Gesicht kommen, was aber nicht der Fall ist. Für das Vorkommen des Caseïns in dem bereits besprochenen Aggregatzustand spricht besonders der Umstand, dass bei der Filtration von Milch durch einen porösen Thoncylinder kein Caseïn durch die Thonwand hindurchdringt, während wirklich gelöste Eiweisskörper (Natronalbuminat) sich leicht filtriren lassen (Zahn).

Vermöge ihrer geringeren specifischen Schwere steigen die Fettkügelchen beim Stehen der Mich an die Oberfläche und bilden daselbst in Begleitung anderer Milchbestandtheile den sogenannten Rahm. Naturgemäss steigen die grössten Körperchen zuerst in die Höhe, während von den kleinsten selbst bei lange fortgesetztem Aufrahmen noch eine erhebliche Anzahl in der Milch suspendirt bleibt. Das Aufrahmen geht um so schneller vor sich, einen um so kleineren Weg die Milchkügelchen zurückzulegen haben, also je niedriger die Milchschicht ist. Von Wichtigkeit ist es, für eine constante Temperatur der abzurahmenden Milch Sorge zu tragen. Finden sich nämlich Differenzen in der Temperatur zwischen der Milch und der Aussenwelt vor, so finden fortwährend Strömungen, eine Vermischung der kälteren mit den wärmeren Flüssigkeitsschichten statt, bis die ganze Milch die Temperatur der Aussenwelt angenommen hat; durch diese Strömungen wird aber das Aufsteigen der Milchkörperchen beständig unterbrochen und die Rahmbildung geschieht in Folge dessen unvollkommen und langsam. Da die Milch in der Wärme ein grösseres Volumen einnimmt als in der Kälte, so wird dem Rahme, der nicht allein aus Fettkügelchen, sondern auch aus Milchserum besteht, um so weniger Serum anhaften, je weiter die Molecüle der Flüssigkeit gelagert sind, d. h. je wärmer die Milch ist. Der bei einer höheren Temperatur gewonnene Rahm hat daher bei einem kleineren Volumen einen grösseren Fettgehalt, als der in der Kälte gewonnene. Der Fettreichthum nimmt mit der Zunahme der Temperatur nicht allein relativ, sondern auch absolut zu; die abgerahmte Milch enthält ein um so kleineres Quantum Fett, je höher die Temperatur beim Aufrahmen war.

Horsfall erhielt bei einer Temperatur von + 2,6° aus 16 Quart Milch 16 Unzen Butter, bei 5,8° aber 21 Unzen Butter und bei 10,2° 26 bis 27 Unzen.

Voelker fand in 4 Fällen den Rahm von folgender Zusammensetzung:

	I	II	III	IV
Wasser	74,16	64,80	56,59	61,67
Fett	18,18	25,40	31,57	33,43
Caseïn	2,69	} 7,61	8,44	{ 2,62
Zucker	4,08			1,56
Salze	0,59	2,19	3,49	0,72

Voelker gewann aus 12 Liter Rahm ca. 9 Kilgr. Butter.

Jede abgerahmte Milch enthält noch Fett, das Quantum desselben ist nicht unerheblich, wenn das Aufrahmen bei sehr niedriger Temperatur geschieht. Die abgerahmte Milch hat ein höheres specifisches Gewicht als die frische; während das der letzteren durchschnittlich 1,030 beträgt und bei sehr erheblichem Fettgehalt wohl auf 1,028 heruntergeht, hat die abgerahmte Milch nicht selten ein Gewicht von mehr als 1,037.

Eine abgerahmte Milch zeigte folgende Zusammensetzung:

Wasser	89,65
Fett	0,79
Caseïn	3,01
Zucker	5,72
Salze	0,83

Milchzucker.

Der Milchzucker, die Lactine Thenard's, ist ein dem thierischen Organismus eigenthümliches Kohlehydrat. Er findet sich nur in der Milch, deren Menge an diesem Bestandtheil durchschnittlich 4,5 % beträgt, doch kommen Schwankungen von 3 bis 7 % vor. Er ist derjenige Bestandtheil der Milch, dessen Menge am wenigsten von äusseren Umständen abhängig ist.

Der Milchzucker ist in den Molken gelöst, die man entweder nach dem spontanen Gerinnen der Milch (saure Molken) oder nach der Behandlung des Secretes der Brustdrüsen mit Lab (süsse Molken) erhält. Man gewinnt ihn aus dieser Lösung, indem man sie so weit einengt, bis sich Krystalle auf ihrer Oberfläche auszuscheiden beginnen und jetzt die Flüssigkeit einige Zeit ruhig stehen lässt.

Der Körper krystallisirt in rhombischen Prismen, welche in 5 bis 6 Theilen kaltem und in 3 Theilen kochendem Wasser löslich sind, also im Vergleiche mit den übrigen Zuckerarten eine sehr geringe Löslichkeit besitzen.

Für das spontane Gerinnen der Milch bedeutsam ist die Fähigkeit des Milchzuckers Milchsäure zu bilden; 1 Molecül Zucker lässt 4 Molecüle Säure entstehen:

$$C_{12} H_{22} O_{11} + H_2 O = 4 (C_3 H_6 O_3).$$

Lässt man Milch ruhig stehen, so beginnt nach kurzer Zeit die Bildung der Milchsäure; dieselbe entzieht zunächst dem phosphorsauren Alkali einen Theil seiner Base und es entsteht milchsaures Alkali neben sauren Salzen; ist alles phosphorsaure Alkali in saure Salze übergeführt, so tritt bei einer weiteren Entwicklung der Milchsäure bald Gerinnung auf.

Bringt man zwei Gläser, das eine mit Milch, das andere mit einer reinen Milchzuckerlösung gefüllt, an denselben Ort, so enthält das erste Gefäss nach einigen Tagen so viel Milchsäure, dass die Milch zum Gerinnen gebracht wird, während die Milchzuckerlösung um diese Zeit noch keine Spur von Säuerung zeigt. Durch dieses Verhalten wird es wahrscheinlich, dass die Milch einen besonderen Körper enthält, der die schnelle Bildung der Milchsäure bedingt. Dieser Körper nun ist bis heute noch nicht sicher erkannt, doch haben die Untersuchungen von Al. Schmidt es im höchsten Grade wahrscheinlich gemacht, dass die Milch ein chemisches Milchsäureferment enthält, welches entweder im Euter selbst gebildet wird oder aus einer bereits in der Cysterne vorhandenen Muttersubstanz hervorgeht. Milchsäurebildende Fermente scheinen übrigens in grösserer Verbreitung vorzukommen, und es ist bemerkenswerth, dass auch durch Extraction der gereinigten Magenschleimhaut mit angesäuertem Wasser ein solches Ferment gewonnen werden kann. Dieses ist ein von dem Pepsin und Lab völlig verschiedener Körper und entfaltet noch nach der Zerstörung der genannten Fermente durch verdünnte Natronlauge seine Wirkung auf Milchzuckerlösungen.

Das in der Milch vorhandene Ferment erhält man in wässeriger Lösung, wenn man dialysirte Milch mittelst Alkohol fällt, einige Tage unter dem Fällungsmittel stehen lässt, dann den Niederschlag aufsammelt, trocknet, zerreibt und mit Wasser extrahirt. Dieses Extract enthält das Ferment, dem eine Organisation abgesprochen werden muss, in solcher Menge, dass in einer mit ihm vermengten Milchzuckerlösung schon nach wenigen Stunden Säuerung nachzuweisen ist und dass es Milch verhältnissmässig schnell zum Gerinnen bringt. Das Ferment, dessen wässerige Lösungen neutral reagiren, geht auch in Glycerin über. Das in der Milch vorhandene Ferment wird durch Kochen zerstört, bildet sich dann aber bei Zutritt von Sauerstoff wieder auf's Neue; dieses Verhalten spricht dafür, dass es nicht als Ferment selbst, sondern nur in Form einer fermentogenen Substanz in der Milch enthalten ist und dass letztere durch die Hitze nicht zerstört wird (Hoppe-Seyler). Durch das Verhalten des Fermentes zur Siedhitze findet die Erscheinung ihre Erklärung, dass gekochte Milch sich länger aufbewahren lässt als rohe, dass diese aber schliesslich auch gerinnt, weil durch den Zutritt des Sauerstoffs zur fermentogenen Substanz neues Ferment gebildet wird.

Die Wirkung des Fermentes auf den Milchzucker kann man durch Zufügen von 1 Tropfen Senföl zu 20 Ccm. Milch fast vollkommen verhindern (Schwalbe, Vogel). Auf diese Weise lässt sich die Milch vor dem Gerinnen schützen. Vogel verglich den Säuregehalt gewöhnlicher Milch mit demjenigen von Milch, die mit Senföl versetzt war und erhielt folgende Werthe:

Tag der Aufbewahrung	Milchsäuregehalt der gewöhnlichen Milch	Milchsäuregehalt der mit Senföl versetzten Milch
12.	1,44 %	0,01 %
27.	1,50 „	0,22 „
41.	1,58 „	0,25 „

Einen erheblichen Einfluss auf die Milchsäurebildung bekundet die Temperatur; mit der Zunahme der Temperatur wird die Wirksamkeit des Milchsäurefermentes gesteigert.

Der Milchzucker ist an sich nicht gährungsfähig, d. h. er kann nicht direct in Alkohol umgewandelt werden. Durch Säuren, z. B. durch verdünnte Schwefel- oder Salzsäure, kann man ihn aber theilweise in eine gährungsfähige Zuckerart überführen. Dieselbe Fähigkeit wie die genannten Säuren besitzt auch die aus dem Milchzucker hervorgehende Milchsäure. Unter der Einwirkung dieser Säuren entsteht aus dem Milchzucker ein nicht gährungsfähiger Zucker, die Lactose, und ein gährungsfähiger, der wahrscheinlich Traubenzucker ist (Thenard). Auf der Eigenschaft der Milchsäure, den Milchzucker in einen gährungsfähigen Körper überzuführen, beruht die Bereitung berauschender Getränke

(Kumis) aus Pferdemilch, welch letztere wegen ihres hohen Zuckergehaltes hierfür besonders geeignet ist.

Aus dem Milchzucker kann auch Buttersäure, $C_4H_8O_2$, entstehen; der Bildung dieses Körpers geht die Entwicklung der Milchsäure vorher. PASTEUR lässt die Buttersäure aus der Thätigkeit von Vibrionen hervorgehen.

Mineralische Bestandtheile.

Nicht allein Eiweisskörper, Fette und Kohlehydrate sind in der Milch in einer der Körperentwicklung der Jungen zweckdienlichen Menge gegeben, sondern diese Flüssigkeit enthält auch alle die Mineralstoffe, deren der Organismus zu seinem Aufbau bedarf. Besonders reichlich vertreten sind Phosphorsäure, Kalk, Chlornatrium, Kali und Eisen.

Nach Analysen von WEBER haben die Aschenbestandtheile der Kuhmilch folgende Zusammensetzung:

Bestandtheile in 100 Thln.	I	II
Chlornatrium	4,74	16,23
Chlorkalium	14,18	0,49
Kali	23,46	23,77
Natron	6,96	—
Kalk	17,34	17,31
Bittererde	2,20	1,90
Eisenoxyd	0,47	0,33
Phosphorsäure	28,04	29,13
Schwefelsäure	0,05	1,15
Kohlensäure	2,50	—
Kieselerde	0,06	0,09

FLEISCHMANN betrachtet als Mittel aus sämmtlichen ihm bekannten Milchaschenanalysen:

Phosphorsäure	28,31
Chlor	16,34
Calciumoxyd	27,00
Kali	17,34
Natron	10,00
Magnesia	4,07
Eisenoxyd	0,62

Milchgase.

In der Milch werden stets Kohlensäure, Sauerstoff und Stickstoff angetroffen. SETSCHENOW erhielt aus 297 Ccm. Milch 6,72 Kohlensäure, 0,16 Ccm. Sauerstoff und 1,41 Ccm. Stickstoff. PFLÜGER fand in der

Kuhmilch 7,7 % Kohlensäure, 0,1 % Sauerstoff und 0,7 % Stickstoff. Die Gase können nahezu vollständig durch Auspumpen gewonnen werden und sind daher in einfach absorbirtem Zustande in der Milch vorhanden.

Quantitative Zusammensetzung der Milch.

Gorup-Besanez stellt die Analysen der Milch von verschiedenen Rindviehracen nach den Beobachtungen von Vernois und Becquerel, sowie von Kühn und Lehmann in folgender Tabelle zusammen:

In 1000 Thln.	Schweiz.	Tyrol	Voigtland	Steyermark	Normandie	Bretagne	Angus	Durham	Holland	Belgien	Böhmen
Wasser . . .	851,98	817,40	849,90	853,15	871,80	837,48	803,20	845,62	839,72	857,70	841,80
Feste Stoffe	148,02	182,60	150,10	146,85	128,20	162,52	196,80	154,38	160,28	142,30	158,20
Caseïn . .	22,56	41,98	37,64	22,63	42,18	46,50	45,62	32,46	34,87	31,50	28,52
Albumin .	3,08	7,60	8,00	8,82	5,50	7,24	7,90	11,14	7,32	9,10	10,20
Butter . .	70,88	79,60	51,40	62,80	32,40	57,04	98,80	64,10	68,46	62,20	63,40
Zucker . .	45,90	48,42	46,26	46,20	42,12	45,54	37,26	39,70	43,50	32,92	49,68
Salze . . .	5,60	5,00	6,80	6,40	6,00	6,20	7,22	6,82	6,14	6,78	6,40

Die Milch der kleineren Wiederkäuer zeigt folgende Zusammensetzung:

In 1000 Thln.	Ziegenmilch	Schafsmilch
Wasser	863,58	839,89
Feste Stoffe	136,42	160,11
Caseïn	33,60	53,42 (Caseïn und Albumin)
Albumin	12,99	
Butter	43,57	58,90
Zucker	40,04	40,98
Salze	6,22	6,81

Nachstehende Analysen beziehen sich auf die Milch der Einhufer:

In 1000 Thln.	Pferdemilch	Eselsmilch
Wasser	828,37	910,24
Feste Stoffe	171,63	89,76
Caseïn	16,41 (Caseïn und Albumin)	20,18
Albumin		
Butter	68,72	12,56
Zucker	86,50 (Zucker und Salze)	57,02
Salze		

Ssubotin fand die Milch einer Hündin von nachfolgender Zusammensetzung:

Bestandtheile in 100 Thln.	Hundemilch
Wasser	826,25
Feste Stoffe	173,75
Caseïn	51,43
Albumin	50,51
Butter	39,02
Zucker	27,72
Salze	5,97

Schwankungen in der Menge und Zusammensetzung der Milch.

Die Milch ist grossen Schwankungen in der Quantität und in der Qualität ausgesetzt. Am genauesten bekannt sind diese Schwankungen bei den Milchkühen.

Die Menge und Zusammensetzung der Milch hängt zunächst ab von der Periode der Trächtigkeit und des Säugens. Zwischen dem Secret der Milchdrüse und der Thätigkeit der Geschlechtstheile herrscht eine ungemein innige Beziehung. Die Drüse beginnt ihre Thätigkeit kurz vor dem Eintritt der ersten Geburt und liefert bald nach der Geburt ein Maximum von Milch, welches bei vorzüglichen holländischen Kühen 30 bis 35 Liter per Tag beträgt. Die Absonderung erhält sich mehrere Wochen auf diesem Maximum, beginnt dann allmählich nachzulassen und ist gegen Ende des 10. Monats etwa auf $^1/_4$ bis $^1/_6$ der ursprünglichen Menge gesunken. Von vorzüglichen Milchkühen kann während der 10 Monate betragenden Lactationsperiode ein Milchquantum geliefert werden, welches 6000 Liter nicht selten übersteigt, mittlere Kühe liefern indessen kaum die Hälfte, schlechte aber nur etwa 1000 Liter. Nicht selten geben Kühe nach Ablauf von 10 Monaten noch ein annähernd eben so grosses Quantum Milch wie in den ersten Wochen nach der Geburt. Durch Castration der Thiere kann man der Lactationsperiode eine grössere Ausdehnung geben.

Die unmittelbar vor und in den ersten Tagen nach der Geburt gebildete Milch, das Colostrum, dessen allgemeine Eigenschaften bereits oben besprochen wurden, ist viel reicher an festen Bestandtheilen als das Secret der späteren Zeit. Crusius theilt über diese Verschiedenheiten folgende Tabelle mit:

Zeit des Aufsammelns	Trockensubstanz	Wasser
Unmittelbar nach dem Kalben	38,4	61,6
1. Tag „ „ „	30,1	69,9
2. „ „ „ „	23,1	76,9
3. „ „ „ „	15,3	84,7
4. „ „ „ „	14,9	85,1
5. „ „ „ „	13,7	86,3
6. „ „ „ „	12,9	87,1
14. „ „ „ „	12,6	87,4
28. „ „ „ „	12,4	87,6

Die Trockensubstanz enthält folgende Bestandtheile:

Zeit des Aufsammelns	Fett	Zucker	Albumin
Unmittelbar nach dem Kalben	8,4	0,0	15,5
1. Tag „ „ „	5,9	0,2	13,7
2. „ „ „ „	6,2	0,9	10,9
3. „ „ „ „	4,0	2,5	8,6
4. „ „ „ „	4,5	3,6	5,1
5. „ „ „ „	3,7	3,9	3,4
6. „ „ „ „	3,0	4,3	2,0
14. „ „ „ „	2,5	4,3	1,6
28. „ „ „ „	2,6	4,4	0,7

Das Colostrum enthielt 3,3 % Salze und es ergibt sich daher durch Differenzrechnung, dass sein Caseïngehalt 11,2 % betragen hat.

Die Menge der Milch ist sehr von der **Race** der Thiere abhängig; es gibt Racen, die sich durch grosse Milchergiebigkeit auszeichnen, während andere wieder bessere Fleischproducenten oder bessere Arbeitsthiere sind. Ueber die Milchergiebigkeit englischer und irländischer Racen gibt Scott Mittelwerthe aus zahlreichen Beobachtungen in folgenden Tabellen an:

Englische Racen:

Race und Abstammungsort der Kühe	Lactationsperiode in Tagen	Ertrag der ganzen Milch
1. Shorthorn, Wiltshire	270	2160
2. „ „	240	2520
3. „ „	255	3060
4. Cross-bred, Cheshire	240	2880
5. Yorkshire, „	270	3465
6. Half-breds and Shorthorns, Cheshire	240	2640
7. North- and South-Devon, Yerseys and Shorthorns, Devon	320	3840
8. Yorkshire, Hunts	240	1440
9. Half-bred Yorkshire, Hunts . . .	180	2520
10. Hereford	240	1920
11. Yorkshire, Surrey	270	3240
12. Shorthorns, Yorkshire	238	2142
12 :	3003	31827
In England durchschnittlich	250	2652

Irländische Racen:

Race und Abstammungsort der Kühe	Lactationsperiode in Tagen	Ertrag der ganzen Milch
1. Cross-bred, Durham and Ayrshire, Kerry	285	1995
2. Cross-bred, Irish and Shorthorns, Limmerick	270	2430
3. Half-bred, Shorthorns, Cork	270	2700
4. Cross-bred, Cork	270	2970
4 :	1095	10095
In Irland durchschnittlich	274	2524

Aber nicht allein in der Menge, sondern auch in der Qualität der Milch zeigen die einzelnen Racen erhebliche Verschiedenheiten. Vernois und Becquerel, welche die Milch der im Jahre 1856 auf der internationalen landwirthschaftlichen Ausstellung zu Paris befindlichen Kühe untersuchten, geben an, dass der holländischen Race der grösste Reichthum an Fett und an Eiweisssubstanzen zukomme. Nach diesen lieferte die Milch der Kühe aus Tyrol und der Schweiz, diejenige der Angusrace und die des Viehes der Normandie den grössten Gehalt an festen Bestandtheilen.

Von wesentlichstem Einflusse auf die Milchsecretion ist die Haltung der Thiere. Soll ein möglichst grosses Milchquantum producirt werden, so muss man den Thieren die vollkommenste Ruhe geben, jede Aufregung, jede Bewegung stört die secretorische Thätigkeit der Milchdrüsen. Die Bewegungen der Körpermuskulatur wirken dadurch nachtheilig, dass sie der Drüse einen erheblichen Theil ihres Ernährungsstromes entziehen. Verweilen die Thiere in einer ruhigen Stellung, so geht der Hauptstrom des Blutes durch den Drüsenapparat, der unthätige Bewegungsapparat wird nur mit einem Minimum von Blut gespeist und es kann jetzt eine reichliche Menge Milch gebildet werden, bewegen sich aber die Thiere, so wird eine grosse Menge Blut von den drüsigen Gebilden abgelenkt, die Muskeln werden sehr reichlich versorgt und der Hauptstrom passirt jetzt den Bewegungsapparat (s. Vertheilung des Blutes im lebenden Körper). Es ist längst bekannt, dass bei Weidegang ein viel geringeres Quantum Milch gewonnen wird als bei Stallfütterung und erfahrene Landwirthe geben an, dass sogar eine Abnahme im Milchquantum zu beobachten sei, wenn die Thiere blos zum Tränken nach aussen geführt werden. Arbeitsthiere produciren nur ein Minimum von Milch.

Von einem weniger bedeutenden Einflusse auf die Zusammensetzung und Menge der Milch ist die Fütterung. Natürlich muss ein Thier, das anhaltend grosse Quantitäten einer guten Milch produciren soll, so reichlich gefüttert werden, dass es sich stets in einem guten Ernährungszustande befindet. Reicht man aber den Thieren ein knappes Futter, so wird die Milchsecretion nicht in sehr hohem Masse beeinträchtigt; füttert man auf der anderen Seite in der reichlichsten Weise, so kann man die Menge der Milch nur um ein Unbedeutendes vermehren. Die Milchabsonderung ist viel mehr von der Race als von der Fütterung abhängig; ein gewisses, von individuellen Verhältnissen abhängiges Maximum kann selbst durch die reichlichste Fütterung nicht überschritten werden. Was die Einwirkung der einzelnen Nährstoffe auf die Zusammensetzung der Milch betrifft, so bekundet noch das Wasser den grössten Einfluss; nach Verabreichung grosser Quantitäten dieses Körpers zeigt die Milch einen etwas vermehrten Wassergehalt. Eine reichliche Fettfütterung ist ohne jede Einwirkung auf die Zusammensetzung der Milch (Boussingault, Thompson, Ssubotin). Auch Schwankungen in der Menge der Eiweissnahrung bekunden keinen erheblichen Einfluss auf die Zusammensetzung der Milch.

Die zu verschiedenen Tageszeiten gewonnene Milch zeigt constant kleine Schwankungen in der Zusammensetzung. Nach den Beobachtungen von Ritthausen, Scheven, Voelker, Struckmann u. A. hat die Morgenmilch den grössten, die Mittagsmilch den unbedeutendsten Wassergehalt. Die Differenzen betragen nach den Untersuchungen von Scheven:

In 100 Thln.	Morgenmilch	Mittagsmilch	Abendmilch
Wasser	88,46	88,16	88,30
Trockensubstanz	11,54	11,84	11,70
Butter	2,69	2,94	2,82
Milchzucker	4,87	4,90	4,87
Caseïn	3,15	3,27	3,21
Salze	0,828	0,725	0,802

Parmentier, Peligot, Reiset u. A. fanden, dass die Milch einen verschiedenen Gehalt an festen Bestandtheilen zeigt, je nachdem sie beim Melken zuerst oder zuletzt gewonnen wird. Man findet stets in der zuletzt aufgesammelten Milch einen erheblich grösseren festen Rückstand als in der anderen und es zeigt sich, dass diese Differenz durch einen grösseren Gehalt an Fett bedingt wird. Diese Verschiedenheit in der Zusammensetzung tritt indessen nur dann recht deutlich hervor, wenn die Melkzeiten mindestens 4 Stunden auseinander liegen; sie kann kaum noch wahrgenommen werden, sobald die Drüse in Zwischenzeiten von 2 Stunden ausgemolken wird. Eine Tabelle von Reiset enthält hierüber folgende Daten:

Zeit seit dem letzten Melken in Stunden	Fester Rückstand der ersten Milch	Fester Rückstand der letzten Milch
12	9,90	17,82
6	12,80	16,06
5	11,49	17,70
4	15,28	14,73
2½	12,84	13,09
1½	13,65	13,89

Dieser grössere Gehalt an Fett in der zuletzt ausgemolkenen Milch kommt dadurch zu Stande, dass bei einem längeren Verweilen des Secretes in der Cysterne genau dasselbe erfolgt, was wir auch bei längerem Stehen der Milch in gewöhnlichen Gefässen beobachten; nämlich Aufsteigen der Milchkügelchen nach oben und Bildung einer Rahmschicht.

Bildung und Absonderung der Milch.

Von den wichtigsten Bestandtheilen der Milch sind das Caseïn und der Milchzucker im Blute gar nicht, das Fett aber nur in einem so untergeordneten Grade vertreten, dass seine Menge im Vergleich mit derjenigen der Milch kaum in Betracht kommt. Es können daher die wesentlichsten Milchbestandtheile nicht durch einfache Transsudation aus dem Blute gebildet werden, sondern sie müssen aus einer specifischen Thätigkeit der Drüse hervorgehen.

Bei der Bildung der Milch spielt eine Metamorphose und ein Zerfall der Drüsenzellen eine ausserordentlich wichtige, wenn auch noch nicht in allen Punkten aufgeklärte Rolle. Wir beobachten, dass die überaus reichlich gebildeten Drüsenzellen nur eine sehr kurze Lebensdauer besitzen und dass schon bald nach ihrer Bildung im Innern zahlreiche dunkle Körnchen auftreten, welche das Protoplasma trüben. Nicht lange, so erscheinen im Innern der Zellen Fetttröpfchen, welche an Umfang den Milchkügelchen nahe stehen. Diese Tröpfchen werden grösser und zahlreicher, endlich zerfällt das Protoplasma und die Körnchen werden frei.

Man ist geneigt, sämmtliche Bestandtheile der Milch, mit Ausnahme des Wassers, des Albumins und gewisser Salze, als Producte der Metamorphose der Drüsenzellen anzusehen. Dass die Milchfette aus solchem Zerfall hervorgehen, lässt sich durch mikroskopische Beobachtung feststellen, für das Caseïn ist wenigstens die theilweise Abstammung seines Albumins aus den Drüsenzellen wahrscheinlich, während sein anderer Bestandtheil, das Nucleïn, wohl unzweifelhaft den zerfallenen

Kernen entstammt. Hinsichtlich des Ursprunges des Milchzuckers fehlt uns jeder Halt. Es ist noch nicht gelungen, diesen Körper ausserhalb des Organismus darzustellen und wir sind durchaus nicht davon unterrichtet, ob er etwa durch einen unbekannten, bis jetzt ausserhalb der Drüse nicht nachgeahmten Process aus anderen Kohlehydraten hervorgeht, oder ob er ein Product der Spaltung der Eiweisskörper ist. Der grosse Gehalt der Milch an Kalisalzen und Phosphaten wird durch den umfangreichen Zerfall der Drüsenzellen erklärt.

Während es auf der einen Seite zweifellos ist, dass die specifischen Milchbestandtheile durch eine umwandelnde Thätigkeit der Drüsenepithelien gebildet werden und als metamorphosirtes Protoplasma zu betrachten sind, haben wir von den physikalischen Kräften, welche die secretorische Thätigkeit in der Drüse einleiten, unterhalten und quantitativ oder qualitativ verändern, erst geringe Kenntnisse. Wir verdanken diese den Untersuchungen von Eckhard, Aubert, besonders aber denjenigen von Röhrig.

Letzterer stellte zunächst fest, dass bei Thieren, die in ruhiger Lage verweilen, die Absonderungsgeschwindigkeit ohne Beeinflussung von aussen einen stetigen und regelmässigen Verlauf hat. Bei Ziegen bedurfte die Secretion nach Einführung eines Milchcatheters zunächst eines Zeitraumes von ca. 15 Minuten, um sich auf ihr natürliches Mass einzustellen; von diesem Zeitpunkte ab floss die Milch aber in fast völlig gleichen Intervallen mehrere Stunden hindurch aus der Drüse.

Der Einfluss der Nerven auf den Gang der Secretion wurde von Röhrig einer methodischen Untersuchung unterworfen. Abgesehen von den Hautnerven wird das Euter vom Nervus spermaticus internus innervirt. Derselbe tritt mit 2 Wurzeln aus dem Lendentheil des Rückenmarks zwischen dem grossen und kleinen Lendenmuskel hervor und spaltet sich innerhalb der Beckenhöhle in 3 Zweige, von denen einer an die Bauchmuskeln tritt, während die beiden anderen den Bauchring verlassen, um nach kurzer Begleitung der Arteria cruralis, dem Laufe der Arteria pudenda externa folgend, sich dem Euter zuzuwenden. Die beiden Aeste werden als Ramus medius und Ramus inferior Nervi spermatici interni bezeichnet. Der Ramus medius gibt an der Basis der Drüse 3 Zweige ab: 1) ein kleines Fädchen, welches dem Laufe der Arteria pudenda folgt und sich in deren Wandungen auflöst, 2) einen viel stärkeren Ramus papillaris, welcher sich bis in die Zitze hinein verfolgen lässt, 3) einen, seltener zwei, sehr entwickelte Rami glandulares, welche an die grösseren Milchgänge, an die Cysterne und den Hauptausführungsgang treten, um sich in deren Wandungen zu verästeln. Der Ramus inferior tritt direct zwischen Arteria und Vena pudenda externa, um dieselben nicht wieder zu verlassen, vielmehr lässt sich sein Hauptstamm bald mehr hinter, bald deutlicher zwischen den Gefässstämmen bis in die feinsten Verästelungen hinein verfolgen.

Durchschneidungen und Reizungen der Nerven ergeben nun folgende Resultate. Durchschneidung des Ramus papillaris bedingt keinerlei Aenderung in dem Gang der Milchsecretion; die einzige sichtbare Folge ist die Erschlaffung der Zitze. Electrische Reizung des peripheren Nervenstückes bewirkt die deutliche Erection der Brustwarze, bleibt aber für die Absonderungsgeschwindigkeit ohne Einfluss; Reizung des centralen Nervenstumpfes vermehrt die Milchsecretion auf reflectorischem Wege. Durchschneidung des Ramus glandularis oder des ganzen Ramus medius vor seiner Theilung in den papillaren und glandularen Ast hat eine augenblickliche erhebliche Verlangsamung in dem Ausscheidungsprocess zur Folge, während electrische Reizung des abgelösten Nervenstückes den Gang der Absonderung wesentlich beschleunigt. Durchschneidung des Ramus inferior vermehrt die Secretion ganz ausserordentlich (mitunter um mehr als das 20fache); periphere Reizung dieses Nerven bringt die Milchabsonderung zum Stillstand.

Für die Erklärung der längst bekannten innigen Beziehung zwischen der Milchabsonderung und dem durch das Säugen und Melken ausgeübten mechanischen Reiz ist der Nachweis einer reflectorischen Anregung der Milchsecretion von Seiten der zahlreichen in der Brustwarze befindlichen sensiblen Nervenfasern von besonderem Interesse. Hierdurch erhält die alte Erfahrung eine wissenschaftliche Unterlage, dass man die Thätigkeit der Brustdrüse durch eine häufige und regelmässige mechanische Reizung der Zitzen in einer so kräftigen Weise anregen kann, dass es auf solche Weise mitunter sogar gelingt, aus den rudimentären Drüsen der männlichen Thiere Milch zu erhalten.

Der Ramus medius ist ein aus sensiblen und motorischen Fasern zusammengesetzter Nerv, die ersteren kommen vorzugsweise dem Papillaraste zu, während beim Ramus glandularis vorzugsweise die motorische Thätigkeit in Betracht kommt. Ob er ausserdem noch specifisch secretorische Fasern enthält, ist sehr zweifelhaft. Der Umstand, dass nach der Reizung des Ramus glandularis immer mehr als 1 Minute verstreicht, ehe eine Vermehrung der Secretion zu beobachten ist und dass diese Vermehrung den stattgehabten Reiz immer um einige Minuten überdauert, spricht vielleicht dafür, dass man es bei der Reizung dieses Astes mit einer einfachen Einwirkung auf die contractilen Elemente der Ausführungsgänge, nicht aber mit einer Anregung der secretorischen Elemente zu thun habe; wenigstens entspricht die verspätete und nachhaltige Reaction ganz den Eigenthümlichkeiten der glatten Muskulatur. Sollte dennoch eine specifisch secretorische Innervation bestehen, so ist diese auch nicht annähernd mit der für die Speicheldrüse nachgewiesenen zu vergleichen, denn es tritt ein völliger Secretionsstillstand ein, sobald man die Nerven nach der Absperrung des ernährenden Blutstromes reizt.

Der Ramus inferior charakterisirt sich wesentlich als vasomotorischer Nerv; er bewirkt im Normalzustande eine gewisse tonische Erregung der Gefässmuskulatur. Im Reizzustande verengert er das Gefässlumen und beschränkt die Absonderung, im paralytischen Zustande erweitert er sich und vermehrt die Secretion durch gesteigerte Versorgung der Drüse mit Blut.

Nach Röhrig unterscheiden sich daher die einzelnen Nervenfasern:

1) in sensible, welche reflectorisch die Secretion beeinflussen,
2) in motorische, und zwar
   a) in solche, welche die Erection der Brustwarze bewirken,
   b) in solche, welche die contractilen Elemente der Milchgänge in einen Zustand tonischer Erregung versetzen,
3) in vasomotorische, welche gewisse Veränderungen im Lumen der Gefässe herbeiführen und hierdurch auf die Secretion wirken.

Die letztgenannten Nerven haben jedenfalls für die Milchsecretion die allergrösste Bedeutung; ihre Durchschneidung und Reizung vermag weitaus die erheblichsten Schwankungen in der Absonderung herbeizuführen. Durch eine vermehrte Blutfülle der Gefässe wird die Bildung von Transsudaten aus den Capillaren der Drüse erheblich vermehrt; die filtrirte Flüssigkeit reisst aus den Alveolen die specifischen Bestandtheile der Milch mit sich fort.

Nicht unstudirt blieben auch künstliche Veränderungen des Gesammtblutdruckes auf die Milchsecretion. Durch Sigm. Meyer wissen wir, dass Strychnin ein mächtiger Erreger des vasomotorischen Centrums ist, dass es eine bedeutende Erhebung des Blutdrucks veranlasst. Wurden einer Ziege, die alle 5 Minuten 2, seltener 3 Tropfen Milch absonderte, 100 Ccm. einer $^1/_6$% Lösung von Strychninum nitricum derartig in die Vena jugularis gespritzt, dass das Thier alle 5 Minuten 20 Ccm. der Lösung erhielt, so gestaltete sich die Milchabsonderung in folgender Weise:

10 Minuten nach der ersten Injection .	10 Tropfen in 5 Min.
5 „ später	20 „ „ „
5 „ „	20 „ „ „
5 „ „	28 „ „ „
5 „ „	34 „ „ „
5 „ „	20 „ „ „

Digitalin und Coffeïn beschleunigen ebenfalls die Milchsecretion durch Vermehrung des Blutdrucks. Das Jaborandi, welches den Blutdruck von 128 auf die Höhe von 186 Mm. Quecksilber brachte, wirkte in einer Weise vermehrend auf den Secretionsprocess ein, wie kein anderes Mittel. Durch Herabsetzung des Blutdruckes mittelst Chloralhydrat konnte die Milchsecretion erheblich vermindert werden.

Die Absonderungen für die Geschlechtswerkzeuge sollen bei der Entwickelungsgeschichte besprochen werden.

Drittes Capitel.

Die flüssigen Einnahmen des Blutes.

Zur Bestreitung der Ausgaben des Blutes dienen dem Organismus bestimmte Stoffe, die, soweit sie nicht einen gasförmigen Aggregatzustand besitzen, in den Verdauungsapparat gebracht werden und in demselben eine derartige physikalische und chemische Umwandlung (Verdauung) erfahren, dass ihr Uebertritt in die Ernährungssäfte (Resorption) erfolgen kann.

I. Die Verdauung.

§ 1. Die Nährstoffe.

Es ist empirisch festgestellt, dass der Organismus der Haussäugethiere zu seiner Erhaltung der Einfuhr folgender Körper bedarf:

1) Eiweissstoffe,
2) Kohlehydrate,
3) Fette,
4) Wasser und Salze.

Diese Körper nennt man Nahrungsstoffe oder Nährstoffe. Die Haussäugethiere nehmen ihre Nährstoffe nicht in einfacher Form, sondern als Gemenge auf, welche dem Pflanzen- oder dem Thierreiche angehören und welche man als Nahrungsmittel bezeichnet hat. Ein vollkommenes Nahrungsmittel ist ein solches, welches Nährstoffe aus sämmtlichen 4 Gruppen in einer dem Nahrungsbedürfnisse des Organismus entsprechenden Menge enthält, z. B. die Milch. Die Gesammtheit der in den Verdauungsapparat gelangenden Körper bezeichnet man als Nahrung.

1) Die Eiweisskörper.

Die Eiweisskörper sind aus Kohlenstoff, Wasserstoff, Sauerstoff, Stickstoff und Schwefel zusammengesetzt, einige enthalten ausserdem noch Phosphor. Sie haben für die Lebensvorgänge die allergrösste Bedeutung und kein Organismus, sei er pflanzlicher, sei er thierischer Natur, kann ohne sie bestehen. Sie werden ausschliesslich in der Pflanzenzelle gebildet, der Thierkörper vermag sie nicht zu erzeugen, sondern nur zu assimiliren und modificiren.

Gegenwärtig unterscheiden wir nach mehr oder weniger erheblichen Differenzen in den Reactionen zahlreiche Arten von Eiweisskörpern; in ihrer Zusammensetzung sind aber alle diese Stoffe so wenig verschieden, dass es noch nicht gelingen wollte, die gefundenen Differenzen in empirischen Formeln auszudrücken.

Die Eiweisskörper bereiten der Reindarstellung ausserordentlich grosse Schwierigkeiten, sie sind so innig mit gewissen anorganischen Körpern vermengt, dass es sehr schwer hält, sie von diesen zu trennen. Durch die Gegenwart dieser Körper wird es auch bedingt, dass die Eiweissstoffe beim Verbrennen stets Asche hinterlassen, welche hauptsächlich aus Kalk-, Alkali- und Magnesiaphosphaten und geringen Mengen von Carbonaten besteht.

Die Eiweisskörper besitzen ein ausserordentlich hohes Moleculargewicht. Ueber ihre Constitution lassen sich gegenwärtig nur Vermuthungen aussprechen.

Mulder hat geglaubt, dass allen Eiweisskörpern ein schwefelhaltiges Radical gemeinsam sei; diese Substanz, welche gewissermassen den Kern aller Albuminate bilden sollte, nannte er das Proteïn, und er gab die Eiweisskörper, denen man jetzt den Namen Proteïnsubstanzen beilegte, für Verbindungen des Proteïns mit Sauerstoff, Schwefel und Phosphor aus. Die Proteïntheorie hat sich als irrthümlich erwiesen und ist heute ganz verlassen.

Erkundigen wir uns nach den sämmtlichen Eiweisskörpern gemeinsamen Eigenschaften, so stossen wir zunächst auf eine grosse Uebereinstimmung in der procentischen Zusammensetzung; diese beträgt nach Hoppe-Seyler:

Kohlenstoff . . .	52,7	bis	54,5 %.
Wasserstoff	6,9	„	7,3 „
Stickstoff	15,4	„	16,5 „
Sauerstoff	20,9	„	23,5 „
Schwefel	0,8	„	2,0 „

Die Eiweisskörper stellen im getrockneten Zustande völlig amorphe Massen dar, die geschmack- und geruchlos sind und sich leicht zerreiben lassen. In ihren Lösungen lenken sie sämmtlich den polarisirten Lichtstrahl nach links ab. Die wässerigen Lösungen wahrer Eiweissstoffe opalisiren und diffundiren nicht durch Pergamentpapier. Aus diesem Verhalten glaubt man schliessen zu müssen, dass die Körper in den Flüssigkeiten nicht wirklich gelöst sind, sondern dass sie sich nur in einem Zustande sehr feiner Vertheilung befinden und dass die kleinen Eiweisspartikelchen bei der Diffusion die Poren der Membranen verstopfen.

Bei einer Temperatur von über 120° beginnen die Körper sich zu zersetzen und verbreiten einen ammoniakalischen Geruch; bei höherer Temperatur verbrennen sie mit Hinterlassung von anorganischen Verbindungen.

Auf Zusatz von Wasser erleiden die Eiweisskörper beim Stehen an der Luft eine tiefgehende Zersetzung, bei der zahlreiche Körper von weniger complicirter Constitution entstehen. Diese Zersetzung bezeichnet man als Fäulniss. In der faulenden Masse stösst man auf zahllose Bacterien. Als Producte der Fäulniss kennt man Kohlensäure, eine grosse Anzahl flüchtiger Fettsäuren, Ammoniak, Aminbasen, Schwefelammonium, Leucin, Tyrosin, Indol etc.

Bei der Spaltung der Eiweisskörper mit Barythydrat hat Schützenberger nicht weniger als 18 verschiedene Zersetzungsproducte angetroffen, nämlich: Leucin, Amidovaleriansäure, Amidobuttersäure, Amidoproprionsäure, Capronsäure-Leuceïn, Valeriansäure-Leuceïn, Buttersäure-Leuceïn, Tyrosin, Tyroleucin, Glutiminsäure, Glutaminsäure, Asparaginsäure, Essigsäure, Oxalsäure, Kohlensäure, schweflige Säure, Ammoniak und einen flüchtigen Körper von faecesartigem Geruch (Indol?).

Knop hat die Einwirkung des Broms auf die Eiweisskörper studirt und glaubt aus seinen Versuchen folgern zu dürfen, dass dem Eiweiss keineswegs eine so complicirte Constitution zukommt, als man bis jetzt angenommen hat. Nach ihm sind folgende 4 Gruppen im Eiweiss vertreten:

$$\left.\begin{array}{l} \text{Oxalsäurenitril } CN \\ \text{Imidgruppe } HN \\ \text{Leucin } C_6H_{13}NO_2 \\ \text{Tyrosin } C_9H_{11}NO_3 \end{array}\right\} = C_{16}H_{25}N_4O_5.$$

Die Formel $C_{16}H_{25}N_4O_5$, viermal genommen, soll nach Knop dem Molecül des Eiweisses entsprechen. Loew macht gegen diese Auffassung geltend, dass bei den Spaltungen der Eiweisskörper stets nur 4 bis 5% Tyrosin, dagegen 20 bis 24% Leucin erhalten werden.

Bei der Reduction der Eiweissstoffe mit Salzsäure und Zinnchlorür sollen nach Hlasiwetz und Habermann ausschliesslich folgende Zersetzungsproducte gebildet werden: Glutaminsäure, Asparaginsäure, Leucin, Tyrosin, Ammoniak.

Beim Erhitzen mit Wasser unter starkem Drucke und beim Kochen mit verdünnten Säuren geht aus den Eiweisskörpern Pepton hervor. Derselbe Körper entsteht durch die Einwirkung des Pepsins in saurer Lösung und durch diejenige des Trypsins. Das Pepton, das uns bei der Besprechung der Verdauungsproducte noch eingehend beschäftigen wird, ist als ein blosses Hydrationsproduct der Eiweisskörper zu betrachten. Die künstliche Rückverwandlung des Peptons in Eiweiss ist kürzlich gelungen. Das Pepton verhält sich hinsichtlich seiner Diffusionsfähigkeit wie die krystalloiden Körper.

Alle Eiweissstoffe mit Einschluss des Peptons werden aus ihren Lösungen gefällt durch: absoluten Alkohol, Aether, Phosphorwolframsäure, Phosphormolybdänsäure, Jodquecksilberkalium, basisches Bleiacetat, Sublimat und Gerbsäure.

Von kaustischen Alkalien werden die Eiweissstoffe gelöst, durch Säuren jedoch wieder aus diesen Lösungen gefällt. Eine Lösung von salpetersaurem Quecksilberoxydul, welche salpetrige Säure enthält (Millon'sche Flüssigkeit), färbt die Eiweisskörper beim Kochen purpurroth. Diese Reaction kann auch beim mikroskopischen Aufsuchen von Eiweiss benutzt werden. Kocht man Eiweisskörper mit Salpetersäure, so färben sie sich gelb; den gelben Körper hat Mulder mit dem Namen Xanthoproteïnsäure belegt. Auch diese Reaction ist für mikroskopische Untersuchungen verwendbar. Concentrirte Essigsäure löst die Eiweissstoffe, auf Zusatz von Blutlaugensalz fallen sie indessen wieder aus. Concentrirte Salzsäure löst die Körper beim Kochen zu einer violetten Flüssigkeit. Behandelt man Eiweissstoffe mit kleinen Quantitäten einer Zuckerlösung und fügt man zu diesem Gemisch vorsichtig concentrirte Schwefelsäure, so entsteht eine schöne purpurrothe Färbung. Jod färbt die Körper gelb. Molybdänsäurehaltige Schwefelsäure lässt eine schöne dunkelblaue Farbe entstehen.

Wir bringen die Eiweisskörper in folgende Gruppen:

a) **Albumine**; Körper, welche in Wasser löslich sind und durch Erhitzen dieser Lösungen coagulirt, durch sehr verdünnte Säuren, kohlensaure Alkalien und Chlornatrium aber nicht gefällt werden.

1) Serumalbumin wird im Blutserum, der Lymphe, den serösen Transsudaten und manchen Secreten angetroffen. Im getrockneten Zustande stellt es eine hellgelbe, spröde und durchsichtige Masse dar, die in Wasser löslich ist. Die Lösungen opalisiren und besitzen für gelbes

Licht eine specifische Drehung von —56°. Durch Alkohol wird der Körper aus seinen Lösungen gefällt, während er beim Schütteln mit Aether nicht coagulirt. Die meisten Salze der schweren Metalle fällen das Serumalbumin aus seinen Lösungen. Geringe Mengen von Mineralsäuren sind ohne Einwirkung auf den Körper, durch grosse Quantitäten wird er sofort gefällt; besonders wirksam ist die Salpetersäure. Kali- oder Natronlauge verwandeln das Serumalbumin in Alkalialbuminat. Beim Erhitzen auf 72 bis 73° wird das Serumalbumin in starken Flocken coagulirt; durch Zusatz von Essigsäure und Chlornatrium oder anderen neutralen Alkalisalzen gelingt es, diese Coagulation schon bei gewöhnlicher Temperatur zu bewirken.

2) Eieralbumin. Der getrocknete Körper gleicht in seinem Aussehen, seiner Löslichkeit und in vielen anderen Punkten völlig dem Serumalbumin. Seine specifische Drehung beträgt nur —35,5°. Durch Schütteln mit Aether wird das Eieralbumin allmählich gefällt. Das in die Venen oder in das Unterhautgewebe injicirte Eieralbumin geht unverändert in den Harn über (BERNARD, STOCKVIS), während durch Injection von Serumalbumin keine Albuminurie erzeugt werden kann.

3) Pflanzenalbumin findet sich gelöst in allen Pflanzensäften, in fester Form abgeschieden in den Samen und ist der für die Ernährung der Haussäugethiere wichtigste Eiweisskörper. In seinen Eigenschaften gleicht es sehr den vorigen Körpern.

b) **Globuline;** Körper, welche in Wasser unlöslich, in verdünnter Kochsalzlösung löslich sind. Beim Erhitzen der Lösungen tritt Coagulation ein. Durch sehr verdünnte Säuren werden die Globuline in Syntonin umgewandelt.

1) Vitellin kommt besonders reichlich im Dotter der Eier und in der Krystalllinse vor.

2) Myosin bildet sich bei der Todtenstarre der Muskeln und wahrscheinlich auch beim Ableben des Protoplasmas.

3) Paraglobulin. Dieser Körper beschäftigte uns bereits bei der Blutgerinnung[1].

4) Fibrinogene Substanz. Auch dieser Körper wurde bereits beschrieben.

---

[1] Während des Druckes der ersten Bogen veröffentlichte HAMMARSTEN Untersuchungen über das Paraglobulin, aus denen hervorgeht, dass dieser Körper in einer viel bedeutenderen Menge im Blute unserer Hausthiere vorkommt, als man bisher angenommen hat. Weit über die Hälfte sämmtlicher Eiweisskörper des Blutes kann nach diesen Untersuchungen aus Paraglobulin bestehen und es dürfte ein sehr erheblicher Theil des bis zur Stunde für Serumalbumin gehaltenen Eiweisses als Paraglobulin anzusprechen sein.

c) **Fibrine;** feste Eiweissstoffe, welche in Wasser und in Chlornatrium unlöslich sind und welche in verdünnten Säuren stark quellen.

1) Das Blutfibrin beschäftigte uns schon früher.

2) Pflanzenfibrin, kommt in Form von Gluten-Fibrin als Bestandtheil des sog. Klebers in weiter Verbreitung im Pflanzenreiche vor. Ihm nahe stehen das Gliadin und Mucedin.

d) **Albuminate;** Körper, welche in Wasser und Chlornatriumlösung unlöslich sind, von sehr verdünnter Salzsäure und von kohlensauren Alkalien aber leicht gelöst werden. Die Lösungen werden durch Erhitzen nicht verändert. Beim Neutralisiren der Lösungen fallen die Körper aus, wenn phosphorsaure Alkalien nicht zugegen sind.

1) Caseïn, wurde bereits bei der Milch beschrieben.

2) Alkalialbuminat. Die Eiweissstoffe werden ausnahmslos von Aetzkali oder Aetznatron gelöst und in eine Substanz übergeführt, welche Mulder Proteïn genannt hat, welche heute aber allgemein als Alkalialbuminat bezeichnet wird. Die Verschiedenheiten zwischen diesem Körper und dem Caseïn wurden schon bei Besprechung der Milch erwähnt.

3) Pflanzencaseïne. Zu diesen Körpern rechnet man das Legumin, das Conglutin und das Gluten-Caseïn. Das Legumin ist in den Samen der Hülsenfrüchte enthalten; das Conglutin ist besonders reichlich in den Lupinen vertreten; das Gluten-Caseïn wurde hauptsächlich in den Gräsern nachgewiesen.

e) **Acidalbumine,** Syntonine, entstehen bei der Einwirkung stärkerer Säuren auf die Eiweissstoffe. Sie sind unlöslich in Wasser und Kochsalzlösung, leicht löslich in sehr verdünnter Salzsäure und in kohlensaurem Natron. Durch Neutralisiren der Lösungen werden sie, auch bei Gegenwart von phosphorsauren Alkalien, gefällt. Ob die Körper identisch sind, welche durch Einwirkung verschiedener Säuren erhalten werden, ist noch nicht festgestellt.

Meissner's Parapepton ist Syntonin, entstanden durch die Einwirkung der Salzsäure des Magensaftes auf die Eiweisskörper.

f) **Nucleïne,** phosphorhaltige Eiweisskörper, die nach unseren bisherigen Erfahrungen von den Verdauungssäften nicht angegriffen werden. Hier sind das Nucleïn und das Mucin unterzubringen, Körper, die bereits früher ihre Besprechung fanden.

2) Kohlehydrate.

Mit dem Namen Kohlehydrate bezeichnet man eine Anzahl von Körpern, die aus Kohlenstoff, Wasserstoff und Sauerstoff zusammengesetzt sind und welche die letztgenannten Elemente in der Mehrzahl der Fälle in dem Verhältnisse enthalten, wie diese Grundstoffe Wasser bilden. Diese Körper werden fast ausschliesslich im Pflanzenreich erzeugt und geben uns viele interessante Fälle von Isomerien.

Wir betrachten die Kohlehydrate in folgenden 3 Gruppen:

a) Stärkemehlgruppe, $C_6H_{10}O_5$,
b) Traubenzuckergruppe, $C_6H_{12}O_6$,
c) Rohrzuckergruppe, $C_{12}H_{22}O_{11}$.

Die Körper der ersten Gruppe können durch Behandlung mit verdünnten Säuren oder durch diastatische Fermente ihrer Hauptmasse nach in Traubenzucker übergeführt werden. Der Traubenzucker geht bei Berührung mit Hefe die alkoholische Gährung ein.

a) Stärkemehlgruppe, $C_6H_{10}O_5$.

1) Das **Stärkemehl** oder **Amylum** ist im Pflanzenreiche ausserordentlich verbreitet und findet sich besonders reichlich im Getreide, dem Samen der Leguminosen und in den Kartoffeln. Es bildet rundliche Massen, welche in dem Plasma der Pflanzenzellen liegen. Bei der mikroskopischen Untersuchung erscheint die Stärke in Körnern von verschiedener Form und Grösse, an denen man eine concentrische Schichtung beobachtet.

Das reine Amylum bildet ein feines, weisses, geschmack- und geruchloses Pulver, welches in kaltem Wasser fast vollkommen unlöslich ist. In kochendem Wasser quellen die Stärkekörnchen bedeutend auf. Die äusseren und dichteren Schichten zerplatzen, aus dem Innern des Kornes tritt Substanz aus und vertheilt sich im Wasser, endlich quellen auch die zersprengten Hüllschichten und es entsteht jetzt je nach der Menge des anwesenden Wassers ein mehr oder weniger dicker Kleister, in dessen Substanz man die ursprüngliche Organisation der Stärke nicht mehr zu erkennen vermag.

Nach den Beobachtungen von C. Nägeli besteht das einzelne Stärkekorn aus zweierlei Substanz, aus der **Granulose** und aus der **Cellulose**; der erstgenannte Körper färbt sich auf Jodzusatz dunkelblau, der andere gar nicht oder schwach gelblich. Nägeli wurde auf die zusammengesetzte Natur des Stärkekornes aufmerksam, als er Stärke mit Speichel behandelte; er fand, dass die Granulose sehr schnell in Lösung geht und umgewandelt wird, während die Cellulose als zartes Gerüst zurückbleibt. Brücke unterscheidet noch eine dritte Substanz, die **Erythrogranulose**, die sich von der gewöhnlichen Granulose dadurch unterscheidet, dass sie durch Jod roth gefärbt wird. Die nur in geringer

Menge in der Stärke vorhandene Erythrogranulose hat eine stärkere Verwandtschaft zum Jod als die Granulose. Schüttelt man deshalb Stärkemehl mit Spuren von Jod, so entsteht die blassrothe Färbung der Erythrogranulose, versetzt man aber das Amylum mit grösseren Mengen von Jod, so tritt auch Jod an die Granulose und die jetzt entstehende dunkelblaue Färbung verdeckt jede andere Reaction (Brücke).

Die gewöhnliche Unlöslichkeit der Stärke in Wasser ist an die Erhaltung der dichteren Hüllschicht der Stärkekörnchen geknüpft; zerstört man diese Hülle durch längeres Reiben, so wird ein Theil der Granulose löslich (W. Nägeli). Bei Anwendung vielen Wassers lässt sich das Stärkekorn so völlig auswaschen, dass nur die Hüllen übrig bleiben. Die Lösung der Granulose in Wasser lenkt die Polarisationsebene sehr stark nach rechts ab.

Nach Payen quillt die Stärke in einer gesättigten Lösung von Brom- oder Jodkalium zu einer kleisterartigen Masse auf, indem sie ihr Volumen um das 25- bis 30fache vermehrt. Diese Masse löst sich in Wasser unter Zurücklassung einer sehr geringen Menge von Stärkecellulose.

Verdünnte Säuren lösen die Granulose gleichfalls.

Von den Verbindungen der Stärke mit Metalloxyden, Verbindungen, die man durch Fällen dünnen Stärkekleisters mit löslichen Metallverbindungen erhalten kann, kennt man zu wenig, als dass hierdurch ein Einblick in die chemische Natur der Stärke gestattet wäre.

Wir kennen mehrere Säuren, die in das Stärkemolecül eintreten können, besonders die Salpetersäure (Braconnot) und die Essigsäure (Schützenberger). Béchamp glaubt annehmen zu müssen, dass mehrere Verbindungen zwischen Salpetersäure und Stärke bestehen und dass jede dieser Verbindungen sowohl in löslicher als in unlöslicher Modification vorkommt. Diese Körper gehören nicht in die Klasse der Nitroverbindungen, sondern gleichen den wahren salpetersauren Salzen; man kann aus ihnen die Säure wieder abscheiden.

Die Veränderung der Stärke durch die Einwirkung diastatischer Fermente wird bei Besprechung der Einwirkung der Verdauungssäfte auf die Nährstoffe besprochen werden. Durch Kochen der Stärke mit verdünnten Mineralsäuren werden ähnliche Producte wie durch die Einwirkung der diastatischen Fermente erhalten.

Erhitzt man lufttrockene Stärke auf 150 bis 160°, so geht sie allmählich in Dextrin über; ganz andere Producte treten auf, sobald man die Stärke bei Gegenwart von Wasser auf hohe Temperatur bringt; es wird nämlich alsdann eine vollständige Zersetzung der Stärke unter Bildung von Kohlensäure, Ameisensäure und Huminsubstanz bewirkt, wobei sich Kohle abscheidet. Bei noch stärkerem Erhitzen beobachtet man das Auftreten geringer Mengen von Brenzcatechin, was um so interessanter ist, als es die Möglichkeit des Ueberganges von Kohlehydraten in Körper der aromatischen Reihe beweist.

Beim Erwärmen der Stärke mit Salpetersäure wird Oxalsäure gebildet.

2) Cellulose oder Pflanzenfaser bildet die Wandung der Pflanzenzelle und ist gewissermassen als das Skelet der Pflanzen aufzufassen. Sie kommt nur selten im reinen Zustande vor; jüngere Pflanzen enthalten reinere Cellulose als ältere; letztere hinterlassen nach der Verbrennung eine grosse Menge von Asche. Ziemlich reine Cellulose stellen die Baumwolle und das schwedische Filtrirpapier dar.

Die Cellulose ist eine sehr hygroskopische Substanz. Wir kennen nur ein einziges Lösungsmittel für dieselbe, nämlich das Kupferoxyd-Ammoniak (Schweizer). Die Cellulose geht mit Säuren und Metalloxyden Verbindungen ein, über deren Natur wir erst sehr mangelhaft unterrichtet sind. In Schwefelsäure quillt sie zunächst auf, dann löst sie sich und bildet einen Körper, den man als Amyloïd[1] bezeichnet hat. Das Amyloïd wird von Jod blau gefärbt wie die gewöhnliche Stärke. Bei weiterer Einwirkung der Säure entstehen Dextrin und Zucker, welche Umwandlung um so leichter erfolgt, je feiner vertheilt die Cellulose war. Dieser Zucker gehört zu den gährungsfähigen Zuckerarten.

Mit dem zunehmenden Alter erlangt die Cellulose eine bedeutend vermehrte Widerstandsfähigkeit gegen mechanische und chemische Einwirkungen. Diese Veränderung bezeichnen wir als Verholzung; sie wird hauptsächlich durch die Einlagerung anderer Substanzen, hierunter auch stickstoffhaltiger, bedingt.

Chevalier verglich die aschefreie Substanz mehrerer Holzarten mit der Cellulose und fand folgende procentische Zusammensetzung:

	Buche	Eiche	Birke	Weide	Cellulose
Kohlenstoff	49,89	50,64	50,61	51,75	44,44
Wasserstoff	6,07	6,03	6,23	6,19	6,17
Sauerstoff	43,11	42,05	42,04	41,08	49,39
Stickstoff	0,93	1,28	1,12	0,98	—

Nach den Untersuchungen von Fr. Schulze lässt sich aus dem Holze eine Substanz isoliren, welche in ihrer Zusammensetzung mit der Cellulose übereinstimmt. Man nimmt deshalb an, dass im Holz eine

[1] Dieses Amyloïd hat mit der amyloïden Substanz der Pathologen Nichts gemein. Letzterer Körper ist überhaupt kein Kohlehydrat, sondern ein phosphorhaltiger Eiweisskörper, der in die Gruppe der Nucleïne gehört.

Vermischung der Cellulose mit kohlestoffreicheren Körpern stattgefunden habe und bezeichnet letztere mit dem einheitlichen Namen Ligninsubstanzen. Man schreibt dem Lignin die Formel $C_{19}H_{24}O_{11}$ zu.

Nach Schulze besteht etwa die Hälfte der Substanz unserer Hölzer aus Lignin, die andere Hälfte aus Cellulose; es enthalten nämlich:

Hainbuche	48,41 %	Cellulose,	51,59 %	Lignin.
Steineiche	45,87 „	„	54,13 „	„
Erle	47,97 „	„	52,03 „	„
Akazie	52,94 „	„	47,06 „	„
Kiefer	58,11 „	„	41,99 „	„

Man stellt sich vor, dass es sich hier nicht um chemische Verbindungen, sondern um einfache Gemenge handle, und man nimmt an, dass die Cellulose durch die Ligninsubstanzen incrustirt werde; daher bezeichnet man letztere auch als „incrustirende Materie".

Mit Jod allein färbt sich die Cellulose gewöhnlich nur gelb bis braun; ist indessen ausser dem Jod noch Jodwasserstoff, Jodkalium, Jodzink, Schwefelsäure, Phosphorsäure oder Chlorzink zugegen, so werden die Cellulosemembranen blau gefärbt. Ueber die Art des Einflusses dieser Körper, der sog. „assistirenden Verbindungen", ist nichts Bestimmtes bekannt.

3) Pflanzenschleime. Wie die Cellulose, so ist auch die grosse Gruppe der Pflanzenschleime nur in den Membranen der Pflanzenzellen vorhanden. Man nimmt an, dass sie durch eine Metamorphose der Zellmembran entstehen. Ihre nahe Verwandtschaft mit der Cellulose bekunden die Schleime dadurch, dass sie auf Zusatz von Salpetersäure Oxalsäure und keine Schleimsäure entstehen lassen und dass sie wie die Pflanzenfaser der Zellwandung angehören. Sie unterscheiden sich aber von der Cellulose durch ihr enormes Aufquellungsvermögen. Beim Kochen mit Säuren gehen die Pflanzenschleime in Zucker über.

4) Gummiarten. Von den Schleimen unterscheiden sich diese Körper dadurch, dass sie sich mit Jod nicht färben und bei der Oxydation mit Salpetersäure Schleimsäure liefern. Die Gummiarten sind amorphe Körper, welche in Wasser entweder löslich sind oder doch in demselben ausserordentlich aufquellen. In Alkohol sind sie unlöslich.

5) Dextrine. Die Dextrine bilden eine Anzahl von Körpern, denen wir als Zwischenproducte bei der Ueberführung der Stärke in Traubenzucker begegnen. Im folgenden Paragraphen werden wir uns eingehender mit ihnen beschäftigen.

b) Traubenzuckergruppe, $C_6H\ _2O_6$.

1) Traubenzucker, Krümelzucker, die Glucose, ist ein im Pflanzenreiche weit verbreiteter Körper, der in der Regel in Begleitung des Fruchtzuckers angetroffen wird. Er dreht die Ebene des polarisirten Lichtes stark nach rechts und ist aus diesem Grunde als Dextrose bezeichnet worden. Als das Product der Einwirkung diastatischer Fermente auf Stärkemehl, Cellulose und die meisten übrigen Kohlehydrate hat er eine besondere Bedeutung für den thierischen Organismus. Der Traubenzucker nimmt ausserordentlich leicht Sauerstoff auf: er ist ein kräftiges Reductionsmittel. Kupferoxyd in alkalischer Lösung reducirt er schon in der Kälte zu Oxydul. Diese von Becquerel zuerst beschriebene Eigenschaft wird sowohl zum Nachweis als zur quantitativen Bestimmung des Traubenzuckers benutzt. Durch die Einwirkung von Fermenten werden die wässerigen Lösungen des Traubenzuckers leicht zerlegt. Den durch das Ferment der Hefe eingeleiteten Zersetzungsprocess bezeichnet man als alkoholische Gährung, die durch das Milchsäureferment bewirkte Zersetzung als Milchsäuregährung; ferner unterscheidet man noch eine Buttersäuregährung und eine schleimige Gährung.

2) Levulose, kommt gemeinsam mit der Dextrose oder auch mit dem Rohrzucker in weiter Verbreitung im Pflanzenreiche vor. Sie bildet einen farblosen, nicht krystallisirbaren Syrup, der süss wie Rohrzucker schmeckt. Ihre Lösung lenkt die Ebene des polarisirten Lichtes stark nach links ab. Alkalischer Kupferoxydlösung gegenüber verhält sich die Levulose genau wie die Dextrose. Bei Berührung mit Hefe geht sie in alkoholische Gährung über, ohne vorher in Glucose übergeführt zu werden. Künstlich entsteht die Levulose neben Glucose bei der Inversion des Rohrzuckers, d. h. bei der Einwirkung verdünnter Mineralsäuren auf Rohrzucker, wobei das Rotationsvermögen nach rechts in ein solches nach links verwandelt wird. Bei der Inversion bildet sich der sog. Invertzucker, der als eine Mischung aequivalenter Mengen Glucose und Levulose aufgefasst werden muss (Dubrunfaut).

3) Inosit. Dieser Körper wurde zuerst von Scherer im Herzmuskel entdeckt, dann von Cloetta und Müller in zahlreichen Organen des Ochsen und von Limpricht im Pferdefleisch gefunden und endlich von Vohl und Marmé auch in den Pflanzen (besonders in den unreifen Früchten der Papilionaceen) nachgewiesen. Der Inosit krystallisirt in farblosen langen Tafeln oder in blumenkohlartigen Aggregaten, die bei trockener Luft zu einer weissen Masse verwittern. Die Lösungen schmecken süss und sind optisch inactiv. Verdunstet man Inosit mit Salpetersäure

auf dem Platinblech bis fast zur Trockne und befeuchtet den Rückstand mit etwas Ammoniak und Chlorcalciumlösung und verdampft abermals zur Trockne, so entsteht eine lebhaft rosenrothe Färbung (SCHERER'sche Reaction). Mit Hilfe dieser Reaction lassen sich noch 0,005 Grm. Inosit erkennen.

4) Glycogen, $C_{12}H_{20}O_{10}$, ist als ein Anhydrid der Dextrose aufzufassen. Der Körper wurde bereits beschrieben.

c) Rohrzuckergruppe, $C_{12}H_{22}O_{11}$.

1) Rohrzucker, Saccharose, kommt in weiter Verbreitung im Pflanzenreiche vor. Die Stengel vieler Gramineen und die Runkelrübe enthalten ihn so massenhaft, dass sie zur fabrikmässigen Darstellung des Zuckers benutzt werden. Die Muttersubstanz des Rohrzuckers ist wohl die Stärke. Nach BUIGNET ist aller pflanzliche Zucker ursprünglich Rohrzucker, und es wird dieser erst beim Fortschreiten der Vegetation theilweise in Glucose und Levulose verwandelt. Der Rohrzucker krystallisirt in grossen klinorhombischen Prismen ohne Krystallwasser. Er ist in Wasser ausserordentlich leicht löslich. Die Lösungen drehen die Polarisationsebene stark nach rechts. Der Rohrzucker geht Verbindungen mit verschiedenen Metalloxyden (Saccharate) und auch solche mit Salzen ein. Erhitzt man den Rohrzucker vorsichtig auf 160°, so schmilzt er zu einer klaren, schwach gelb gefärbten Flüssigkeit, die beim Erkalten zu einer durchsichtigen amorphen Masse, dem sog. „Gerstenzucker", erstarrt. Dauert das Erhitzen auf 160° längere Zeit an, so verwandelt sich der Rohrzucker in ein Gemenge von Levulosan und Glucose. Bei stärkerem Erhitzen mit Wasser tritt eine tiefere Zersetzung ein; es erfolgt ein Entweichen von Kohlensäure und die Bildung einer festen kohligen Masse, in der man neben kleinen Mengen von Brenzcatechin Ceramelan, Caramelen und Caramelin nachweisen kann. Bei der trockenen Destillation des Rohrzuckers entwickelt sich viel Kohlensäure und kleine Quantitäten von Kohlenoxyd und Sumpfgas; das Destillat enthält Essigsäure sowie aldehyd- und acetonähnliche Substanzen. Unter verschiedenen Einflüssen erleidet der Rohrzucker die unter dem Namen der Inversion bekannte Spaltung in Dextrose und Levulose. Die bekanntesten dieser Einflüsse sind die Einwirkung von verdünnten Mineralsäuren, von Fermenten und längeres Erhitzen einer wässerigen Lösung in einem geschlossenen Gefäss. Durch Oxydationsmittel wird der Rohrzucker leicht angegriffen, indessen zeigt er sich widerstandsfähiger als der Traubenzucker. Salpetersäure erzeugt aus Rohrzucker Oxalsäure und Zuckersäure, wobei gleichzeitig Weinsäure als secundäres Product der Zuckersäure gebildet wird.

2) Maltose. Die durch Einwirkung des Malzes auf Stärke entstehende Zuckerart hat man früher allgemein mit Traubenzucker identificirt. Dubrunfaut hat aber nachgewiesen, dass bei dem Malzprocess eine von der Dextrose verschiedene und wohl charakterisirte Zuckerart entsteht, der er den Namen Maltose gab. Sullivan und Schulze konnten diese Angabe bestätigen und geben an, dass die Maltose vielleicht nicht als Endproduct des Malzprocesses, sondern als ein zwischen dem Dextrin und dem Traubenzucker stehender Körper aufzufassen sei.

3) Milchzucker; dieses der Milch der Säugethiere eigenthümliche Kohlehydrat wurde bereits bei der Beschreibung der Secrete besprochen. Welche Glaubwürdigkeit die Angabe Bouchardat's verdient, das Extract des Sapotillbaumes enthalte Milchzucker, ist schwer zu sagen.

3) Die Fette.

Die Fette kommen sowohl im Thier- als auch im Pflanzenreiche in weiter Verbreitung vor. Sowohl Thier- als Pflanzenfette sind ihrer chemischen Constitution nach Glyceride, d. h. zusammengesetzte Aether des 3werthigen Alkohols Glycerin und der Fettsäuren. Die natürlich vorkommenden Fette sind ausnahmslos Gemenge der zusammengesetzten Aether des Glycerins dreier Säuren, nämlich der Palmitin-, der Stearin- und der Oleïnsäure. Ersteren Glycerinäther bezeichnet man kurzweg als Palmitin, den anderen als Stearin und den dritten als Oleïn. Nur wenige Fette enthalten auch noch andere Glycerinäther, z. B. die Butter.

Bei gewöhnlicher Temperatur sind die Fette entweder fest (Talgarten) oder weich und salbenartig (Schmalz, Butter) oder endlich flüssig (Oele). Diese Verschiedenheit in der Consistenz ist auf Differenzen in der Zusammensetzung der Fette zurückzuführen. Je mehr Stearin und Palmitin ein Fett enthält, desto fester, je mehr das Oleïn vorherrscht, desto weicher ist das Fett. Die festen und weichen Fette sind leicht schmelzbar und werden ausnahmslos schon unter der Temperatur des siedenden Wassers flüssig. Die Fette machen Papier durchscheinend (Fettflecken). Im reinen Zustande sind sie geruch- und geschmacklos und von neutraler Reaction. Bei längerem Aufbewahren an der Luft werden sie ranzig; hierbei nehmen sie Geruch und Geschmack an und besitzen eine saure Reaction. Die Fette besitzen ein geringeres specifisches Gewicht als das Wasser. Alle Fette sind in Wasser vollkommen unlöslich, manche lösen sich in Alkohol, alle in Aether. Enthalten die Fette geringe Mengen freier Fettsäuren, so gehen sie beim Schütteln mit kohlensaurem Natron in eine bleibende Emulsion über. Dieselbe Umwandlung beobachtet man beim Schütteln der Fette mit pankreatischem Saft. Beim Kochen mit Alkalien werden die Fette verseift, d. h. die Alkalien verbinden sich mit den fetten Säuren zu Seifen, während eine unter Wasseraufnahme gebildete dickflüssige und süssschmeckende Substanz, das Glycerin, in Lösung geht. Die Fette sind nicht flüchtig. Bei der trockenen Destillation liefern sie neben anderen Producten Acroleïn. Alle Fette sind brennbar.

Die procentische Elementarzusammensetzung der thierischen Fette schwankt innerhalb sehr enger Grenzen; sie beträgt nach SCHULZE und REINECKE:

	Kohlenstoff	Wasserstoff	Sauerstoff
Pferdefett	77,07	11,69	11,24
Ochsenfett	76,50	11,90	11,59
Hammelfett	76,61	12,03	11,36
Schweinefett	76,54	11,94	11,52
Hundefett	76,63	12,05	11,62
Katzenfett	76,56	11,90	11,44

Von den Fetten seien erwähnt:

1) Pferdefett ist gelb, schmierig und beginnt bei 30° zu schmelzen. Sein wesentlichster Bestandtheil ist das Oleïn.

2) Rinderfett enthält hauptsächlich Stearin und Palmitin und nur sehr wenig Oleïn. Es ist weiss, schmilzt bei 43° und erstarrt nach dem Schmelzen bei 36 bis 37°.

3) Hammelfett besteht der Hauptmasse nach aus Stearin. Sein Schmelzpunkt liegt bei 46°; es erstarrt bei 39 bis 40°.

4) Schweinefett ist weiss, enthält grosse Mengen Oleïn, schmilzt bei 41° und erstarrt nach dem Schmelzen bei ca. 30°.

(Die Wachsarten sind zusammengesetzte Aether aus einatomigen Alkoholen und höheren Gliedern der Fettsäurereihe mit freien festen Fettsäuren und freien Alkoholen. Sie haben manche Eigenschaften mit den Fetten gemein. Sie lassen sich auch verseifen. Von den Verdauungssäften werden sie nicht angegriffen.)

4) Wasser und anorganische Salze.

Die generellen Eigenschaften des Wassers und der anorganischen Salze brauchen, da sie in jedem Lehrbuch der Chemie zu finden sind, hier nicht berührt zu werden.

§ 2. Die Einwirkung der Verdauungssäfte auf die Nährstoffe.

1) Einwirkung des Speichels auf die Nährstoffe.

Der Speichel wirkt lösend und quellend auf zahlreiche Stoffe, verdauend aber nur auf die Kohlehydrate ein.

Nach einer älteren Ansicht findet bei der Verdauung der Kohlehydrate eine allmähliche Umwandlung dieser Körper in Dextrin und dann ein allmählicher Uebergang des Dextrins in Zucker statt. Die neuere Zeit hat aber erkannt, dass der Process ganz anders verläuft und dass es sich nicht um eine allmähliche Umwandlung, sondern um Spaltungsvorgänge handelt, bei denen eine ganze Anzahl eigenthümlicher Körper gebildet wird (Musculus).

Die Körper, welche bei der Einwirkung diastatischer Fermente und verdünnter Säuren aus der Stärke hervorgehen, sind:

1) Lösliche Stärke, das Amidulin Nasse's, Nägeli's Amylodextrin. Die lösliche Stärke ist in Wasser von 50° löslich und hat im Uebrigen alle Reactionen der gewöhnlichen Stärke. Sie färbt sich mit Jod blau und wird durch Kochen mit verdünnten Säuren oder durch Einwirkung diastatischer Fermente in Dextrin verwandelt. Am zweckmässigsten stellt man die lösliche Stärke durch Kochen des Amylums mit Oxalsäure oder Weinsäure dar.

2) Dextrin. Wir kennen mehrere Arten von Dextrin, die sich von dem vorigen Körper ausnahmslos dadurch unterscheiden, dass sie bereits in kaltem Wasser in erheblicher Menge löslich sind und dass sie mit Jod nicht mehr blau gefärbt werden. Die Dextrine sind gummiartige Körper, die sich in Wasser zu einer klaren, etwas klebrigen Flüssigkeit von fadem Geschmack auflösen. Brücke unterscheidet zwei Dextrine, das Erythrodextrin und das Achroodextrin; ersteres färbt sich mit Jod schön roth, letzteres gibt auf Jodzusatz keine Färbung. Hat man ein Gemenge von löslicher Stärke und Erythrodextrin vor sich, so färbt sich die Flüssigkeit auf Jodzusatz zunächst rein blau; verdünnt man aber dieses Gemisch in hinreichender Weise, so sieht man bei weiterem Zufügen von Jod eine rothe Färbung entstehen. Dieses Verhalten spricht dafür, dass die Stärke das Jod leichter an sich reisst als das Dextrin; ist wenig Jod vorhanden, so tritt es ausschliesslich an die Stärke und erst bei einem Ueberschuss von Jod vermag dieser Körper auch auf das Dextrin einzuwirken (Brücke). Nach Musculus und Gruber gibt es viel zahlreichere Arten von Dextrin und man muss mindestens drei verschiedene Arten von Achroodextrin unterscheiden; allen ist es gemein, sich mit Jod nicht zu färben. Das Achroodextrin α hat ein

specifisches Rotationsvermögen von $+210^0$ und wird durch Diastase noch in Zucker übergeführt, obgleich weniger leicht als Stärke und Erythrodextrin. Das Achroodextrin β hat ein Drehungsvermögen von $+190^0$ und wird durch Diastase nicht mehr verändert. Das Achroodextrin γ wird gleichfalls durch Diastase nicht umgewandelt; seine specifische Drehung beträgt $+150^0$. Alle drei Achroodextrine haben das gleiche Reductionsvermögen; sie reduciren in alkalischer Lösung befindliches Kupferoxyd in demselben Umfange.

3) Zucker. Bei der Einwirkung diastatischer Fermente auf Stärkemehl entsteht nicht allein Traubenzucker, sondern auch Maltose. Die Maltose ist von Dubrunfaut entdeckt und unterscheidet sich dadurch von dem Traubenzucker, dass sie ein fast dreimal stärkeres specifisches Drehungsvermögen und eine geringere Löslichkeit in Alkohol besitzt. Durch Kochen mit verdünnten Säuren verwandelt sie sich in Traubenzucker; Diastase wirkt aber auf Maltose nicht ein. Die Maltose krystallisirt in reinem Zustande leicht, aber schwer oder gar nicht, wenn sie mit geringen Mengen Traubenzucker oder Dextrin verunreinigt ist (Musculus und Gruber). Sie bildet feine, weisse, nadelförmige Krystalle, denen die Formel $C_{12}H_{22}O_{11} + H_2O$ zukommt (Sullivan). Ausserdem unterscheidet sich die Maltose durch ihr Reductionsvermögen von dem Traubenzucker; ist das des Traubenzuckers 100, so hat das der Maltose nur eine Stärke von 66. Die Maltose ist gährungsfähig, d. h. sie wird durch Hefe in Alkohol und Kohlensäure verwandelt.

Wir müssen anerkennen, dass es sich bei der Verdauung der Stärke nicht um eine allmähliche Umwandlung von Stärke in Dextrin und von Dextrin in Zucker, sondern um Spaltungsvorgänge handelt, denn es gibt ein Dextrin, welches durch Diastase nicht weiter verändert werden kann und es gibt einen Zucker, die Maltose, der gleichfalls der weiteren Einwirkung des diastatischen Fermentes widersteht. Gerade die Thatsache, dass es nicht gelingt, durch Diastase alle Stärke in Zucker zu verwandeln, ist die beste Stütze für die Spaltungshypothese von Musculus.

Das diastatische Ferment des Speichels, welches, wie wir bereits wissen, in den Speichelgängen noch nicht fertig gebildet angetroffen wird, sondern welches sich erst aus einer im Speichel befindlichen Muttersubstanz nach kurzer Berührung mit der Luft bildet, wirkt in ganz ähnlicher Weise wie die pflanzliche Diastase auf die Stärke ein. Es scheint indessen, als wenn die Wirkung des Speichels auf Dextrin noch eine beschränktere als die der Diastase sei (Zawilski).

Schon gleich nach dem Eintritt in die Maulhöhle besitzt der Speichel diastatische Kraft; die kürzeste Berührung mit der Luft genügt, das Ferment freizumachen. Der Speichel aller unserer Haussäugethiere besitzt diastatische Kraft. Die Behauptung, der Speichel des Hundes lasse die Stärke unverändert, ist irrig. Da beim Hunde nur der Sympathicusspeichel diastatisches Ferment zu enthalten scheint, dieser aber sehr zähflüssig ist und der Maulschleimhaut hartnäckig anklebt, so ist es leicht möglich, aus der Maulhöhle dieses Thieres eine Flüssigkeit zu erhalten, die Amylum unverändert lässt. Nach den Untersuchungen von Astaschewsky ist auch die Behauptung unrichtig, dass der Herbivorenspeichel eine bedeutendere diastatische Kraft besitze als der der Carnivoren, und es sind nach seinen Beobachtungen die Thiere in Bezug auf die verdauende Kraft ihres Speichels in folgender absteigender Reihe zu ordnen: Ratte, Kaninchen, Katze, Hund, Schaf und Ziege.

Künstliche Verdauungsversuche mit Speichel stellt man an, indem man das mit mehr oder weniger Wasser vermengte Secret bei Körperwärme auf die Nährstoffe einwirken lässt. Eine Anhäufung der Verdauungsproducte des Amylums wirkt nicht störend auf die weitere Einwirkung des Fermentes, in einer concentrirten Traubenzucker- oder Dextrinlösung wird Amylum auch energisch umgesetzt (Paschutin).

Gekochte Stärke wird viel leichter verdaut als rohe.

Stark verdünnte Säuren vermögen die Wirkung des Speichelfermentes nicht aufzuheben.

2) Einwirkung des Magensaftes auf die Nährstoffe.

Réaumur, Spallanzani, Tiedemann und Gmelin u. A. kannten bereits künstliche Verdauungsversuche mit Magensaft und sie gewannen dieses Secret auf die Weise, dass sie an Fäden befestigte Schwämmchen oder kleine Steinchen in den Magen nüchterner Thiere brachten, der nun in Folge der mechanischen Reizung abzusondern begann. Natürlich waren bei diesem Verfahren Beimengungen von Speichel und anderen Substanzen nicht ausgeschlossen und es musste daher als eine wesentliche Verbesserung der physiologischen Methodik bezeichnet werden, als Eberle im Jahre 1834 zeigte, dass zur Anstellung künstlicher Verdauungsversuche, d. h. Verdauungen ausserhalb des Körpers, das natürliche Secret der Magenschleimhaut durchaus kein nothwendiger Factor sei, dass man sich vielmehr durch Extraction der todten Schleimhaut mit salzsäurehaltigem Wasser einen höchst wirksamen und reinen künstlichen Magensaft bereiten könne.

Die hohe Bedeutung der künstlichen Verdauungen konnte keine Beeinträchtigung erfahren, als Bassow und Blondlot im Jahre 1842 und 1843 das Anlegen künstlicher Magenfisteln für das Studium der Verdauung empfahlen; denn unsere Kenntniss von den chemischen Vorgängen bei der Verdauung, auf die es doch vor allen Dingen ankommt, konnten durch dieses Verfahren nicht wesentlich bereichert werden. Nach Einführung eines mit Futterstoffen gefüllten Tüllbeutels in den Magen eines mit einer Magenfistel versehenen Thieres ist wohl zu erfahren, welche Verminderung an Gewicht und Volumen die von dem Tüll zusammengehaltenen Massen in einer bestimmten Zeit erleiden, aber was aus den verschwundenen Stoffen geworden ist, vermag Niemand anzugeben.

Seit der Entdeckung des Pepsins durch SCHWANN hat man sich vielfach bemüht, diesen Körper in reinem Zustande zu erhalten, und es ist BRÜCKE gelungen, das Pepsin so zu isoliren, dass er an ein genaueres Studium der Wirkungsweise dieses Körpers gehen konnte.

Für die gewöhnlichen Untersuchungen über Pepsinverdauung genügen schon Verdauungsflüssigkeiten, die man sich durch Extraction der gewaschenen und zerkleinerten Schleimhaut des Schweine- oder Hundemagens mit einer 0,5 % Salzsäure anfertigt. Man lässt die gut gewaschene und mit der Scheere zerkleinerte Schleimhaut 4 bis 6 Stunden in Berührung mit 1 bis 2 Liter solcher Säure, colirt, filtrirt und erhält so eine klare Lösung, die ohne weitere Vorbereitung zur Anstellung künstlicher Verdauungsversuche benutzt werden kann. Handelt es sich darum, jeden Augenblick ohne Weiteres über eine wirksame Verdauungsfähigkeit zu verfügen, so ist die von v. WITTICH angegebene Methode der Extraction der zerkleinerten Magenschleimhaut mit Glycerin zu empfehlen. Hierbei ist zu berücksichtigen, dass die Lösung des Pepsins in Glycerin sehr langsam geschieht, sodass man erst nach einigen Tagen der Berührung über kräftige Pepsinlösungen verfügt. Das Glycerinextract lässt sich Jahre hindurch unzersetzt aufbewahren und es genügt der Zusatz einiger Tropfen dieser Flüssigkeit zu einer 0,5 % Salzsäurelösung, sich sofort eine sehr wirksame Verdauungsflüssigkeit zu bereiten.

Der Magensaft wirkt verdauend nur auf Eiweisskörper ein; er wandelt diese Stoffe so um, dass sie gelöst und durch die gewöhnlichen Fällungsmittel nicht mehr ausgefällt werden. Diese letztere Umwandlung ist charakteristisch für die Verdauungsarbeit, denn eine einfache lösende Wirkung übt auch die blosse Salzsäure aus.

Während ältere Physiologen annahmen, dass die Magenverdauung eine einfache Lösung durch Säure sei, weiss man jetzt, dass Säuren allein bei Körpertemperatur niemals die Eiweisskörper so umzuwandeln vermögen wie der Magensaft. Die Säuren lösen nur die Körper, sie lassen aber das Eiweiss in seiner ganzen Menge ausfallen, sobald man die Säure durch Neutralisation abstumpft; niemals bilden sie innerhalb der Grenzen der Körperwärme aus den Eiweisskörpern Pepton.

Bringt man weissgewaschenes Fibrin in ein Gefäss, welches ein nicht zu kleines Quantum einer sehr verdünnten Salzsäure enthält, so sieht man, wie das Fibrin nach kurzer Zeit bedeutend an Volumen zunimmt und durchsichtig wird. Bald ist das Maximum des Umfanges erreicht und man beobachtet nach mehrstündigem Stehenlassen, wie die Fibrinmasse sich verringert und wie Eiweiss in Lösung geht. Filtrirt man jetzt, so verfügt man über eine klare Lösung, in der auf Zusatz von Alkalien das Eiweiss ausfällt; das in Lösung gegangene Eiweiss bezeichnet man als Acidalbumin oder Syntonin. Ganz ähnlich wie das Fibrin verhalten sich auch die übrigen Eiweisskörper gegenüber der Säure, stets geht nur Acidalbumin in Lösung, niemals entsteht Pepton.

Das durch Säuren gelöste Eiweissquantum ist verhältnissmässig sehr klein und wird durch Erhöhen der Temperatur auf 40 bis 60° nicht wesentlich vermehrt. Wirkte der Magensaft nur nach Art der Säuren, so würden nach Schiff's Berechnung zur Verdauung eines einzigen Hühnereies 1 bis 2 Kubikmeter Magensaft erforderlich sein.

Wesentlich anders als die Wirkung der verdünnten Säuren ist die des Magensaftes. Führt man eine künstliche Pepsinverdauung in der Weise aus, dass man reines Fibrin in einer wirksamen Verdauungsflüssigkeit bei Körperwärme digerirt, so beginnt das Fibrin zunächst ebenso zu quellen wie in der blossen Säure, es wird durchsichtig und zerfällt bald in feine Fäden, die nach und nach verschwinden; nicht lange, so ist die ganze Fibrinmenge in Lösung gegangen. Untersucht man diese Flüssigkeit von Zeit zu Zeit, so findet man, dass sie unmittelbar nach der Auflösung des Fibrins reich an Acidalbumin ist und dass sie neben diesem auch eine geringe Menge von in der Hitze coagulabelem Eiweiss enthält. Das letztere ist nur nachzuweisen, wenn man den Säuregrad erheblich abstumpft oder wenn man nicht zu kleine Mengen von Kochsalz oder Glaubersalz der Lösung zufügt. Nach Verlauf einiger Zeit verschwinden Acidalbumin und natives Eiweiss mehr und mehr und endlich enthält die Lösung nur noch einen Körper, der schon Anfangs in geringer Menge zugegen war, das Pepton.

Mialhe beschrieb zunächst unter dem Namen Albuminose einen durch die Einwirkung des Magensaftes auf die Eiweissstoffe entstehenden Körper und sagt aus, dass er weder durch Einwirkung der Hitze, noch auf Zusatz starker Säuren gerinne, dass er in Wasser löslich, in absolutem Alkohol aber unlöslich sei. Lehmann unterwarf den Körper Mialhe's einer weiteren Untersuchung, nannte ihn Pepton und glaubte, dass es mehrere Peptone gebe, die in ihrer Zusammensetzung den verschiedenen Eiweisskörpern, denen sie entstammen, glichen. Er liess diese Körper durch Gerbsäure, Quecksilberchlorid und basisch essigsaures Bleioxyd, aber nicht mehr durch concentrirte Mineralsäuren und auch nicht durch Blutlaugensalz und Essigsäure gefällt werden. Meissner bestätigte durch umfassende Untersuchungen die Angaben Lehmann's, fand aber, dass bei der Verdauung der Eiweisskörper neben dem Pepton ein zweites Verdauungsproduct, das Parapepton, entstehe. Dieses falle bei der Neutralisation der Verdauungsflüssigkeit in zarten Flocken aus, löse sich im geringsten Ueberschuss von Säure oder Alkali mit Leichtigkeit wieder auf und sei besonders durch die Eigenschaft ausgezeichnet, durch Pepsinverdauung nicht in Pepton umgewandelt werden zu können. Der Körper Meissner's, auf den übrigens auch schon Schwann bei seinen Untersuchungen stiess, ist indessen unser gewöhnliches Acidalbumin gewesen, und Brücke zeigte, dass das Parapepton nur ein Durchgangsproduct sei und in seiner ganzen Menge in Pepton übergeführt werden könne. Die entgegengesetzten Angaben Meissner's erklärt er durch den Umstand, dass sich das Acidalbumin bei niederen Temperaturen oft lange Zeit unverändert in der Verdauungsflüssigkeit hält. Auch Mulder hat gefunden, dass bei andauernder Einwirkung der Verdauungsflüssigkeit alles Eiweiss in Pepton umgewandelt werden kann.

Das Pepton ist durchaus nicht als ein specifisches Product der Magenverdauung aufzufassen, wir werden später sehen, dass es auch unter dem Einflusse des pankreatischen Saftes gebildet wird; es existiren aber noch zahlreiche andere Agentien, durch deren Einwirkung aus den Eiweisskörpern Pepton hervorgeht.

Kocht man Eiweisskörper längere Zeit mit Wasser, so wird eine nicht unbeträchtliche Menge von Pepton gebildet; diese Umwandlung vollzieht sich sehr schnell, wenn das Kochen unter einem erhöhten Drucke erfolgt (Meissner). Weiter entsteht Pepton durch Einwirkung starker Säuren oder Alkalien auf Eiweiss und durch Fäulniss der Eiweisskörper. Da durch die aufgezählten Hilfsmittel Hydrationsvorgänge ausgeführt werden, so nimmt Hoppe-Seyler an, dass dieses auch bei ihrer Einwirkung auf die Eiweisskörper geschehe, und er glaubt deshalb, dass sich das Pepton zu dem Eiweiss verhalte wie die Hydrate zu den Anhydriden.

Welche Eigenschaften besitzt nun das Pepton? Pepton löst sich in Wasser in grossen Mengen auf, die klare Lösung schäumt beim Schütteln auffallend stark. Die wässerigen Lösungen trüben sich nicht beim Kochen, sie bleiben klar auf Zusatz von Essigsäure und Blutlaugensalz, verändern sich nicht durch verdünnte Säuren oder Alkalien und werden von allen Reagentien, welche Eiweisskörper unlöslich machen, nur noch ausgefällt durch basisches Bleiacetat, Gerbsäure, Sublimat, Jodquecksilberkalium, Phosphorwolframsäure, Phosphormolybdänsäure, absoluten Alkohol und Aether.

Setzt man zu reinen Peptonlösungen einige Tropfen Natronlauge und ganz geringe Mengen einer schwachen Kupfersulphatlösung, so entsteht eine prachtvolle weinrothe Färbung, welche unter dem Namen der Biuretreaction bekannt ist. Bei weiterem Zusatz von Kupfersulphat nimmt sie einen violetten und schliesslich einen schmutzig blauen Ton an. Die Biuretreaction kann mit ziemlicher Genauigkeit zur colorimetrischen Bestimmung des Peptons benutzt werden; man ist durch sie im Stande, noch in Lösungen von 1:10000 das Pepton mit ziemlicher Sicherheit bestimmen zu können (Schmidt-Mülheim).

Das Pepton zeichnet sich noch durch die grosse Leichtigkeit aus, mit der es thierische Membranen durchdringt (O. Funke); diese Fähigkeit ist so bedeutend, dass der Körper in der Reihe der Eiweissstoffe eine ganz apparte Stelle einnimmt, welche es verbietet, ihn unter die Colloide einzureihen.

Nachdem Fütterungsversuche von Plosz und Maly ergeben hatten, dass Thiere sich vollkommen normal zu ernähren im Stande sind, wenn alles Eiweiss der Nahrung durch Pepton ersetzt wird, nachdem gefunden war, dass solche Thiere nicht unbeträchtlich an Gewicht zunehmen, ist kürzlich von verschiedenen Seiten die Rückbildung des Peptons in Eiweiss auch ausserhalb des Organismus beobachtet worden. Zunächst erhielt Henninger durch Einwirkung von Essigsäureanhydrid auf Pepton eine syntoninähnliche Substanz; dann fand Hofmeister, dass trockenes, bis auf kleine Mengen Chloride von fremden Beimengungen befreites Fibrinpepton bei längerem Erwärmen auf 140° zum Theil in eiweissartige Substanzen umgewandelt wird. Kaltes Wasser löste einen grossen Theil der Producte auf, während ein flockiger Rückstand hinterblieb, der die Reactionen des frisch gefällten Syntonins zeigte.

Die Umwandlung des Eiweisses in Pepton durch den Magensaft ist an das Vorhandensein von Pepsin in saurer Lösung geknüpft. Unter gewöhnlichen Umständen kommt als Säure nur die Salzsäure in Betracht; es vermögen aber auch Phosphorsäure, Milchsäure und eine grosse Anzahl anderer Säuren mit Pepsin wirksame Verdauungsflüssigkeiten zu geben. Wir können bei der Eiweissverdauung durch den Magensaft zwei Stadien unterscheiden, nämlich das Stadium der Lösung der Eiweisskörper und dasjenige der Umwandlung derselben in Pepton; als Lösungsmittel kommt die Säure in Betracht, während die fermentative Wirkung ausschliesslich vom Pepsin ausgeübt wird. Ist eine Verdauungsflüssigkeit arm an Pepsin, so sind die beiden Stadien der Eiweissverdauung besonders scharf ausgeprägt, und wir treffen alsdann immer erst in einer verhältnissmässig späten Zeit die charakteristischen Verdauungsproducte an.

Bei der Thätigkeit des Magensaftes beobachtet man weder eine Zerstörung, noch eine Vermehrung des Pepsins; unter sonst günstigen Verhältnissen ist die Wirksamkeit des Pepsins fast unbeschränkt (Brücke).

Die Schnelligkeit, mit der die Eiweisskörper vom Magensafte verdaut werden, ist abhängig: 1) von dem Gehalte der Verdauungsflüssigkeit an Pepsin, 2) von ihrem Säuregrade, 3) von der Anhäufung der Verdauungsproducte, 4) von der Temperatur.

Was den Einfluss des Pepsingehaltes betrifft, so erfolgt die Verdauung innerhalb gewisser Grenzen um so schneller, je grösser der Gehalt des Magensaftes an Pepsin ist (Brücke, v. Wittich). Die Menge von Pepsin, welche die Verdauung des Eiweisses erfordert, ist zwar ausserordentlich gering, doch ist deshalb der Pepsingehalt der Verdauungsflüssigkeit für die Schnelligkeit der Verdauung nicht gleichgiltig; liegt der Pepsingehalt unter einem gewissen Minimum, so verlangsamt sich die Verdauung in auffallender Weise.

Mulder, Bouchardat und Brücke haben gefunden, dass das günstigste Säureverhältniss in einer Verdauungsflüssigkeit annähernd dasjenige ist, das sich auch am günstigsten für die Aufquellung und Lösung des Eiweisses bei Abwesenheit von Pepsin verhält. Die Salzsäure zeigt die kräftigste Wirksamkeit in Concentration von 0,3 bis 1,0 %. Wollte man aus diesem Verhalten schliessen, dass die Function der Säure nur die sei, die Eiweisskörper für die Verdauung vorzubereiten, so würde man irren; die Säure spielt auch eine wesentliche Rolle bei der eigentlichen Pepsinwirkung, und dieses beweist am besten der Umstand, dass Eiweisskörper, die durch Säure gequellt und für die Verdauung vorbereitet sind, in neutralisirtem Magensaft nicht peptonisirt werden.

Man weiss schon seit Schwann, dass eine Verdauungsflüssigkeit, die bereits ein gewisses Quantum Eiweiss verarbeitet hat, sehr an Wirksamkeit verliert, und dass sie bei Anwesenheit einer genügenden Menge Eiweiss schliesslich ganz zu wirken aufhört, fügt man nicht von Zeit zu Zeit ein neues Quantum verdünnter Säure zu. Dieses Verhalten des Magensaftes hat zu der Hypothese geführt, dass die Anhäufung der Verdauungsproducte einen schädlichen Einfluss auf die Fortschritte der Verdauung ausübe, dass aber die Schädlichkeit dieser Körper durch die gleichzeitige Anwesenheit einer gewissen Menge freier Säure verringert werde. Andererseits hat Hoppe-Seyler behauptet, die Hauptwirkung des Pepsins bei der Verdauung sei weiter nichts, als die Uebertragung von Säure an das Eiweissmolecül, sei die Erzeugung salzsauren Acidalbumins und salzsauren Peptons, es sei daher nach der Bildung eines gewissen Quantums dieser Verbindungen die Verdauungsflüssigkeit unwirksam, weil es an einer genügenden Menge freier Säure fehle. Wir müssen gestehen, dass es sich bei unserer heutigen Bekanntschaft mit den Verdauungsvorgängen nicht ermessen lässt, welchen Werth die eine oder die andere dieser Anschauungen hat.

Was den Einfluss der Wärme auf die Pepsinverdauung betrifft, so wissen wir, dass die Peptonisirung bei gewöhnlicher Temperatur viel langsamer erfolgt als bei 35 bis 50°. Bei 0° hört die Wirksamkeit des Pepsins auf. Beim Erwärmen der Verdauungsflüssigkeiten auf 60° wird die Wirksamkeit des Magensaftes erheblich beeinträchtigt, und bei 100° wird die peptonisirende Kraft des Pepsins für immer zerstört.

Aus dem Verhalten der Wärme zur Wirksamkeit des Magensaftes ergibt sich, dass es bei Anstellung von Pepsinverdauungen zweckmässig ist, Vorkehrungen zu treffen, welche die constante Einwirkung von Temperaturen zwischen 40 bis 50° ermöglichen. Auf diesem Princip beruhen die Verdauungsöfen. Man kann dieselben durch gewöhnliche Brutöfen ersetzen.

Welches ist nun das Schicksal des Pepsins, von dem wir bereits hörten, dass es bei der Verdauung nicht verbraucht wird? Da es die Untersuchungen Brücke's wahrscheinlich gemacht haben, dass dieser Körper nicht zu den Eiweissstoffen zählt, und da wir wissen, dass er weder durch den pankreatischen Saft, noch durch andere Verdauungssäfte zerstört wird, dass er selbst vielmehr das Trypsin in saurer Lösung zu zerstören vermag, so ist es nicht unmöglich, dass das Pepsin unverändert resorbirt wird. Im Blute kann es wegen der alkalischen Reaction dieser Flüssigkeit kein Unheil anstiften. Brücke glaubt sowohl in den Muskeln als im Harne Pepsin nachgewiesen zu haben und nimmt an, dass der resorbirte Körper durch den Harn zur Ausscheidung gelangt.

Der Magensaft lässt das Nucleïn, das Mucin, die verhornte Substanz und das Amyloïd unverändert, seine Wirksamkeit erstreckt sich aber auf die sämmtlichen übrigen Eiweissstoffe sowie auf das Collagen und die elastische Substanz.

Unterziehen wir die Einwirkung des Magensaftes auf einige der wichtigsten stickstoffhaltigen Nahrungsmittel einer kurzen Erörterung.

Was die Einwirkung des Magensaftes auf die Milch betrifft, so befindet sich im Magen junger Hausthiere ein besonderes Ferment, das Lab, welches die Milch zum Gerinnen bringt. Ganz dasselbe bewirkt im Magen älterer Thiere die Magensäure. Gleichgiltig daher, ob wir junge oder alte Thiere vor uns haben, stets treffen wir nach Milchgenuss den wesentlichsten Eiweisskörper der Milch, das Caseïn, im geronnenen Zustande an. Die Caseïngerinnsel bleiben vom Magensaft nicht lange unverändert, schon bald beginnen sie sich zu verflüssigen, wobei eine starke Trübung der Flüssigkeit zu beobachten ist. Es löst sich nun nicht das ganze Gerinnsel, sondern ein kleiner, aus Nucleïn bestehender Theil bleibt unverändert, so lange wir auch die Verdauung fortsetzen. Ist das Caseïngerinnsel verschwunden, so haben wir eine opalisirende Lösung vor uns, in derein flockiger Niederschlag in Form einer Wolke suspendirt ist, das Nucleïn.

Bei der Einwirkung des Magensaftes auf das Fleisch zeigen sich Differenzen, die davon abhängig sind, ob das Fleisch im rohen oder gekochten Zustande verzehrt wurde. Durch das Kochen wird das Bindegewebe, welches die einzelnen Muskelfasern zusammenhält, seiner Umwandlung in Leim entgegengeführt. Da nun so verändertes Bindegewebe vom Magensaft viel leichter gelöst wird als rohes, so zerfällt gekochtes Fleisch im Magen verhältnissmässig schnell in eine Anzahl von Fasern, die der Einwirkung des Magensaftes eine grosse Oberfläche bieten. Bei rohem Fleische hingegen ist das Bindegewebe sehr schwer verdaulich, die Muskelfasern bleiben deshalb mehr in ihrem natürlichen Zusammenhange und der Magensaft kann nur auf die Oberfläche des verschluckten Fleischstückes, nicht aber auf diejenige zahlreicher isolirter Muskelfasern einwirken. Gekochtes Fleisch ist deshalb viel leichter verdaulich als rohes.

Fettgewebe wird vom Magensaft so umgewandelt, dass die Wandungen der Fettzellen gelöst werden, so dass das Fett in Tropfen zusammenfliessen kann.

Bereits Spallanzani hatte es erkannt, dass der Magensaft ohne jede Mitwirkung einer mechanischen Kraft (Trituration) im Stande sei, ein gewisses Quantum Knochen zu verdauen. Die Verdauung der Knochen findet nicht gleichmässig auf ihrer ganzen Oberfläche statt, sondern es ist ein unregelmässiges Schwinden der äusseren Schichten zu bemerken, die sich mit Punkten und Knoten von verschiedenem Umfange bedecken (Blondlot). Dieses Aussehen wird durch die ungleiche Vertheilung der organischen Substanzen bedingt. Denn bei der Verdauung der Knochen werden nur diese Bestandtheile verändert, die erdigen Substanzen sind ihrer Hauptmasse nach unverdaulich und werden in ein hellgraues kreidiges Pulver umgewandelt.

Beim inneren Gebrauche von Arzneien hat man zu berücksichtigen, dass zahlreiche Substanzen, vor allen Dingen die Salze der schweren Metalle, Niederschläge erzeugen, die eine grosse Menge Pepsin an sich reissen. Durch solche Körper kann natürlich die Pepsinverdauung in erheblichster Weise gestört werden.

3) Einwirkung des Bauchspeichels auf die Nährstoffe.

Der Bauchspeichel ist der vollkommenste aller Verdauungssäfte, denn seine Wirkung erstreckt sich gleichmässig auf alle Nährstoffe.

Im Jahre 1857 trat Corvisart mit der Lehre auf, der Bauchspeichel vermöge ganz wie der Magensaft die Eiweisskörper zu verdauen und sie in wahres Pepton zu verwandeln und es sei dabei gleichgiltig, ob die Reaction der Flüssigkeit alkalisch, neutral oder sauer sei. Während diese Angabe zunächst zahlreichen Widerspruch hervorrief, ist sie später von allen Forschern bestätigt worden. Namentlich war es Meissner, der durch exacte Versuche die eiweissverdauende Kraft des Bauchspeichels über jeden Zweifel erhob, der aber im Widerspruch zu Corvisart angab, dass das Verdauungsgemisch schwach saure Reaction besitzen müsse, wolle man eine reine Verdauung erzielen, und der hervorhob, dass ein neutrales oder alkalisches Pankreasinfus bei Brutwärme nicht allein Verdauungserscheinungen zeige, sondern dass in ihm unter solchen Verhältnissen auch Fäulnissprocesse nachzuweisen seien.

Später hat sich Kühne hauptsächlich mit der Einwirkung des pankreatischen Saftes auf Eiweisskörper beschäftigt, und es ist ihm gelungen, den eiweissverdauenden Körper, den er mit dem Namen Trypsin belegt hat, besser als seine Vorgänger zu isoliren.

Nach Kühne sind bei der Verdauung der Eiweisskörper durch Trypsin zwei Stadien zu unterscheiden; im ersten würde das Albumin in Pepton übergeführt, im zweiten die eine Hälfte des Peptons (Hemipepton) weiter zersetzt, während die andere als Antipepton übrig bliebe. Nach vollendeter Trypsinverdauung sei das Eiweiss in zwei Hälften gespalten, in das Antipepton, welches unter keinen Umständen weiter verändert werde und das ziemlich genau dem halben Gewichte des in Verdauung gegebenen Eiweisses entspreche, und in das Hemipepton, welches durch Trypsinverdauung gleich weiter in Leucin, Tyrosin, Asparaginsäure etc. umgewandelt werde.

Kühne unterscheidet noch eine ganze Anzahl von anderen Verdauungsproducten. Wir können uns aber das Aufzählen von Körpern, die fast nur dem Namen nach bekannt sind, um so eher ersparen, als es für uns feststeht, dass die Kühne'schen Versuche unter Bedingungen angestellt sind, wie sie zur Zeit der Eiweissverdauung wenigstens im Körper derjenigen unserer Hausthiere, die sich durch ihr grosses Verdauungsvermögen für Eiweiss besonders auszeichnen, durchaus nicht realisirt sind. Denn es muss mit Nachdruck darauf hingewiesen werden, dass er alle seine Versuche mit dem pankreatischen Eiweissferment in alkalischer Lösung angestellt hat, während die Reaction des Dünndarminhaltes zur Zeit der Eiweissverdauung — wenigstens gilt das für Carni- und Omnivoren — eine saure ist.

Nun verhält sich aber ein saurer Drüsenauszug ganz anders als ein alkalischer. Während ersterer noch bei einem Gehalte von 0,1 % freier Salzsäure das Eiweiss verhältnissmässig schnell verdaut, klar bleibt, bei wochenlangem Stehen an der Luft noch einen frischen Geruch besitzt und nur sehr geringe Mengen krystallinischer Zersetzungsproducte enthält, birgt eine alkalische Lösung schon nach wenigen Stunden Schaaren von Bacterien und sie nimmt schnell einen üblen Geruch an, wobei Indol und andere charakteristische Fäulnissproducte neben reichen Mengen von Leucin, Tyrosin und Asparaginsäure auftreten.

Wir glauben daher betonen zu müssen, dass bei der natürlichen Verdauung der Eiweisskörper im Darmkanale die Verhältnisse derartige sind, dass von einer umfangreichen Bildung von Leucin, Tyrosin, Indol und ähnlichen Körpern nicht die Rede sein kann.

Das bei der Trypsinverdauung gebildete Pepton unterscheidet sich in keiner Reaction von dem Pepton der Pepsinverdauung.

Wie für die Pepsinverdauung so ist auch für die Trypsinwirkung die günstigste Temperatur die Körperwärme. Durch Erhitzen über 60° hinaus wird das Trypsin bereits zerstört.

Trypsin vermag eben so wenig wie Pepsin des Nucleïn, das Horn und die amyloïde Substanz anzugreifen.

Was das Auftreten der Amidosäuren betrifft, so ist die Bildung von Leucin und Tyrosin bei der Einwirkung des Pankreas zuerst von Kühne gefunden worden, während Radziejewski und Salkowski zuerst die Asparaginsäure beschrieben.

Kühne und Ewald beobachteten, dass die Bindegewebsfibrillen in Trypsin unlöslich seien und benutzten die pankreatische Verdauung als Mittel zur Isolirung des Bindegewebes in seiner natürlichen Anordnung. Diese Untersuchungen ergaben, dass Sehnen nach Trypsinverdauung durch Schütteln in einzelne Fascikel von ziemlich gleichem Querschnitt, diese in feinste Fibrillen zerfallen. An den Fascikeln sind in Reihen geordnete sehr geschrumpfte Kerne zu bemerken, welche mit grosser Leichtigkeit abfallen. Scheiden, Häute, elastische Fasern und Gefässe fehlen gänzlich. — Das Mesenterium verhält sich wie die Sehnen, alle Endothelien werden gelöst, die Kerne fallen isolirt ab, jede Spur von Kittsubstanz verschwindet. — Was das reticuläre Bindegewebe betrifft, so zeigen Schnitte frischer oder in Alkohol gehärteter Organe nach der Verdauung Nichts als Bindegewebsfibrillen, keine Spur von Gefässen und

Zellen. Das Reticulum bleibt überall erhalten und repräsentirt sich als überraschend zartes Netz von solcher Feinheit der Züge, dass die dünnsten Fasern an der Grenze des Erkennbaren liegen.

Will man zu jeder Zeit über eine wirksame Trypsinlösung verfügen, so genügt es, einem in der Verdauung begriffenen Thiere das Pankreas lebensfrisch zu entnehmen und unter Alkohol aufzubewahren. Sobald man ein Stück dieses Pankreas zerschneidet, mit einer 0,1 % Salzsäure und Glaspulver zerreibt und das Gemisch filtrirt, erhält man eine klare Flüssigkeit, welche bei Körperwärme grosse Mengen Eiweiss zu verdauen vermag.

Die Einwirkung des Bauchspeichels auf die Kohlehydrate erfolgt ganz analog der Wirkungsweise des Mundspeichels; doch wirkt der pankreatische Saft intensiver als dieser. Wird Amylum mit gutem Pankreassecret bei Körperwärme in Berührung gebracht, so können wir sofort ein nicht unerhebliches Quantum Zucker nachweisen. Auch Glycogen und andere Kohlehydrate werden schnell in Dextrin und Zucker übergeführt (Seegen). Der Bauchspeichel wirkt viel kräftiger auf das Achroodextrin ein als der Mundspeichel und er übertrifft in dieser Hinsicht nach Hoppe-Seyler sowohl die diastatische Kraft des Malzfermentes als die der verdünnten Säuren bei der Siedhitze.

Was endlich die Wirkung des Bauchspeichels auf Fette betrifft, so macht sich dieselbe durch die von Bernard nachgewiesene Zerlegung der Fette in Glycerin und Fettsäuren geltend, wodurch die Bildung einer sehr feinen und haltbaren Emulsion möglich wird. Trotzdem die Zerlegung der Fette nur sehr gering ist, hat der Vorgang dennoch eine ausserordentlich hohe physiologische Bedeutung. Wir werden später sehen, dass nichts falscher ist als die Vorstellung, die Fette würden in einem verseiften Zustande resorbirt, wir werden uns vielmehr davon überzeugen, dass der allergrösste Theil des Fettes völlig unzersetzt in Form einer Emulsion in die Blutbahn gelangt. Wir stossen nun auf die eigenthümliche Erscheinung, dass ein kleines Quantum des Fettes zersetzt sein muss, ehe die Verdauung der grossen Masse dieses Nährstoffes möglich wird; denn die Bildung einer Emulsion kann nur dann erfolgen, wenn ein geringes Quantum freier Fettsäuren vorhanden ist. Schüttelt man gewöhnliches käufliches Rüböl, das stets ein gewisses Quantum freier Fettsäuren enthält, mit nicht zu kleinen Quantitäten einer Lösung von kohlensaurem Natron, so entsteht bald eine dichte, weisse, haltbare Emulsion. Hat man aber dem Oele durch vorherige Behandlung mit kleinen Mengen Alkalien seine Fettsäuren geraubt, so mag man es jetzt mit Sodalösung schütteln so anhaltend und kräftig man immer will, eine haltbare Emulsion entsteht nicht.

Bereits Eberle kannte die Eigenschaft des Pankreasinfuses, durch Schütteln mit Fett sofort eine schneeweisse und haltbare Emulsion zu geben.

4) Einwirkung des Darmsaftes auf die Nährstoffe.

Ueber die Wirkung des Darmsaftes auf die Nährstoffe können wir nichts Sicheres berichten. Eine hervorragende Rolle bei der Verdauung kommt dem Darmsafte sicher nicht zu. Wahrscheinlich vermag er diastatische Kräfte zu entfalten; ausserdem ist seine alkalische Reaction von Bedeutung.

5) Wirkung der Galle auf die Nährstoffe.

Als Schwann Gallenfisteln zu bilden lehrte, da glaubte man, der Galle komme eine ganz besondere Bedeutung als Verdauungssaft zu; denn von den operirten Thieren Schwann's starb der allergrösste Theil in kurzer Zeit, während ein kleiner Theil unter stark ausgeprägten Ernährungsstörungen noch eine Zeit hindurch fortzuleben vermochte. Spätere Beobachter haben indessen ganz andere Resultate erhalten. Blondlot gelang es, einen Gallenfistelhund 5 Jahre hindurch am Leben zu erhalten und die fast gänzliche Bedeutungslosigkeit der Galle für die Verdauung zu beobachten.

v. Wistinghausen gibt an, dass mit Galle imbibirte thierische Membranen Fette als Emulsion viel leichter hindurchtreten lassen als mit Wasser imbibirte und er glaubt, dass die Galle bei der Fettverdauung dadurch nützlich wirkt, dass sie die Darmwandungen leichter benetzbar für Fett macht.

Es heisst die Einwirkung der Galle auf die Fette und die Stärke der Darmbewegungen weit überschätzen, wenn man mit Steiner annimmt, es sei die Aufgabe der Galle, unter Beihilfe der Darmbewegungen die Fette in eine Emulsion zu verwandeln. Denn schüttelt man Fett in der kräftigsten Weise anhaltend mit Galle, so erhält man wohl für den Augenblick eine feine Zertheilung des Körpers, aber schon nach kurzer Ruhe schwimmt das Fett in grossen Tropfen auf der Galle.

Der Galle kommt in einem sehr untergeordneten Grade eine diastatische Fähigkeit zu (Nasse).

Von Bedeutung ist noch die Einwirkung der Galle auf das Pepton. Eine Lösung von taurocholsaurem Natron in verdünnter Salzsäure liefert auf Zusatz von Pepton sofort einen dicken weissen Niederschlag, der beim Abstumpfen der Säure verschwindet. Derselbe Niederschlag, der dem Anscheine nach aus einer Verbindung der Taurocholsäure mit dem

Pepton besteht, bildet sich auch auf Zusatz von Pepton zu reiner Taurocholsäure. Wirkt angesäuerte Galle auf Pepton ein, so entsteht derselbe Körper, ausserdem fallen unter diesen Verhältnissen Mucin und Cholesterin aus. Unzweifelhaft bildet sich auf diese Weise der zähe gelbe Niederschlag von käsiger Consistenz, der sich im oberen Theile des Zwölffingerdarmes vorfindet und der verschwindet, sobald die saure Reaction des Dünndarms nachlässt.

§ 3. Hunger und Durst.

Hunger und Durst sind Gemeingefühle, durch welche unsere Hausthiere zur Aufnahme von Nahrung und Getränk veranlasst werden. Es ist nicht ermittelt, welche Theile des Nervensystems am Zustandekommen dieser Gefühle betheiligt sind.

Man hat früher behauptet, der Hunger sei ein lokales Gefühl und er stelle sich dann ein, wenn der Magen keine Nahrungsmittel mehr enthalte. Wäre das richtig, so müssten die Wiederkäuer niemals Hunger leiden, denn ihr Magen wird unter keinen Umständen leer. Man hat weiter sensible Reize, welche von der Mucosa des Magens ausgehen sollten, für das Zustandekommen des Hungergefühles verantwortlich gemacht; so hat man beispielsweise die Ursache des Gefühls in einer Compression der sensiblen Nerven der Magenwandung gesucht, welche durch die Retraction des Magens bei seiner Entleerung eintrete, allein es lässt sich zeigen, dass das Hungergefühl durch die sensiblen Fasern des Magens überhaupt nicht vermittelt wird. Die einzigen sensiblen Nerven des Magens sind Zweige des Vagus, durchschneidet man sie, so ist der Magen für sensible Reize völlig unempfänglich. SEDILLOT gelang es, nach der Durchschneidung der Vagi Thiere mehrere Wochen am Leben zu erhalten und er hat an ihnen die unzweideutigsten Zeichen des Hungers beobachtet. SCHIFF zerstörte alle Nerven, welche an den Magen treten, ohne dass der Hunger sich zu äussern aufhörte. Durchschnitt er bei Kaninchen die beiden Vagi, die beiden Sympathici und exstirpirte er ausserdem noch das Ganglion coeliacum, so vermochte er die Thiere 5 bis 6 Tage am Leben zu erhalten, sie bekundeten während dieser Zeit Hunger und frassen sehr gut.

Ebenso wenig als der Hunger ist der Durst ein lokales Gefühl; auch das Durstgefühl kann man durch Nervendurchschneidungen nicht unterdrücken (LONGET).

Wir müssen uns vorstellen, dass durch Veränderungen in der Zusammensetzung der Ernährungsfähigkeit, Veränderungen, welche durch die Verarmung des Blutes an gewissen Nährstoffen und vielleicht auch durch Anhäufung von Zersetzungsproducten bedingt werden, gewisse Empfindungsnerven so gereizt werden, dass der Mangel an Nährmaterial als Hunger und Durst zum Bewusstsein gebracht wird.

Für diese Anschauung spricht besonders die Thatsache, dass man den Durst durch Wasserinjection in die Venen sehr schnell zum Verschwinden bringen kann (Dupuytren, Magendie) und dass der Hunger durch noch so reichliche Nahrungsaufnahme nicht gestillt wird, wenn Darmfisteln im Duodenum die Resorption einer genügenden Menge von Nährstoffen unmöglich machen (Busch).

Die Hausthiere geben Hunger und Durst durch Unruhe, durch ihre Stimme und durch Suchen nach Futter und Getränk kund. Bei längerem Hunger werden sie zuerst sehr unruhig, dann matt und theilnahmlos, es tritt Schwäche und Abmagerung ein und die Thiere erscheinen endlich so stumpf, dass sie vorgehaltenes Futter gar nicht mehr aufnehmen, dass sie vielmehr unter fortwährender Abmagerung und zunehmender Schwäche zu Grunde gehen.

Der Gewichtsverlust von Thieren, die den Hungertod erlitten, ist ein sehr bedeutender; im guten Ernährungszustande verlieren sie fast die Hälfte ihrer Körpermasse (Chossat). Ein gut genährtes Pferd hatte bei Entziehung aller Nahrung am vierten Hungertage schon mehr als $^1/_8$ seines ursprünglichen Körpergewichtes verloren (Colin).

Nach den Beobachtungen einer vom französischen Kriegsministerium eingesetzten Commission vermögen Pferde 8 bis 15 Tage lang den Hunger ohne üble Folgen zu ertragen, wenn sie an Wasser keinen Mangel leiden; hungern sie aber länger, so vermögen sie sich durch passendes Futter nicht mehr zu erholen, sondern gehen an Erschöpfung zu Grunde.

Pflanzenfresser vertragen den Hunger weniger lange als Fleischfresser. Pferde erleiden nach 20 bis 30 Tagen den Hungertod, Hunde vermögen 40 bis 60 Tage bei absoluter Nahrungsentziehung zu leben.

§ 4. Die Aufnahme der Nahrung.

Verschiedenheiten im Bau des Maules bedingen bei unseren Hausthieren grosse Differenzen in der Art der Aufnahme des Futters.

Grasen die Einhufer, so ergreifen sie die Pflanzen mit den Lippen, bringen sie mit Hilfe der sehr beweglichen Zunge in die Maulhöhle und kneifen sie alsdann mit den Schneidezähnen ab. Bei der Aufnahme loser Futterstoffe sind die Schneidezähne entbehrlich. Die sehr stark entwickelten Backenzähne sind für das Zermalmen des Futters vortrefflich eingerichtet. Die Schmelzsubstanz dieser Zähne stülpt sich in's Innere der Zähne hinein und hierdurch wird es bedingt, dass sich auf der

Reibefläche Schmelzleisten bilden, welche das Abgleiten des Futters verhindern, in hohem Grade das Zermalmen erleichtern und die Zähne vor stärkerer Abnutzung schützen.

Die Rinder, deren Zunge durch hornartiges Epithel vortrefflich vor Verletzungen durch scharfe Gräser geschützt ist, umfassen die Pflanzen mit der Zunge, ziehen sie in die Maulhöhle hinein und pressen die Gräser, indem sie die Kiefer schliessen und mit dem Kopf eine kurze Bewegung nach vorn ausführen, gegen den scharfen Rand der meisselförmigen Schneidezähne. Das Rind kann kurze Pflanzen nur sehr schwer aufnehmen.

Schaf und Ziege haben eine beweglichere Zunge als das Rind und sie vermögen die Pflanzen noch ganz dicht am Boden abzubeissen. Im Uebrigen verfahren sie wie das Rind. Die Backenzähne der Wiederkäuer sind gleichfalls von ausserordentlich starker Entwicklung und gleichen in ihrer Einrichtung denen des Pferdes; sie kommen indessen weniger bei der Aufnahme des Futters als beim Wiederkauen in Anwendung.

Das Schwein bringt die Pflanzen mit Hilfe der Zunge zwischen die Zähne und reisst sie ab. Die wagerechte Stellung der Zähne erschwert das Abbeissen. Beim Aufsuchen von Würmern, Larven und Wurzeln wühlt es mit dem Rüssel in den Boden und erkennt die gefundenen Gegenstände durch das Gefühl und den Geruch.

Die Fleischfresser reissen und beissen grössere Stücke Fleisch ab und verschlucken sie, ohne sie vorher wesentlich zerkleinert zu haben. Die Backenzähne dienen hauptsächlich für das Zerkleinern der Knochen. Die Katze verfügt in Folge der Bauart ihrer vorderen Gliedmassen noch über ein besonderes Organ zum Ergreifen des Futters.

Die Flüssigkeiten werden von den Hausthieren gleichfalls in verschiedener Weise aufgenommen. Einhufer und Wiederkäuer bilden mit dem Maule eine enge Spalte und saugen die Flüssigkeiten an; hierbei kommt das Maul immer nur mit den oberflächlichsten Schichten des Getränkes in Berührung. Das Schwein steckt die Schnauze in das Getränk und saugt die Flüssigkeiten an. Der Hund säuft, indem er die Flüssigkeit mit löffelartig gekrümmter Zungenspitze in die Maulhöhle schleudert. Die Katzen nehmen das Getränk in leckender Weise auf.

§ 5. Kauen und Schlingen.

Unter Kauen versteht man Bewegungen des Unterkiefers gegen den Oberkiefer, welche durch die Thätigkeit paariger Muskeln bewirkt werden und welche eine mechanische Zerkleinerung des Futters bezwecken.

Die Einrichtung der Kiefergelenke lässt bei den Pflanzenfressern eine freiere Bewegung zu als bei den Fleischfressern. Erstere vermögen die Kiefer auch seitlich zu bewegen und können daher das Futter, welches unter Mitwirkung von Lippen, Zunge und Backen zwischen die Backenzähne gebracht wird, förmlich zermalmen. Die Fleischfresser können seitliche Kieferbewegungen nicht ausführen.

Bei allen Thieren findet das Kauen nicht gleichzeitig auf beiden Seiten, sondern abwechselnd bald auf dieser, bald auf jener Seite statt.

Die Wiederkäuer zerkauen das Futter bei der Aufnahme nur sehr oberflächlich, die wesentlichste Zerkleinerung erfolgt erst, nachdem die Futterstoffe zum zweiten Male in die Maulhöhle gelangt sind (Wiederkauen).

Die Futterstoffe werden beim Kauen mit mehr oder weniger grossen Quantitäten Speichel vermengt; diese Beimengung erweicht nicht allein das Futter und erleichtert das Schlingen, sondern sie hat auch eine hervorragende Bedeutung für die Verdauung der Kohlehydrate. Man hat bei Pferden die Mengen Speichel, welche dem Futter in der Maulhöhle beigemengt werden, zu bestimmen gesucht und führte dieses so aus, dass man Thiere, deren Schlund durchschnitten war, fütterte und die Bissen auffing (Magendie, Lassaigne). Diese Versuche ergaben, dass Grünfutter die Hälfte, Hafer mehr als sein eigenes Gewicht, Heu aber etwa sein vierfaches Gewicht an Speichel aufnimmt.

Die Kaumuskeln sind sehr reich an Nerven vom dritten Aste des Trigeminus. Das Centrum für die coodinirten Kaubewegungen liegt in der Medulla oblongata.

Das zerkleinerte Futter sammelt sich auf dem Zungenrücken an und wird durch Andrücken der Zunge an den harten Gaumen zwischen die Bögen des weichen Gaumens vorwärts geschoben; ein Abgleiten der Zunge wird hierbei durch die vorspringenden Gaumenstaffeln verhindert. Hat der Bissen die Maulhöhle verlassen, so legen sich die beiden Schenkel des vorderen Gaumenbogens aneinander und bilden einen Verschluss nach der Maulhöhle hin; das Gaumensegel wird durch den Heber des Gaumens nach oben gezogen und verhindert den Eintritt des Bissens in die Nasenhöhle; der Kehlkopf wird nach vorn und oben gehoben und sein Eingang durch den niedergezogenen Kehldeckel geschlossen; der Schlundkopf hebt sich, die Schlundschnürer contrahiren sich und der Bissen gelangt über den geschlossenen Kehlkopf hingleitend in die Speiseröhre. Sind die Bissen in den Schlund gelangt, so werden sie in diesem engsten Theile des Verdauungsapparates durch die peristaltischen Bewegungen seiner Muskulatur weiterbefördert.

In Betreff des Mechanismus des Kehlkopfverschlusses ist noch zu bemerken, dass nach den Beobachtungen von Magendie und Longet Thiere, denen man den Kehldeckel abgetragen hat, in ihrem Schluckvermögen nicht beeinträchtigt werden. In diesen Fällen wird die Absperrung der Luftwege durch Verengerung der Stimmritze bewirkt. Auf der anderen Seite haben Versuche ergeben, dass Futterstoffe auch dann nicht in die Luftröhre gerathen, wenn man den Verschluss der Stimmritze durch eine eingelegte Röhre verhinderte (Longet, Bouchut).

Nach Beobachtungen von Colin verstreichen beim Pferde 70 bis 120 Sekunden, ehe nach dem Eintritte des Schluckens der Bissen in den Magen gelangt ist.

Der Anfang der Schluckbewegungen erfolgt willkürlich, dann aber werden sie reflectorisch fortgeführt. Lässt man einen Hund einen an einem Faden befestigten Schwamm verschlucken und zieht diesen heraus, nachdem er etwa den halben Weg bis zum Magen zurückgelegt hat, so erfolgt dennoch die Fortpflanzung der Bewegungen des Schlundes bis an den Magen; durchschneidet man aber den Oesophagus, so vermag sich die Schlingbewegung nicht über die durchschnittene Stelle hinaus zu erstrecken (C. Ludwig und Wild). Das Centrum für die Schlingbewegungen liegt in der Medulla oblongata (Schröder van der Kolk). Nach der Durchschneidung der Nervi glossopharyngei und der Nervi linguales werden noch Schlingbewegungen beobachtet, daher werden nicht diese Nerven, sondern Zweige vom zweiten Aste des Trigeminus die centripetale Leitung vermitteln (Panizza und Stannius).

§ 6. Das Wiederkauen.

Die Wiederkäuer haben bekanntlich einen aus vier Abtheilungen bestehenden Magen. Der Labmagen entspricht in seinem Verhalten ganz dem Magen der übrigen Thiere, während die anderen Abtheilungen als Vormägen bezeichnet werden müssen. Ein Theil der letzteren ist mit einer so starken willkürlichen Muskulatur versehen, dass es unter der Mitwirkung der Bauchpresse möglich wird, das gierig verschlungene und zunächst nur ganz grob zerkleinerte Futter behufs einer gründlicheren Zermalmung und besseren Einspeichelung nochmals in die Maulhöhle zurückzubefördern.

Der Process des Wiederkauens ist noch sehr unvollkommen erforscht, und so gross die Verdienste der bisherigen Beobachter sind, so beschränken sich die vorliegenden Versuche doch fast ausschliesslich auf die Fragen, welches Futter in den ersten, welches in den zweiten Magen gelange und auf welche Weise der „Bissen geformt“ werde, welcher durch den Schlund zurück in die Maulhöhle dringt.

Durch die Untersuchungen von Flourens, Haubner, Colin, Harms u. A. ist festgestellt, dass beim Wiederkauen nur die zwei ersten Magenabtheilungen betheiligt sind und dass nur ein Theil des Futters dem Processe des Wiederkauens unterliegt, während ein anderer gleich weiter verdaut wird. Fein zerkleinertes Futter gelangt beim Hinabschlucken theils in den Wanst, theils in die Haube, und von hier aus kann es ohne Schwierigkeiten in die beiden hintersten Magenabtheilungen treten. Grobem Futter, das beim Verlassen des Schlundes ausschliesslich in den Wanst tritt, ist aber der Zutritt zu den zwei letzten Magenabtheilungen durch die enge Oeffnung zum Psalter verlegt; es muss erst wiedergekaut werden, ehe es weiter gelangen kann.

Der Process des Wiederkauens beginnt immer erst einige Zeit nach der Nahrungsaufnahme und wahrscheinlich erst dann, wenn das für die weitere Verdauung bereits genügend zerkleinerte Futter ziemlich vollständig aus den ersten Magenabtheilungen verschwunden ist.

Von welchem Orte aus das Futter in den Schlund zurückgetrieben wird, ist nicht klar ermittelt; während Colin, Chauveau u. A. behaupten, dasselbe gelange direct aus dem Wanst und ohne Vermittelung der Haube nach oben, nehmen Haubner u. A. an, der Wanst befördere nur die Futtermassen in die Haube und diese bringe sie zurück in den Schlund. Berücksichtigt man die anatomischen Verhältnisse, so ist wohl nur der letztere Vorgang denkbar, denn während die willkürliche Muskulatur des Wanstes im Verhältniss zu seinem colossalen Umfange und der enormen Last seines Inhaltes (50 bis 100 Kilogrm.) nur sehr schwach ist, besitzt die sehr viel kleinere Haube (sie ist beim ausgewachsenen Thiere bekanntlich die kleinste aller Magenabtheilungen) eine ausserordentlich stark entwickelte Muskulatur und es vermag dieser Magen unter dem Einflusse der Reizung der Vagi sein Volumen um $^1/_3$ und noch mehr zu verringern. Für den Rücktritt des Futters durch Vermittelung des zweiten Magens spricht auch noch die Lage der Schlundöffnung, die unzweideutig darauf hinweist, dass der Schlund entschieden mehr dem zweiten Magen als dem Wanste angehört, spricht weiter die trichterförmige Verengerung der Haube gegen den Schlund hin und spricht endlich die zinnenartige Fortsetzung des Schlundes durch den zweiten Magen hindurch bis an das Psalter.

Wäre erst der Rücktritt des Futters durch Vermittelung der Haube völlig sichergestellt, so würden Streitfragen wie die über „Formirung des Bissens“ und über die Existenz eines „Magenschlundkopfes“ aus der Welt geschafft, denn jetzt würde es begreiflich werden, warum nur ein kleines Quantum Mageninhalt — ein „Bissen“ — in den Schlund treten kann, und es würde dieses Quantum der Volumabnahme entsprechen, welche die kleine Haube durch die Contraction ihrer starken Muskelmasse erfahren hat.

Ist das Futter in die Maulhöhle gelangt, so wird es durch 30 bis 80 Kieferbewegungen zwischen den Backenzähnen gründlich zermalmt und auf's Neue verschluckt. Kurze Zeit später erfolgt alsdann das Wiederkauen neuer Futtermassen.

Es wird nicht von untergeordnetem Werthe für ein ungestörtes Ablaufen des Verdauungsprocesses bei den Wiederkäuern sein, dass sich zwischen der Haube und der vierten Magenabtheilung ein Resorptionsorgan von so ausserordentlicher Wirksamkeit befindet, dass der Inhalt des dritten Magens immer fest und trocken erscheint. Denn da das Zurücktreten des Futters in die Maulhöhle nicht allein durch die Contraction der Muskulatur des Magens, sondern auch durch die Thätigkeit der Bauchpresse erfolgt, so würde dem dünnbreiigen Inhalt des vierten Magens, jenes wichtigen Organes für die Verdauung der Eiweisskörper, der Rücktritt in die vorderen Magenabtheilungen, mit denen er ja durch freie Oeffnungen communicirt, nicht verwehrt sein, bildete nicht der Blättermagen mit seinem trockenen Inhalte einen wirksamen Verschluss.

Leider ist die Anatomie dieses Resorptionsorganes erst höchst mangelhaft erforscht und wir wissen kaum mehr, als dass die Oberfläche des dritten Magens durch sehr zahlreiche Schleimhautduplicaturen (man trifft mehr als 200 Blätter an) ausserordentlich vergrössert wird. Diese Duplicaturen liegen in der Richtung der Längsachse, springen weit in das Lumen des Magens vor und sind mit ihrem freien Rande dem concaven Bogen des Magens zugekehrt. Hinsichtlich ihrer Grösse zeigen sie die bekannte regelmässige Anordnung.

Das Wiederkauen wird von den Thieren mit einem gewissen sichtbaren Behagen und am liebsten im liegenden Zustande vorgenommen; sie vermögen es indessen auch im Stehen und selbst bei leichter Arbeit auszuführen.

Soll das Futter in die Maulhöhle zurückgetrieben werden, so halten die Thiere auf der Höhe der Inspiration das Athmen an, fixiren das Zwerchfell, pressen durch kurze und kräftige Contractionen der Bauchmuskeln die Bauchhöhle zusammen (Bauchpresse), treiben mit Hilfe der willkürlichen Muskulatur des Magens das Futter in den Schlund hinein und befördern es durch die Contractionen des Schlundes, die in entgegengesetzter Richtung von den gewöhnlichen peristaltischen Bewegungen verlaufen, in die Maulhöhle.

Die Absperrung der Nasenhöhle wird durch das Gaumensegel vermittelt; wie der Verschluss der Luftwege bei der rückgängigen Bewegung des Futters zu Stande kommt, ist nicht sichergestellt, er erfolgt indessen wahrscheinlich durch Zusammenpressen der Stimmritze.

Unzweifelhaft sind die Thiere im Stande, die Menge des rücktretenden Futters willkürlich zu bestimmen.

Das Wiederkauen soll nach der Durchschneidung beider Lungenmagennerven unmöglich werden, während die Zerstörung eines Nerven es nur vorübergehend aufhebt (Hartung).

§ 7. Die chemischen Vorgänge im Magen.

Erstreckt sich auch die specifische Wirkung des Magensaftes nur auf das Eiweiss und ihm nahe stehende Stoffe, so sind dieses doch nicht die einzigen Substanzen, welche im Magen gelöst, ja auch nicht die einzigen, welche in demselben verdaut werden. Denn der Magen ist nicht allein vermöge der grossen Quantität schwach saurer Flüssigkeit, welche er producirt, im Stande, zahlreiche Stoffe zu lösen, sondern es findet auch in ihm bei einem nicht zu hohen Säuregrade eine Einwirkung des Speichels auf die Kohlehydrate statt.

Es liegen zahlreiche Beobachtungen darüber vor, dass sehr verdünnte Säuren die zuckerbildende Wirkung des Speichels nicht beeinträchtigen. Bernard und Barreswill sind entgegengesetzter Ansicht, sie trafen nämlich im Magen wohl einen Rest unverdauter Stärke, aber keinen Zucker an und betrachten die saure Reaction des Mageninhaltes als ein Hinderniss für die Umwandlung des Stärkemehls. Da sie sich indessen bei ihren Untersuchungen nur der Trommer'schen Probe bedienten und da sie nicht beachteten, dass diese Reaction durch das Pepton maskirt wird, so ist ihren Angaben wenig Werth zuzuschreiben.

Eine ganz besonders umfangreiche Verdauung der Kohlehydrate findet im Magen der Wiederkäuer statt, und wir müssen die drei ersten Magenabtheilungen dieser Thiere nicht allein als Reservoirs für die Erweichung der Futterstoffe betrachten, sondern müssen sie vor allen Dingen als wichtige Organe für die Verdauung der Kohlehydrate ansprechen.

Ueber die Magenverdauung wissen wir erst sehr wenig, und es fehlt namentlich an exact durchgeführten natürlichen Verdauungsversuchen.

Füttert man einen Hund mit einer aus Eiweissstoffen, Kohlehydraten und Fetten bestehenden Nahrung und tödtet man das Thier nach Verlauf einiger Zeit, so findet man im Magen die uns bereits bekannten Verdauungsproducte der Eiweisskörper und Kohlehydrate, während das Fett unverändert im Magen angetroffen wird.

Was zunächst die Eiweisskörper betrifft, so gibt man an, sie verweilten durchschnittlich nur 3 bis 6 Stunden im Magen, und diese Zeit sei offenbar viel zu gering, als dass von einer Umwandlung grosser Mengen Eiweiss in Pepton die Rede sein könne (Brücke). In Wirklichkeit liegen aber die Dinge ganz anders.

Es wurde eine Anzahl gleich grosser Hunde, deren Magen durch zweitägiges Hungern frei von Futterresten gemacht war, mit gleichen und nicht zu grossen Mengen (etwa $^1/_{40}$ des Körpergewichtes) Fleisch von genau bekannter Zusammensetzung gefüttert. Das Fleisch war durch Zerkleinern auf der Maschine und nachheriges Kochen so zubereitet worden, dass es die leichteste Verdaulichkeit besass. Wurden nun die Thiere nach Ablauf einer bestimmten Frist getödtet und wurde der Mageninhalt alsdann sorgfältig aufgesammelt und analysirt, so fand man nach 1 Stunde etwa $^1/_{10}$ des Futters verschwunden, nach 2 Stunden $^3/_8$, nach 5 Stunden $^3/_5$; nach 6stündigem Verweilen des Fleisches im Magen traf man noch $^1/_3$ des Futters unverdaut an, nach 9 Stunden betrug der unverdaute Rückstand im Magen noch reichlich $^1/_8$ und erst nach 12 Stunden konnte die Magenverdauung als beendet betrachtet werden (Schmidt-Mülheim).

Nichts ist falscher als die Annahme, es trete im Magen ein so grosses Quantum Verdauungsflüssigkeit an die Futterstoffe heran, dass das Verdauungsgemisch einen dünnen Brei darstelle, aus dem man durch einfache Filtration eine Lösung der Verdauungsproducte erhalten könne. Füttert man Hunde mit gekochtem Fleisch, so wird man überrascht sein, wenn man zu verschiedenen Zeiten nach der Fütterung den Mageninhalt auf seine Consistenz untersucht. Bis zur 6. Stunde nach der Fütterung, d. h. bis zur Beseitigung des grössten Theiles der Verdauungsarbeit, enthält der Magen so ausserordentlich wenig an Flüssigkeiten, dass man kaum von einer dickbreiigen Consistenz zu sprechen berechtigt ist, so trocken und krümelig erscheint der Mageninhalt. Auch in späteren Phasen der Verdauung sind Flüssigkeiten nur spärlich vertreten.

Will man deshalb die Verdauungsproducte nachweisen, so ist es nöthig, den Mageninhalt mit einem erheblichen Quantum Wasser zu versetzen, durch Leinwand zu pressen und dann zu filtriren.

Das Filtrat stellt eine klare Lösung von saurer Reaction dar. Durch Neutralisation dieser Flüssigkeit entsteht ein flockiger weisser Niederschlag, der sich nach kurzer Zeit auf dem Boden des Gefässes ansammelt, in einem Ueberschusse von Alkali oder Säure ausserordentlich leicht löslich ist und aus Acidalbumin oder Syntonin besteht. Die über diesem Niederschlage stehende Flüssigkeit ist vollkommen klar; sie trübt sich beim Kochen nach vorherigem Ansäuern mit Essigsäure und enthält kleine Mengen von durch Hitze gerinnbarem Eiweiss. Ist die ursprüngliche Lösung von den genannten Eiweisskörpern befreit und hat man sie auf ein kleines Volumen eingeengt, so hat man jetzt eine klare Flüssigkeit, in welcher Essigsäure und Blutlaugensalz keinen Niederschlag mehr erzeugen. Versetzt man diese Flüssigkeit mit einigen Tropfen Natronlauge und fügt man dann vorsichtig ein kleines Quantum einer sehr verdünnten Kupfersulphatlösung hinzu, so entsteht eine prachtvolle weinrothe Färbung. Weiter entstehen in dieser Lösung durch Phosphorwolframsäure, Phosphormolybdänsäure, basisches Bleiacetat, Jodquecksilberkalium und Sublimat dicke weisse Niederschläge und Alkohol fällt, in 10- bis 15fachen Volumen zugefügt, einen weissen, flockigen Körper aus, der in Wasser sehr leicht löslich ist. Alle die angeführten Reactionen beweisen uns also das Vorhandensein von Pepton. Man trifft daher zun Zeit der Eiweissverdauung im Magen an: Acidalbumin, kleine Quantitäten von durch Hitze gerinnbarem Eiweiss, Pepton.

Hinsichtlich der Menge dieser Verdauungsproducte ist Folgendes ermittelt. Füttert man Hunde von gleichem Gewicht mit gleich grossen Quantitäten von gehacktem oder gekochtem Fleisch, so ist die Menge der im Magen vorhandenen Verdauungsproducte des Eiweisses zwischen der 1. und 9. Stunde der Verdauung annähernd dieselbe (Schmidt-Mülheim).

Es fanden sich nämlich vor:

1 Stunde nach der Fütterung	5,349	Grm. gelöster Eiweissstoffe.
2 „ „ „ „	5,448	„ „ „
4 „ „ „ „	5,398	„ „ „
6 „ „ „ „	5,008	„ „ „
9 „ „ „ „	5,052	„ „ „

Bei einer näheren Untersuchung der Natur dieser Eiweissstoffe wurde gefunden, dass zu allen Zeiten der Eiweissverdauung ein annähernd gleiches Quantum Pepton im Magen angetroffen wird. Man erhielt nämlich:

1 Stunde nach der Fütterung	3,087	Grm. Pepton.
2 „ „ „ „	3,655	„ „
4 „ „ „ „	3,312	„ „
6 „ „ „ „	2,902	„ „
9 „ „ „ „	3,242	„ „

Von allen Verdauungsproducten am reichlichsten vertreten ist daher das Pepton; seine Menge übertrifft zu allen Zeiten der Verdauung die Summe der übrigen gelösten Eiweissstoffe. Wir sind daher zu der

Annahme berechtigt, dass der allergrösste Theil des Eiweisses bereits im Magen in Pepton verwandelt wird.

Die mitgetheilten Zahlen sprechen dafür, dass nach der Bildung eines bestimmten Maasses von Verdauungsproducten der Eiweisskörper die Abfuhr dieser Körper aus dem Magen gleichen Schritt mit der Verdauung hält, sodass es niemals zu einer Anhäufung von Verdauungsproducten kommen kann. Wie ist diese Erscheinung zu erklären? Verfügt der Magen über Einrichtungen, welche jeden Ueberschuss von Verdauungsproducten in den Darmkanal leiten, oder ist er selbst begabt, eine Resorption im Umfange der Verdauung auszuführen? Bei unseren gegenwärtigen Kenntnissen von den mechanischen Einrichtungen des Magens lässt sich hier keine sichere Entscheidung treffen, doch geht aus der Zusammensetzung des Darminhaltes, auf welche wir später zu sprechen kommen werden, hervor, dass ein nicht unerheblicher Theil der gelösten Stoffe des Magens in den Darmkanal gelangt.

Die Verdauungsproducte der Kohlehydrate, welche wir im Magen antreffen, sind die bereits besprochenen und es kann uns das Auftreten derselben um so weniger überraschen, als wir wissen, dass ein mässiger Grad von Säure der Speichelwirkung nicht hinderlich ist. Neben diesen Körpern treffen wir nicht selten eine Anzahl von Zersetzungsproducten der Kohlehydrate an; es sind hier besonders die Milchsäure, die Buttersäure und die Kohlensäure zu nennen, Körper, die dann entstehen, wenn in Folge besonderer Fermentsubstanzen, welche in den Magen gelangt sind, Gährungsprocesse eingeleitet werden.

Die Fette werden im Magen nicht merklich verändert; man trifft sie in Form grosser Tropfen an.

Ausser den genannten Körpern stossen wir im Magen auf ein mehr oder weniger grosses Quantum von Gasen. Dieselben bestehen aus Stickstoff, Kohlensäure und Sauerstoff, von denen nach den Untersuchungen PLANER's ersteres Gas immer in grösster (bis über $^2/_3$ der Gesammtmenge), letzteres stets in geringster Menge (0,8 bis 6,1 $^0/_0$) angetroffen wird. Die Gase sind mehrfachen Ursprungs; Sauerstoff und Stickstoff sind auf verschluckte atmosphärische Luft zurückzuführen, während die Kohlensäure theilweise den Gährungsprocessen im Magen, theilweise Diffusionsvorgängen zwischen Blut und Mageninhalt ihr Vorhandensein verdankt. Sauerstoff und Stickstoff repräsentiren sich im Magen deshalb in einem anderen Mischungsverhältniss als in der atmosphärischen Luft, weil der Sauerstoff schnell vom Blute absorbirt wird; für diesen gelangt Kohlensäure in den Magen zurück.

Der Magen der Wiederkäuer beherbergt die Futterstoffe viel länger als der einfache Magen; allein im Pansen scheint das Futter durchschnittlich über 24 Stunden zu verweilen. Die chemischen Vorgänge im Magen der Wiederkäuer unterscheiden sich in ihrem Wesen nicht von den bereits besprochenen. Die Einwirkung des Speichels auf die Kohlehydrate findet aber örtlich getrennt von der Verdauung der Eiweisskörper statt; drei umfangreiche Magenabtheilungen dienen der Verdauung und Resorption der Kohlehydrate und es können sich diese Vorgänge um so umfangreicher gestalten, als ja die mit vielem Speichel vermengten Futterstoffe sehr lange Zeit in den drei Vormägen verweilen und die Reaction in diesen Behältern alkalisch oder ganz schwach sauer ist.

Wild hat bei Versuchen an Schafen gefunden, dass die stickstofffreien Nährstoffe in sehr bedeutenden Mengen in den Vormägen verdaut und hierselbst bis zu 50% resorbirt werden können.

Von einer Veränderung anderer Stoffe in den Vormägen kann nur so weit die Rede sein, als es sich hierbei um einfache Lösungen handelt. Unlösliche Eiweissstoffe werden nicht verdaut, höchstens in einem sehr untergeordneten Maasse, wenn anders die Beobachtung Herrendörfer's richtig sein sollte, dass in den Vormägen Pepsin anzutreffen sei. (Natürlich kann Pepsin in den drüsenfreien Vormägen nicht gebildet werden, sondern es kann höchstens vom Labmagen aus in die anderen Abtheilungen gelangen.)

Die Processe im vierten Magen der Wiederkäuer gleichen den bereits besprochenen Vorgängen im einfachen Magen.

§ 8. Die peristaltischen Bewegungen des Magens und der Uebertritt des Mageninhaltes in den Dünndarm.

Ueber die normalen Bewegungen des Magens sind wir nur mangelhaft unterrichtet. Sie bilden träge verlaufende Contractionen der glatten Muskulatur, wodurch Einschnürungen entstehen; welche sich von der Cardia nach dem Pylorus und auch von diesem zurück nach der Cardia fortpflanzen. Die erstgenannten Contractionen bezeichnet man als die peristaltischen, die anderen als die antiperistaltischen Bewegungen des Magens.

In Folge dieser Contractionen machen die Futterstoffe innerhalb des Magens langsam verlaufende Kreisbewegungen, Bewegungen, die häufig und regelmässig genug sind, dass sie das Zustandekommen jener drehrunden Haarbälle veranlassen können, welche wir nicht gar zu selten im Magen der Wiederkäuer antreffen.

Nichts wäre falscher, als die Vorstellung, dass die peristaltischen und nichtperistaltischen Bewegungen des Magens in kurzer Zeit erhebliche mechanische Leistungen auszuführen im Stande seien. Füttert man einen Hund der Reihe nach mit Kartoffeln, Brod und Fleisch und tödtet man ihn nach Verlauf mehrerer Stunden, so wird man das Futter schichtenweise in derselben Reihenfolge antreffen, in der es vom Thiere aufgenommen wurde, und es ist diese Schichtung so regelmässig, dass von einer Vermengung der verschiedenen Substanzen gar keine Rede sein kann.

Was den Einfluss des Nervensystems auf die Bewegungen des Magens betrifft, so bewirkt Reizung des Vagus in der Regel den Eintritt der Bewegungen, wenn der Magen einige Zeit in Verdauung begriffen war (Bischoff, Longet). Reizung des Splanchnicus oder Sympathicus bekundet keinen Einfluss. Da die Contractionen auch noch nach der Durchschneidung aller an den Magen tretenden Nerven und selbst noch am ausgeschnittenen Magen beobachtet werden, so müssen wir annehmen, dass der Magen einen automatischen Erreger in sich trägt, der für verschiedene Reize empfänglich ist. Welche Rolle beim Zustandekommen dieser Bewegungen die von Meissner und Manz in dem Bindegewebe des Magens entdeckten Ganglienhaufen spielen, wissen wir nicht anzugeben.

Der Mageninhalt tritt nicht plötzlich, sondern nur ganz allmählich in den Darm über. Es kann nicht die gewöhnliche Aufgabe der Magenbewegungen sein, den Inhalt des Magens in den Dünndarm zu pressen, wir müssen uns vielmehr vorstellen, dass der Sphincter pylori in der Regel einen vollkommenen Abschluss des Darmes bewirkt und dass dieser Muskel sich nur zeitweise auf gewisse Reize öffnet und den Uebertritt des Futters gestattet. Da ein Uebertritt des Futters in den Darm immer erst in einer nicht mehr zu frühen Periode der Magenverdauung erfolgt, also zu einer Zeit, in der das verschluckte Futter erweicht und bereits theilweise verdaut ist, so können diese Reize nicht wohl mechanischer Natur sein. Hierfür spricht auch die Beobachtung, dass mechanische Reize, welche den Pylorus treffen, eine kräftige Contraction seiner Schliessmuskeln bewirken.

Zawilski fütterte in C. Ludwig's Laboratorium Hunde, welche einige Tage gefastet hatten, mit einem Gemisch von vielem Fett mit Weissbrod und Rinderblut und er fand, dass das Fett ausserordentlich lange Zeit im Magen verweilte. Der Magen stellte ein Reservoir dar, welches nicht etwa das leichtflüssige Fett in den Dünndarm presste, sondern welches durch einen unbekannten Mechanismus das Fett so allmählich übertreten liess, dass der Dünndarm stets nur ein sehr geringes Quantum dieses Nährstoffes enthielt.

Verabreichte Zawilski Hunden von 12 bis 15 Kilogr. Körpergewicht 159 Grm. Fett, tödtete er sie dann nach einiger Zeit und sammelte den Mageninhalt sorgfältig auf, so fand er:

Nach $4^1/_4$	Stunden	im	Magen	108,52	Grm.	Fett.
„ $5^3/_4$	„	„	„	98,91	„	„
„ $21^3/_4$	„	„	„	9,74	„	„
„ 30	„	„	„	0,04	„	„

Der Darmkanal beherbergte zu den verschiedensten Zeiten der Verdauung annähernd das gleiche Quantum Fett und dieser Umstand spricht wohl dafür, dass der Darm seinen Zufluss aus dem Magen selbstständig so regelt, dass nie mehr Fett in den Darmkanal übertritt, als die Darmzotten zu verarbeiten vermögen.

Die Menge des im Darm vorhandenen Fettes betrug nämlich:

$4^1/_4$	Stunden	nach	der	Fütterung	9,90	Grm.
$5^3/_4$	„	„	„	„	8,84	„
$21^3/_4$	„	„	„	„	6,24	„

Füttert man Hunde mit Fleisch, so erfolgt gleichfalls nur ein sehr allmählicher Uebertritt des Futters in den Darm; stets ist der Darminhalt sehr gering und nie trifft man grössere Stücke des Futters im Darme an.

Der Uebertritt des Mageninhaltes in den Dünndarm erfolgt also durch einen viel feineren Mechanismus als man für gewöhnlich annimmt.

§ 9. Das Erbrechen.

Unter Erbrechen versteht man eine unwillkürlich erfolgende und mit Ekel verknüpfte rückläufige Beförderung des Mageninhaltes nach aussen. Das Austreiben des Inhaltes erfolgt weniger durch active Contraction der Magenwandung als vielmehr durch eine kräftige Compression des Magens mittelst Zwerchfell und Bauchmuskeln (Bauchpresse).

Colin durchschnitt Thieren die Zwerchfellsnerven und lähmte die Bauchmuskeln durch Zerstörung des Brustmarkes; verabreichte er den so zubereiteten Thieren kräftige Brechmittel, so beobachtete er wohl Ekel und Brechneigung, aber es fehlte die Mitwirkung der Bauchpresse und das Erbrechen kam nicht zu Stande. Gianuzzi lähmte die willkürlichen Muskeln durch Curare, welches bekanntlich auf die Bewegungen der glatten Muskulatur keinen Einfluss hat; verabreichte er nun kräftige Brechmittel, so stellte sich keine Wirkung ein.

Nachdem schon Bayle, J. Hunter u. A. die Mitwirkung des Magens beim Erbrechen in Zweifel gezogen hatten, behauptete Magendie, der Magen verhalte sich beim Erbrechen rein passiv. Ein von ihm ausgeführter Versuch sollte das beweisen. Nachdem er bei Hunden, denen er Brechmittel in die Venen spritzte, keine Bewegungen an dem in der Bauchhöhle freigelegten Magen beobachten konnte, ersetzte er den Magen durch eine Schweinsblase und fand, dass sich die Thiere hinsichtlich ihres Brechvermögens wie früher verhielten. Spätere Beobachter fanden aber, dass dieses nur bedingungsweise richtig ist, nämlich dann, wenn ein Theil der Cardia unverletzt geblieben ist und dieser Theil soll nach den Beobachtungen von RÜHLE und SCHIFF deshalb eine besondere Bedeutung haben, weil er durch active Contraction seiner Längsfasern eine Erweiterung und Erschlaffung der Cardia beim Erbrechen bewirkt. Beweist schon dieser Versuch, dass sich der Magen beim Erbrechen nicht rein passiv verhält, so spricht hierfür auch ein Versuch COLIN's. Dieser fand nämlich, dass nach der Durchschneidung der motorischen Nerven des Magens die Thiere zwar erbrechen, dass dieses aber nur sehr beschwerlich und unvollkommen geschieht.

Das Erbrechen ist ein reflectorischer Vorgang, der auf mechanische oder chemische Reizung gewisser Stellen der Schleimhaut des Verdauungsapparates eintritt; derartige Stellen sind: der Zungengrund, der Schlundkopf und die Magenschleimhaut in der Gegend der Cardia.

Die Bahnen für den Reflex verlaufen von diesen Schleimhautstellen an ein in der Medulla oblongata gelegenes Centralorgan (Brechcentrum). Ganz unzweifelhaft steht dieses Centrum in der innigsten Beziehung zum Respirationscentrum. GRIMM behauptet, dass es geradezu identisch mit diesem sei und dass das Erbrechen nur durch eine eigenthümliche Erregung des Athmungscentrums zu Stande komme. Er stützt sich hierbei auf folgende Punkte: 1) Die Muskeln, welche beim Brechact fungiren, nämlich das Zwerchfell und die Bauchmuskeln, sind zugleich Respirationsmuskeln. 2) Während starker künstlicher Respiration ist die brechenerregende Wirkung des Brechweinsteins nur rudimentär und es tritt eine eigentliche Entleerung des Magens nicht ein. 3) Brechmittel lassen die gewöhnliche Wirkung der künstlichen Respiration, die selbstständigen Athembewegungen zu suspendiren, nicht zu Stande kommen.

Nach KLEIMANN und SIMONOWITSCH erfolgt das Erbrechen bei Injection der Brechmittel in die Blutbahn nicht durch directe Reizung des Brechcentrums, sondern durch Erregung centripetaler Fasern.

Unter unseren Hausthieren erbrechen sich die Fleischfresser und das Schwein verhältnissmässig leicht, während bei dem Pflanzenfresser das Erbrechen mit grossen Schwierigkeiten verknüpft und beim Pferde überhaupt nicht möglich ist, so lange gewisse anatomische Einrichtungen erhalten sind. Unter diesen Einrichtungen kommen in Betracht: die schiefwinklige Einpflanzung des Schlundes, die einigermassen der Einpflanzung der Ureteren in die Harnblase zu vergleichen ist, die ausserordentlich starke Muskulatur, welche das Endstück des Schlundes sphincterartig umgibt, die lockere Verbindung der sehr weiten Schleimhaut mit den anderen Häuten des Magens, wodurch die Bildung von Schleimhautfalten möglich wird, welche den Magen klappenartig abschliessen.

Das Haupthinderniss gibt ganz ohne Zweifel die Muskulatur ab, welche das Ende des Schlundes geradezu in Form eines Schliessmuskels (Sphincter cardiae) umgibt; durchschneidet man sie, so lässt sich durch mässigen Druck auf den Magen leicht sein Inhalt auspressen, während der intacte Magen ausserordentlich stark belastet werden kann ohne dass ein Austritt seines Inhaltes durch den Schlund erfolgt (Colin).

Behandelt man die Magenschleimhaut durch die Oeffnung einer Magenfistel hindurch mit electrischen Reizen, so beobachtet man nur dann Erbrechen, wenn die Gegend der Cardia gereizt wird, während durch Reizung des Fundus oder des Pylorusendes ein ähnlicher Erfolg nicht erzielt werden kann (C. Ludwig und Kupffer). Das Erbrechen nach Reizung der Cardia bleibt aus, wenn vorher die Vagi am Halse durchschnitten werden (Bulatowicz).

§ 10. Die chemischen Vorgänge im Darmkanal.

Mangelhafter noch als über die Processe im Magen sind wir über die viel complicirteren Vorgänge im Darmkanal unterrichtet.

Man spricht überall von der alkalischen Reaction des Darminhaltes als von einer selbstverständlichen Sache und man lehrt, dass die vom Magen her in den Zwölffingerdarm eindringenden Massen durch die Einwirkung der Galle, des Bauchspeichels und des Darmsaftes sofort alkalische Reaction annehmen. Tödtet man aber einen Hund zur Zeit der Verdauung und bringt man den Inhalt des Dünndarms entsprechend dem oberen, mittleren und unteren Abschnitte des Darmes in 3 Abtheilungen, so wird man in dem ersten und zweiten Theile stets eine nicht unbeträchtliche saure Reaction antreffen, während der Inhalt des untersten Abschnittes entweder schwach sauer, neutral oder alkalisch reagirt. Durch die Einwirkung des sauren Darminhaltes auf die Galle wird nun ein zäher gelber Niederschlag im Darmkanal gebildet, der für die Sistirung der Pepsinverdauung von der grössten Wichtigkeit sein wird. Wir sind durch Brücke davon unterrichtet, dass das Pepsin im hohen Grade die Eigenschaft besitzt, sich kleinen festen Körpern anzuhängen; dieses Adhäsionsvermögen ist so bedeutend, dass es für die Reindarstellung des Pepsins benutzt wird. Der zähe Niederschlag des Dünndarms dürfte nun für die Ausfüllung in hohem Grade geeignet sein und es dürfte das Ferment erst wieder in Freiheit treten, nachdem der Gallenniederschlag in Folge der alkalischen Reaction im Endabschnitte des Dünndarms in Lösung gegangen ist. Durch KÜHNE davon in Kenntniss gesetzt, dass das Pepsin in saurer Lösung das pankreatische Eiweissferment zu zustören vermag, sehen wir ein, dass die Rolle des Niederschlages für den Verdauungsprocess darin bestehen dürfte, das Trypsin vor der Zerstörung durch den Magensaft zu schützen. Ist das Pepsin im Endabschnitte des Dünndarms wieder in Freiheit gelangt, so vermag es keinen Schaden mehr anzustiften: Pepsin in alkalischer Lösung ist unwirksam.

Die im Darmkanal vorhandenen Verdauungsproducte der Eiweisskörper sind zunächst dieselben, welche wir schon bei der Magenverdauung kennen lernten: Acidalbumin, geringe Mengen durch Hitze coagulabeles Eiweiss, Pepton. Hinsichtlich der Mengen dieser Körper ist ermittelt, dass der ganze Darm des Hundes $^1/_4$ bis $^1/_3$ desjenigen Quantums gelöster und verdauter Eiweissstoffe enthält, welches man in Magen antrifft, und dass auch im Darme weit mehr als die Hälfte dieser Körper aus Pepton besteht (SCHMIDT-MÜLHEIM).

Seit KÜHNE gelehrt, dass bei der Einwirkung des Pankreas auf die Eiweisskörper Leucin und Tyrosin in nicht unbedeutenden Quantitäten gebildet werden kann, hat man geglaubt, diese Stoffe entständen auch bei der natürlichen Verdauung der Eiweisskörper im Darme in erheblicher Menge und es sei möglicherweise ein altes Räthsel der Ernährungslehre, die Erscheinung, dass eine der im Hungerzustande verbrauchten Eiweissmenge genau entsprechende Nahrung auch nicht annähernd zur Erhaltung der Thiere im Gleichgewicht genügt, durch das reichliche Auftreten von krystallinischen Zersetzungsproducten des Eiweisses im Darmkanal zu erklären. Als aber gefunden wurde, dass der grösste Theil des Dünndarminhaltes eine saure Reaction besitzt und dass in Folge dessen an dieser Stelle von pankreatischen Fäulnissprocessen keine Rede sein könne, da musste man sich vergegenwärtigen, dass sich die Angaben über das reichliche Vorkommen von Leucin und Tyrosin im Darmkanal ausnahmslos auf Ergebnisse künstlicher Verdauungsversuche stützen, dass diese aber mit Pankreasferment in alkalischer Lösung gemacht wurden. Es schien deshalb geboten, eine directe Untersuchung des Darminhaltes zur Zeit der Eiweissverdauung vorzunehmen. Hunden, die sich in der lebhaftesten Eiweissverdauung befanden, wurde der Darminhalt entnommen, mit Wasser versetzt und behufs Zerstörung der Verdauungsfermente schnell aufgekocht; alsdann wurde die Masse durch Leinwand gepresst und filtrirt. Nach der Ausfällung sämmtlicher Eiweisskörper engte man die Lösung zur Krystallisation ein. Durch die Extraction des krystallinischen Rückstandes mit heissem

Alkohol und nachheriges Verdunsten des Weingeistes konnten stets nur äusserst minimale Mengen von Leucinkryställchen erhalten werden. Hinsichtlich des Tyrosins waren die Verhältnisse nicht anders und es gelang nur in den allerseltensten Fällen, mit Hilfe der bekanntlich sehr empfindlichen PYRIA'schen Reaction ganz minimale Quantitäten von Tyrosin nachzuweisen. Als man in einem Versuche den ganzen krystallinischen Rückstand zur Elementaranalyse benutzte, da erhielt man ein Quantum Stickstoff, welches, ganz auf Leucin bezogen, einer Leucinmenge von 0,03 Grm. entsprach. Berücksichtigt man nun, dass unzweifelhaft der grösste Theil der stickstoffhaltigen Körper des analysirten Krystallrückstandes aus beigemengten Gallenbestandtheilen bestanden haben wird, so sind wir zu folgern berechtigt, dass unter normalen Verhältnissen von einem irgend nennenswerthen Zerfall des Eiweisses in krystallinische Zersetzungsproducte keine Rede sein kann (SCHMIDT-MÜLHEIM).

Ganz überraschend ist es, zu beobachten, dass die saure Reaction des Darminhaltes keinen nachtheiligen Einfluss auf die Verdauung der Fette ausübt; denn füttert man Hunde mit Fleisch und Fett, so trifft man selbst dann eine weisse, zähflüssige, schleimige Masse, in der sich zahllose Fetttröpfchen in feinster Vertheilung befinden, auf der Schleimhaut des Dünndarms an, wenn der Darminhalt fast so sauer reagirt wie der Magensaft (SCHMIDT-MÜLHEIM).

Denkt man sich zur Zeit der Verdauung einen Querschnitt durch den Zwölffingerdarm gelegt, so stösst man unmittelbar auf der Darmschleimhaut auf eine weisse, zähflüssige Emulsion, dann kommt die gelbliche Gallenniederschlag von käsiger Consistenz, endlich im Centrum eine flüssige, gelbbraune, mit mehr oder weniger grossen Mengen von Futterresten vermengte Masse. Die Fettschicht verschwindet immer mehr und die letztgenannte Schicht wird immer umfangreicher und immer dunkler gefärbt, je weiter man sich dem Ende des Dünndarms nähert und hat schliesslich eine tiefgrüne Farbe und eine breiige Consistenz angenommen. In diesem Brei bemerkt man in der Regel zahlreiche kleine Gasbläschen.

Forscht man nach dem Schicksal der Kohlehydrate im Darmkanal, so trifft man dieselben viel energischer verdaut im Dünndarm an als es der Speichel zu bewirken vermag. Es gelingt sehr leicht, die verschiedenen Dextrine und Zucker im Darminhalt nachzuweisen.

Hat der Inhalt des Dünndarms gegen die Eintrittsstelle in den Dickdarm hin seine saure Reaction ziemlich eingebüsst, so kommen die reinen Verdauungsvorgänge immer mehr zur Ruhe und wir beobachten jetzt Erscheinungen, die ganz entschieden auf Fäulnissprocesse zurückgeführt werden müssen. Von diesen Processen wird normaliter nur ein ganz kleiner Theil der Nährstoffe und der Verdauungsproducte befallen, denn das Futter hat seine verdaubaren Substanzen in ihrer Hauptmasse bereits verloren, ehe es diese Stelle des Verdauungsapparates erreicht. Ganz besonders ist die Menge der Eiweissstoffe an denjenigen Stellen des Verdauungsapparates, wo Fäulnissprocesse verlaufen, eine zu geringe, als dass sich irgend nennenswerthe Quantitäten von Indol und Phenol, Körper, die wir durch NENCKI und BAUMANN als Fäulnissproducte des Eiweisses kennen lernten, bilden können. Erschwert man aber die Resorption des Eiweisses und zwingt man die Futterstoffe durch Ligaturen um den Zwölffingerdarm zu längerem Verweilen. im Dünndarm, so werden viel grössere Mengen von Eiweiss von der Fäulniss betroffen und es werden dann verhältnissmässig bedeutende Quantitäten von Indol und Phenol gebildet, die im Harne als Indican und Phenylschwefelsäure erscheinen (JAFFÉ, SALKOWSKI mit SCHMIDT-MÜLHEIM). Natürlich wird man auf dieselbe Erscheinung stossen, sobald sich Eiweisskörper unter anderen Verhältnissen im Dünndarm anhäufen.

Ausser den Eiweisskörpern werden auch die Kohlehydrate von der Fäulniss ergriffen und es entstehen Milchsäure, Buttersäure, Essigsäure, Kohlensäure und Wasserstoff. HOPPE-SEYLER gibt an, dass man bei Zusammenbringen von Amylum, Wasser, etwas faulendem Fibrin und kohlensaurem Kalk allmählich Milchsäure, Buttersäure, Kohlensäure und Wasserstoff erhalte, dass der Process aber viel stürmischer verlaufe, wenn ausserdem ein diastatisches Ferment zugegen sei.

Die Dünndarmgase enthalten in wechselnden Mengen Kohlensäure, Wasserstoff und Stickstoff, nebenbei auch wohl Spuren von Sauerstoff. PLANER fand bei Hunden die Gase in folgender Mischung:

	Kohlensäure	Stickstoff	Wasserstoff	Sauerstoff
Bei Fleischkost . . .	40,1 %	45,5 %	13,9 %	0,5 %
Bei Brodfütterung . .	38,8 „	54,2 „	6,3 „	0,7 „
Bei Fütterung mit Hülsenfrüchten . . .	47,3 „	4,0 „	48,7 „	—

Vom Magen aus können Kohlensäure, Stickstoff und Sauerstoff in den Darm gelangen und sich den vorhandenen Gasen beimengen. Die Gase werden bei längerem Aufenthalt im Dünndarm in ihrer Zusammensetzung geändert, denn es werden einerseits Gase vom Blute absorbirt und andererseits diffundiren solche vom Blute aus in die Darmhöhle. Mit Wasserstoff oder Schwefelwasserstoff gefüllte Darmschlingen sah PLANER sehr schnell zusammenfallen, diese Gase wurden vom Blute aufgenommen und Kohlensäure gelangte für sie in den Darm zurück

Diese Diffusion geht ausserordentlich lebhaft vor sich; so beobachtet man z. B. schon 1 bis 2 Minuten nach der Injection von Schwefelwasserstoff Vergiftungserscheinungen. Führt man atmosphärische Luft in abgeschnürte und gereinigte Darmschlingen, so verliert sie sehr schnell ihren Sauerstoff und es tritt Kohlensäure an seine Stelle.

Im Dünndarm treten neben den anderen Gasen nicht unbedeutende Mengen von Wasserstoff auf und es ist klar, dass dieser Körper bei seiner Entstehung Gelegenheit zu kräftigen Reductionen geben kann. Nun hat Maly nachgewiesen, dass durch die Einwirkung von nascirendem Wasserstoff auf Bilirubin ein Körper entsteht, den er Hydrobilirubin nennt und der in allen seinen Eigenschaften mit dem Urobilin Jaffé's übereinstimmt. Er gibt die Gmelin'sche Reaction nicht mehr und in ammoniakalischer Zinklösung zeigt er eine prachtvolle Fluorescenz; bei durchgehendem Lichte granatroth bis rosenroth, erscheint er bei auffallendem Lichte in einer lebhaften grünen Färbung. Da wir nun wissen, dass der Gallenfarbstoff im Darmkanal so umgewandelt wird, dass er die Gmelin'sche Reaction nicht mehr gibt, und da wir im Körper Hydrobilirubin antreffen, so ist es wohl unzweifelhaft, dass dieser Körper durch den nascirenden Wasserstoff des Darmkanals entstanden ist. Die längst behauptete innige Beziehung zwischen Gallenfarbstoff und Harnfarbstoff ist also durch die Beobachtung Maly's der Erklärung viel zugänglicher geworden.

Im Dickdarm werden die Massen beim Fortschreiten gegen das Rectum hin durch Abgabe von Flüssigkeit immer trockener und wir treffen schliesslich im Endstücke des Darmes jenes trockene Gemenge an, welches wir als Koth bezeichnen.

Dass umfangreiche Verdauungsvorgänge im Dickdarm stattfinden, ist im höchsten Grade unwahrscheinlich und die ältere Annahme, dass der Dickdarm wegen seines Umfanges und der sauren Reaction seines Inhaltes als ein zweiter Magen aufzufassen sei, erscheint unbegründet. Thatsächlich wird es sich im Dickdarm mehr um Fäulnissprocesse und Resorptionsvorgänge als um wirkliche Verdauung handeln.

Wild fand bei Schafen, die ausschliesslich mit Wiesenheu gefüttert waren, den Inhalt des Dickdarms in den verschiedenen Abtheilungen folgendermassen zusammengesetzt:

	Blinddarm	Grimmdarm	Mastdarm
Rohfaser	28,69	32,00	32,14
Stickstoffhaltige Stoffe	14,69	15,69	14,00
Stickstofffreie Stoffe und Fett . . .	40,31	38,05	41,66
Asche	16,31	14,26	12,20
	100	100	100

Im Dickdarm des Hundes verlaufen die im Endstück des Dünndarms begonnenen Fäulnissprocesse weiter und es werden als Zersetzungsproducte besonders grosse Mengen von fetten Säuren angetroffen (Riesenfeld).

Planer fand bei seinen Untersuchungen über die Gase, dass der Wasserstoff im Dickdarm sehr an Menge zurücktritt, während die Kohlensäure gegenüber den Gasen des Dünndarms eine wesentliche Bereicherung erfährt. Er fand weiter, dass im Dickdarm auch Schwefelwasserstoff vorkommt, allerdings meistens nur in solchen Spuren, dass sie durch unsere Reactionen nur noch eben zu erkennen sind. Schwefelwasserstoff konnte immer nur nach dem Genusse von Fleisch, niemals bei rein vegetabilischer Nahrung beobachtet werden. Aus dieser Beobachtung ist wohl zu schliessen, dass nicht die Taurocholsäure, resp. das Taurin es ist, welche den Schwefel der Darmgase liefert, denn Taurocholsäure wird bei jeder Art von Nahrung abgesondert, sondern dass der Schwefel aus den Eiweisskörpern der Nahrung stammt.

Es hatten die Dickdarmgase des Hundes folgende procentische Zusammensetzung:

	Kohlensäure	Stickstoff	Sauerstoff	Wasserstoff	Schwefelwasserstoff
Nach 6tägiger Fleischkost	74,19	23,00	0,63	1,41	0,77
Nach 4tägiger Fleischkost	84,12	13,32	—	2,40	Spuren
Nach 4tägiger Kost mit Hülsenfrüchten	65,13	5,9	—	28,97	—

§ 11. Bewegungen des Darmkanals.

Die normalen Bewegungen des Darmkanals erscheinen als energielose Contractionen, die allmählich fortschreiten und sich als ringförmige Einschnürungen und Verkürzungen des Darmrohres kennzeichnen. Diese Bewegungen werden erzeugt durch Contractionen der in der Darmwandung gelegenen Längs- und Kreismuskelfasern. Durch diese Bewegungen, welche gewöhnlich nur in der Richtung vom Anfang zum Endstücke des Darmes verlaufen, wird ein ganz allmähliches Fortrücken des Darminhaltes gegen das Rectum hin bewirkt. Die in der Richtung vom Anfang zum Endstück verlaufenden Bewegungen hat man peristaltische, die in umgekehrter Richtung erfolgenden antiperistaltische Bewegungen genannt.

Bei Thieren, die so mager sind, dass man die Darmschlingen durch die dünnen Bauchdecken hindurch beobachten kann, findet man, dass der Darm Zeiten der Ruhe und solche der Bewegung hat und dass beide Perioden oft Stunden hindurch andauern. Gleiche Beobachtungen lassen sich an Thieren mit Darmfisteln anstellen. Die Darmbewegungen sind besonders lebhaft zur Zeit der Verdauung, sie fehlen aber auch den nüchternen Thieren nicht und werden selbst nach mehrtägigem Hunger noch angetroffen. Durch gewisse Arzneien (Abführmittel) werden sie verstärkt.

Wir sind von einem Einblick in den feineren Mechanismus der Darmbewegungen noch weit entfernt.

Reizt man die Oberfläche des Darmes in beschränkter Ausdehnung mechanisch oder electrisch, so stellen sich entweder Contractionen ein, welche auf die gereizte Oertlichkeit beschränkt bleiben, oder man beobachtet geregelte fortschreitende Bewegungen, die sich immer nur nach einer Richtung fortpflanzen und entweder peristaltisch oder antiperistaltisch verlaufen. Hierbei ist es gleichgiltig, ob der Darm sich noch im Zusammenhange mit dem Organismus befindet oder ob er vom Organismus getrennt ist, und es ist weiter von keinem Einflusse, ob der ganze Darm oder ob nur ein kleines ausgeschnittenes Stück dem Versuche dient.

Die Muskulatur des Darmes wird vom Nervus vagus und vom Nervus splanchnicus aus mit Fasern versorgt, welche in dem Bindegewebe des Darmes ein ausserordentlich umfangreiches, von zahlreichen Ganglienzellen durchwirktes Nervennetz bilden (Meissner, Auerbach).

Nachdem Valentin, Wolf, sowie C. Ludwig und Kupffer festgestellt hatten, dass durch Reizung des Vagus am Halse der bis dahin ruhende Darm in geordnete Bewegungen versetzt werden kann, die einige Minuten nach dem Eintritt der Reizung beginnen, hat Pflüger den Nervus splanchnicus als den Hemmungsnerven für die peristaltischen Bewegungen bezeichnet, denn die Reizung dieses Nerven vermochte Ruhe zu bewirken, wenn der Darm des Kaninchens nach Eröffnung der Unterleibshöhle in selbstständige Bewegungen gerathen war. C. Ludwig und Kupffer zeigten zuerst, dass diese Bezeichnung nicht zutreffend sei, denn sie fanden, dass einige Minuten nach dem letzten Athemzuge eines Thieres eine auf den Nervus splanchnicus beschränkte Reizung den bis dahin ruhenden Darm in eine vorübergehende Bewegung versetzt. Die bewegende Wirkung der Vagusreizung tritt nicht unter allen Umständen auf; S. Meyer und Basch fanden sie in der Agonie oder nach dem Tode zuweilen ausserordentlich stark.

Was den Einfluss der Circulationsverhältnisse auf die Darmbewegungen betrifft, so sind nach der Zuschnürung der Aorta zuweilen Bewegungen des Darmes beobachtet worden (SCHIFF, MEYER und BASCH). Diese Bewegungen kommen selbst dann noch zu Stande, wenn beide Splanchnici und beide Vagi durchschnitten sind und sind daher nicht etwa auf Reizung motorischer Nervenfasern in Folge der Steigerung des Blutdruckes im Centralnervensystem zurückzuführen, sondern sie werden unzweifelhaft durch die Einwirkung auf einen im Darmkanal selbst gelegenen Erreger bedingt. Wird der Blutstrom in der Aorta wieder freigegeben, so kehren die Därme entweder sogleich zur Ruhe zurück, oder es wird beim Wiedereinströmen des Blutes zunächst eine ausserordentlich ausgeprägte Verstärkung der vorhandenen Bewegungen bemerkt, auf welche dann schnell Ruhe folgt (MEYER und BASCH).

Nach vorübergehendem Verschluss der Vena cava inferior und der Vena portarum werden ähnliche Erscheinungen wie nach der Compression der Aorta beobachtet (BETZ, DONDERS).

KRAUSE hat zuerst gefunden, dass eine Behinderung der Sauerstoffzufuhr zum Blute (Zuklemmen der Luftröhre) starke Darmbewegungen hervorruft und dass ein Freigeben der Respiration die Bewegungen schnell wieder beruhigt. MEYER und BASCH zeigten, dass die Wirkung der behinderten Sauerstoffzufuhr auch dann zu constatiren ist, wenn man den Thieren vorher die Vagi, die Splanchnici oder das Halsmark durchschnitten hat.

Endlich ist auch noch eine Einwirkung thermischer Reize auf die Darmbewegungen bekannt. Wenn der ausgeschnittene und bei gewöhnlicher Temperatur zur Ruhe gekommene Darm auf 19 bis 25° erwärmt wird, so treten geordnete Bewegungen auf, die nachlassen, sobald die Temperatur 35° übersteigt (CALLIBURCES).

Aus den mitgetheilten Thatsachen geht mit Sicherheit hervor, dass der Darm in seinem Innern ein Werkzeug besitzt, das seine Bewegungen selbst regelt.

Als MEISSNER den grossen Plexus gangliosus in der Darmwandung entdeckte, welche Entdeckung durch AUERBACH erweitert wurde, da berief man sich zur Erklärung der Peristaltik des Darmes ganz allgemein auf die zahlreichen in der Darmwandung liegenden Nervenfibrillen und Ganglienkörper und man nahm an, dass dieser merkwürdige Nervenapparat die Bewegungen der Darmwandungen beherrsche, und dass er dieselben so regele, dass sie nur in der Richtung vom Anfangsstück zum Ende des Darmkanals erfolgen könne. Wie weit diese Anschauung berechtigt ist, lässt sich nicht ermessen.

ENGELMANN, der für den Ureter nachwies, dass die Anzahl der darstellbaren Nervenendigungen viel kleiner als die der Muskelfasern ist, der fand, dass auf 25, an vielen Stellen erst auf 50 und mehr Muskelzellen eine Nervenendigung kommt und der das Fortschreiten der Erregung in der glatten Muskulatur der Ureter ganz ohne Mitwirkung von Ganglienzellen und Nervenfasern allein durch directe Fortpflanzung der Erregung von Muskelzelle zu Muskelzelle zu Stande kommen lässt, glaubt mit v. Brakel annehmen zu müssen, dass die peristaltische Bewegung des Darmes auf ähnliche Weise zu Stande komme.

§ 12. Verdauungsvermögen.

Der Verdauungsprocess verläuft bei allen unseren Hausthieren in derselben Richtung und wir beobachten allein Verschiedenheiten in der Intensität des Vorganges; diese werden hauptsächlich bedingt durch differente Einrichtung des Gebisses, durch den verschiedenartigen Bau des Magens und Darmkanals und in geringerem Grade auch durch Differenzen in der Menge und in der Concentration der Verdauungssäfte.

Die Pflanzenfresser sind durch die bedeutende Entwicklung ihrer Backenzähne, durch den sehr geräumigen und langen Bau ihres Verdauungsapparates und durch die Absonderung grosser Mengen zuckerbildender Fermente vorzüglich geeignet für die Verdauung von Kohlehydraten; ihr säurearmer Magensaft qualificirt sie nicht für die Verdauung einer überwiegend aus Eiweissstoffen bestehenden Nahrung und wir sehen daher in ihrem Darmkanal wegen des grösseren Alkaligehaltes neben den Verdauungsvorgängen mehr oder weniger starke Fäulnissprocesse der Eiweisskörper auftreten. Im Harne der Pflanzenfresser können wir charakteristische Abkömmlinge dieser Fäulnissprocesse nachweisen. Der kurze und minder geräumige Verdauungsapparat der Fleischfresser verfügt über höchst wirksame Verdauungssäfte für die Eiweisskörper, während die Verdauung der Kohlehydrate, mindestens gilt das für don Magen, weniger energisch verläuft. Fette vermögen sowohl Fleisch- als Pflanzenfresser leicht zu verdauen.

So lange die Thiere von der Muttermilch leben, sind Differenzen hinsichtlich ihres Verdauungsvermögens nicht zu beobachten.

Wenn im Folgenden einige Angaben über die Ausnutzung des Futters bei den verschiedenen Hausthieren gebracht werden, so muss darauf aufmerksam gemacht werden, dass dieselben aus Mangel an exacteren Untersuchungen zum grössten Theil den gewöhnlichen landwirthschaftlichen Futterausnutzungsversuchen entnommen sind und dass die landwirthschaftlichen Chemiker sich hinsichtlich der Eintheilung der Bestandtheile der Nahrung eines so rohen Verfahrens bedienen, dass aus ihren Tabellen auch nicht annähernd zu ersehen ist, wieviel von wirklichen Nährstoffen verabreicht und verdaut wurde.

Als „Rohfaser" bezeichnet beispielsweise der Landwirth die Substanz, welche bei der Behandlung der Futtermittel mit verdünnten Säuren oder mit Kalilauge zurückbleibt und welche aus einem bunten und wechselnden Gemenge der verschiedensten Stoffe besteht, die sich den Verdauungssäften gegenüber durchaus ungleich verhalten. Die Rohfaser bildet das Skelet der Pflanzen und besteht im jugendlichen Zustande der Hauptmasse nach aus Cellulose; später lagert sich bekanntlich um die Cellulose die sog. „incrustirende Materie" und es bilden sich „Ligninsubstanzen", Körper, von denen wir kaum mehr wissen, als dass sie einen höheren Kohlenstoffgehalt besitzen als die Cellulose und dass sie von den Verdauungssäften nicht verändert werden. Je reicher die Rohfaser an Cellulose, desto vollkommener ist sie verdaulich, je mehr Ligninsubstanzen sie enthält, desto unverdaulicher wird sie. Was bei Nichtberücksichtigung dieser Verhältnisse die Angaben über die Verdaulichkeit der Rohfaser bedeuten, liegt auf der Hand.

Noch viel mangelhafter ist die in der landwirthschaftlichen Fütterungslehre übliche Bezeichnung „Rohfett". Während die Fette chemisch scharf charakterisirte Substanzen sind, wird von dem Landwirth alles als Fett betrachtet, was aus der Trockensubstanz eines Futtermittels durch Aether extrahirt werden kann. Ein buntes Gemenge der heterogensten Körper wird so als Fett bezeichnet. Chlorophyll, harz- und wachsartige Stoffe, die vollkommen unverändert den Darmkanal wieder verlassen, werden in wechselndem Gemisch mit leicht verdaulichen Fetten auf die Verdaulichkeit des Fettes geprüft!

Hatte man auf die angegebene Weise die Rohfaser und das Rohfett und nebenbei auch noch das „Rohproteïn" und die „Reinasche" bestimmt, so fand man jetzt durch einfache Differenzrechnung die „stickstofffreien Extractstoffe". Alles, was nicht Rohproteïn, nicht Rohfaser, nicht Rohfett und nicht Reinasche war, bezeichnete man als stickstofffreie Extractstoffe. Natürlich handelt es sich auch hier um ein Gemenge der verschiedenartigsten Körper.

Hinsichtlich des Verdauungsvermögens des **Rindes** fanden nun Henneberg und Stohmann, dass das Rauhfutter von zwei volljährigen Ochsen in folgender Weise ausgenutzt wurde:

	Eiweissstoffe	Rohfaser	Stickstofffreie Extractstoffe u. Fett
Haferstroh	49 %	55 %	44 %
Weizenstroh . . .	26 „	52 „	39 „
Bohnenstroh . . .	51 „	36 „	62 „
Kleeheu	51 „	39 „	67 „
Wiesenheu	60 „	60 „	67 „

Die Genannten fanden, dass die Verdaulichkeit eines und desselben Rauhfutters in hohem Maasse abhängig sei von der Beimengung anderer Nährstoffe. So hatte ein Zusatz von Stärkemehl eine verminderte Ausnutzung sämmtlicher Bestandtheile des Rauhfutters zur Folge. Durch Zusatz von Fett in Form von Rüböl wurde hingegen die Verdauung der Eiweissstoffe, noch mehr die der Rohfaser befördert. Allgemein nahm die Verdaulichkeit des Rauhfutters ab mit dem wachsenden Zusatz leichtverdaulicher Nährstoffe (Eiweiss, Stärke, Zucker) und es zeigte sich, dass man bei Verabreichung des gewöhnlichen Mastfutters auf einen Verlust von durchschnittlich 20% an sich verdaulicher Substanzen des Rauhfutters zu rechnen hat.

Hinsichtlich der Verdauungszeit für die verschiedenen Rauhfutterarten konnte ermittelt werden, dass nach stattgehabtem Wechsel des Rauhfutters etwa 5 Tage vergingen, ehe der Koth des Rindes eine dem neuen Futter entsprechende Beschaffenheit zeigte, und dass die Ausstossung der Rückstände des Wiesenheus etwa 30 Stunden früher erfolgt als die des Weizenstrohs.

Dass Rinder auch animalische Nahrungsmittel auszunutzen vermögen, geht daraus hervor, dass auf Island die Kühe zu Zeiten mit nicht unbedeutenden Mengen von getrockneten Fischen gefüttert werden.

Weiske hat durch Verfütterung eines Gemisches verschiedener Körner an 2 Kälber im Alter von 6 und 8 Monaten die Verdaulichkeit ganzer Körner festzustellen gesucht. Nach seinen Angaben wurden verdaut:

Hafer	Lein	Roggen	Buchweizen
91,4%	58,2%	94,6%	36,3%
91,5 „	57,4 „	94,9 „	36,7 „

Hinsichtlich des Verdauungsvermögens des Schafes ist man zu ähnlichen Resultaten gekommen wie beim Rinde. Ein Zusatz von Stärke und Zucker bewirkt eine erhebliche Herabsetzung der Verdaulichkeit des Heueiweisses, eine geringere der Rohfaser aus, während ein Zusatz von reinem Eiweiss die Verdaulichkeit des Futters nicht wesentlich herabsetzt (Schulze und Märker). Die zuckerhaltigen Nährstoffe im Rauhfutter können vollständig verdaut werden, dieses ist aber nicht mehr der Fall, wenn Rübenzucker verabreicht wird. Von der Kartoffelstärke gelangen etwa 80% zur Verdauung. Oel, dem Rauhfutter zugesetzt, erscheint in hohem Grade verdaulich. Oel hebt die Verdaulichkeit des Eiweisses und der stickstofffreien Stoffe; während mässige Quantitäten die Ausnutzung der Rohfaser nicht befördern, sind grössere Mengen geradezu störend (Hofmeister). Nach Wildt verdauen Hammel, die neben Gerstenstroh theils mit Blutmehl, theils mit Fleischmehl gefüttert werden, von den Eiweissstoffen des Blutmehls durchschnittlich 62%, von denen des Fleischmehls aber 95%.

Was das Pferd betrifft, so stellte HAUBNER in Gemeinschaft mit HOFMEISTER die Verdaulichkeit der Holzfaser für das Pferd fest, und zwar wurden etwa 20% derselben verdaut. Im Vergleiche mit den Wiederkäuern verdaut das Pferd alle Bestandtheile des Wiesenheus in einem auffallend geringerem Grade. COLIN brachte Pferden Frösche bei und tödtete sie nach 15 Stunden. Die Frösche waren vollkommen verdaut, die Reste ihres Skelets befanden sich im Blinddarm. Auch Fische wurden verdaut. Ein Pferd erhielt 1000 Grm. Fleisch in kleinen Stücken; nach Verlauf von 20 Stunden wurde es getödtet. Im Magen und Dünndarm fand sich kein Fleisch, wohl aber enthielt der Dickdarm 818 Grm. grün aussehender Fleischstücke. Legte COLIN Magenfisteln an und führte er durch deren Oeffnungen Fleischstücke ein, die durch umgelegte Fäden zu längerem Aufenthalte im Magen gezwungen wurden, so wurde das Fleisch vollständig verdaut und zwar in derselben Zeit wie im Magen der Fleischfresser.

Das Schwein vermag sowohl pflanzliche als animalische Nahrung zu verdauen. Die Verdaulichkeit der Rohfaser beträgt nach WEISKE durchschnittlich 50%. Schweine, denen 18 bis 20 Liter saurer Milch gegeben wurden, verdauten nach HEIDEN:

Eiweiss	96,06%
Stickstofffreie Nährstoffe . .	98,90 „
Aschenbestandtheile . . .	64,47 „

Bei trockener Fütterung mit Körnern fand GROUVEN folgende Ausnutzung des Futters:

Pferdebohnen	99,8%
Erbsen	99,7 „
Hafer	93,7 „
Gerste	92,7 „
Roggen	90,7 „

Von den Rückständen der Fleischextractfabrikation (amerikanisches Fleischmehl) verdauten die Schweine nach WOLFF:

Eiweisskörper	95 bis 99%
Fett	82 „ 91 „

Die Fleischfresser nutzen das Fleisch selbst dann sehr vollkommen aus, wenn es in grossen Stücken begierig verschlungen wird. Bei reiner Fleischkost wird nur eine sehr geringe Menge Koth gebildet. Selbst für elastisches Gewebe zeigen die Fleischfresser ein erhebliches Verdauungsvermögen.

§ 13. Faeces und Defaecation.

Die Faeces oder Excremente bestehen der Hauptmasse nach aus den unverdauten Theilen der Nahrung; weiter trifft man Fäulnissproducte und Beimengungen aus dem Verdauungsapparat in ihnen an.

Die Art der Nahrung ist von dem wesentlichsten Einflusse auf die Beschaffenheit des Faeces. Bei Pflanzenfressern findet man im Kothe verholzte Pflanzenzellen ziemlich wohl erhalten wieder, der Gehalt der unverdauten Cellulose ist um so bedeutender, eine um so grössere Menge leicht verdaulicher Nährstoffe die Thiere neben dem Rauhfutter erhielten. Unverändertes Stärkemehl scheint für gewöhnlich nicht angetroffen zu werden. Ueber die Veränderung des Chlorophylls bei der Verdauung wissen wir Nichts; es scheint, als wenn das ganze Quantum dieses Körpers ziemlich unverändert in den Excrementen angetroffen würde. Aehnlich dürften sich die übrigen Farbstoffe aus dem Pflanzenreiche verhalten. Auch harz- und wachsartige Körper verlassen den Darmkanal unverändert. Von eiweissartigen Körpern trifft man nicht unbedeutende Mengen von Nuclein und Mucin an, zwei phosphorhaltige Substanzen, die durch die Verdauungssäfte nicht angegriffen werden. Bei Fleischnahrung bildet sich verhältnissmässig sehr wenig Koth; derselbe enthält sehnige Bindegewebsmassen, der Verdauung entgangene elastische Fasern, Nucleïn, Muceïn; auch Lecithin ist nach Fleischfütterung in den Faeces angetroffen worden. Bei Fettfütterung stösst man auf kleine Quantitäten von Calciumverbindungen der Fettsäuren. Verschluckte Harze verlassen den Verdauungsapparat unverändert. Nach dem Genusse von Knochen ist der Koth hart und trocken, er stellt eine krümelige hellgraue Masse dar, die fast ausschliesslich aus Kalksalzen besteht.

Von Fäulnissproducten trifft man Essigsäure, Buttersäure, Capronsäure und andere fette Säuren an. Brieger zeigte, dass man aus den Faeces der Hunde nach Fleischfütterung regelmässig Indol erhalten kann, ein Fäulnissproduct der Eiweisskörper von höchst ekelhaftem Geruch. Neben dem Indol fand sich eine gelbe ölartige Masse von reizendem und widerlichem Geruch. Diese Körper sind es hauptsächlich, welche den Excrementen ihre üble Beschaffenheit ertheilen.

Von Gallenbestandtheilen kommen im Kothe vor Hydrobilirubin, Gallensäuren, resp. Abkömmlinge derselben und Cholesterin. Das Hydrobilirubin, welches nach den Untersuchungen Maly's identisch ist mit dem von Vaulair und Masius entdeckten Stercobilin, bedingt neben dem Chlorophyll hauptsächlich die Färbung der Faeces. Von den Gallensäuren wird nur Glycocholsäure unzersetzt angetroffen, die Taurocholsäure zerfällt schon im Dünndarm theilweise in Taurin und Cholalsäure. Hoppe-Seyler fand im Kothe der Rinder Glycocholsäure und Cholalsäure, in dem des Hundes ausschliesslich Cholalsäure. Ob das Cholesterin der Faeces ausschliesslich aus der Galle stammt, ist sehr zweifelhaft, denn dieser Körper ist ein weitverbreiteter Bestandtheil der thierischen sowohl als der pflanzlichen Nahrungsmittel.

Von anderen Beimengungen aus dem Verdauungsapparat sind Mucin und Reste von Epithelzellen zu nennen.

Der Koth ist sehr reich an Wasser. Das Verhältniss der festen Stoffe zum Wasser war nach den Beobachtungen Roger's folgendes:

	Pferd	Rind	Schwein	Schaf
Wasser	772,5	824,5	771,3	564,7
Feste Stoffe	227,5	175,5	228,7	435,3
	1000	1000	1000	1000

100 Theile Koth enthielten nach demselben Beobachter an Salzen beim

Pferd . . . . . 3,04 Theile.
Rind . . . . . 2,67 „
Schwein . . . . 8,50 „
Schaf . . . . . 5,87 „

Die Salze zeigten folgende procentische Zusammensetzung:

	Pferd	Rind	Schwein	Schaf
Chlornatrium	0,03	0,23	0,89	0,14
Kali	11,30	2,91	3,60	8,32
Natron	1,98	0,98	3,44	3,28
Kalk	4,63	5,71	2,03	18,15
Magnesia	3,84	11,47	2,24	5,45
Eisenoxyd	1,44	5,22	5,57	2,10
Phosphorsäure . . .	10,22	8,47	5,39	9,40
Schwefelsäure. . . .	1,83	1,77	0,90	2,69
Kohlensäure	—	—	0,60	Spuren
Kieselerde	62,40	62,54	13,19	50,11
Sand	—	—	61,37	—
Manganoxyduloxyd . .	2,13	—	—	—

Die Pflanzenfresser setzen viel grössere Mengen von Excrementen ab als die Fleischfresser. Pferde kothen bei gewöhnlicher Fütterung etwa alle 3 Stunden, Hunde bei reiner Fleischkost alle 2 bis 4 Tage.

Die durch die peristaltischen Bewegungen des Darmkanals in das Rectum gelangten Futterrückstände werden durch den am Endstück des Mastdarms befindlichen Schliessmuskel, der in Folge tonischer Innervation für gewöhnlich den Darmkanal geschlossen hält, in der Darmhöhle zurückgehalten. Das Centrum für die tonische Innervation des Sphincter ani liegt im Lendenmark (Masius). Aus dem Hirn treten Fasern an dieses Centrum, durch welche sich der Einfluss des Willens auf den Verschluss der Darmhöhle geltend macht. Die Contraction des Schliessmuskels kann durch Reize von der Mastdarmschleimhaut aus auf reflectorischem Wege verstärkt werden. Durch das öftere Andrängen der Excremente gegen den Sphincter scheint ein Reiz für das Absetzen der Excremente ausgeübt zu werden. Vor dem Absetzen des Kothes erschlafft der Sphincter, das Rectum geräth in kräftige peristaltische Bewegung und unter mehr oder weniger starker Mitwirkung der Bauchpresse erfolgt die Defaecation. Lähmung oder Zerstörung des Lendenmarkes hebt das Defaecationsvermögen auf.

II. Die Resorption der Nährstoffe.

Nicht 10 Jahre nach der Feststellung des Blutkreislaufes durch Harvey entdeckte Aselli die Chylusgefässe, eine Entdeckung, der man lange Zeit hindurch die fundamentalste Bedeutung für die Resorption zugeschrieben hat.

Stand bis in die ersten Decennien des 17. Jahrhunderts die Ansicht Galen's, dass die Nahrung im Magen und Darm in Chymus umgewandelt, dass dieser von den Mesenterialvenen gesammelt und durch sie zum Zwecke der Blutbereitung weiter geführt werde, unangefochten da, so sollte die Beobachtung Aselli's, dass Thiere zur Zeit der Verdauung durch besondere Gefässe eine rahmartige Flüssigkeit abführen, welche den hungernden Thieren völlig fehlt, dazu dienen, diese Lehre zu bekämpfen und ihr auf lange Zeit die Herrschaft völlig zu entreissen. Denn jetzt betrachtete man die Chylusgefässe als die einzigen Strassen für den Transport der Producte des Verdauungsprocesses in den Organismus, eine Anschauung, die sich zunächst ausschliesslich auf die beschriebene Erscheinung stützte.

Eine experimentelle Bestätigung schien diese Lehre zu erhalten, als Lover, Duverney, Astley Cooper, Flandrin, Dupuytren u. A. zu Versuchen griffen, welche die hohe Bedeutung des Chylus für die Abfuhr der Nährstoffe aus der Darmhöhle darthun sollten. Sie unterbanden nämlich den Ductus thoracicus und sahen nach dieser Operation durchschnittlich in einigen Tagen den Tod ihrer Versuchsthiere eintreten. Da man in Fällen mit günstigerem Verlaufe fand, dass der Ductus thoracicus nicht der einzige Weg war, auf dem Lymph- und Blutgefässe miteinander communicirten, so glaubte man direct nachgewiesen zu haben, dass der Chylus die Flüssigkeit sei, welche dem Organismus allein die zum Lebensunterhalte erforderlichen Nährstoffe zuführen könne. Es ergibt sich aber sogleich das Unhaltbare der entwickelten Vorstellung, wenn man nur den Zeitraum berücksichtigt, der von der Vollendung der Operation bis zum Eintritte des Todes verstrich. Mit Ausnahme zweier von Colin operirten Hunde, welche den Eingriff 20 und 25 Tage überlebten, starben die Thiere ausnahmslos schon zwischen dem 2. und 3. Tage. Wir wissen nun gegenwärtig, dass dieser Zeitraum selbst bei der vollständigsten Entziehung der Nahrung auch nicht annähernd genügt, Hunde den Hungertod erleiden zu lassen; auch hat man niemals aus dem Gewichtsverluste der operirten Thiere den Beweis für den Hungertod zu erbringen gesucht.

Keine bessere Stütze fand die neue Lehre, als Martin, Lister, Musgrave, Haller, Hunter, Seyler und Ficinus den directen Uebergang färbender Substanzen vom Darm aus in die Chylusgefässe nachgewiesen zu haben glaubten; denn spätere Forscher, besonders Hallé, Magendie, sowie Tiedemenn und Gmelin erhielten ausnahmslos negative Resultate. Es ist deshalb wohl als ausgemacht zu betrachten, dass die Erstgenannten den Inhalt der Chylusgefässe erst untersuchten, nachdem so viel Zeit verstrichen war, dass die vom Blute aus resorbirten Farbstoffe in der Lymphe wiedererscheinen konnten.

Magendie glaubte eine Theilung der Abfuhr der Verdauungsproducte zwischen dem Lymph- und Blutgefässsystem annehmen zu müssen, eine Anschauung, welche durch die umfangreichen Untersuchungen von Tiedemann und Gmelin nur an Halt gewinnen konnte. Diese brachten den Thieren Substanzen bei, die durch Farbe, Geruch, sowie einfache Reactionen leicht nachzuweisen waren und untersuchten zu einer Zeit, in der sich noch eine reichliche Quantität dieser Substanzen im Magen und Darmkanal vorfand, den Inhalt des Ductus thoracicus und der Chylusgefässe sowohl als denjenigen der Pfortader. Sie trafen nun niemals färbende und riechende Stoffe im Chylus an, wohl aber gelang es ihnen, diese Körper im Pfortaderblute nachzuweisen.

Leider liess eine Anschauung der damaligen Anatomen die Genannten zu keinen exacten Schlüssen kommen. Man suchte nämlich die zu Gunsten einer Venenaufsaugung sprechenden Thatsachen durch die Lehre von der Existenz eines offenen Zusammenhanges zwischen den Chylusgefässen und den Gekrösvenen zu entkräftigen. Joh. Walaeus hat zuerst auf eine derartige Verbindung beider Gefässsysteme aufmerksam gemacht und es will dieser Anatom nach der Unterbindung der Saugaderstämme des Darmkanals einen Uebergang von Chylus in die Pfortader gefunden haben. Unzweifelhaft hat er fetthaltiges Serum, welches sich nach dem Tode innerhalb der Pfortader sehr gern aus dem Blute abscheidet, für Chylus gehalten. ROSEN und WALERIUS, MECKEL, FOHMANN und zahlreiche Andere nahmen bei Injection der Saugadern mit Quecksilber wahr, dass das Metall in die Pfortader gelangte und schlossen hieraus auf eine offene Verbindung zwischen beiden Gefässsystemen. Wir wissen jetzt, dass diese Verbindung eine künstliche, eine durch Zerreissung der Gefässe entstandene ist. An den Cadavern sind die Arterien gewöhnlich leer und zusammengefallen, die Venen durch das Blut sehr ausgedehnt, die Lymphgefässe aber unter dem Einflusse der Fäulniss für Quecksilber schwer passirbar; dringt man daher mit der Spitze einer Injectionsspritze in eine Lymphdrüse ein, so wird das Quecksilber sich viel leichter in die Venen als in jede andere Gefässart ergiessen.

Besonders die irrigen Behauptungen FOHMANN's, der seine Untersuchungen über das Lymphgefässsystem unter den Augen von TIEDEMANN und GMELIN ausführte, trugen dazu bei, dass diese Forscher bei der Deutung ihrer Versuche mehr als ängstlich verfuhren. Entweder, sagen sie, vereinigen sich nicht alle Saugadern des Darmkanals mit dem Ductus thoracicus, sondern sie verbinden sich zum Theil mit den Venen und durch diese Saugadern gelangen Substanzen aus dem Magen und Darmkanal in das Pfortaderblut, oder es findet ein unmittelbarer Uebertritt der Substanzen aus dem Magen und Darmkanal in die Venen statt, oder beides ist der Fall.

Es schien mehr Licht in die Sache dringen zu wollen, als die Fortschritte der Chemie eine vergleichende Analyse von Chylus, Lymphe und Blut ermöglichten. Diese Untersuchungen, zuerst von EMMERT und REUSS, dann von VAUGUELIN, SIMON, NASSE, C. SCHMIDT und Anderen ausgeführt, ergaben das Resultat, dass der Chylus beinahe dieselbe Zusammensetzung wie das Plasma des Blutes zeigt, dem man ein mehr oder weniger grosses Quantum Fett zugefügt hat. Bestimmte Schlüsse auf die Function der Chylusgefässe konnte man indessen aus den sich oftmals widersprechenden Analysen nicht ziehen.

In der Neuzeit hat man bekanntlich, ohne indessen experimentelle Beweise für diese Anschauung gebracht zu haben, in Folge des verschiedenen Verhaltens der verdauten Nährstoffe zu thierischen Membranen bei der Abfuhr der verdauten Nährstoffe eine Arbeitstheilung zwischen den Chylus- und Blutgefässen angenommen, und man hat gelehrt, dass schwer diffundirbare Substanzen, Fett und Eiweiss, ausschliesslich die Chylusbahnen einschlagen, während leichter diffundirbare Stoffe auch mittelst der Blutgefässe abgeführt werden. Man hat also entschieden die Chylusgefässe als die Hauptbahnen für den Transport der Nährstoffe in den Organismus angesehen.

So lag die Sache, als in C. LUDWIG's Laboratorium exactere Aufschlüsse über die Abzugswege der Nährstoffe gebracht wurden.

Von der Beobachtung ausgehend, dass zur Zeit der Fettverdauung Fett im emulgirten Zustande durch die Chylusgefässe und den Ductus thoracicus abströmt, eine Beobachtung, die sich sowohl auf mikroskopische Untersuchung als auf chemische Analyse stützt, suchte ZAWILSKI festzustellen, ob die Gesammtmasse der Fette durch die Lymphbahnen abgeführt werde oder ob etwa ein Theil des Fettes auf andere Weise zur Resorption gelange.

Dass hierbei nicht an die Behauptung älterer Beobachter gedacht werden konnte, welche einen beträchtlichen Theil des genossenen Fettes nach der Bildung einer löslichen Alkaliverbindung durch Diffusion in das Blut gelangen lässt, lag auf der Hand; denn es hatten ja die Untersuchungen RÖHRIG's ergeben, dass Seifen im Blute deshalb nicht bestehen können, weil sie der im Plasma vorhandene Kalk ausfällt. Das Gleiche gilt auch für den Chylus. Versetzt man klares Blutserum oder Chylus mit einer klaren Auflösung von Natronseife, so entsteht sofort eine wolkige Trübung und es scheidet sich nach einiger Zeit ein dichter Niederschlag aus, der nach der Reinigung mit Wasser und Aether krystallinisch erscheint und aus Kalkseifen besteht. RÖHRIG vermochte selbst bei der Verarbeitung sehr grosser Mengen normalen Blutes auch nicht die kleinsten Quantitäten von Seifen aufzufinden.

ZAWILSKI fütterte nun Hunde, welche einige Tage gefastet hatten, mit einer Nahrung, die ein genau bekanntes Quantum Fett enthielt, sammelte den abströmenden Chylus auf, tödtete die Thiere nach einiger Zeit, bestimmte jetzt den Fettgehalt des Chylus und den des Magen- und Darminhaltes und ermittelte durch einfache Differenzrechnung, welche Quote des resorbirten Fettes durch die Lymphbahnen abgeführt war. Diese Versuche ergaben nun, dass *der Fettstrom durch den Ductus thoracicus nicht genügt, um den Verlust des Verdauungsapparates an Fett zu decken.* Es zeigte sich hierbei, dass das Fett nach einer reichlichen Mahlzeit 24 Stunden lang und noch länger durch den Milchbrustgang strömt; und es wurde weiter gefunden, dass der procentische Gehalt des Chylus an Fett ganz erheblich grösser sein kann, als man bisher gefunden hatte. Während nämlich nach den älteren Beobachtungen von REES, C. SCHMIDT, NASSE und Anderen der Chylus höchstens 3 bis 4 % Fett enthalten soll, fand ZAWILSKI ihm in der überwiegenden Mehrzahl der Bestimmungen über 8 % stark und in einem Falle erreichte er nahezu 15 %. Trotz dieses ganz enormen

Fettreichthums ist es aber sicher, dass durch den Ductus thoracicus nicht die ganze Menge des verdauten Fettes abgeführt wird.

Bei der Bearbeitung der Frage nach den Abzugswegen des Zuckers, mit welcher sich v. MERING beschäftigte, musste man sich vergegenwärtigen, dass sowohl Blut als Lymphe constant Zucker enthalten. KRAUSE fand die Lymphe noch nach 24stündigem Hungern zuckerhaltig und CHAUVEAU konnte in der Lymphe eines Pferdes am sechsten Hungertage noch 0,186 $^0/_0$ Zucker nachweisen. Auf einen vermeintlichen sehr hohen Zuckergehalt des Chylus nach Einfuhr von Kohlehydraten stützt sich die Annahme, dass der grösste Theil des Zuckers von den Chylusgefässen fortgeführt werde.

v. MERING suchte sich zunächst Gewissheit darüber zu verschaffen, ob die Mengen des durch den Ductus thoracicus strömenden Zuckers verschieden seien, je nachdem er die Versuchsthiere mit grossen Quantitäten Kohlehydrate oder mit ganz zuckerfreier Nahrung fütterte, oder wenn er sie endlich mehrere Tage hindurch fasten liess. Er fand nun, dass der Zuckergehalt des Chylus nach der Fütterung mit Amylum und Zucker nicht grösser ist, als bei der Verabreichung von Fleisch oder nach mehrtägigem Hunger. Es stellte sich auch heraus, dass der Zuckergehalt des Chylus nicht grösser ist, als der der übrigen Lymphe, und dass es also an jedem Beweise für die Annahme fehlt, dass der Zucker, den mit Kohlehydrate gefütterte Thiere in ihrem Chylus aufweisen, auch wirklich von den Chylusgefässen aus resorbirt ist.

War so festgestellt, dass eine nachweisbare Abfuhr des Zuckers durch die Chylusgefässe nicht stattfindet, so galt es jetzt, das Blut auf seinen Zuckergehalt zu untersuchen.

Nachdem einleitende Versuche ergeben hatten, dass Pfortader- und Carotidenblut fastender Thiere annähernd denselben Zuckergehalt besitzen oder dass letzteres geringe Mengen mehr enthält als das andere, wurde gezeigt, dass zur Zeit der Resorption der Kohlehydrate das Pfordaderblut reicher an Zucker ist als das Carotidenblut und es wurde auf diese Weise direct nachgewiesen, dass der im Darm enthaltene Zucker durch die Blutgefässe fortgeführt wird.

War so viel über die Abzugswege des Fettes und des Zuckers ermittelt, so galt es jetzt, die Resorptionsbahnen des Eiweisses festzustellen und die Aufdeckung derselben wurde durch Versuche angebahnt, in denen nach der Absperrung des Chylus von der Blutbahn nur noch ein Gefässsystem bei dem Transport der Verdauungsproducte in den Organismus in Betracht kommen konnte.

Hunden entzog man einige Tage die Nahrung und machte hierdurch den Verdauungsapparat frei von Futterresten. Alsdann schritt man zur Operation, die nicht allein die behutsame Unterbindung des grossen Ductus thoracicus vor seiner Eintrittsstelle in die Vena axillaris zum Ziele hatte, sondern bei der auch der sogenannte kleine Ductus thoracicus, d. h. der Lymphstamm der rechten Seite, unterbunden wurde. Letzteres geschah aus dem Grunde, weil innerhalb der Brusthöhle des Hundes sehr häufig ein Ast von nicht unbedeutendem Umfange den Hauptductus verlässt, der, da er seinen Inhalt in den Bruststamm des kleinen Ductus ergiesst, der bekanntlich in die rechte Vena axillaris mündet, eine Communication des Chylus mit der Blutbahn auch noch nach der Unterbindung des linken Ductus thoracicus gestattet. Durch eine sorgfältig ausgeführte Operation, die stets unter antiseptischen Cautelen erfolgte, wurde die Gesundheit der Thiere in sichtbarer Weise nicht getrübt und die Hunde erhielten jetzt ein Versuchsfutter, in welchem der Eiweissgehalt genau ermittelt war.

Nach einer Frist, die zur Verdauung des grössten Theiles vom Versuchsfutter genügte, wurden die Thiere getödtet und es wurde jetzt der Inhalt des Verdauungsapparates so sorgfältig als möglich aufgesammelt und in demselben die Eiweissmenge genau bestimmt. Nach dem Abzuge der letzteren von dem Versuchsfutter hatte man das Quantum des resorbirten Eiweisses. Im Harn zeigte sich stets ein der Menge des verschwundenen Eiweisses entsprechendes Quantum stickstoffhaltiger Substanzen, und es konnte durch diese Versuche ermittelt werden, dass nach völliger Absperrung des Chylus von der Blutbahn der Transport der stickstoffhaltigen Nährstoffe in den Organismus und deren Umwandlung in Harnstoff wie bei offenen Chyluswegen stattfindet (Schmidt-Mülheim).

Bei fortgesetzten Versuchen kam es darauf an, zunächst den Nachweis zu führen, dass der Uebertritt der stickstoffhaltigen Nährstoffe in das Blut wirklich in Form von Eiweiss und nicht in derjenigen krystallinischer Zersetzungsproducte erfolge. Denn da wir seit Kühne's Beobachtung wissen, dass bei der Einwirkung des pankreatischen Saftes auf die Eiweisskörper unter Umständen grosse Mengen von Leucin und Tyrosin entstehen, war immerhin an die Möglichkeit zu denken, dass nach der Absperrung des Chylus von der Blutbahn nicht wirkliches Eiweiss, sondern nur krystallinische Zersetzungsproducte desselben resorbirt werden. Es zeigte sich nun, dass im Darmkanal so äusserst minimale Mengen von Leucin und Tyrosin angetroffen werden, dass diese Körper sich fast dem Nachweise entziehen, dass daher von einer Resorption des Eiweisses in Form krystallinischer Zersetzungsproducte keine Rede sein kann.

Man suchte sich weiter Kenntniss davon zu verschaffen, ob das Blut zur Zeit der Eiweissresorption andere Eiweisskörper enthalte als zur Zeit des Hungers und es zeigte sich, dass im Blute gefütterter Thiere ein scharf charakterisirter Körper, das Pepton, angetroffen wird, der dem Blute hungernder Thiere vollkommen fehlt. Dieser Eiweisskörper nun ist auch dann im Blute vorhanden, wenn man hungernden Thieren die Chylusbahnen von dem Blutstrome vollkommen absperrt und sie nach dieser Operation mit Eiweiss füttert.

In einem Falle war es möglich, eine sehr viel grössere Menge Pepton im Pfortaderblute als in dem gleichzeitig gewonnenen Carotidenblute nachzuweisen.

Geht aus den bisher mitgetheilten Beobachtungen mit Sicherheit hervor, dass die Wurzeln der Pfortader verdaute Eiweisskörper zu resorbiren vermögen, so entsteht jetzt die Frage, ob nicht neben den Blutbahnen noch die Chyluswege als Abzugskanäle des Eiweisses in Betracht kommen.

Der Chylus enthält wie jede andere Lymphe constant Eiweiss. Aus einem vermeintlichen sehr bedeutenden Eiweissgehalte des Chylus hat man geschlossen, dass die Eiweisskörper durch die Lymphbahnen abgeführt werden; es lässt sich aber zeigen, dass die Eiweissmenge des Chylus verhältnissmässig gering ist und dass in ihm etwa 2 % Eiweiss weniger als im Blutplasma angetroffen werden. Weiter lässt sich zeigen, dass der Eiweissgehalt des Chylus durch die Resorption nicht vemehrt wird und dass die zur Zeit der Verdauung gebildete Menge Darmlymphe nicht grösser als diejenige nüchterner Thiere ist. Da sich nun gezeigt hat, dass das Pepton, d. h. derjenige Körper, der in durchaus überwiegender Menge bei der Verdauung gebildet wird und den wir bei der Eiweissverdauung stets im Blute nachweisen können, dem Chylus selbst zur Zeit der Verdauung und Resorption fehlt und da sich endlich constatiren lässt, dass es für die in der Zeiteinheit aus der Darmhöhle abgeführte Eiweissmenge völlig gleichgiltig ist, ob die Chylusgefässe von der Blutbahn abgesperrt sind oder nicht, so sind wir zu der Annahme berechtigt, dass die Blutbahnen die einzigen Abzugswege für die verdauten Eiweisskörper sind (Schmidt-Mülheim).

Erkundigen wir nns nach den Stellen, von denen aus der Uebertritt der verdauten Nährstoffe in die Abzugsbahnen erfolgt, so kann es keinem Zweifel unterliegen, dass gewisse Stoffe bereits im Magen in erheblichen Quantitäten resorbirt werden. Besonders gilt dieses für den Magen der Wiederkäuer; wir sehen bei diesen Thieren, wie in den Vormägen ganz bedeutende Quantitäten von Kohlehydraten verdaut und resorbirt werden und wie besonders der dritte Magen ein so vortreffliches

Resorptionsorgan bildet, dass der Mageninhalt, der noch in der Haube von dünnbeiniger Beschaffenheit war, hier eingedickt und trocken erscheint.

Colin vermochte Hunde, Schweine, Katzen und Kaninchen durch innerlichen Verbrauch von Nux vomica schnell zu vergiften, nachdem er vor Verabreichung des Giftes den Pförtner unterbunden hatte. Branell konnte Vergiftungsanfälle bei Pferden hervorrufen, wenn er nach der Unterbindung des Pförtners Cyankalium oder Nux vomica in den Magen brachte.

Die Hauptresorptionsstätte wird unzweifelhaft der Dünndarm sein, und von hier aus werden nicht allein gelöste Stoffe, sondern auch Emulsionen in den Organismus geleitet. Ausserdem vermag auch noch der Dickdarm und selbst noch dessen Endstück zu resorbiren; auf letzterer Fähigkeit beruht die Verabreichung von Arzneien durch Klystiere und die Ernährung der Kranken vom Rectum aus.

Was die Ursachen der Resorption betrifft, so kann es keinem Zweifel unterliegen, dass die Vorstellung, welche die Resorption durch Filtrationsvorgänge stattfinden lässt, völlig unhaltbar geworden ist. Schon allein aus dem Grunde kann von solchen Vorgängen keine Rede sein, weil der Druck innerhalb der Darmhöhle den Druck in den Gefässen der Darmwandungen nicht übertrifft, sondern sicher geringer als dieser ist. Da es auch unmöglich ist, alle Erscheinungen bei der Resorption der Verdauungsproducte durch Diffusionsvorgänge zu erklären, so bleibt uns nur übrig, der Schleimhaut des Verdauungsapparates specifische Resorptionsmechanismen zuzuschreiben, und es kann dieses mit um so grösserem Rechte geschehen, als wenigstens für die Resorption eines Nährstoffes die Existenz derartiger Mechanismen über jeden Zweifel erhaben ist. Dieser Nährstoff ist das Fett.

Die Aufnahme des Fettes geschieht von den Zotten der Dünndarmschleimhaut aus. In jeder Zotte, deren Grundsubstanz aus Bindegewebe besteht, findet man einen centralen mit Endothel ausgekleideten Raum, der als der sichtbare Anfang der Chylusgefässe bezeichnet werden muss. In dem Bindegewebsgerüst der Zotte befinden sich kleinere rundliche Hohlräume (v. Basch, Brücke) und ausserdem enthält es glatte Muskelfasern, welche in der Längsrichtung der Zotte gelagert sind und durch ihre Contraction einen Druck auf den centralen Lymphraum auszuüben vermögen (Brücke). Die Zotten sind mit einem eigenthümlich gebauten Cylinderepithel besetzt. Das Protoplasma dieses Epithels ist nicht durch eine Membran von der Darmhöhle abgeschlossen, sondern es zeigt hier einen hellen Saum, auf dem man eine freie Streifung wahrnimmt. Diese Streifen sind als Fortsätze des Protoplasmas aufzufassen; sie können selbstständige Bewegungen ausführen (Thanhoffer und Fortunatow) und sind im Stande, Substanzen in das Protoplasma einzuführen, nachdem dieselben in die capillaren Räume zwischen den einzelnen Fortsätzen gelangt sind.

Auf welche Weise die beschriebenen Zellen mit den Gefässen verbunden sind, wissen wir nicht. Heidenhain glaubt, dass das zugespitzte Ende der Zellen direct mit dem Bindegewebscanalsystem und weiterhin mit dem centralen Lymphraum communicirt.

Diese Cylinderzellen sind nun zur Zeit der Fettresorption mit Fett gefüllt und es kann keinem Zweifel unterliegen, dass wir sie als specifische Mechanismen für die Fettresorption betrachten müssen.

Verfolgen wir das Fett bei seinem Eintritt in den Organismus, so treffen wir feinste Fetttröpfchen an: 1) auf der Oberfläche der Darmzotten, 2) in dem Protoplasma der mit einem Stäbchenorgan versehenen Cylinderzellen, 3) in den Hohlräumen des Bindegewebsgerüstes der Zotten, 4) in dem centralen Lymphraum, 5) in den Chylusgefässen und dem Ductus thoracicus, endlich 6) im Blutplasma.

Neben den beschriebenen Gebilden beobachtet man auf den Darmzotten noch becherförmige Zellen, ohne dass man über ihre Bedeutung unterrichtet wäre.

Wie weit bei der Resorption der übrigen Nährstoffe specifische Vorrichtungen, wie weit einfache Diffusionsvorrichtungen betheiligt sind, wissen wir nicht. Dass für letztere die Darmschleimhaut nicht ungünstig eingerichtet ist, lehren die Untersuchungen über den Verlauf der Blutbahnen in den Darmzotten, welche von Heller angestellt sind. Aus dem Arteriennetze der Submucosa oder aus dem der Muscularis gehen Stämmchen hervor, die sich unmittelbar unter der Drüsenschicht in mehrere Aestchen theilen. Je eines dieser Aestchen tritt in eine Darmzotte und verläuft bei centraler Lagerung senkrecht und unverästelt bis an die Spitze der Zotte. An der Spitze zerfällt die Arterie in ein reiches Capillarnetz, welches die Zotte rings umspinnt und ganz oberflächlich unter der Epithelialschicht liegt. Die Capillarnetze verschiedener Zotten cummuniciren mit einander; an der Basis der Zotte gehen aus ihnen die Venen hervor, die mehrfache Anastomosen bilden. Man sieht, dass es durch diese Anordnung dem arteriellen Strome möglich wird, das grosse Capillarnetz der Zotte in gleicher Reichhaltigkeit zu speisen und dass das Capillarsystem vermöge seiner Lagerung und seiner grossen Oberfläche vortrefflich für Diffusionsvorgänge eingerichtet ist.

Viertes Capitel.

Die gasförmigen Einnahmen und Ausgaben des Blutes.

Den Gaswechsel des Organismus nennt man die Athmung oder Respiration. Dieser Process verläuft an allen Orten, wo thierische Flüssigkeiten, die bekanntlich ausnahmslos wechselnde Mengen von Gasen enthalten, mit der atmosphärischen Luft oder unter einander in eine für den Gasaustausch genügend nahe Berührung treten. Die Athmung wird durch das Blut vermittelt. Es handelt sich hierbei im Wesentlichen

1) um die Einfuhr von Sauerstoff aus der atmosphärischen Luft in das Blut und um die Abgabe von Kohlensäure an die äussere Luft (äussere Athmung),

2) um die Abgabe von Sauerstoff aus dem Blute an die Gewebe und um Einfuhr von Kohlensäure aus den Geweben in das Blut (innere Athmung).

I. Aeussere Athmung.

Die äussere Athmung, der Gaswechsel zwischen den Blutgasen und Bestandtheilen der atmosphärischen Luft, erfolgt überall, wo Blutcapillaren und Luft in eine nahe Berührung kommen. Der Bau der Lungen ermöglicht eine derartige Berührung in der umfangreichsten Weise (Lungenathmung), daher sind diese die eigentlichen Athmungsorgane; ein Gasaustausch findet aber auch auf der äusseren Haut (Hautathmung) und im Verdauungsapparate (Darmathmung) statt.

§ 1. Lungenathmung.

1) Chemie der Lungenathmung.

Die Thiere inspiriren atmosphärische Luft. Diese besteht bekanntlich aus einem Gemenge von Sauerstoff, Stickstoff, Kohlensäure und Wasserdampf, von denen die zwei ersten Gase die Hauptmasse bilden und immer in demselben Verhältniss vorhanden sind, während die anderen Körper in schwankender kleiner Menge anzutreffen sind. Dieses Gasgemenge, welches sich unter dem einer 760 Mm. hohen Quecksilbersäule gleichkommenden Drucke befindet, hat normaliter folgende volumprocentische Zusammensetzung:

Sauerstoff . . .	20,81
Stickstoff . . .	79,15
Kohlensäure . .	0,04

Stellt man dieser Tabelle das Mittel aus mehreren Analysen der ausgeathmeten Lungengase nach Brunner und Valentin gegenüber:

Sauerstoff . . .	16,03
Stickstoff . . .	79,56
Kohlensäure . .	4,38

so findet man, dass zwar auch die Bestandtheile der eingeathmeten Luft ausnahmslos in der Exspirationsluft anzutreffen sind, dass sie uns hier aber in ganz anderen Mengenverhältnissen entgegentreten. Denn die Exspirationsluft enthält etwa $^1/_5$ Sauerstoff weniger als die Inspirationsluft und was ihren Kohlensäuregehalt betrifft, so übersteigt er denjenigen der eingeathmeten Luft um mehr als das Hundertfache.

Den reichen Gehalt an Kohlensäure in der ausgeathmeten Luft kann man sehr leicht durch den bedeutenden Niederschlag von kohlensaurem Kalk oder Baryt nachweisen, den diese Luft beim Durchleiten durch Kalk- oder Barytwasser erzeugt.

Suchen wir nach weiteren Differenzen zwischen Inspirations- und Exspirationsluft, so ergibt sich, dass letztere unter normalen Verhältnissen wärmer ist als erstere. Die Temperatur der ausgeathmeten Luft erreicht eine Höhe von 30 bis 40°; beim Aufenthalte in kalter Luft ist sie niedriger als beim Athmen in warmer Atmosphäre.

Weiter findet sich eine erhebliche Differenz in dem Gehalte an Wasserdampf, und es zeigt sich, dass die ausgeathmete Luft viel wasserreicher als die Inspirationsluft ist. Die sehr warme ausgeathmete Luft ist für ihren Temperaturgrad fast mit Wasserdampf gesättigt; dieser Wasserreichthum wird sichtbar, sobald die Thiere in einem kalten Raume athmen; alsdann verdichtet sich nämlich der in der ausgeathmeten Luft enthaltene Wasserdampf zum grössten Theile zu tropfbarflüssigem Wasser, welches wegen der geringen Grösse seiner Tröpfchen in der Luft schwebend erhalten wird und als Nebel erscheint.

Endlich findet man, dass das Volumen der exspirirten Lungengase grösser ist als dasjenige der inspirirten. Diese Zunahme ist nur scheinbar und sie ist auf die Differenzen in der Temperatur und den Wassergehalt beider Gasgemenge zurückzuführen. Denn bringt man die Exspirationsluft auf die Temperatur und den Wasserdampfgehalt der eingeathmeten Luft, so wird man finden, dass erstere ein geringeres Volumen besitzt als letztere. Die Ursache dieser Erscheinung ist darin zu suchen, dass unter gewöhnlichen Verhältnissen in den Lungen mehr Sauerstoff von dem Blute aufgenommen als Kohlensäure ausgeschieden wird. Die Volumenverringerung der Exspirationsluft beträgt im Durchschnitt $^1/_{40}$ bis $^1/_{50}$.

Die Abgabe von etwa $^1/_5$ des eingeathmeten Sauerstoffes an das Blut und die Ausscheidung einer sehr erheblichen Quantität von Kohlensäure aus dem Blute geben uns das Wesen des Athmungsprocesses an.

Dieser Gasaustausch besteht nun ununterbrochen das ganze Leben hindurch; sistirt man ihn, so gehen die Thiere in kurzer Zeit zu Grunde. Die Gasströmungen zwischen der in den Alveolen der Lunge enthaltenen Luft auf der einen und den im Blute enthaltenen Gasen auf der anderen Seite finden bei der Ausathmung sowohl als bei der Einathmung gleichmässig statt; es wäre ganz falsch, wollte man sich vorstellen, der Sauerstoff trete nur zur Zeit der Inspiration über und die Kohlensäure gelange nur zur Zeit der Exspiration in die Alveolen.

Suchen wir nach den Kräften, welche der Lunge zur Ausführung ihres Gaswechsels zur Verfügung stehen.

Lavoisier hat gelehrt, dass in den Lungen eine hauptsächlich aus Kohlenstoff und Wasserstoff bestehende Flüssigkeit aus dem Blute ausgehaucht werde, welche bei der Berührung mit dem inspirirten Sauerstoff zu Kohlensäure und Wasser verbrenne. Diese Anschauung ist bekanntlich völlig unhaltbar geworden. Besonders waren es die Untersuchungen von Magnus, welche das Irrige der Lavoisier'schen Hypothese ergaben, denn dieser zeigte, dass sowohl arterielles als venöses Blut erhebliche Mengen von auspumpbarem Sauerstoff und auspumpbarer Kohlensäure enthalten. Die damalige Wissenschaft lehrte nun, dass auspumpbare Gase ausnahmslos einfach physikalisch gelöst seien; dass auch gewisse chemische Verbindungen mittelst der Luftpumpe zerlegt werden können, wusste man damals noch nicht. Magnus betrachtete es daher als ausgemacht, dass auf rein physikalischem Wege Sauerstoff vom Blute aufgenommen und Kohlensäure aus ihm abgeschieden werde. Man glaubte jetzt, mit Hilfe des Dalton-Bunsen'schen Gesetzes den ganzen Gaswechsel erklären zu können uud man lehrte: absorbirte Gase werden vom Blute abgegeben, sobald ihre Spannung im Blute grösser ist als in der Atmosphäre, und umgekehrt werden Gase vom Blute aufgenommen, sobald ihre Spannung im Blute kleiner ist als in der Atmosphäre.

Es waren in erster Linie die Arbeiten C. Ludwig's und seiner Schule, welche zeigten, dass der Gaswechsel in den Lungen durch Anwendung der blossen Gesetze über das Verhalten einfach absorbirter Gase nicht erklärt werden könne.

Was zunächst den Sauerstoff betrifft, so konnte C. Ludwig mit Worm Müller zeigen, dass, wenn man ein Thier in einem abgeschlossenen Luftraume ersticken lässt, die Luft des Erstickungsraumes fast völlig sauerstofffrei wird, dass also die Sauerstoffaufnahme noch bei ausserordentlich niedrigem Partialdruck des Sauerstoffes geschehen kann. Dieser Befund lässt die Vorstellung als eine irrige erscheinen, welche den Sauerstoff des Blutes die einfachen Gesetze der Absorption befolgen lässt, er zwingt uns vielmehr mit Nothwendigkeit zu der Annahme, dass der Sauerstoff im Blute in Form einer lockeren chemischen Verbindung vorhanden sei. Diese Verbindung, das Oxyhämoglobin, wurde bereits bei der Besprechung der Blutbestandtheile beschrieben; ihr Zustandekommen ermöglicht es, dass ein in einem abgesperrten Raume athmendes Thier den Sauerstoff bis auf einen verschwindend kleinen Rest aufzehren kann.

Was die Kräfte betrifft, welche dem Organismus für die Austreibung der Kohlensäure zur Verfügung stehen, so ist hier zu berücksichtigen, dass das Blut mittelst der Luftpumpe vollständig entgast werden kann. Aus Hammelblut werden bei derartiger Behandlung 30 bis 40 Volumenprocent Gas gewonnen. Die Entgasung geschieht so vollständig, dass selbst auf Zusatz starker Mineralsäuren zum Blute keine Kohlensäureentwicklung mehr erfolgt. Dieses scheint auf den ersten Blick ganz unwiderleglich darzuthun, dass die ganze Kohlensäuremenge des Blutes im einfach absorbirten Zustande vorhanden ist, allein es kann gezeigt werden, dass völlig ausgepumptes Blut, das keine Spur von Kohlensäure mehr enthält, auf Zufügen einer Lösung von kohlensaurem Natron eine erhebliche Menge von Kohlensäure an das Vacuum abgibt (Pflüger). Dieser Umstand weist darauf hin, dass im Blute ein Körper vorhanden ist, befähigt, im Vacuum chemisch gebundene Kohlensäure auszutreiben. Ueber die Natur dieses Körpers befinden wir uns noch vollständig im Unklaren und wir wissen nur, dass entgastes Serum auf Zufügen von kohlensaurem Natron an die Toricelli'sche Leere keine Kohlensäure abgibt, dass aber sofort Gas entweicht, sobald man ein Stückchen Blutkuchen zum Serum fügt, dass daher der Körper in dem Serum fehlt und an die Blutkörperchen gebunden ist. Es ist zu vermuthen, dass der Körper einer Verbindung angehört, in welcher der eingeathmete Sauerstoff eine grosse Rolle spielt, denn es zeigte sich, dass die Kohlensäureausscheidung in einem nicht unerheblichen Grade von der gleichzeitigen Sauerstoffaufnahme abhängig ist und dass das Blut an einen mit Sauerstoff gesättigten Raum mehr Kohlensäure abgibt als an das Vacuum (C. Ludwig und Holmgren).

L. Meyer und Zuntz liessen unter verschiedenen Druckwerthen Kohlensäure vom Blute aufnehmen und fanden, dass die Aufnahme des Gases nicht proportional den Druckgrössen geschieht, sondern dass bei der Kohlensäureaufnahme auch chemische Kräfte in Betracht kommen. Was den Sitz dieser Kräfte betrifft, so kann er wohl nur im Natron des Blutes gesucht werden, und wir müssen deshalb annehmen, dass die

die Kohlensäure des Blutes im Wesentlichen an das Natron des Serums gebunden ist. Man lehrt nun, dass die Kohlensäure theils fest, theils locker gebunden, dass aber ein kleiner Bruchtheil auch einfach absorbirt im Blute enthalten ist.

Alle Thatsachen, welche uns über die Aufnahme, das Verdrängen und das Auspumpen der Blutgase bekannt sind, sprechen dafür, dass die Kohlensäure innerhalb der Lungen aus dem gebundenen in den freien Zustand übergeführt wird. Es hat sich gezeigt, dass die Bindung der Kohlensäure im Blute eine solche ist, deren Bestehen von der Anwesenheit eines durch freie Kohlensäure ausgeübten Druckes abhängig ist, dass also eine Zerlegung der kohlensauren Verbindungen stattfindet, sobald dem Blute Kohlensäure genommen wird. Dieses Verhalten berechtigt uns, die Austreibung der Kohlensäure in den Lungen zu den Dissociationsprocessen[1] zu rechnen (Donders, Gaule).

Ist die Kohlensäure des Blutes in den Lungen erst durch Dissociation aus dem gebundenen in den freien Zustand übergeführt, so kann sie jetzt nach den blossen Gesetzen der Diffusion mit Leichtigkeit in die kohlensäurearme Respirationsluft übertreten; die Folge hiervon wird

---

[1] Unter Dissociation versteht man das allmähliche Auseinanderfallen eines Molecüls in zwei oder mehr neue Molecüle von weniger complicirter Zusammensetzung, das unter dem Einflusse einer bestimmten Temperatur und eines gewissen Druckes erfolgt, für jede Temperatur einen gewissen Bruchtheil beträgt und bei steigender Temperatur an Umfang zunimmt. Eine Verbindung befindet sich im Zustande der Dissociation, wenn sie unter dem Einflusse einer gewissen Temperatur und eines gewissen Druckes zum Theil einen zersetzten Zustand besitzt, zum Theil unverändert fortbesteht.

Ein chemisches Molecül ist nach der chemischen Wärmetheorie ein System gegeneinander unter dem Einflusse ihrer gegenseitigen Kräfte bewegter Massenpunkte. Clausius hat bewiesen, dass die lebendige Kraft der fortschreitenden Bewegung allein noch nicht die ganze vorhandene Wärme darstellt, und dass der Unterschied um so grösser ist, aus je mehr Atomen die einzelnen Molecüle der Verbindung bestehen. Ausser der fortschreitenden Bewegung der ganzen Molecüle gibt es daher noch eine intramoleculare Bewegung. Letztgenannte Bewegung ist nun, wie aus folgender Darstellung Pfaundler's hervorgeht, für die Erklärung der Dissociationserscheinungen von der grössten Bedeutung.

„So lange eine Verbindung noch gar nicht zersetzt ist, haben alle Molecüle die Zusammensetzung AB. Sie bewegen sich geradlinig fort. Ausserdem bewegen sich die Bestandtheile dieser Molecüle gegeneinander. Diese Bewegung ist aber (so wenig wie die geradlinige) nicht bei allen Molecülen gleich gross; denn wäre sie es auch in einem gegebenen Momente, so könnte sie es in Folge der Zusammenstösse und der Stösse an die Wände nicht bleiben. Nur die mittlere lebendige Kraft dieser Bewegung bleibt bei ungeänderter Temperatur gleich gross und in be-

eine Beschleunigung des Dissociationsprocesses, d. h. ein Freiwerden neuer Kohlensäure sein. Begünstigt wird die Dissociation der Kohlensäureverbindungen des Blutes ausserdem durch die Aufnahme des Sauerstoffs, denn es hat sich gezeigt, dass reichlich mit Kohlensäure behandeltes Blut beim Durchleiten von Sauerstoff schnell eine hellrothe Farbe annimmt (Donders).

---

stimmtem Verhältniss zur lebendigen Kraft der geradlinigen Bewegung der Molecüle. In den einzelnen Molecülen aber muss sie bald grösser, bald kleiner sein. Wird nun die Temperatur erhöht, so steigt die lebendige Kraft beider Bewegungen. Es kann daher vorkommen, dass die Steigerung der inneren Bewegung bei jenen Molecülen, bei denen sie schon im Momente sehr gross ist, so gross wird, dass sie zu einer vollständigen Trennung der Bestandtheile A und B führt. Diese Trennung kann unmöglich alle Molecüle zugleich ergreifen, sondern muss bei denen zuerst auftreten, bei denen die innere Bewegung grösser ist, als bei den übrigen. Die getrennten Bestandtheile, welche nun selbst freie Molecüle geworden sind, folgte von nun an ebenfalls der geradlinigen Bewegung. Inzwischen hat eine neue Anzahl bisher unzersetzter Molecüle jenes Maximum innerer Bewegung erreicht, in Folge deren sie zerfallen. Diess wird in gleichen Zeiten eine gleiche Anzahl treffen und die Menge der gespaltenen Molecüle fortwährend vermehren. Diese werden sich aber zum Theil wieder begegnen. Nicht alle sich begegnenden Molecüle werden sich wieder vereinigen, sondern nur solche, deren Bewegungszustände derartig sind, dass aus diesen bei der Vereinigung zur ursprünglichen Verbindung keine grössere Bewegung der Bestandtheile resultirt, als jene ist, bei der sie sich trennen mussten. Bei einer bestimmten constanten Temperatur muss folglich die Vermehrung der freien Theilmolecüle so lange fortschreiten, bis die Zahl der sich binnen eines Zeitraumes wieder vereinigenden Molecüle so gross geworden ist, als die Zahl der in derselben Zeit durch Spaltung entstandenen. Von diesem Zeitpunkte an herrscht dann Gleichgewicht zwischen den Zersetzungen und Verbindungen, so lange die Temperatur sich nicht ändert. Steigt diese aber, so muss die Anzahl der sich spaltenden Molecüle grösser, zugleich die der sich wieder vereinigenden Molecüle zunächst kleiner werden. Das Gleichgewicht kann erst dann wieder hergestellt sein, wenn die Anzahl der im freien Zustande befindlichen Molecüle A und B so gross ist, dass sich wiederum ebensoviele verbinden, als sich zersetzen. Steigt die Temperatur immer höher, so muss endlich ein Zeitpunkt kommen, wo alle Molecüle sich zersetzen, ohne sich wieder verbinden zu können. In diesem Momente endet die Periode der Dissociation mit dem Eintritte der völligen Zer. setzung."

Stellen wir uns nun eine Zersetzung vor, die in einem abgeschlossenen Raume erfolgt und bei der eins der Zersetzungsproducte gasförmig entweicht, so wird der Druck des gasförmigen Zersetzungsproductes in diesem Raume mit der Zunahme der Zersetzung steigen. Mit diesem Anwachsen des Druckes steigt aber auch die Aussicht, dass die Molecüle des Gases sich mit denen des anderen Bestandtheiles der Verbindung wieder begegnen. Die Zersetzung wir daher nur bis zu einem gewissen Druck fortschreiten können; ist dieser Druck erreicht, so werden sich in der Zeiteinheit ebensoviele Theilchen wieder vereinigen, als sich trennen.

Wie die Kohlensäureausscheidung, so ist auch die Sauerstoffabgabe auf Dissociationsprocesse zurückzuführen. Für den Sauerstoff ist das Oxyhämoglobin der in Dissociation verkehrende Körper; das Hämoglobin nimmt bei der Spannung des Sauerstoffs in den Lungen dieses Gas auf, bindet es chemisch und lässt es in Folge verminderten Druckes, erhöhter Temperatur oder in Folge der austreibenden Wirkung anderer Gase, z. B. der Kohlensäure, wieder in Freiheit treten (DONDERS, WORM MÜLLER).

So ist denn die chemische Theorie der Respiration wieder zur Geltung gekommen; die moderne Theorie hat mit der LAVOISIER'schen das gemein, dass sie die Bindung des Sauerstoffes und die Austreibung der Kohlensäure auf chemische Processe in den Respirationsorganen zurückführt, sie unterscheidet sich aber von dieser dadurch, dass sie die Lungen nicht als Verbrennungsherd betrachtet, sondern dass sie diesen Organen nur eine durch chemische Affinitäten vermittelte sauerstoffbindende und eine durch Dissociation bewirkte kohlensäureaustreibende Fähigkeit zuschreibt.

Durch die lockeren chemischen Verbindungen des Sauerstoffes und der Kohlensäure wird es verständlich, dass bedeutende Aenderungen in den Mengenverhältnissen nur unbedeutende Schwankungen in den Spannungen der Gase bewirken, und dass daher im Blut gewissermassen Reservoire für diese Gase vorhanden sind, welche grosse Mengen derselben aufnehmen oder abgeben können, ohne dass hierdurch der Gasdruck nennenswerthen Schwankungen ausgesetzt ist.

Ehe wir an eine genauere Vergleichung der in- und exspirirten Luft gehen, dürfte eine kurze Besprechung der wesentlichsten hier in Betracht kommenden Untersuchungsmethoden am Platze sein.

Bei den quantitativen Respirationsversuchen hat man entweder nur die Lungen eines Thieres oder das ganze Thier mit einem abgeschlossenen Raume in Verbindung gebracht.

Von den Methoden der ersten Art sei ein von C. LUDWIG construirter, für die specielle Uutersuchung der Lungenathmung eingerichteter Respirationsapparat genannt. Man bringt vor Mund und Nase eines Thieres eine Kautschukmaske, welche sowohl mit dem Sauerstoffraume als mit der Absorptionsvorrichtung für die Gase verbunden ist. Die exspirirte Luft streicht durch ein System von Röhren, in der die Kohlensäure durch Barytwasser oder Kalilauge absorbirt wird, während man den Wasserdampf durch Schwefelsäure aufsammeln kann. Die Maske kann durch eine Trachealcanüle ersetzt werden.

Der anderen Methode gehören grössere Respirationsapparate an, wie sie von REGNAULT und REISET, sowie von PETTENKOFER construirt worden sind.

Regnault und Reiset stellten ihre berühmten Versuche über den Chemismus der Athmung mit einem Apparate an, der aus drei wesentlichen Theilen besteht: 1) aus dem Raume für den Aufenthalt des Thieres, 2) aus einem Apparate für die Aufnahme der gebildeten Kohlensäure, 3) aus Vorrichtungen, welche den verzehrten Sauerstoff sogleich ersetzen.

Die Glocke *A* besitzt einen Rauminhalt von ca. 50 Ltr. und dient zur Aufnahme des Versuchsthieres. Ueber diese Glocke ist ein Glascylinder derartig gestülpt, dass man zur Regulirung der Temperatur des Innenraumes von *A* einen Wasserstrom von beliebiger Temperatur einströmen lassen kann. Mit der Glocke *A* communiciren mehrere Röhren. Die Röhre *f a* tritt an das Quecksilbermanometer *a b c*, welches den Spannungsgrad der Gase im Innern der Glocke anzeigt. Die Röhren *j* und *j'*, von denen erstere bis auf den Grund des Gefässes reicht, während letztere hoch oben austritt, treten an den Kohlensäurecondensator. Dieser besteht aus den beiden Cylindern *C* und *C'*, welche durch den Kautschukschlauch *q q'* mit einander communiciren. Die Cylinder werden mit einem bestimmten Quantum einer Kalilauge von genau bekannter Concentration gefüllt. Nach der Füllung werden sie durch eine Zahnradvorrichtung in auf- und niedersteigende Bewegung gesetzt. Geht *C'* in die Höhe, so fällt das Niveau der Flüssigkeit und es entsteht in Folge dessen ein Luftstrom aus den oberen Schichten von *A* durch *j'* nach *C'*. Geht *C* in die Höhe, so entsteht ein Gasstrom aus den unteren Schichten der Glocke *A* durch *j* nach *C*. Die Bewegung der Flüssigkeiten ist nun für die Aufnahme der CO_2 in hohem Grade günstig; damit diese Absorption auch stattfinden kann, wenn die Flüssigkeit des einen Cylinders in den anderen übergetreten ist, werden die Behälter mit an beiden Enden offenen Glasröhren gefüllt, deren Wandungen von Aetzkali benetzt bleiben und der Luft eine grosse Oberfläche darbieten.

Die Röhre *r* dient zur Einführung von Sauerstoff in die Glocke *A*. Die Vorrichtung für die Zufuhr von Sauerstoff besteht aus den drei mit doppelten Hälsen versehenen Ballons *N N' N''*. Die aus dem oberen Halse kommende Röhre trägt eine Fassung für zwei Röhrchen mit Hähnen, von denen eins mit der Glocke *A*, das andere mit dem Sauerstoffreservoir in Verbindung gesetzt werden kann. Der untere Hals hat eine verticale mit dem Hahne *B'* versehene Röhre, die zum Abfliessen der Flüssigkeit bestimmt ist, wenn der Ballon mit Sauerstoff gefüllt wird und ausserdem eine zweite knieförmig gebogene Röhre *K K'*, welche mit den Behältern *P P' Q Q'* communicirt, aus denen die Flüssigkeit kommt, welche zum Heraustreiben des Sauerstoffs aus den Ballons dient. Zu dem Zwecke fliesst durch die Röhre *K K'* fortwährend so viel Flüssigkeit in die

Sauerstoffballons, dass der Sauerstoff immer unter dem atmosphärischen Drucke bleibt.

Die Füllung der Ballons mit Sauerstoff geschieht nach vorheriger Füllung der Ballons mit Flüssigkeit. Man benutzt hierzu eine concen-

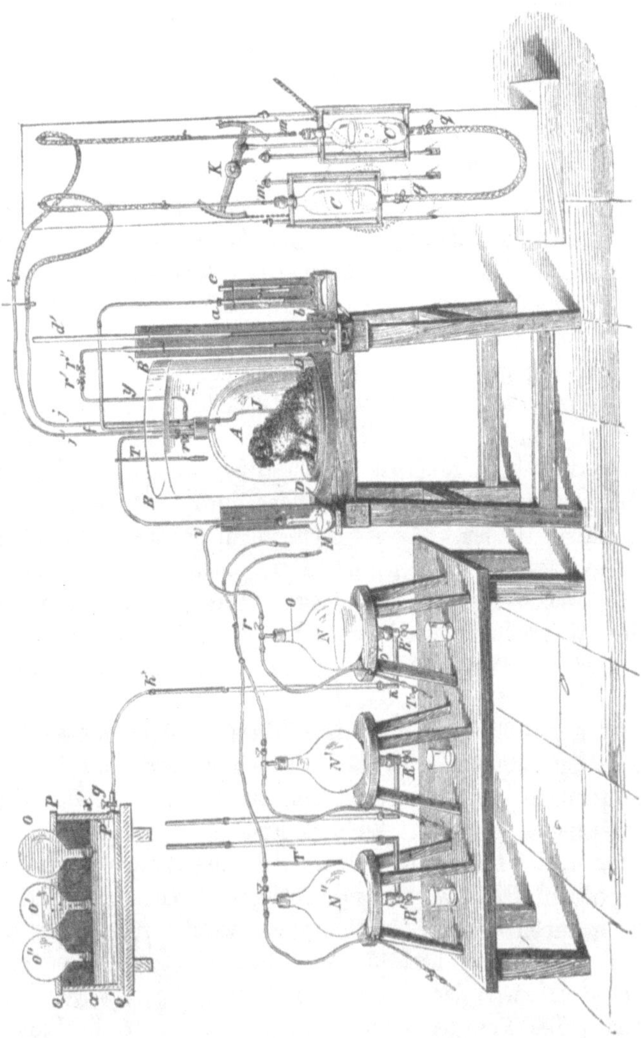

Fig. 2.

Respirationsapparat von Regnault und Reiset.

trirte Chlorcalciumlösung, deren lösende Wirkung auf Sauerstoff und atmosphärische Luft verschwindend klein ist. Die Füllung mit Sauerstoff erfolgt durch die Röhre T', wobei die Chlorcalciumlösung durch den Hahn R' entweicht. Der Rauminhalt des Sauerstoffballons ist genau bekannt.

Die Thiere verweilen bis zu mehreren Tagen ohne ein Zeichen von Störungen in diesem Apparate und nehmen hineingestellte Nahrung zu sich. Man kann die ganze Menge des verbrauchten Sauerstoffs, das ganze Gewicht der gebildeten Kohlensäure und die Menge des absorbirten oder ausgeathmeten Stickstoffs berechnen.

Von besonderer Bedeutung für quantitative Untersuchung des Gesammtstoffwechsels an unseren Hausthieren ist ein Respirationsapparat von PETTENKOFER geworden.

Der cubische eiserne Kasten *A* besitzt eine Seitenlänge von ca. 2,5 Mtr. Er ist mit Fenster, Thüre, Krippe und Raufe versehen. An seinen Wandungen befinden sich rosettförmige Oeffnungen, durch welche der Zutritt der äusseren Luft regulirt werden kann. Den Luftwechsel vollzieht ein in der Abbildung nicht angebrachtes Pumpwerk, welches die Luft durch die Röhre *C* aus dem Kasten entfernt, während die äussere Luft durch die Rosetten und Fugen des Kastens nachströmt. Die der Thüre und den Rosetten gegenüberliegende Wand des Kastens enthält oben die Oeffnung *a*, unten *b*. Daselbst münden 2 Röhren, die sich bald zu einer (*c*) vereinigen, durch welche die Luft aus dem Kasten geführt wird. Die Luft gelangt nun zunächst in den Befeuchtungsapparat *B*, der mit groben Bimsteinstücken gefüllt ist, welche durch Aufgiessen von Wasser feucht erhalten werden. Dieser Apparat dient dazu, die abgeführten Gase mit Wasser zu sättigen, damit sie später aus der grossen Gasuhr *C*, in welche sie alsdann gelangen, kein Wasser mitnehmen und daher der Wasserstand in dieser Uhr gleich bleibt. Mittelst dieser Gasuhr wird das Volumen der ganzen Menge der abgeführten Gase bestimmt.

Es ist nun völlig unnöthig, diese Gase in ihrer ganzen Masse der Analyse zu unterwerfen; es hat sich vielmehr gezeigt, dass kleine Proben der Einathmungs- und ebensolche der Ausathmungsluft für analytische Zwecke vollständig genügen. Zu dem Ende setzt die Maschine, welche das Ansaugen der Gase aus der Respirationskammer bewirkt, mittelst eines besonderen Uebertragungsmechanismus *d* noch zwei kleine Saug- und Druckpumpen *e* und $e_,$ in Bewegung, welche kleine Luftproben behufs ihrer Analysirung herbeiführen. Diese Luftproben stellen immer denselben Bruchtheil der ganzen durch den Apparat gehenden Gasmenge dar. Die eine der kleinen Pumpen ($e_,$) saugt die Luft mittelst der engen Röhre $f_,$ aus der Atmosphäre; damit diese Luft derjenigen, welche in den Respirationsraum eintritt, möglichst gleicht, mündet sie in der Nähe der Ventilationsrosetten; die andere Pumpe wird von der Röhre *f* aus mit abziehender Luft aus dem Respirationsraume gespeist.

Fig. 3.

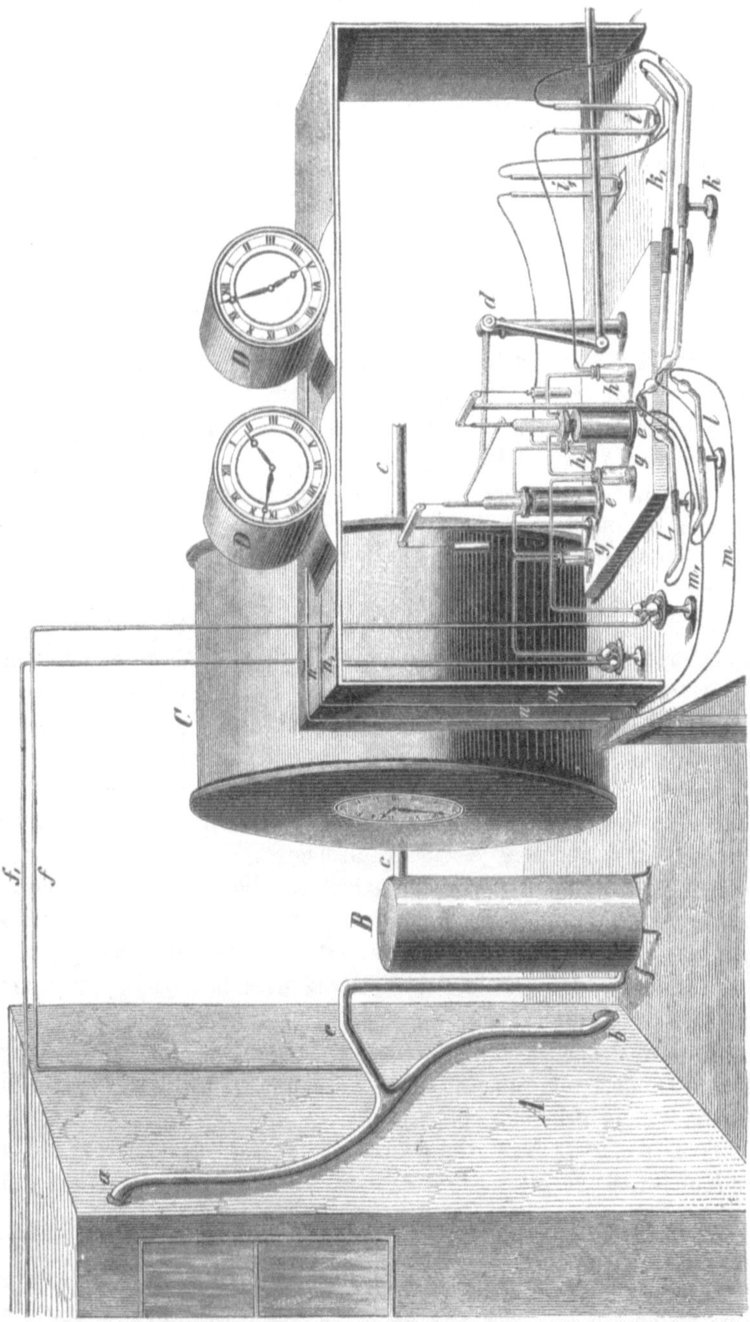

Respirationsapparat von Pettenkofer.

Die Saug- und Druckpumpen sind mit Quecksilber gefüllte Glascylinder, in denen mittelst der Hebelvorrichtung *d* abwechselnd Glasglocken gesenkt uud gehoben werden. Beim Heben dieser Glocken wird die Luft aus den Zuleitungsröhren und den Ventilflaschen $g\ g_{,}$ angesaugt, beim Senken der Glocken wird sie verdichtet und entweicht durch die Ventilflaschen $h\ h_{,}$ in ein System von Röhren, welches theils zur Sättigung mit Wasser, theils zur Absorption der Kohlensäure dient. Dem ersteren Zwecke dienen die uförmigen Röhren $i\ i_{,}$, welche mit angefeuchtetem Bimsstein versehen sind, während die mit Barytwasser gefüllten Absorptionsröhren $k\ k_{,}$ und $l\ l_{,}$ die Aufnahme der Kohlensäure bewirken. Diese Absorptionsröhren sind an Haltern befestigt, welche ihnen eine beliebige Schrägstellung zu geben gestattet. Hat die Luft auch die zweite Absorptionsröhre passirt, so tritt sie mittelst der Schläuche *m* und $m_{,}$ und der Röhren *n* und $n_{,}$ in die kleinen Gasuhren $D\ D_{,}$, von wo aus sie nach vorheriger Messung entweicht. Will man auch den Wassergehalt der Luft bestimmen, so hat man nur nöthig, zwischen die Ventilflaschen $h\ h_{,}$ und den uförmigen Röhren $i\ i_{,}$ mit Bimsstein und Schwefelsäure gefüllte und gewogene Röhren einzuschalten.

Die Bestimmung der Kohlensäure geschieht durch Zurücktitriren des in den Absorptionsröhren befindlichen Barytwassers mit einer Oxalsäurelösung von genau bekanntem Gehalt. Diese Methode gestattet eine Genauigkeit bis auf 0,1 Mgr.

Die Bestimmung des Wassers geschieht durch Wägung des Schwefelsäureapparates.

Ueber die Anwendbarkeit des beschriebenen Respirationsapparates wurden von Pettenkofer Controlversuche angestellt. Es wurde zu dem Zwecke in 5 Versuchen je eine Stearinkerze, deren Kohlenstoff- und Wasserstoffgehalt durch Elementaranalyse ermittelt war, in der Respirationskammer verbrannt. Sie brannten bis zu 10 Stunden und lieferten zusammen 2000,0 Grm. Kohlensäure, während die Berechnung 2005,5 Grm. verlangte; der grösste Fehler betrug noch nicht 1 %, die durchschnittliche Fehlergrösse aber nur 0,3 %.

Mittelst der eben beschriebenen Apparate sind uns nun folgende Aufschlüsse über die quantitativen Verhältnisse bei der Chemie der Lungenathmung gebracht worden:

1) Die Aufnahme des Sauerstoffs und die Ausscheidung der Kohlensäure sind einander nicht genau quantitatv entsprechend; der Quotient $\frac{CO_2}{O}$ ist vielmehr bald grösser, bald kleiner als 1. Ist ersteres der Fall, und das ist die Regel, so spricht dieses dafür, dass nicht aller bei der Athmung aufgenommene Sauerstoff zur

Oxydation des Kohlenstoffes benutzt worden ist, dass also unvollständige Oxydationsproducte im Körper des Thieres aufgespeichert wurden; tritt die entgegengesetzte Erscheinung auf, z. B. bei anhaltender Muskelarbeit, so handelt es sich hinsichtlich der überschüssigen Kohlensäure um solche, die nicht durch Oxydationsprocesse gebildet sein kann, sondern die Spaltungsvorgängen innerhalb der Gewebe ihr Dasein verdankt. Bei Spaltungsvorgängen — und solche spielen im Organismus eine bedeutende Rolle — kann ja Kohlensäure auftreten, ohne dass Sauerstoff aufgenommen wrid.

2) Die Kohlensäureausscheidung ist in der erheblichsten Weise von der Beschaffenheit der Nahrung abhängig und es wächst die Menge der durch die Lungen ausgeschiedenen Kohlensäure mit der Menge des mit der Nahrung aufgenommenen Kohlenstoffes. Man hat ermittelt, dass beim Hunger die Menge der ausgeschiedenen Kohlensäure bedeutend sinkt (Boussingault, Regnault und Reiset). Ein 32 Kgr. schwerer Hund schied bei reichlicher Fütterung in 24 Stunden 840,4 Grm. Kohlensäure aus, nach 10tägigem Hunger war die Ausscheidung auf 289,4 Grm. herabgesunken (Pettenkofer und Voit). Schon der Ausfall eines einzigen Futters vermindert die Kohlensäureausscheidung nicht unerheblich. Diese Differenz in der Kohlensäureausscheidung wird geringer, wenn der Hunger mit gleichzeitiger Arbeit verbunden ist.

Es hat sich gezeigt, dass schon kurze Zeit nach der Aufnahme der Nahrung die Kohlensäureausscheidung sich zu vermehren beginnt, dass die Steigerung ca. 3 Stunden nach der Fütterung ihr Maximum erreicht hat und dass alsdann allmählich der alte Zustand zurückkehrt. Nicht alle Nährstoffe verhalten sich hinsichtlich der Kohlensäurevermehrung gleich. Die Kohlehydrate bewirken eine beträchtlichere Vermehrung als die im Vergleich mit ihnen sauerstoffärmeren Fette und Eiweisskörper. Diese Erscheinung ist wahrscheinlich so zu deuten, dass der in den Kohlehydraten enthaltene Sauerstoff für die Oxydation ihres Wasserstoffs zu Wasser genügt und daher der ganze eingeathmete Sauerstoff zur Oxydation des Kohlenstoffs benutzt werden kann, während bei den anderen Nährstoffen ein nicht unerhebliches Quantum Sauerstoff zur Oxydation des Wasserstoffs dient.

3) Die Muskelthätigkeit beeinflusst die Menge der gebildeten Kohlensäure erheblich. Nach körperlicher Bewegung vermehrt sich die Menge der Kohlensäure sehr bald; diese Steigerung ist bei anhaltender Bewegung stundenlang zu verfolgen (Scharling, Vierordt). Ruhe setzt die Kohlensäureausscheidung herab (Liebermeister). Nach Smith ist der Einfluss der Muskelthätigkeit so erheb-

lich, dass die zur Zeit der Bewegung gebildete Kohlensäure das Dreifache der zur Zeit der Ruhe ausgeschiedenen betragen kann. In Folge der Muskelthätigkeit ändert sich der Quotient $\frac{CO_2}{O}$. Während zur Zeit der Ruhe weniger Kohlensäure ausgeathmet wird, als dem eingeathmeten Sauerstoff entspricht, vermehrt sich die Kohlensäuremenge während der Muskelarbeit derartig, dass $\frac{CO_2}{O}$ grösser als 1 wird.

Sczelkow stellte den Umfang der Kohlensäureausscheidung und der Sauerstoffaufnahme während der Ruhe und während des Tetanus am Hunde fest und fand Folgendes:

	Aufgenommener Sauerstoff pr. Min.	Ausgeschiedene Kohlensäure pr. Min.
Ruhe	14,13	10,58
Tetanus	18,80	19,25

der Quotient $\frac{CO_2}{O}$ betrug daher während der Ruhe 0,749, zur Zeit des Tetanus aber 1,024.

4) Die Menge der ausgeschiedenen Kohlensäure ist von der Temperatur der eingeathmeten Luft abhängig. Warme Luft, welche dauernd derartig einwirkt, dass die Eigenwärme eines Thieres vermehrt wird, vermehrt zugleich die Kohlensäureausscheidung; eine die Eigenwärme des Versuchsthieres erniedrigende Luft vermindert die Kohlensäureausscheidung (C. Ludwig und Sanders-Ezn). Plötzliche Temperaturschwankungen der Luft wirken ganz anders: mit der Erniedrigung der Lufttemperatur steigt, mit der Erhöhung sinkt die Menge der ausgeschiedenen Kohlensäure (Lavoisier, Vierordt, C. Ludwig und Sanders-Ezn).

5) Schwankungen des Luftdruckes innerhalb nicht sehr hoher Grade sind von keinem erheblichen Einflusse auf den Gaswechsel der Lungen. Mitunter fand man beim Athmen in comprimirter Luft die Menge der gebildeten Kohlensäure um ein Geringes vermehrt (Vierordt, v. Vivenot, Panum), mitunter ist aber auch das Umgekehrte beobachtet worden (v. Liebig).

Sowohl bedeutende Zu- als Abnahme bewirken Athemnoth und schliesslich Tod der Thiere. Diese Wirkung tritt um so schneller ein, je jäher der Wechsel des Druckes war. Bert ermittelte, dass Säugethiere bei einem Drucke von ca. 18 Atmosphären sterben. Die ersten Wirkungen des verminderten Luftdruckes machen sich bei ca. 400 Mm. Quecksilber geltend, jedoch sind Luftschiffer ohne bleibenden Nachtheil bis 264 Mm. vorgedrungen. Bei sehr grosser Druckverminderung ist nicht die Sauerstoffarmuth des luftverdünnten Raumes die Ursache des Todes, sondern der bis dahin vom Blute absorbirt gehaltene Stickstoff tritt in Freiheit und führt in Folge von Circulationsstörungen fast augenblicklich den Tod herbei, ganz ähnlich, wie dieses bei Lufteintritt in die Venen der Fall ist (Hoppe-Seyler).

6) Die chemische Zusammensetzung der Einathmungsluft ist von nicht unerheblichem Einflusse auf den Gaswechsel der Lungen. Die gewöhnlichen kleinen Schwankungen in der Zusammensetzung der atmosphärischen Luft bekunden keinen nachweisbaren Einfluss; ganz anders gestaltet sich aber die Sache, sobald man das Gemisch der Respirationsluft wesentlich ändert.

Eine Vermehrung des Sauerstoffgehaltes der Einathmungsluft verändert weder den Chemismus noch die Mechanik der Respiration, selbst reiner Sauerstoff bekundet keinen Einfluss und steigert weder die Athmung, noch die Herzthätigkeit (W. Müller, Regnault und Reiset). Lässt man Thiere in einem abgeschlossenen Luftraume athmen, so wird so lange Sauerstoff aufgenommen, bis aller Sauerstoff verschwunden ist; die Aufnahme dieses Gases ist daher, wie schon gesagt wurde, vom Partialdrucke im Athmungsraum vollkommen unabhängig.

Eine Vermehrung des Kohlensäuregehaltes beeinträchtigt die Kohlensäureausscheidung um so mehr, je stärker diese Vermehrung ist. Ist die Spannung der Kohlensäure im Athmungsraume gleich derjenigen im Blute, so wird keine Kohlensäure an die Ausathmungsluft abgegeben; ist die Spannung der Kohlensäure in der Luft aber grösser als im Lungenblut, so tritt sogar Kohlensäure aus der Luft in das Blut über (W. Müller). Bei hohem Kohlensäuregehalt der Luft tritt Erstickungstod ein.

In einem Gemenge von Wasserstoff und Sauerstoff erfolgt die Athmung wie in der atmosphärischen Luft (Regnault und Reiset). Reiner Wasserstoff oder reiner Stickstoff bewirken Erstickungstod wie reine Kohlensäure; gleichfalls alle Gasgemenge, denen der Sauerstoff fehlt. Es gibt auch Gase, welche ungeachtet eines erheblichen Sauerstoffgehaltes schädlich auf den Organismus einwirken, z. B. Kohlenoxyd, Stickoxyd. Von der Ursache dieser Erscheinung, der Verbindung dieser Gase mit dem Hämoglobin, war schon bei Besprechung des Blutes die Rede.

7) Die Athembewegungen sind von nachweisbarem Einflusse auf den Kohlensäuregehalt der Exspirationsluft. Der Uebertritt der durch Dissociationsprocesse freigewordenen Kohlensäure aus dem Blute in die Ausathmungsluft erfolgt nach den Gesetzen der Diffusion. Es ist somit verständlich, dass diese Luft um so reicher an

Kohlensäure sein muss, je länger sie in den Lungen verweilte, dass daher die Luft, welche zu Beginn einer Exspiration ausgestossen wird, ärmer an Kohlensäure ist, als die gegen das Ende ausgetriebene (Vierordt). Dieser Unterschied verschwindet mehr und mehr, wenn die Luft sehr lange in den Lungen zurückgehalten wird und nach 40 Secunden langem Verweilen ist er beim Menschen überhaupt nicht mehr nachweisbar. Um diese Zeit ist also ein vollständiger Ausgleich der Kohlensäurespannung in den verschiedenen Lungentheilen erfolgt.

Brachte Vierordt die Luft einer normalen Exspiration in zwei möglichst gleiche Theile, so fand er den Kohlensäuregehalt der ersten Hälfte im Mittel 3,72, den der zweiten Hälfte aber 5,44 % gross.

Da bei gesteigerter Frequenz der Athemzüge die Luft kürzere Zeit in den Lungen weilt als bei ruhigem Athmen, so nimmt der Procentgehalt der Ausathmungsluft an Kohlensäure mit der Vermehrung der Athemzüge ab, die absolute Menge der ausgeathmeten Kohlensäure aber zu, weil durch die häufige Lüftung der Lunge die Dissociationsprocesse der Kohlensäureverbindungen beschleunigt werden. Deshalb sehen wir bei einem vermehrten Bedürfniss nach Kohlensäureausscheidung die Frequenz der Athemzüge zunehmen.

Je tiefer die Athemzüge sind, d. h. je bedeutender das in die Lungen gepumpte Luftvolumen ist, desto grösser ist der absolute Gehalt der Exspirationsluft an Kohlensäure, während der Procentgehalt der Luft an Kohlensäure geringer ist als bei oberflächlichem Athmen. Dieses wird klar, wenn man berücksichtigt, dass in ein grösseres Luftquantum eine grössere Gasmenge diffundiren kann als in ein kleineres.

8) Es werden regelmässige Tages- und Nachtschwankungen des Gaswechsels beobachtet. Henneberg zeigte, dass Rinder die grössere Hälfte der Kohlensäure am Tage, die kleinere während der Nacht ausscheiden; von dem aufgenommenen Sauerstoff hingegen fiel ein grösserer Theil auf die Nacht als auf den Tag. Diese Schwankungen sind theils von der Fütterung, theils von der Muskelruhe während des Schlafes abhängig, denn es kehrte sich das Verhältniss um, als die Fütterung in die Nacht verlegt wurde.

9) Der Umfang des Gaswechsels ist vom Lebensalter abhängig. Diese Differenzen, die zum grössten Theil durch Veränderungen des Körpergewichtes und des Lungenraumes bedingt werden, sind nur beim Menschen genau festgestellt, indessen werden sie unzweifelhaft auch bei den Hausthieren zu beobachten sein. Beim Menschen steigt die Kohlensäureausscheidung bis etwa zum dreissigsten Jahre allmählich an, um alsdann ganz allmählich abzusinken.

10) Was die Veränderung des Stickstoffgehaltes der Luft durch das Athmen betrifft, so hat dieser Gegenstand eine ungemein hohe Bedeutung für die Ernährungslehre und er musste deshalb die Aufmerksamkeit im hohen Grade in Anspruch nehmen.

LAVOISIER konnte keine nachweisbare Veränderung des Stickstoffgehaltes der Luft bei der Athmung nachweisen, GOODWYN, ALLEN und PEPYS u. A. bestätigten dieses. Andere Beobachter wollten eine Absorption von Stickstoff aus der Luft wahrgenommen haben (PRIESTLEY, HENDERSON, PFAFF). DAVY glaubte, dass die Menge des absorbirten Stickstoffes $^1/_{17}$ bis $^1/_{10}$ des aufgenommenen Sauerstoffes betrage; nach HUMBOLDT und PROVENCAL sollte bei Fischen sogar $^1/_3$ der aufgenommenen Gase aus Stickstoff bestehen. Wieder Andere lehrten, dass die ausgeathmete Luft reicher an Stickstoff sei, als die eingeathmete und dass ein grosser Theil der stickstoffhaltigen Zersetzungsproducte des Organismus mittelst der Respiration zur Ausscheidung gelange (BERTHOLET, LASSAIGNE, DULONG und DESPRETZ, BOUSSINGAULT).

Durch sehr umfangreiche Versuche kam man dann zu der Anschauung, dass der Stickstoffgehalt der Luft durch die Respiration keine nachweisbare Aenderung erleidet und dass man annehmen kann, die gesammten stickstoffhaltigen Zersetzungsproducte des Körpers gelangen in Form von Harn und Koth zur Ausscheidung. Die widersprechenden älteren Angaben suchte man durch die Unzulässigkeit der Versuchsmethoden zu erklären. An der Begründung dieses für die neuere Ernährungsphysiologie, speciell für die rationelle Fütterungslehre fundamentalen Satzes betheiligten sich: LIEBIG, VIERORDT, REGNAULT und REISET, BAUMERT, vor allen Dingen jedoch: BIDDER und SCHMIDT, BISCHOFF und VOIT, HENNEBERG und STOHMANN.[1]

11) Die ausgeathmete Luft ist viel reicher an Wasser als die eingeathmete. Die in der Zeiteinheit durch die Lungen ausgeschiedene Wassermenge ist zunächst abhängig von der Temperatur der Atmosphäre. Bei niederer Temperatur ist der absolute Wassergehalt der eingeathmeten Luft geringer als bei höherer; da nun die eingeathmete Luft in den Lungen annähernd auf die mittlere Körpertemperatur gebracht wird, so kann die Luft in ersterem Falle mehr Wasser aufnehmen,

---

[1] Soeben veröffentlichen SEEGEN und NOWACK eine grössere Arbeit, in der sie den Nachweis zu führen suchen, dass ein nicht unerheblicher Theil des mit der Nahrung eingeführten Stickstoffs durch die Lungen zur Ausscheidung gelangt. Nach ihren Tabellen kann die Menge dieses Stickstoffs $^1/_{10}$ des ganzen aufgenommenen Stickstoffquantums betragen. Sollten diese Versuche eine Bestätigung erhalten, so würden die im folgenden Capitel entwickelten Ernährungsgesetze von VOIT, PETTENKOFER u. A. erheblich modifizirt werden müssen.

als in letzterem. Weiter ist von Einfluss der Wassergehalt der Atmosphäre; je grösser dieser ist, desto weniger Wasser wird in den Lungen aufgenommen werden können. Weil die Grösse der Verdunstung sich wesentlich nach dem Umfange des die verdunstende Fläche belastenden Druckes richtet, so wird bei niederem Barometerstand die Wasserausscheidung begünstigt, bei höherem aber behindert werden. Die Wasserausscheidung durch die Lungen ist auch in hohem Grade von der körperlichen Arbeit abhängig. Zur Zeit der Muskelthätigkeit und unmittelbar darauf wird mehr Wasser ausgeschieden als zur Zeit der Ruhe, und es geht im Allgemeinen die Wasserausscheidung der Kohlensäureausscheidung parallel (Pettenkofer und Voit).

2) Mechanik der Lungenathmung.

Die Lungenathmung verläuft unter rhythmischen Athembewegungen, die eine wechselnde Erweiterung (Einathmung, Inspiration) und Verengerung (Ausathmung, Exspiration) des Lungenraumes bewirken. Diese Bewegungen werden durch die Thätigkeit bestimmter Muskeln ausgeführt. Da die Lungen sehr elastische Behälter sind und der Innenwand des Brustkastens genau anliegen, so werden sie jeder Raumveränderung des Thorax sofort folgen. Bei der Erweiterung des Lungenraumes wird sich daher das Volumen der Lungen vermehren, in Folge dessen die Spannung der in ihr befindlichen Luft verringern und so lange Luft in sie eindringen, bis zwischen der Spannung der Atmosphäre und der der Lungenluft Gleichgewicht hergestellt ist. Wenn der Lungenraum sich aber verkleinert, so wird sich auch das Volumen der Lungen verringern, in Folge dessen wird die Spannung der in den Lungen befindlichen Gase vermehrt und es wird jetzt so viel Luft aus den Lungen in die Atmosphäre dringen, bis auch hier das Gleichgewicht hergestellt ist.

Es muss bemerkt werden, dass die Lungen sich zu Lebzeiten nicht allein während der Inspiration, sondern auch während der Exspiration im Zustande der Ausdehnung befinden, und dass sie selbst während der tiefsten Exspiration noch lange nicht Gleichgewichtslage besitzen. Die Lungen werden verhindert, ihr natürliches Volumen anzunehmen durch die starren Thoraxwandungen, denen sie unmittelbar anliegen und die einer solchen Verkleinerung nicht folgen können. Die luftleere Pleuralhöhle hält daher die Lungen auf einem ihrer Elasticität entgegenstehenden grösseren Volumen. Der einfachste Beweis hierfür wird durch die Thatsache gebracht, dass die Lungen vermöge ihrer elastischen Kraft zusammenfallen, sobald der hermetische Verschluss der Pleurahöhle aufgehoben wird (Pneumothorax). Dieses Zusammenfallen der Lungen vermöge ihrer Elasticität wird auch noch beim Oeffnen des Brustkastens am Cadaver beobachtet.

Eine Inspiration mit der ihr folgenden Exspiration nennt man einen Athemzug oder eine Athmung. Die Inspiration geht unmittelbar in die Exspiration über; erstere ist von kürzerer Dauer als letztere, nach Vierordt beträgt das Verhältniss 10:14—24. Nach Vollendung eines Athemzuges tritt eine kurze Pause ein.

Die Zahl der Athemzüge ist bei grösseren Thieren geringer als bei kleineren; beim Pferde beträgt sie 8—12 in der Minute, beim Rinde 12—15, bei den kleineren Wiederkäuern 14—20, beim Hunde 15—25, bei der Katze 20—24. Die Athemfrequenz nimmt mit dem Alter ab. Von grossem Einflusse auf sie ist die Körperbewegung. Beim Trabe steigt die Zahl der Athemzüge des Pferdes auf etwa 50—60, beim Galop aber auf 60—70 in der Minute. Bei andauernder schneller Gangart ist das Respirationsbedürfniss schliesslich nicht mehr so gross und wir beobachten eine Abnahme der Frequenz der Athemzüge.

Bei der Athmung beobachtet man eine Formveränderung der Lungen, von der nicht alle Theile gleichmässig betroffen werden; man sieht die Spitze und den oberen Rand der Lungen völlig unbeweglich liegen bleiben, während die übrigen Theile sich um so stärker verschieben, je weiter sie von diesen beiden fixen Orten entfernt liegen. Diese Verschiebung hat entweder die Richtung von oben und vorn nach unten und hinten oder umgekehrt; die erstere Bewegung erfolgt bei der Inspiration, die andere bei der Exspiration. Die grösste Raumveränderung findet in der Richtung nach hinten, resp. vorn statt, indessen ist auch die andere Bewegung so bedeutend, dass man sehen kann, wie bei der Inspiration sich die unteren Lungenränder so sehr nähern, dass sie fast den ganzen Herzbeutel bedecken, während bei der Exspiration ein grösserer Theil des Herzens sichtbar ist.

Was die Formveränderungen des Brustraumes betrifft, welche die Ursache der eben beschriebenen Bewegungen der Lungen sind, so erfolgen diese nach allen Dimensionen des Raumes. Die Rippen werden nach aussen und vorn gezogen, wodurch eine Vergrösserung des Breiten- und des Tiefendurchmessers des Thorax erfolgt. Diese Bewegung ist an den hinteren Rippen wegen ihrer Grösse und Lage bedeutender als an den vorderen. Die Hauptveränderung des Brustraumes erfolgt aber in der Längsrichtung.

Diese Formveränderungen des Brustraumes nun werden durch Muskelwirkung hervorgerufen. Die wichtigsten Respirationsmuskeln sind das Zwerchfell, die Intercostalmuskeln, die Scaleni- und die Bauchmuskeln. Das Zwerchfell ist der wichtigste Respirationsmuskel; im Zustande der Exspiration wölbst sich dieser Muskel stark in die Brusthöhle hinein; bei der Inspiration flacht sich aber die Wölbung bedeutend ab, die Baucheingeweide treten mehr nach hinten und der Bauch tritt stärker hervor. Was die Zwischenrippenmuskeln betrifft, so hat man sich lange darüber gestritten, ob diese nur Inspirationsmuskeln oder auch Exspiratoren seien. HAMBURGER, DONDERS und TRAUBE bewiesen endlich, dass nur die Intercostales externi als Inspiratoren aufzufassen seien, während die Interni als exspiratorische Muskeln begleitet werden müssten. Sie stützten sich hierbei auf folgendes Schema: Es seien *a b* die Wirbelsäule, *c d* und *e f* 2 Rippen, welche um die Punkte *c* und *e* drehbar sind, *g h* die Musc. intercost. ext. und *i h* die Musc. intercost. int. Die schräge Stellung der Rippen *c d* und *e f* sei ihre Exspirationsstellung und man denke sich, dass die Rippen bei der Inspiration in die horizontale Lage übergehen, die Folge dieses Ueberganges wird nun sein, dass *g h* sich verkürzt, während ein Muskel in der Lage *i k* sich verlängert; das Umgekehrte wird bei der Rückkehr in die schräge Exspirationsstellung stattfinden. Verkürzt sich nun *g h*, so kann dieses nur durch Contraction geschehen; es muss daher *g k*, d. h. die Musc. intercost. ext. Inspirationsmuskel sein; die Verkürzung von *i h* beim Uebergange in die Exspirationsstellung beweist auf dieselbe Weise, dass die Musc. intercost. int. Exspirationsmuskeln sind. Was die Wirkungsweise der Scaleni betrifft, so ziehen sie die Rippen nach aussen und vorn und vergrössern auf diese Weise den Brustraum.

Fig. 4.

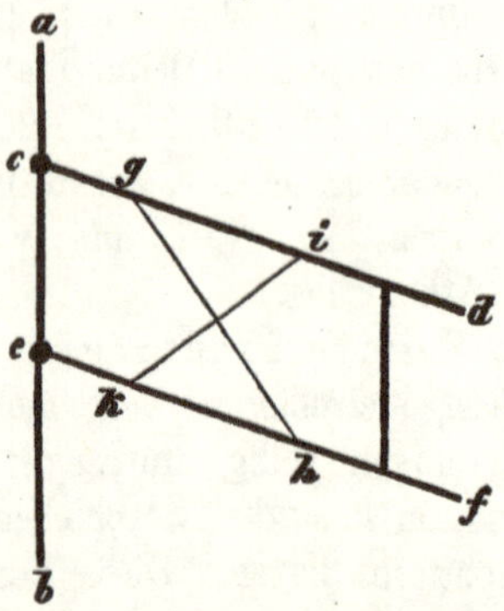

Bei ruhigem Athmen findet nur zur Zeit des Einathmens eine active Muskelwirkung statt, indem hauptsächlich das Zwerchfell und die Intercostales ext. sich contrahiren; die Exspiration ist bei ruhigem Athmen ein rein passiver Vorgang und kommt dadurch zu Stande, dass die durch die Inspiration aus ihrer Gleichgewichtslage gebrachten Theile in Folge ihrer Elasticität und Schwere wieder in ihre alte Lage zurückkehren. Bei forcirtem Athmen treten aber nicht allein für die Inspiration eine Reihe anderer Muskeln in Thätigkeit, sondern auch die Exspiration gestaltet sich unter diesen Verhältnissen zu einem activen Vorgange. Bei beschleunigtem Athmen sind nun ausser genannten Inspiratoren noch folgende accessorische Inspirationsmuskeln thätig: Serrati postici, Levatores costarum, bei sehr angestrengtem Athmen ausserdem noch: Sternocleidomastoidei, Pectorales, Serrati antici; als Exspirationsmuskeln kommen unter diesen Verhältnissen in Betracht: die Bauchmuskeln, welche durch Compression der in der Bauchhöhle gelegenen Organe das Zwerchfell nach vorn treiben, die Serrati postici inf., Quadrati lumborum und die Intercostales intern.

Bemerkt muss werden, dass auch die zuleitenden Apparate an der Regulirung des Luftstromes mittelst besonderer Muskelkräfte Antheil nehmen; so erweitert sich bei der Inspiration die Stimmritze; bei angestrengter Inspiration werden aber auch die Nasenlöcher erweitert, letzteres geschieht durch die Contraction der Musc. levatores alae nasi.

Die Bewegung der Luft in den Respirationsorganen erzeugt eigenthümliche Respirationsgeräusche, welche von grosser klinischer Bedeutung sind. Legt man das Ohr auf eine Stelle der Brustwand, unter der sich wegsames Lungengewebe befindet, so hört man Geräusche, die an verschiedenen Stellen der Brustwand eine verschiedene Beschaffenheit zeigen. Sie entstehen überall da, wo die Luft aus einem weiteren in ein engeres Rohr einströmt oder umgekehrt, also an der Uebergangsstelle der Lungenbläschen in die feinsten Bronchien und beim Eintritt des Kehlkopfes in die Rachenhöhle. Der bei der Inspiration durch den Kehlkopf streichende Luftstrom erzeugt ein Geräusch von blasendem und scharfem Charakter, das man annähernd durch die Aussprache von ch wiedergeben kann. Dieses Geräusch bezeichnet man als bronchiales Respirationsgeräusch. Da es durch die starren Wandungen der Luftröhre oder Bronchien fortgeleitet wird, so ist es nicht allein beim Auflegen des Ohres auf die Trachea hörbar, sondern auch an den Brustwandungen, besonders im Bereiche der in der Rückengegend liegenden Lungenabschnitte, und hier um so mehr, je weiter nach vorn man das Ohr auflegt. Beim Uebertritt der Luft aus den feinsten Luftröhrenstämmchen in die Lungenalveolen entsteht ein zweites Respirationsgeräusch, das vesiculäre. Bei oberflächlicher Athmung ist der Charakter dieses Geräusches unbestimmt, während es bei tiefer Athmung einen weichen und schlürfenden Charakter hat, der etwa durch die Aussprache eines w bei verengter Mundöffnung wiedergegeben werden kann. Das vesiculäre Athmen ist an den hinteren und unteren Lungenabschnitten am reinsten zu hören. Bei der Exspiration ist ein Vesiculärathmen für gewöhnlich nicht hörbar, während ein im Kehlkopf entstehendes und durch die Wandung der Luftröhre und Bronchien fortgeleitetes Bronchialgeräusch sehr deutlich zu vernehmen ist.

3) Einfluss des Nervensystems auf die Athembewegungen.

Können auch die Respirationsbewegungen willkürlich hervorgebracht werden, so geschehen sie für gewöhnlich doch unwillkürlich und rhythmisch. Die Anregung zu diesen rhythmischen Bewegungen gibt eine in der Medulla oblongata zwischen dem Vagus- und Accessoriuskern gelegene begrenzte Stelle, welche als das Athemcentrum (der Noeud vital FLOUREN's) bezeichnet wird. Seine Zerstörung sistirt augenblicklich die Athembewegungen und führt den Erstickungstod herbei. Von dem Athemcentrum aus werden nun Erregungsvorgänge auf die Nervi phrenici, intercostales und die Halsnerven übertragen und es werden auf diese Weise die bei der Respiration in Betracht kommenden Muskelkräfte beherrscht.

Das Centralorgan wird auf doppelte Weise erregt: 1) direct vom Blute aus, 2) indirect oder reflectorisch durch sensible Nerven.

1) Was die directe Erregung des Athemcentrums betrifft, so hat uns ROSENTHAL mit der wichtigen Thatsache bekannt gemacht, dass man bei Thieren die Athembewegungen gänzlich aufheben kann, sobald man durch Einblasen von Sauerstoff oder Luft in die Lungen das Blut mit Sauerstoff sättigt und die Kohlensäure fortschafft. Diesen Zustand, in welchem die Athembewegungen wegen reichlicher Sättigung des Blutes mit Sauerstoff stille stehen, bezeichnet man als Apnoë.

Der Fötus befindet sich in einem dauernden Zustande der Apnoë. Der erste Athemzug wird durch den Sauerstoffmangel bedingt, der in Folge der Sistirung des Placentarkreislaufes auftritt.

Auf der anderen Seite hat es sich gezeigt, dass die Athembewegungen um so stärker werden, je ärmer an Sauerstoff oder je reicher an Kohlensäure das Blut ist. Diese Vermehrung der Athembewegungen bezeichnet man als Dyspnoë. Sie ist ein regulatorischer Vorgang und bezweckt entweder eine Sauerstoffvermehrung oder eine Kohlensäureverminderung des Blutes durch vermehrtes Athmen; man unterscheidet dementsprechend eine Dyspnoë wegen Sauerstoffmangel von einer Dyspnoë wegen Kohlensäureüberladung.

Bei der Dyspnoë wegen Sauerstoffmangel treffen wir oftmals nicht allein keine Vermehrung der ausgeschiedenen Kohlensäure an, sondern die Menge dieses Zersetzungsproductes kann sogar vermindert sein (PFLÜGER). Letzteres ist besonders der Fall beim Athmen der Thiere in Wasserstoff oder Stickstoff.

Die Dyspnoë aus Kohlensäureüberladung entsteht entweder beim Einathmen kohlensäurereicher Luft oder bei zu geringer Abfuhr der im Organismus gebildeten Kohlensäure. THIRY fand, dass kohlensäurereiche

Gásgemische sogar noch Dyspnoë erzeugen, wenn in ihnen der Sauerstoff reichlicher vertreten ist, als in der atmosphärischen Luft. Pflüger ermittelte, dass unter diesen Umständen selbst dann Dyspnoë auftritt, wenn das Blut mehr Saueretoff enthält, als unter normalen Verhältnissen.

Haben der Sauerstoffmangel oder die Kohlensäureanhäufung eine gewisse Grenze überschritten, so tritt jetzt nicht mehr Erregung des Athemcentrums ein, sondern das Centrum verliert in Folge der übermässigen Reizung seine Erregbarkeit; es ist gelähmt (Asphyxie).

Rosenthal ist zu folgender Respirationstheorie gelangt: Der Reiz für die Inspiration wird dadurch bedingt, dass das Centrum in der Medulla mit einem weniger sauerstoffhaltigen Blute an versorgt wird. Nachdem die Inspiration vorüber ist, tritt so lange Ruhe ein, bis die Reize sich soweit summirt haben, dass eine neue Inspiration ausgelöst werden kann u. s. w. Die Lebhaftigkeit der Respiration wird deshalb von der Sauerstoffmenge des Blutes abhängig sein. Umgekehrt haben Traube und Thiry geschlossen, dass die Kohlensäure des Blutes der wirksame Reiz für das Athemcentrum sei. Es hat sich schliesslich ergeben, dass sowohl Sauerstoffmangel als Kohlensäureanhäufung das Athemcentrum zu reizen vermögen (Dohmen, Pflüger).

2) Neben dieser automatischen Erregung ist nun auch eine reflectorische Erregung des Athemcentrums nachgewiesen. Diese Erregung wird durch sensible Nerven vermittelt, von denen der wichtigste der Lungenvagus ist. Durchschneidung eines Vagusstammes ist in der Regel von keinem erheblichen Einflusse auf die Respiration; anders verhält es sich mit der Reizung des centralen Stumpfes eines durchschnittenen Vagus. Schickt man nämlich durch einen solchen Stumpf mässige elektrische Reize, so werden die Respirationsbewegungen erheblich beschleunigt; bei starker Reizung aber erfolgt die Athmung tetanisch, wobei man einen Stillstand des inspiratorisch contrahirten Zwerchfells beobachtet; letztere Erscheinung hat man als Inspirationstetanus bezeichnet (Traube, Rosenthal). Durchschneidung beider Vagi bewirkt eine erhebliche Verminderung der Athemfrequenz. Es erfolgen die einzelnen Athmungen zunächst so tief, dass anfänglich die Grösse des Gaswechsels unverändert bleibt. Schliesslich aber ändert sich dieses Verhalten und die Thiere gehen unter den Erscheinungen der Dyspnoë zu Grunde. Pferde sterben schon ca. $^1/_2$ Stunde nach ausgeführter Operation, Kaninchen überleben sie etwa 2 Tage, Hunde aber 4 bis 6 Tage. An den zu Grunde gegangenen Kaninchen und Hunden findet man alle Zeichen einer Pneumonie: die Lungen sind hepatisirt, sinken im Wasser unter und lassen sich nicht mehr aufblasen. Diese Pneumonie ist eine sogen. Fremdkörperpneumonie und wird dadurch bedingt, dass die sensiblen

Nerven des Kehlkopfes gelähmt sind, so dass letzterer das Eindringen fremder Substanzen, besonders des Speichels und der Nahrung in die Lungen nicht mehr verwehren kann (TRAUBE). Verhindert man den Eintritt der fremden Körper durch Einlegen einer Trachealcanüle, so bleibt die Pneumonie aus. Die Thiere gehen aber auch jetzt zu Grunde, daher ist dis Fremdkörperpneumonie nicht die Todesursache. Nach Durchschneidung beider Vagi functionirt das verlängerte Mark als automatisches Centrum noch weiter; die Athembewegungen, welche man nach dieser Durchschneidung sieht, müssen auf directe Reizung des Athemcentrums zurückgeführt werden. Die Reizung des centralen Stumpfes beider Vagi mit mässigen Reizen vermehrt die Anzahl der gesunkenen Athemzüge wieder; bei Anwendung starker Reize tritt auch hier Inspirationstetanus auf.

Aus dem beschriebenen Verhalten geht hervor, dass das Athmungscentrum vom Vagus aus fortdauernd erregt wird; diese Erregung lässt man von dem Ausdehnungszustand der Lungen abhängig sein. HERING und BREUER fanden nämlich, dass beim Aufblasen der Lungen mit Luft sogleich eine Exspirationsbewegung erfolgt, während beim Ansaugen von Luft aus den Lungen sofort eine Inspirationsbewegung zu Stande kommt. Da nach der Durchschneidung der Vagi diese Erscheinungen nicht mehr zu beobachten sind, so folgt hieraus, dass jede Inspiration einen Reiz für eine Exspiration, jede Exspiration aber wieder einen Reiz für eine neue Inspiration gibt und dass beide Reize durch die Bahnen des N. vagus vermittelt werden. Der Vagus muss daher gleichzeitig inspiratorische und exspiratorische Fasern führen. Die ganze Erscheinung, welche wir eben besprachen, nennen HERING und BREUER die Selbststeuerung der Athmung. Sie erklärt auch die den Physiologen längst bekannte Thatsache, dass bei künstlicher Respiration der Rhythmus der Athembewegungen der Versuchsthiere sich dem Rhythmus des Blasebalges accommodirt.

Man hatte gefunden, dass bei anwachsender Reizung der centralen Vagusstümpfe nach der Beschleunigung der Athmung nicht immer Inspirationstetanus, sondern mitunter auch Stillstand des Zwerchfelles im Zustande der Exspiration, also Exspirationstetanus, auftrete und wusste diesen Befund nicht recht zu deuten, bis ROSENTHAL zeigte, dass Inspirationstetanus immer nur dann erscheint, wenn der Stamm des Vagus hinter dem Abgange des Laryngeus superior gereizt wird, dass aber regelmässig Tetanus der Exspirationsmuskeln eintritt, wenn der Vagus mit den Fasern des Laryngeus superior gereizt wird.

Einen ähnlichen Einfluss auf die Exspirationsmuskeln wie der obere Kehlkopfsnerv übt auch der Nervus recurrens aus; dieser kann deshalb kein rein motorischer Nerv sein, sondern er muss sensible Zweige an die Schleimhaut abgeben (Burkart). Von Einfluss auf die Respirationsbewegungen sind auch die sensiblen Hautnerven; mässige Reize bewirken Beschleunigung der Athmung, kräftige können aber selbst vorübergehenden Tetanus der Respirationsmuskeln bewirken.

An dieser Stelle müssen wir auch noch gewisser modificirter Athembewegungen gedenken, welche bezwecken, in die Luftwege gelangte reizende Substanzen reflectorisch durch explosive Exspirationsstösse zu entfernen. Die Schleimhaut der Nasenhöhle, des Kehlkopfes, der Trachea und der Bronchien ist mit einem Flimmerepithel versehen, dessen Wimperstrom nach aussen gerichtet ist (s. Flimmerbewegung); durch diesen Wimperstrom wird eingeathmeter Staub und überflüssiger Schleim beständig nach aussen entfernt. Dringen aber gröbere fremde Körper oder reizende Gase in die Luftwege, so genügt der Wimperstrom zu ihrer Entfernung nicht; sie werden vielmehr mittelst anderer Vorrichtungen nach aussen befördert. Zunächst ist die Schleimhaut der Nasenhöhle derartig eingerichtet, dass die in ihr gelegenen sensiblen Nervenfasern nach stärkerer Reizung diese ihren Erregungszustand derartig auf das Athemcentrum übertragen, dass dieses eigenthümliche und kräftige Exspirationsstösse auslöst, durch welches die reizenden Körper nach aussen geschleudert werden. Da bei diesen Explosionen der durch das Gaumensegel bewirkte Verschluss zwischen Nasen- und Rachenhöhle gesprengt wird, so sind dieselben mit einem eigenthümlichen Geräusche verbunden. Den ganzen Vorgang bezeichnet man als Niesen. Ein ähnlicher Reflexvorgang ist der Husten; bei ihm wird unmittelbar nach vorhergegangener tiefer Inspiration die Stimmritze geschlossen; alsdann erfolgen kurze kräftige Exspirationen, welche diesen Verschluss stossweise sprengen. Husten wird besonders nach Reizung der tieferen Hälfte der Kehlkopfschleimhaut wahrgenommen; aber auch durch Berührung der Bifurcationsstelle der Bronchien kann man ihn hervorrufen. Weiter können kleinere Reize, welche die Schleimhaut der Bronchien treffen, sich summiren und Hustenanfälle bewirken; durch derartige Reize wird immer erst dann Husten ausgelöst, wenn die Summe derselben eine gewisse Grösse erreicht hat. Aus diesem Grunde werden beim Ansammeln von Schleim oder dergl. in den Bronchien nicht permanente, sondern nur periodische Hustenanfälle wahrgenommen. Kohts nahm auch nach Reizung der Pleura costalis Husten wahr, was vollständig im Einklange mit den Erfahrungen der Kliniker steht; Nothnagel hingegen konnte an Hunden und Katzen nach Eröffnung des Thorax und Reizung der Pleura mit einem Federbart keinen Husten beobachten und glaubt deshalb annehmen zu müssen, dass von der Pleura aus überhaupt keine

Hustenstösse ausgelöst werden können. Sollte die letztere Beobachtung sich bestätigen, so würde dadurch noch nicht die Annahme widerlegt, dass durch eine eigenthümliche entzündliche Reizung der Pleura Husten herbeigeführt werden könne (Dieckerhoff). Der Husten wird durch Fasern ausgelöst, welche in den Bahnen des Vagus verlaufen; Erregungen dieser Fasern gelangen in den sogenannten Vaguskern und reizen von hier aus das Athemcentrum in einer besonderen Weise.

§ 2. Hautathmung.

Der durch die Oberhaut der Thiere vermittelte Gaswechsel wird als Hautathmung bezeichnet. Es handelt sich hierbei um die Ausscheidung von Wasser und Kohlensäure, ausserdem wird auch Sauerstoff von der Haut aus aufgenommen; die Ausscheidung hat aber ein beträchtliches Uebergewicht über die Aufnahme; dieses wird hauptsächlich durch die sehr bedeutende Wasserausscheidung bewirkt. Im Verhältniss zur Lungenathmung hat die Kohlensäureausscheidung durch die Haut nur einen sehr geringen Umfang. Regnault und Reiset theilen hierüber nachstehende Tabelle mit:

Thier	Körpergewicht in Grm.	Versuchsdauer in Stunden	Ausgeschieden CO_2 in Grm. durch die Haut in 1 Stunde	Ausgeschieden CO_2 in Grm. durch die Lungen in 1 Stunde
Kaninchen .	2425	8^h 25	0,358	20,63
		7^h 75	0,197	19,38
Hund . .	4159	7^h 83	0,136	39,15
		8^h 50	0,176	42,50

Nach Gerlach wächst die Kohlensäureausscheidung durch die Haut mit steigender Temperatur und bei körperlicher Anstrengung nicht unerheblich.

Was die Sauerstoffaufnahme durch die Haut betrifft, so ist dieselbe nach Gerlach weit geringer als die Kohlensäureausscheidung. Die Menge des von der Haut aufgenommenen Sauerstoffes verhielt sich zur Menge des von den Lungen aufgenommenen wie 1 : 137.

Bemerkt sei, dass bei Fröschen die Hautathmung die Lungenathmung an Umfang übertrifft; ein Frosch vermag noch nach Exstirpation der Lungen zu leben (Bidder).

Da die Thiere nach Ueberfirnissung schnell zu Grunde gehen, so hat man früher der Hautathmung eine grosse Bedeutung zugeschrieben, denn man dachte sich, dass nach Unterdrückung der Hautathmung der Tod durch Zurückhaltung eines schädlichen Auswurfsstoffes (Perspirabile retentum) bedingt werde. Neuere Untersuchungen, auf welche wir bei der Wärmelehre zu sprechen kommen werden, haben das Unhaltbare dieser Vorstellung dargethan.

§ 3. Darmathmung.

Die Darmathmung ist bei unseren Hausthieren von einem noch viel geringerem Umfange als die Hautathmung. Das Wenige, was uns über diesen Vorgang bekannt ist, wurde bereits bei Besprechung des Verdauungsprocesses mitgetheilt.

II. Innere Athmung.

An der inneren Athmung oder Gewebsathmung betheiligen sich nicht allein die Lungen, sondern sämmtliche Gewebe nach Maassgabe des für ihre Ernährung bestimmten Blutstromes. Bei der inneren Athmung beobachtet man ein Verschwinden des Sauerstoffes und ein Auftreten von Kohlensäure.

Erkundigen wir uns nach dem Schicksal des verschwundenen Sauerstoffes, so kann es keinen Augenblick zweifelhaft sein, dass er bei jenen Zersetzungsprocessen verbraucht wird, als deren wichtigstes Endproduct die im Venenblut auftretende Kohlensäure betrachtet werden muss.

Ueber den Herd dieser Vorgänge sind wir erst sehr mangelhaft unterrichtet, und es fehlt keiner der beiden hier in Betracht kommenden Möglichkeiten an Vertheidigern. Die Processe können nämlich 1) in das Blut verlegt werden und man kann sagen, dass in dieser Flüssigkeit der Sauerstoff verbraucht und die Kohlensäure gebildet werde, 2) den Geweben zugeschrieben werden, indem man die Gewebe dem Oxyhämoglobin den Sauerstoff entziehen und die Kohlensäure in das Blut einführen lässt. Die letztere Anschauung betrachtet das Blut nur als ein Gewebe, welches neben seiner Function als Träger der Respirationsgase nach Maassgabe seines eigentlichen Stoffwechsels an den Zersetzungsprocessen betheiligt ist.

Zu Gunsten der ersteren Anschauung spricht besonders die ausserordentliche Schnelligkeit, mit der das Blut seinen Sauerstoff innerhalb des Kapillargebietes verliert, während die Absorptionscoefficienten der Gewebe für Sauerstoff ausserordentlich klein sind (W. Müller). Ausserdem wissen wir, dass die in den Geweben als Lymphe vorhandene Flüssigkeit entweder gar keine oder nur sehr minimale Mengen von Sauerstoff enthält und dass auch die Kohlensäurespannung der Lymphe weit geringer als diejenige des Blutes ist (W. Müller, Hammarsten, Tschirjew). Zu Gunsten dieser Anschauung ist weiter geltend gemacht worden, dass im venösen Blute, namentlich im Erstickungsblute, leicht oxydirbare (reducirende) Substanzen vorkommen, welche zugeführten Sauerstoff rasch verzehren und dass die Function der Organe die Menge dieser im Blute vorhandenen reducirenden Körper vermehre, dann aber, dass mit der Geschwindigkeit des durch den Muskel strömenden Blutes die Menge der gebildeten Kohlensäure zunehme (C. Ludwig und Al. Schmidt). Man muss sich also nach dieser Ansicht vorstellen, dass im Blute Stoffe vorkommen, welche dem Oxyhämoglobin schnell seinen Sauerstoff entziehen und durch chemische Zersetzungen Kohlensäure bilden und dass diese Stoffe aus den Geweben ins Blut übertreten können.

Für den Sitz der Oxydation und Kohlensäurebildung in den Geweben ist besonders Pflüger eingetreten. Er sucht aus der vergleichenden Physiologie nachzuweisen, dass nicht der Sauerstoffgehalt des Blutes, sondern die lebendige Zelle den Umfang des Sauerstoffverbrauches regele. Zu dem Ende macht er darauf aufmerksam, dass nicht allein alle Thiere, sondern auch alle Pflanzen Sauerstoff aufnehmen und Kohlensäure ausscheiden, dass Pflanzen wie Thiere, die im Vacuum oder Stickstoff gehalten werden, sehr schnell zu Grunde gehen, dass ein wachsender Keim der Pflanze sich aber dem Thiere so ähnlich verhalte, dass er schon zu Grunde geht, wenn der Partialdruck des Sauerstoffs ein sehr niedriger geworden ist, dass Getreidekörner um so langsamer keimen, je niedriger die Tension des Sauerstoffs ist, mit dem sie in Berührung kommen (Huber, Sennebier, Bert), dass den Pflanzen eine Kohlensäuredyspnoë zukommt wie den Thieren und dass sie bei einer Tension von $^{3}/_{4}$ Atmosphäre Kohlensäure trotz hinreichender Sauerstoffmenge zu Grunde gehen. Was den Vorgang bei den niedersten Thieren betreffe, so athme die nackte Leibessubstanz überall da, wo sie mit Wasser in Berührung komme, für dessen Zuführung deshalb oft in das Innere des Körpers führende mannigfache Kanalsysteme beständen. Bei den Tracheaten stehe die Entwickelung des Circulationsapparates auf einer sehr niederen Stufe, denn es existire nur ein contractiles in einen Kanal sich fortsetzendes Herz. Bei diesen mit intensiver Oxydation begabten Thieren begebe sich deshalb die Luft nicht zum Blut, sondern direct in das Innere des Organes mit Hilfe der Luftgänge oder Tracheen. Hier sehe man deutlich, wie das Blut wegen seiner zu langsamen Bewegung und wegen seiner zu wenig innigen Berührung mit dem Innern der Organe umgangen werde, damit der Sauerstoff der Zelle direct zugeführt werde. Weiter wird betont, dass der Sauerstoffverbrauch des Embryo im Verhältniss zu dem der Gewebe sehr klein sei, so dass mit dem Beginn der Lungenathmung eine mächtige Zunahme der gesammten Oxydation eintrete. Analysen von BAUMGÄRTNER lehrten, dass mit dem ersten Moment der Entwickelung des Embryo die Sauerstoffabsorption und die Kohlensäurebildung anhebe, zu einer Zeit also, wo es weder Blut noch Blutgefässe gebe, wo demnach nur Zellen den Sauerstoff verbrauchen und die Kohlensäure bilden können.

Weitere Thatsachen, welche für die Beziehung der Zelle zum Sauerstoff bedeutungsvoll seien, liefere die Erscheinung der Phosphorescenz. Das Leuchten todter Organismen sei fast allgemein durch lebendige bedingt, welche auf todten schmarotzen. Filtrire man leuchtendes Meerwasser, so bleibe eine Legion von leuchtenden Geschöpfen auf dem Filter zurück, das Filtrat leuchte gar nicht (ARTAUD, TILESIUS). Dieses Leuchten sei durchaus nicht auf Insolation, d. h. auf Bestrahlung durch die Sonne zurückzuführen, denn auch Thiere, welche lange Zeit in absoluter Finsterniss verweilt, zeigten die Erscheinung. Es werde vielmehr durch Oxydationsvorgänge bedingt. Kein Organismus setze das Leuchten in irrespirabelen Gasen fort; die Erscheinung erlösche vielmehr hier wie im Vacuum sofort, um wiederzukehren, sobald auf's Neue atmosphärische Luft zugelassen werde (MACAIRE, GROTTHUS). In den Leuchtorganen verbreite sich nach den Untersuchungen von PETERS und M. SCHULTZE eine ausserordentlich grosse Anzahl von Luftkanälen und es erkläre sich deshalb, warum der Glanz beim Einathmen zu-, beim Ausathmen abnehme (PERAULT), die leuchtende Materie sei lebendig und reizbar. Electrische Reize bewirkten bei Gegenwart von Sauerstoff sofortiges Leuchten, nicht aber im Vacuum (MACAIRE). Hierbei sei ein deutliches Stadium der latenten Reizung nachzuweisen, denn das Leuchten trete beständig erst einen Moment nach der Reizung auf (MACARTNEY). Auch mechanische Reize vermöchten Leuchten hervorzurufen (SPALLANZANI). Chemische Reize wirkten heftig erregend und zugleich vernichtend; es entstehe ein heller Glanz, der schnell verschwinde (QUOY und GAINARD, PFAFF, EHRENBERG). Thermische Reize seien gleichfalls von Einfluss (MACAIRE). Alle diese Thatsachen sprächen dafür, dass das Leuchten durch eine lebendige Substanz bedingt werde, die als reizbares Protoplasma aufzufassen sei und dass es von Oxydationsprocessen dieser Zellsubstanz abhänge.

Neben diesen Thatsachen aus der vergleichenden Physiologie, die doch für den ganz anders organisirten Säugethierkörper kaum etwas beweisen können, sind hauptsächlich noch folgende Punkte gegen die Verlegung der Oxydationsprocesse ins Blut geltend gemacht worden: 1) In abgebundenen Darmschlingen beobachtet man eine höhere Kohlensäurespannung als in dem venösen Herzblute der Thiere (PFLÜGER und STRASSBURG). 2) Ausgeschnittene und völlig blutfreie, aber noch reizbare Muskeln, deren Function nothwendig mit Oxydationen verbunden ist, fahren fort, Kohlensäure zu bilden, wenn sie in einer sauerstoffhaltigen Atmosphäre aufgehängt werden (SETSCHENOW). 3) Thiere, deren Blut vollkommen frei von verdunstbarem Sauerstoff ist, lassen noch Athembewegungen und Herzschläge erkennen (SETSCHENOW).

Die erste dieser Thatsachen muss aber ganz anders gedeutet werden, denn sie ist unzweifelhaft auf die im Darmkanal vorhandene freie Salzsäure zurückzuführen. (vergl. chemische Vorgänge im Darmkanal). Was die unter 2 und 3 berührten Punkte betrifft, so beweisen sie doch die unbedeutende Rolle des Sauerstoffs bei der Muskelarbeit und sprechen thatsächlich viel mehr für den Verbrauch des Sauerstoffs im Blute als in den Geweben.

In der erwähnten Streitfrage lässt sich bei dem gegenwärtigen Stande der Dinge noch kein endgiltiges Urtheil fällen und wir müssen erst noch die Beiführung weiteren Beweismateriales abwarten.

Noch viel mangelhafter als über den Herd der inneren Athmung sind wir über den Chemismus der hier in Betracht kommenden Processe unterrichtet.

In Folge der Entdeckungen LAVOISIER's hat man lange Zeit hindurch angenommen, die Verbrennung im Organismus gleiche vollkommen der gewöhnlichen Verbrennung der Kohle; im Organismus werde durch die Oxydation der eingeführten Nahrung ein fortwährendes kleines Feuer unterhalten, welches die organischen Stoffe in immer höhere Oxyde verwandle, bis sie im Wesentlichen als Kohlensäure, Wasser und Harnstoff den Organismus verlassen.

Eine genauere Untersuchung des thierischen Stoffwechsels hat aber ergeben, dass nicht die blossen Affinitäten des Sauerstoffs es sein können, welche die Zersetzungsvorgänge beherrschen, dass hier vielmehr zur Stunde noch unbekannte Momente in einer eigenthümlichen Weise eingreifen. Hierfür spricht das Auftreten zahlreicher Körper im Harne, welche mit Leichtigkeit noch höher oxydirt werden können, z. B. Harnsäure, weiter der unveränderte Uebergang von solchen Stoffen in den Harn, welche gegen Oxydation sehr empfindlich sind, z. B. Brenzcatechin, während sehr schwer oxydirbare Stoffe, z. B. Stearin und Palmitin, mit grosser Leichtigkeit im Organismus zersetzt werden.

HOPPE-SEYLER hat den Versuch gewagt, die Lebensvorgänge in Parallele zu stellen mit den Fäulnissprocessen. Er macht darauf aufmerksam, dass im Organismus Fermente vorkommen, welche Fäulnissprocesse hervorrufen können und glaubt, dass die Kohlensäure aus einer fermentativen Umwandlung der organischen Substanzen unter Einwirkung des Wassers und nachfolgender Oxydation des Wasserstoffs und Ozonisirung des Sauerstoffs hervorgehe. Durch diese Annahme werde es verständlich, dass im thierischen Organismus reducirte Stoffe wie Urobilin, Bernsteinsäure, Hippursäure u. s. w. entstehen und im Harne den Körper verlassen neben unzweifelhaften Oxydationsproducten, dass viele für die Oxydation sehr geeignete Stoffe durch den Organismus unoxydirt hindurchgehen können, dass zwischen Kohlensäureausscheidung und Sauerstoffaufnahme in den lebenden Organismen ein constantes Verhältniss sich nicht stets zeigt, dass endlich, obwohl sich im lebenden Organismus Ozon nicht nachweisen lässt, doch eine vollständige Auflösung complicirter organischer Verbindungen zu Kohlensäure und Wasser stattfindet, während wir durch die kräftigsten Oxydationsmittel wie unterchlorigsaures Natron oder übermangansaures Kali oft nur langsam und unvollkommen solche Oxydationen auszuführen im Stande sind. — Wenn wir auch zugeben müssen, dass zahlreiche fermentative Vorgänge zu den nothwendigen Lebensprocessen gehören, so überlassen wir es doch der Zukunft, zu entscheiden, welchen Werth die Hoppe-Seyler'sche Hypothese besitzt.

Was die Zersetzung des uns in hervorragendster Weise interessirenden Körpers betrifft, so wissen wir, dass gewöhnliches, d. h. nicht lebendiges Eiweiss, sich bei Abhaltung von Fermenten trotz des Zutrittes der Luft Monate hindurch völlig unzersetzt hält, während lebendige Zellsubstanz in unaufhörlicher Umsetzung begriffen ist. Aus diesem Verhalten sind wir wohl zu folgern berechtigt, dass das Eiweiss eine Umlagerung seiner Molecüle erfährt, wenn es Bestandtheil des Organismus wird, dass es in Folge dieser Umlagerung seine Indifferenz gegen Sauerstoff verliert und jetzt zu athmen beginnt.

Bei der Besprechung der Nährstoffe wurde schon hervorgehoben, dass die künstlichen Oxydationsproducte der Eiweisskörper auch nicht die entfernteste Aehnlichkeit mit den im Organismus erzeugten besitzen, und dass es noch niemals gelungen sei, aus Eiweiss Harnstoff künstlich hervorgehen zu lassen. Pflüger macht nun darauf aufmerksam, dass bei Schlangen, Vögeln und vielen anderen Thieren aller den Körper verlassende Stickstoff in Form von Harnsäure gebunden sei und er glaubt, dass in diesem Körper, sowie in vielen anderen Producten der regressiven Stoffmetamorphose z. B. Kreatin, Kreatinin, Guanin, Xanthin und Hypoxanthin ein grosser Theil des Stickstoffes in Form von Cyan vorkomme. Berücksichtige man nun weiter, dass das wichtigste Zersetzungsproduct des Eiweisses, der Harnstoff, aus einer Cyanverbindung, nämlich aus dem cyansauren Ammonium, künstlich darstellbar sei, so werde es wahrscheinlich, dass das lebendige Eiweiss den Stickstoff nicht in Form von Ammoniak, sondern in Form von Cyan enthalte und nur in dieser Gestalt für Sauerstoff angreifbar sei. Ueber den Werth dieser Anschauung kann man kaum ernsthaft streiten, denn abgesehen davon, dass noch kein

Chemiker Cyanradicale weder im Eiweiss noch in den genannten Producten der regressiven Metamorphose nachgewiesen hat, spricht gegen die PFLÜGER'sche Anschauung auch die Thatsache, dass Glycocoll, Leucin und Tyrosin, also Körper, deren Constitution bekannt ist und von denen wir wissen, dass ihr Molecül nur 1 Atom Stickstoff und zwar in Form von Amid und nicht als Cyan enthält, beim Durchwandern durch den Organismus in Harnstoff übergeführt werden.

Fünftes Capitel.

Stoffwechsel des Gesammtorganismus.

Nachdem wir in den vorigen Capiteln die einzelnen Einnahmen und Ausgaben des Organismus kennen lernten, können wir daran gehen, die Verhältnisse zwischen Einnahme, Ausgabe und Bestand des ganzen Organismus zu besprechen. Bei der grossen praktischen Bedeutung dieses Gegenstandes dürften zunächst einige historische Bemerkungen am Platze sein.

Wir müssen JUSTUS VON LIEBIG als denjenigen bezeichnen, der zuerst eine exacte wissenschaftliche Erklärung des ganzen Ernährungsprocesses gebracht hat. Er erkannte klar den Zusammenhang zwischen Zersetzung und Wirkung; er liess alle Bewegungserscheinungen, nicht allein die Wärme, aus einer Wechselwirkung der Bestandtheile des Körpers und der Nahrung und des Sauerstoffs hervorgehen; er sprach es aus, dass alle Umsetzungsproducte des Organismus in den Excreten vorhanden seien, im Harn die stickstoffhaltigen; er suchte die mannichfachen Umsetzungen zu ermitteln, welche die aufgenommene Nahrung erleidet, bis sie in Form von Endproducten des Stoffwechsels den Organismus verlässt, und er fand, dass alle Theile des Organismus, denen eine bestimmte Form und Bewegung zukommt, aus stickstoffhaltiger Substanz gebildet wird, als deren Ausgangspunkt er das Eiweiss der Nahrung ansah. Er sprach zuerst von bestimmten Functionen der einzelnen Nährstoffgruppen, indem er die stickstofffreien Substanzen als respiratorische, die stickstoffhaltigen als plastische Nährstoffe bezeichnet. Erstere sollten hauptsächlich zur Erzeugung von Wärme dienen, wesshalb sie auch thermogene Substanzen genannt wurden, letztere hingegen sollten hauptsächlich berufen sein, den Stoffverlust des Blutes und der Gewebe zu decken. Weiter hat LIEBIG auf die hohe Bedeutung gewisser Mineralstoffe für die Ernährung aufmerksam gemacht und er hat Beweise für eine Neubildung von Fett innerhalb des Organismus geliefert. Wenn auch spätere Forscher nachwiesen, dass es nicht berechtigt sei, von einem so scharfen Gegensatze in der Function der Nährstoffe zu sprechen, wie Liebig es that, so dürften dadurch die grossartigen Verdienste dieses Mannes um die Ernährungsphysiologie kaum beeinträchtigt werden; Liebig behält immer den Ruhm, der Ernährungsphysiologie ein wissenschaftliches Fundament gegeben zu haben.

Nachdem Bidder und Schmidt den Satz aufstellten, dass aller Stickstoff der Nahrung im Harn und Koth wieder erscheint, haben Bischoff und Voit diesen Satz bei der Erforschung der allgemeinen Gesetze des Eiweissumsatzes benutzt. Während sich diesen Arbeiten zahlreiche Untersuchungen von Pettenkofer, Voit, Bischoff, Bunge, Ranke, Forster u. A. anschlossen, zogen Henneberg und Stohmann, Grouven, Wolff u. A. besonders die Ernährungsverhältnisse bei den landwirthschaftlichen Nutzthieren in das Bereich ihrer Untersuchungen. Letztere haben die zunächst am Fleischfresser ermittelten Gesetze der Fleisch- und Fettbildung auf den Pflanzenfresser übertragen und haben sich besondere Verdienste um eine Begründung der landwirthschaftlichen Fütterungslehre erworben.

§ 1. Berechnung von Stoffwechselgleichungen.

Man kann sich den Organismus aufgebaut denken aus folgenden vier Bestandtheilen: 1) Eiweiss, 2) Fett, 3) Mineralstoffe, 4) Wasser. Von Lawes und Gilbert wurden Berechnungen eingeführt, durch welche das Mengenverhältniss dieser vier Theile bei verschiedenen Thieren festgestellt wurde.

In 100 Thln.	Trockensubstanz	Wasser
1) Fetter Ochse	51,4	48,6
2) Halbfetter Ochse	43,9	56,1
3) Fettes Schaf	53,8	46,2
4) Mageres Schaf	39,0	61,0
5) Fettes Schwein	57,1	42,9
6) Mageres Schwein	41,8	58,2

Die Trockensubstanz enthielt:

	Mineralstoffe	Fett	Eiweiss
1) Beim fetten Ochsen	4,1	31,9	15,0
2) Beim halbfetten Ochsen	5,1	20,7	18,7
3) Beim fetten Schaf	2,9	37,9	13,1
4) Beim mageren Schaf	3,4	19,9	15,9
5) Beim fetten Schwein	1,7	44,0	11,9
6) Beim mageren Schwein	2,8	24,6	14,1

Durch einen genauen Vergleich der Einnahmen des Körpers mit seinen Ausgaben lassen sich sogenannte Stoffwechselgleichungen aufstellen, Berechnungen, die besonders für die wissenschaftliche Begründung der Fütterungslehre von der grössten Bedeutung geworden sind, da sie uns einen gewissen Einblick in den Stoffwechsel und das Verhalten der Masse des ganzen Thieres unter der Einwirkung bestimmter Futterarten gestatten. Als Grundlage dieser Gleichungen gelten folgende Sätze:

1) Abgesehen von den Wolle und Milch producirenden Thieren existiren für den Stickstoff ausser Harn und Koth keine Ausscheidungen, welche Anspruch auf Beachtung haben.[1]

2) Aus der Differenz zwischen dem Stickstoff der Nahrung und dem im Harn und Koth lässt sich ersehen, ob ein Ansatz oder ein Verlust von stickstoffhaltiger Körpersubstanz, also von Eiweiss, stattgefunden hat.

3) Der Stickstoff im Harn gewährt einen hinreichend genauen Maassstab für die Zersetzung des Eiweisses im Organismus, während sich aus der Summe des Stickstoffs in Nahrung und Koth die Menge des in den Organismus gelangten Eiweisses berechnen lässt.

4) Die Differenz im Kohlenstoffgehalt zwischen Einnahmen und Ausgaben (mit Einschluss der durch die Lungen und die Haut bewirkten Ausgaben) unter Berücksichtigung des auf die Eiweisszersetzung fallenden Kohlenstoffs gibt uns ein Mittel, die Veränderungen in der Fettmasse des Thierkörpers zu berechnen, da ausser Fett erhebliche Mengen stickstofffreier organischer Körper im Organismus nicht vorkommen.

5) Schwankungen im Wassergehalt des Organismus lassen sich durch einfache Differenzrechnung ermitteln. Man hat nur nöthig, die Summe der für den Umsatz von Eiweiss, Fett und Wasser ermittelten Werthe mit der Zu- oder Abnahme des Lebendgewichtes der Thiere zu vergleichen.

Bei der Berechnung des Stoffumsatzes hat man die Zusammensetzung des Eiweisses in der Regel wie folgt angenommen:

Kohlenstoff	53,6 %
Wasserstoff	7,0 „
Stickstoff	16,0 „
Sauerstoff	23,0 „
Schwefel	1,0 „

[1] Dass dieser Satz in allerletzter Zeit wieder bestritten wird, wurde schon S. 237 gesagt.

Hieraus ergibt sich der Factor 6,25 für die Berechnung des Eiweisses aus der Stickstoffmenge.

Was die Berechnung des Fettes betrifft, so sind die thierischen Fette ausserordentlich constant in ihrer Zusammensetzung; sie enthalten im Mittel 76,50 % Kohlenstoff. Von der Differenz des Kohlenstoffes in der gesammten Einnahme und Ausgabe wird zunächst die dem umgesetzten Eiweiss entsprechende Kohlenstoffmenge abgezogen und aus dem Rest durch Multiplication mit dem Factor 1,307 die Menge des angesetzten oder zerstörten Fettes bestimmt.

Das Verhalten der mineralischen Bestandtheile erfährt man, wenn man den Gehalt der Einnahmen und den des Harnes und des Kothes an Mineralien bestimmt.

Die Veränderungen des Wassergehaltes werden in der schon angegebenen Weise durch einfache Differenzrechnung ermittelt.

Folgendes Beispiel mache die Berechnung einer Stoffwechselgleichung klar:

Henneberg fütterte einen durchschnittlich 712,5 Kgr. schweren volljährigen Ochsen 28 Tage lang täglich mit 5 Kgr. Kleeheu, 6 Kgr. Haferstroh, 3,7 Kgr. Bohnenschrot, 0,06 Kgr. Kochsalz und 56,1 Kgr. Wasser. Das Thier nahm während der Versuchsdauer täglich um 1,035 Kgr. an Körpergewicht zu. Aus den Analysen der Nahrung, des Kothes und Harnes, sowie aus den mit Hilfe des Pettenkofer'schen Respirationsapparates bestimmten Kohlensäureausscheidung und der Bestimmung des aus dem Darmkanal stammenden Kohlenwasserstoffes ergaben sich folgende Werthe:

A. Einnahmen pr. Tag:

	Wasser	Mineral-stoffe	Kohlen-stoff	Wasser-stoff	Stick-stoff	Sauer-stoff
70,875 Kgr. Nahrung . .	58,200	0,890	5,825	7,500	0,310	4,900
B. Ausgaben pr. Tag:						
40,65 Kgr. Koth	35,075	0,575	2,585	0,310	0,105	2,00
13,9 „ Harn	13,075	0,305	0,22	0,025	0,170	0,105
9,795 „ Kohlensäure . .	—	—	2,67	—	—	7,125
0,03 „ Kohlenwaserstoff	—	—	0,02	0,01	—	—
Summa 64,375 Kgr.	48,150	0,880	5,495	0,345	0,275	0,230

Ausserdem wurden täglich 9,5025 Kgr. Wasser in Form von Wasserdampf durch Haut und Lungen ausgeschieden.

Angesetzt wurden daher pr. Tag:

Wasser	Mineralstoffe	Kohlenstoff	Wasserstoff	Stickstoff	Sauerstoff
0,525	0,010	0,330	0,050	0,035	0,850

Diesen Grössen entspricht ein

täglicher Eiweissansatz	von . . .	0,220 Kgr.
„ Fettansatz	„ . . .	0,280 „
„ Salzansatz	„ . . .	0,010 „
„ Wasseransatz	„ . . .	0,525 „

Etwas complicirter gestaltet sich die Berechnung bei Thieren, die Milch oder Wolle produciren, weil hier die Menge dieser Producte mit in Rechnung gebracht werden muss.

§ 2. Der Stoffwechsel im Hungerzustande.

Bei hungernden Thieren findet eine stetige Zersetzung von Körperbestandtheilen und eine Aussscheidung von Zersetzungsproducten statt, ohne dass es zu einem Ersatz der verbrauchten Substanzen käme. Dementsprechend findet vom Beginn des Hungers an eine Abnahme des Körpergewichtes der Versuchsthiere statt, dem natürlich eine Abnahme der Leistungen des Organismus folgen muss.

Was die Abnahme des Körpergewichtes betrifft, so haben in dieser Hinsicht nach den berühmt gewordenen Versuchen von Chossat die Untersuchungen Falck's Anspruch auf Beachtung.

Ein 1012 Grm. schwerer Hund hungerte 14 Tage; er verlor an Körpergewicht am

1.	Hungertage	82 Grm.
2.	„	44 „
3.	„	38 „
4.	„	40 „
5.	„	32 „
6.	„	27 „
7.	„	31 „
8.	„	25 „
9.	„	26 „
10.	„	26 „
11.	„	22 „
12.	„	23 „
13.	„	21 „
14.	„	19 „

Aus dieser Tabelle ergibt sich, dass die Abnahme des Körpergewichtes eines auf absolute Carenz gesetzten Thieres keine gleichmässige ist, sondern dass sie an den ersten Hungertagen am bedeutendsten ist. Es hat sich gezeigt, dass die Abnahme durch das Alter der Versuchsthiere ausserordentlich beeinflusst wird, dass hungernde Thiere um so grössere Einbusse an Körpergewicht erleiden, je jünger, eine um so kleinere, je älter sie sind.

In Betreff der Frage, wie viel Procente des Anfangskörpergewichtes in Folge absoluter Carenz zu Grunde gegangene Thiere eingebüsst haben, gibt Falck an, dass Vögel erst nach einem grösseren relativen Körperverlust zu Grunde gehen, als Säugethiere und dass Warmblüter überhaupt 40% ihres Körpergewichtes verloren haben, bevor sie den Hungertod erleiden. Bei Falck's Hunden betrug die Einbusse durchschnittlich 47,73%.

Die Zeit, welche erforderlich ist, damit ein Thier den Hungertod erleidet, wurde schon bei Besprechung von Hunger und Durst mitgetheilt.

An der Leiche verhungerter Thiere zeigen die einzelnen Organe einen sehr verschiedenen Gewichtsverlust; die grösste Einbusse erleidet das Fettgewebe, weniger nehmen ab die Muskeln und Baucheingeweide, die geringste Verminderung erfährt das Nervensystem. Die Cadaver sind bis zum Aeussersten abgemagert; das Unterhautgewebe und das in diesem und an anderen Körperstellen abgelagerte Fett ist vollständig verschwunden; die Muskeln und die übrigen Organe sind mehr oder weniger atrophirt. Im ganzen Körper herrscht eine grosse Wasserarmuth, nur der Verdauungsapparat macht hiervon eine Ausnahme, da sich in ihm in der Regel ein kleines Quantum von Flüssigkeit vorfindet. Die im Magen vorhandene Flüssigkeit ist von saurer Reaction; der Dünndarm beherbergt eine flüssige und schmierige Masse, die als veränderte Galle aufgefasst werden muss. Da Fett und Muskeln die stärkste Gewichtsverminderung erfahren, so ist es in gewissem Sinne berechtigt, zu sagen, dass der hungernde Organismus auf Kosten seines Fleisches und seines Fettes lebe. Natürlich hat man sich alsdann unter Fleisch die eiweissartigen Bestandtheile des Organismus überhaupt vorzustellen. Dass im Hunger die Ausscheidungen der Pflanzenfresser und diejenigen der Fleischfresser eine übereinstimmende Beschaffenheit zeigen, wurde schon bei Besprechung des Harnes angegeben.

Voit hat den Gewichtsverlust festgestellt, den die einzelnen Organe durch den Hunger erleiden, er betrug bei den

Knochen	13,4%	= 5,4%	des Gesammtverlustes.
Muskeln	30,5 „	= 42,2 „	„ „
Leber	53,7 „	= 4,8 „	„ „
Nieren	25,9 „	= 0,6 „	„ „
Milz	66,7 „	= 0,6 „	„ „

Pankreas	17,0 „	= 0,1 %	des Gesammtverlustes.
Hoden	40,0 „	= 0,1 „	„ „
Lungen	17,7 „	= 0,3 „	„ „
Herz	2,6 „	= 0,02 „	„ „
Darm	18,0 „	= 2,0 „	„ „
Hirn und Rückenmark	3,2 „	= 0,1 „	„ „
Haut	20,6 „	= 8,8 „	„ „
Fettgewebe	97,0 „	= 26,2 „	„ „
Blut	27,0 „	= 3,7 „	„ „
den übrigen Theilen	36,8 „	= 5,0 „	„ „

Da im Hungerzustande der ganze Stickstoff bis auf einen fast verschwindend kleinen Bruchtheil in Form von Harnstoff den Organismus verlässt, so gibt uns die ausgeschiedene Harnstoffmenge einen Maassstab für die zersetzten Eiweisskörper.

Im Hungerzustande zersetzt der Organismus auch ohne jede neue Eiweisszufuhr bis zum Eintritte des Todes Eiweisssubstanzen. Ein 21,210 Kgr. schwerer Hund Falck's schied während einer 59tägigen absoluten Carenz folgende Harnstoffmengen aus:

Futtertag	63,96 Grm. Harnstoff	26. Inanitionstag	7,30 Grm. Harnstoff
1. Inanitionstag	14,91 „ „	27. „	7,19 „ „
2. „	11,27 „ „	28. „	6,33 „ „
3. „	9,64 „ „	29. „	6,50 „ „
4. „	9,60 „ „	30. „	6,47 „ „
5. „	9,50 „ „	31. „	6,39 „ „
6. „	10,89 „ „	32. „	5,62 „ „
7. „	9,87 „ „	33. „	5,67 „ „
8. „	9,10 „ „	34. „	5,64 „ „
9. „	9,08 „ „	35. „	5,59 „ „
10. „	8,39 „ „	36. „	5,80 „ „
11. „	8,24 „ „	37. „	5,62 „ „
12. „	10,44 „ „	38. „	5,72 „ „
13 „	8,88 „ „	39. „	5,36 „ „
14. „	8,95 „ „	40. „	5,00 „ „
15. „	9,76 „ „	41. „	4,78 „ „
16. „	8,89 „ „	42. „	4,62 „ „
17. „	9,28 „ „	43. „	4,88 „ „
18. „	8,47 „ „	44. „	4,62 „ „
19. „	8,78 „ „	45. „	4,30 „ „
20. „	7,92 „ „	46. „	4,00 „ „
21. „	7,33 „ „	47. „	5,40 „ „
22. „	7,55 „ „	48. „	4,00 „ „
23. „	7,34 „ „	49. „	5,70 „ „
24. „	7,07 „ „	50. „	5,07 „ „
25. „	7,92 „ „	51. „	4,47 „ „

52. Inanitionstag	4,25 Grm. Harnstoff	56. Inanitionstag	5,43 Grm. Harnstoff
53. „	3,85 „ „	57. „	3,56 „ „
54. „	4,82 „ „	58. „	4,06 „ „
55. „	4,40 „ „	59. „	3,50 „ „

Aus dieser Tabelle ergibt sich, dass die Harnstoffausscheidung an den verschiedenen Hungertagen einen sehr verschiedenen Umfang hat, und dass an den ersten Tagen viel mehr Eiweiss zersetzt wird als später. Die Harnstoffausscheidung während der ersten Hungertage ist nun um so bedeutender und die Differenz in der Aussscheidung zwischen den ersten und letzten Tagen um so grösser, je reicher an Eiweiss der Organismus durch vorherige Fütterung gemacht worden ist. Wenn das Thier vor Anstellung der Hungerversuche nur eine spärliche Nahrung erhält, so tritt am ersten Hungertage viel weniger Harnstoff auf als bei gut gefütterten Thieren; die Abnahme der Eiweisszersetzung ist auch in den nächsten Tagen geringer und sehr bald zeigt sich eine nur noch ganz allmählich abfallende Grösse in der Ausscheidung. Letztere tritt auch bei vorher gut gefütterten Thieren, indessen hier immer erst einige Tage später auf.

Aus der Tabelle ergibt sich weiter, dass die Eiweisszersetzung im Hunger dem Eiweissgehalte des ganzen Körpers keineswegs parallel ist, dass letzterer die Grösse des Eiweissumsatzes daher nicht allein bestimmen kann; mit anderen Worten: ein Thier, welches am ersten Hungertage 5 Mal Eiweiss mehr zerstört als am zehnten, kann nicht am ersten Tage 5 Mal mehr Eiweiss gehabt haben, als am zehnten. Voit, der dieses Verhalten näher verfolgte, und der fand, dass die Harnstoffausscheidung am ersten Tage nach vorausgegangener reichlicher Fütterung so sehr viel grösser als unter anderen Verhältnissen ist, glaubt, dass weniger die Masse des Eiweisses am Körper, als die Eiweissmenge der vorausgegangenen Nahrung die Ursache für die unverhältnissmässige Grösse des Eiweissumsatzes an den ersten Hungertagen sei und er lässt den Eiweissverbrauch im Hunger von zwei Momenten abhängig sein: 1) von einem sehr variablen, nur in der ersten Zeit wirkenden und von der vorausgegangenen Nahrung oder dem ganzen Zustande des Körpers abhängigen, welches die Zersetzung ganz unverhältnissmässig vermehren kann, 2) von einem constant bleibenden, nach dem Aufhören des ersten allein thätigen.

Welchen Schwankungen das erste ausgesetzt ist, beweist folgende Tabelle, aus der wir ersehen, wie mit der Quantität des vorher verfütterten stickstoffhaltigen Materials die Harnstoffausscheidung zunimmt. Die Versuche wurden an demselben Hunde Voit's angestellt:

Nahrung vor Beginn des Hungers	Harnstoffmenge am letzten Fütterungstage	Harnstoffmenge am ersten Hungertage
2500 Grm. Fleisch	180,8	**60,1**
2000 „ „	142,9	**33,6**
1500 „ „	110,8	**29,7**
800 „ „ und 200 Grm. Fett	51,8	**19,8**
Abnehmende Fleischmenge, am letzten Tage 176 Grm. . . .	26,2	**16,9**
Nach Hunger viel Fett	16,1	**15,4**

Voit sagt nun, dass die Thiere ein gewisses Eiweissquantum als Vorrath besitzen, welche durch eine vorausgehende reichliche Eiweisszufuhr sehr vermehrt werden kann und welches rasch der Zerstörung anheim fällt „Vorrathseiweiss“ und ein anderes, das in viel grösserer Menge als ersteres vorhanden ist, welches gewissermassen die Eiweissmenge des Körpers repräsentirt, das „Organeiweiss“. Von letzterem komme stets nur ein geringer Bruchtheil unter die Bedingungen der Zersetzung. Es rühre nun das rasche Sinken der Harnstoffausscheidung im Hunger von der schnellen Zerstörung des Vorrathseiweisses her; sei alles Vorrathseiweiss verbraucht, so werde jetzt auch das Organeiweiss zersetzt. Voit bemerkt übrigens ausdrücklich, dass durch die Bezeichnung von Vorrathseiweiss im Gegensatz zu Organeiweiss nicht gesagt werden soll, dass ersteres nicht auch in den Organen befindlich sei.

Die Pflanzenfresser enthalten in ihrem Organismus weniger Vorrathseiweiss als die Fleischfresser; auch wird bei ihnen das Organeiweiss nur in relativ sehr geringer Menge zersetzt. Grouven beobachtete, dass ein volljähriger Ochse im Hunger nur 1,27 Kgr. Eiweiss täglich zersetzte, während nach der Grösse des Eiweissumsatzes beim Fleischfresser mindestens die doppelte Menge stickstoffhaltiger Zersetzungsproducte zu erwarten gewesen wäre.

Ausser von der Menge des im Organismus vorhandenen Vorraths- und Organeiweisses ist nun die Menge der von hungernden Thieren zersetzten Eiweisssubstanzen auch von der in ihrem Körper befindlichen Fettmenge abhängig. Der Fettvorrath wirkt derartig bestimmend auf den Eiweissumsatz ein, dass letzterer um so kleiner ist, je grösser der erstere ist. Für die Grösse des Eiweisszerfalls ist es gleichgiltig, ob das Fett bereits im Organismus aufgespeichert ist, oder ob es fettarmen Thieren erst mit der Nahrung gereicht wird. Voit brachte einen Hund durch Verabreichung von 1500 Grm. Fleisch pr. Tag auf eine constante Harnstoffausscheidung; alsdann liess er ihn 10 Tage lang hungern; nach dieser Versuchsreihe (A) wurde er mit derselben Fleischmenge gefüttert und dann 10 Tage lang bei ausschliesslicher Verabreichung von 100 Grm. Fett pr. Tag (Versuchsreihe B) beobachtet. Die Harnstoffausscheidungen betrugen:

	Versuchsreihe A. Harnstoff in Grm.	Versuchsreihe B. Harnstoff in Grm.
Am letzten Fütterungstage	110,8	111,8
Am 1. Hungertage	26,5	27,2
„ 2. „	18,6	16,3
„ 3. „	15,7	14,1
„ 4. „	14,9	12,9
„ 5. „	14,8	12,4
„ 6. „	12,8	10,8
„ 7. „	12,9	10,5
„ 8. „	12,1	10,7
„ 9. „	11,9	11,2
Summa . . .	140,2	126,1

Durch das Fett wurden also 14,1 Grm. Eiweiss vor Zerfall geschützt oder, wie VOIT sich ausdrückt, „gespart“.

Einen weiteren Einfluss auf den Umfang der Zersetzungsprocesse beim Hunger übt die aufgenommene Wassermenge aus, und zwar wirkt eine bedeutende Aufnahme von Wasser stets vermehrend auf die Harnstoffausscheidung ein (BIDDER und SCHMIDT, VOIT). Diese Vermehrung des Harnstoffes muss von einer vermehrten Bildung dieses Zersetzungsproductes, d. h. also von einer vermehrten Eiweisszersetzung abhängig sein, da eine Zurückhaltung des Harnstoffes und nachherige Auswaschung desselben durch das aufgenommene Wasser nicht im Bereiche der physiologischen Möglichkeit liegt. Folgender Versuch VOIT's, in welchem mit dem Fleische Harnstoff verfüttert wurde, beweist, dass eine Retention des Harnstoffs im Organismus nicht stattfindet, dass dieser Körper vielmehr schnell zur Ausscheidung gelangt:

Futter	Harnstoffmenge in Grm.	Plus von Harnstoff
1500 Grm. Fleisch 0 Grm. Harnstoff	110,8	0
„ „ „ 5,4 „ „	116,6	5,8
„ „ „ 5,1 „ „	115,9	5,1
„ „ „ 7,9 „ „	119,9	8,1
„ „ „ 7,9 „ „	110,8	0

Was den Einfluss der Körperbewegung auf den Stoffumsatz während des Hungerns betrifft, so vermag auch die stärkste körperliche Anstrengung die Eiweisszersetzung nicht erheblich zu vermehren. Voit theilt hierüber folgende Tabellen mit:

	Menge des in 24 Stunden ausgeschiedenen Harnstoffs in Grm.		Menge des in 24 Stunden ausgeschiedenen Harnstoffs in Grm.
Ruhe	15,4	Ruhe	11,6
Ruhe	15,4	Ruhe	11,6
8stündiges Laufen	15,8	8stündiges Laufen	11,2
Ruhe	13,9	Ruhe	12,5
		Ruhe	13,8

Die Lehre, dass die Verbrennung eiweissartiger Verbindungen die Quelle der Muskelkraft sei, wird durch diese Zahlen völlig widerlegt. Auch Fick und Wislicenus kamen zu diesem Resultate.

Einen sehr guten Einblick in die Zersetzungsvorgänge des Thierkörpers im Hungerzustande gewährt uns ein Versuch von Pettenkofer und Voit. Während einer 10tägigen Hungerreihe, die einer 16tägigen Fütterungsperiode mit 1500 Grm. Fleisch pr. Tag folgte, wurde täglich aus dem Harnstickstoff des Versuchshundes die Grösse des Eiweissumsatzes ermittelt; ausserdem wurden während des Versuches zweimal auch die gasförmigen Einnahmen und Ausgaben bestimmt, und zwar am 6. und am 10. Hungertage.

Datum	Körpergewicht in Kgr.	Wasseraufnahme in Ccm.	Harnmenge in Ccm.	Harnstoff in Grm.	Fleischumsatz in Grm.
5. März	32,973	0	254	26,5	363
6. „	32,170	362	201	18,6	254
7. „	32,100	143	170	15,7	215
8. „	31,770	385	158	14,9	204
9. „	31,320	310	171	14,8	202
10. „	31,210	33	124	12,8	175
11. „	30,710	368	151	12,9	176
12. „	30,630	325	157	12,1	165
13. „	30,360	270	164	11,9	162
14. „	30,050	125	142	11,4	156
15. „	29,695				

Respiration:

10. März Früh 9 h 34′ bis 11. März Vormittags 9 h 34
(Mittlere Temperatur des Versuchsraumes 17,1° C.)

Durchgeströmte Luftmenge . . . . 513410 Liter
Kohlensäuregehalt der einströmenden Luft . . . 0,7902 pr. Mille
„ „ abströmenden „ . . . 1,4871 „ „

Wassergehalt der einströmenden Luft	. . . .	7,1149	pr. Mille
„ „ abströmenden „	. . . .	7,8769	„ „
Abgegebene Kohlensäure	. . . .	366,3	Grm.
Abgegebenes Wasser	. . . .	400,5	„
Aus der Luft aufgenommener Sauerstoff	. . .	357,0	„

Da das Thier am 6. Hungertage 175 Grm. Fleisch abgab, aber um 500 Grm. an Körpergewicht einbüsste, so sind ausserdem 325 Grm. stickstofffreier Substanzen verloren gegangen. Welcher Art die letzteren Substanzen gewesen sind, erfahren wir aus einer genauen Vergleichung der Elemente der Einnahmen und Ausgaben:

	Wasser	Kohlenstoff	Wasserstoff	Stickstoff	Sauerstoff
A. Einnahmen:					
Wasser . 33,0 Grm.	33,0	—	—	—	—
Sauerstoff 358,1 „	—	—	—	—	358,1
391,1 Grm.	33,0	—	—	—	358,1
	= 3,7 H		3,7		29,3
	29,3 O				387,4
B. Ausgaben:					
Harn . . 124,3 Grm.	105,6	4,2	1,0	5,95	5,4
Respiration 766,8 „	400,5	99,9	—	—	266,4
893,1 Grm.	506,1	104,1	1,0	5,95	271,8
	= 56,2 H		56,2		449,9
	444,9 O		57,2		721,7
Differenz 500,0 Grm.	—	104,1	53,5	5,95	334,3

Die 500 Grm. Körpermasse, welche das Thier einbüsste, enthalten daher:

Kohlenstoff . . .	104,1	Grm.
Wasserstoff . . .	53,5	„
Stickstoff	5,95	„
Sauerstoff	334,3	„

Ziehen wir hiervon die 5,95 Grm. Stickstoff entsprechenden Elemente von 175 Grm. Fleisch ab, so hat der stickstofffreie Rest folgende Elementarzusammensetzung:

Kohlenstoff . . .	82,2	Grm.
Waserstoff . . .	35,8	„
Sauerstoff	207,2	„

Die 82,2 Grm. Kohlenstoff entsprechen 107 Grm. Fett mit

Kohlenstoff . . .	82,2	Grm.
Wasserstoff . . .	12,7	„
Sauerstoff	12,4	„

Es hinterbleibt also ein Rest von 23,1 Grm. Wasserstoff und 194,8 Grm. Sauerstoff. Wurde nun neben dem Fleisch nur Fett zersetzt, so müssen diese 23,1 Grm. Wasserstoff und 194,8 Grm. Sauerstoff zu Wasser sich ergänzen; dieses ist auch der Fall, denn sie bilden 218 Grm. Wasser.

Stellen wir die Resultate des 6. Hungertages zusammen, so erhalten wir:

Fleischverbrauch	175	Grm.
Fettverbrauch	107	„
Sauerstoffaufnahme	358	„
Wasserabgabe durch die Respiration . .	400	„
Kohlensäureausscheidung	366	„

Wir sehen daher, dass beim Hunger wirklich so viel Sauerstoff in den Körper eintritt, als zur Umwandlung der abgegebenen Stoffe in Kohlensäure und Wasser erforderlich ist. Die Zahlen beweisen, dass der hungernde Organismus wirklich von seinem Fleisch und Fett zehrt.

In früheren Zeiten hat man die im thierischen Organismus befindlichen mineralischen Substanzen mit Ausnahme der in den Knochen befindlichen Kalksalze als zufällige und unwesentliche Bestandtheile des Thierkörpers betrachtet. Erst Liebig und seine Schüler erkannten, dass die anorganischen Körper für die Erhaltung des Organismus ebenso nothwendig sind wie die organischen. Besonders sind Chlornatrium, Kalk, Kali, Magnesia, Eisen und Phosphorsäure unentbehrliche Nährstoffe für den Organismus. Entzieht man diese Nährstoffe oder auch nur einzelne derselben dem Thiere (Salzhunger) oder beschränkt man auch nur die Einfuhr derselben in sehr beträchtlicher Weise, so gehen die Thiere selbst dann zu Grunde, wenn man ihnen nebenbei organische Nährstoffe in reichlichster Menge verabreicht.

Bereits Chossat und Milne Edwards fanden, dass junge Tauben bei sehr geringer Kalkzufuhr zu Grunde gehen, obschon sie sonst eine durchaus genügende Futtermenge aufnahmen.

Man hat sich den schädlichen Einfluss der Entziehung der mineralischen Bestandtheile lange Zeit so gedacht, als wenn hierdurch Verdauung und Resorption in der schwersten Weise gestört würden und hat dieses besonders aus dem Umstande geschlossen, dass Thiere die Aufnahme salzarmen Futters in den meisten Fällen in der beharrlichsten

Weise verweigern. Es hat sich indessen herausgestellt, dass diese Erklärungsweise nicht statthaft ist; schon MAGENDIE berichtet, dass Hunde täglich 500 bis 1000 Grm. ausgewaschenen Fibrins ohne Nachtheil für die Verdauung zu sich nahmen und TIEDEMANN und GMELIN haben ähnliche Beobachtungen mitgetheilt. Bessere Kenntnisse von der Bedeutung der Aschenbestandtheile für den Organismus verdanken wir aber besonders den Arbeiten von BUNGE, KEMMERICH, FORSTER, WEISKE u. A.

Die Untersuchungen FORSTER's sind von ganz besonderem Werthe, weil sie unter Berücksichtigung des ganzen Stoffumsatzes, besonders des Eiweissumsatzes, angestellt worden sind.

Er fütterte Hunde mit einer Nahrung, die von Salzen nach Möglichkeit befreit war; als eiweisshaltiges Futter benutzte er Rückstände von der Fleischextractfabrikation, die durch wiederholtes Auslaugen möglichst salzarm gemacht waren, oder ausgelaugtes Caseïn; als Fett reines, aus bester Butter bereitetes Schmalz; als Kohlehydrat tüchtig mit verdünnter Salzsäure und Wasser behandelte Kartoffelstärke; endlich destillirtes Wasser.

Ein Hund von ca. 32 Kgr., dessen Körper allen Erfahrungen nach durch Verabreichung von 600—700 Grm. Fleisch und 150 Grm. Fett keine Abmagerung erleiden konnte, erhielt ein diese Werthe möglichst übertreffendes Fleischquantum in Form von getrockneten Fleischrückständen und Fett; an einzelnen Tagen wurde auch noch Stärke verabreicht. Trotz der erheblichen Quantität der aufgenommenen Nährstoffe und trotzdem die Futteraufnahme mit verhältnissmässig nur geringen Unregelmässigkeiten verknüpft war, begann das Thier bald zu verfallen. Nach Verlauf von 14 Tagen lag der Hund stumpf und theilnahmlos da; es zeigte sich allgemeine Ermüdung und Schwäche im Hintertheil; der Gang des Thieres wurde tappend und schwerfällig. Hierzu gesellten sich bald anhaltendes Muskelzittern und grosse Erregbarkeit; das Thier fuhr bei jedem fremden Geräusch erschreckt zusammen. Diese Erscheinungen steigerten sich von Tag zu Tag und es zeigten sich nach Ablauf der 3. Woche auch Verdauungsstörungen. Die zu dieser Zeit in den Magen gebrachten Speisen wurden erst nach längerem Verweilen im Verdauungsapparat verändert, und endlich sogar erbrochen. Es wurde jetzt öfter Koth entleert, der eine weiche, fast diarrhöische Beschaffenheit zeigte. An eine Fortsetzung des Versuches konnte nicht mehr gedacht werden und das dem Hungertode nahe Thier wurde deshalb getödtet. In der folgenden Tabelle sind die wichtigsten Einnahmen und Ausgaben zusammengestellt:

Versuchstag	Körpergewicht	Einnahmen: Futter: Fleischrückstände: Gewicht	Ngehalt	Phosphsgeh.	Fett	Ausgaben: Stickst.	Kochsalz	Phosphs.
1.	32,0	191,0	27,59	1,05	200	22,81	5,05	2,05
2.	31,5	191,0	„	„	200	15,30	0,34	1,24
3.	31,6	191,0	„	„	200	30,14	0,62	1,49
4.	—	96,0	13,87	0,52	100	23,24	0,09	2,41
5.	—	191,0	27,59	1,05	200	15,69	0,18	1,17
6.	—	191,0	„	„	100 + 100 Stärke	30,00	0,29	2,31
7.	31,1	191,0	„	„	100 „ „	33,17	0,34	2,58
8.	—	191,0	„	„	100 „ „	27,36	0,07	1,83
9.	—	191,0	„	„	150	28,53	0,08	1,96
10.	—	—	—	—	—	21,28	—	1,88
11.	—	186,6	26,95	1,02	50	17,91	0,01	1,70
12.	30,0	186,6	„	„	50	22,18	0,02	1,60
13.	—	186,6	„	„	100	28,39	—	1,72
14.	—	186,6	„	„	100	23,00	0,04	1,08
15.	—	186,6	„	„	100	22,62	0,01	1,29
16.	—	186,6	„	„	100	24,27	—	1,39
17.	30,3	186,6	„	„	100 + 80 Stärke	32,39	0,07	1,80
18.	—	186,6	„	„	100 + 100 „	22,64	—	1,34
19.	—	186,6	„	„	100 + 100 „	26,87	—	1,77
20.	29,8	144,2	20,93	0,79	77 + 74 „	24,22	—	1,67
21.	—	57,8	8,35	0,32	31 + 30 „	17,00	—	1,22
22.	28,8	185,0	26,72	1,01	98 + 100 „	18,97	—	2,04
23.	—	186,6	26,95	1,02	100 + 100 „	20,35	—	1,61
24.	27,6	115,8	16,73	0,63	83 + 79 „	19,65	—	1,23
25.	—	55,8	8,06	0,30	40 + 38 „	15,84	0,04	1,37
26.	27,0	57,0	8,23	0,31	39 + 29 „	14,39	0,04	1,42

In dieser Tabelle verdienen die nächste Beachtung diejenigen Zahlen, welche uns einen Maassstab für den Umfang der Eiweisszersetzung geben. In der Versuchsreihe betrug die Stickstoffaufnahme 576,7 Grm., die Stickstoffausscheidung einschliesslich des in der Tabelle nicht aufgeführten Stickstoffs im Kothe 606,5 Grm., die Mehrausgabe von Stickstoff aber 29,8 Grm. = 876 Grm. Fleisch. Bedenkt man, dass diese Differenz zum allergrössten Theile durch die mangelhafte Nahrungsaufnahme in den allerletzten Hungertagen verschuldet ist, so wird es einleuchten, dass diese winzige Einbusse an Eiweiss nicht den Tod des Thieres herbeigeführt haben kann. Die anderen Zahlen sprechen vielmehr dafür, dass die Ursache des Verfalles die Entziehung von mineralischen Substanzen ist. Was die Phosphorsäure betrifft, so betrug die Einnahme 21,9 Grm., während die Ausscheidung sich einschliesslich der in der Tabelle nicht figurirenden Kothes 51,7 Grm. betrug. Der Hund hatte also 29,8 Grm. Phosphorsäure von seinem Körper eingebüsst, d. h. etwa die zehnfache

Menge der im Blute eines normalen Hundes vorhandenen Phosphorsäure. Die verlorene Kochsalzmenge betrug 7,24 Grm. Durch den Verlust so geringer Mengen von anorganischen Bestandtheilen ist daher der Organismus seinem Ende entgegengeführt worden.

Dieser und andere Versuche FORSTER's lehren: der Körper kann sich mit organischen Substanzen allein nicht erhalten, soll der Organismus normal functioniren, so müssen vielmehr neben organischem Nährmaterial bestimmte Salze zugeführt werden. Sinkt die Salzzufuhr unter eine gewisse Grenze oder wird sie völlig aufgehoben, so gibt der Organismus von seinen Geweben Mineralbestandtheile ab und es treten in Folge dessen so schwere Functionsstörungen auf, dass das Leben schliesslich nicht mehr möglich ist.

Der eben berührte Verlust der Gewebe an Salzen wird durch folgende Tabellen anschaulich gemacht. Es sei bemerkt, dass A die Gewebe des am 26. Salzhungertage getödteten Thieres, B diejenigen eines normal genährten Hundes von gleichem Körpergewicht betrifft.

	Hund A. Gew. in Grm.	Hund B. Gew. in Grm.	Differenz in Grm.
Frisches Blut	2077	2320	243
Feste Bestandtheile	515,9	515,1	—
Asche	19,7	28,1	8,4
Phosphorsäure	2,5	3,0	0,5
Chlor	4,48	6,49	2,01
Muskeln	12150	13410	1260
Feste Bestandtheile	3499	3499	—
Asche	142,1	151,5	9,4
Phosphorsäure	59,5	64,3	4,8
Gehirn	108	121	13
Feste Bestandtheile	28,86	28,86	—
Asche	1,82	1,91	0,09
Phosphorsäure	1,02	1,01	

Die Verluste in Procenten des Organgewichtes, die also, wie die Tabellen ergeben, ziemlich identisch sind mit dem Verluste der untersuchten Organe an Wasser, betragen daher beim

Blut . . . 10,3 %
Muskeln . . 9,4 „
Gehirn . . . 10,7 „

Hinsichtlich der Betheiligung der Gewebe an der Phosphorsäureausscheidung konnte ermittelt werden, dass hieran participiren:

Blut	mit	1,9 %
Muskeln	„	18,5 „
Uebrige Weichtheile	„	12,7 „
Knochen	„	66,5 „

Wenn nun auch die Knochen an dem Gesammtverlust der Phosphorsäure mit zwei Dritteln betheiligt sind, so verarmen doch das Blut und die Weichtheile relativ vielmehr an dieser Substanz als die Knochen.

Es verdient ganz besonders hervorgehoben zu werden, dass der Verlust der Knochen an Phosphorsäure bei dieser Form des Salzhungers keineswegs ein derartiger ist, dass die chemische Analyse die Knochen als arm an Phosphorsäure bezeichnen müsste. Die Zusammensetzung der Knochen ist auch unter normalen Verhältnissen gewissen Schwankungen unterworfen, und zwar zeigen nicht allein die Knochen verschiedener Individuen derselben Art ungleiche Zusammensetzung, sondern die verschiedenen Knochen eines und desselben Thieres zeigen nicht unbedeutende Schwankungen im Phosphorsäuregehalt. Diese Schwankungen können bis zu 1,26 % betragen; der Verlust der Knochen an Phosphorsäure durch die beschriebene Form des Salzhungers kann aber allerhöchstens 0,5 % ausmachen.

Weiske, Zalesky u. A. wollen sich davon überzeugt haben, dass es hinsichtlich der Zusammensetzung der Knochen gleichgiltig sei, ob die Thiere eine an Kalk- und Phosphorsäure reiche oder arme Nahrung erhalten. Allerdings ist es vollkommen richtig, dass die Zusammensetzung des Knochengewebes dadurch nicht erheblich verändert werden kann, dass man übergrosse Mengen von Kalk oder Phosphorsäure mit der Nahrung verabreicht; die organische Substanz ist mit der Knochenerde vielmehr in einem bestimmten Verhältnisse verbunden und dieses Verhältniss erfährt dadurch keine Störung, dass etwas mehr mineralische Substanzen zur Aufnahme gelangen. Hiermit ist aber doch nicht gesagt, dass der Knochen auch Kalksalze anzusetzen vermag, wenn diese dem Organismus nicht überhaupt von aussen zugeführt werden. Es gibt gewisse Krankheiten der Hausthiere, bei denen die Knochen erheblich weniger Erdsalze enthalten als unter normalen Verhältnissen. In Folge dieser fehlerhaften Zusammensetzung sind die Knochen weniger widerstandsfähig und brechen leicht. Findet sich dieses Missverhältniss bei jungen, noch im Wachsthum begriffenen Thieren, so bezeichnet man die Krankheit als Lähme, bei ausgewachsenen hingegen spricht man von Knochenbrüchigkeit. Der Mindergehalt der Knochen an Erdsalzen beträgt oftmals mehr als die Hälfte. Man hat sich nun lange Zeit gedacht, dass diese Krankheiten durch eine hochgradig gesteigerte

Ausfuhr von Erdphosphaten zu Stande komme und man hat angenommen, dass sie durch Verabreichung von „saurem“ Futter bedingt werde. Diese Anschauung ist, wie zahlreiche Versuche dargethan haben, nicht berechtigt. So konnte beispielsweise HEISS in einer langen Versuchsreihe, in der ein kleiner etwa 4 Kgr. schwerer Hund täglich 7,4 Grm., im Ganzen 2286 Grm. Milchsäure erhielt, feststellen, dass selbst durch Verabreichung dieser enormen Säuremenge dem Knochen keine Salze entzogen werden können. Es sind vielmehr die schlagendsten Beweise dafür gebracht, dass die genannten Krankheiten auf einen ungenügenden Kalkgehalt der Nahrung, also auf partiellen Salzhunger zurückgeführt werden müssen (ROLOFF, HAUBNER u. A.). Diese Form des Salzhungers weicht daher von der oben beschriebenen nicht unerheblich ab.

Was das Bedürfniss nach Salzaufnahme bei den verschiedenen Thieren betrifft, so steht es fest, dass der Kochsalzgehalt des Fleisches, der durchschnittlich nur 0,11 % beträgt, für die Erhaltung des Organismus der Fleischfresser durchaus genügt. Dabei legen diese Thiere gegen gesalzene Nahrungsmittel einen entschiedenen Widerwillen an den Tag und ziehen ungesalzene den gesalzenen vor. Ganz anders verhalten sich die Pflanzenfresser. Obschon die mit der Nahrung aufgenommenen Kochsalzmengen beim Pflanzenfresser durchaus nicht kleiner sind als beim Fleischfresser, se nehmen die Herbivoren doch mit grosser Begierde neue Kochsalzmengen auf.

BUNGE, der nach den Ursachen dieser eigenthümlichen Erscheinung forschte, ermittelte, dass in der Chlor- und Natronmenge, welche die verschiedenen Thiere aufnehmen, durchaus kein bemerkenswerther Unterschied besteht, dass aber der Pflanzenfresser mit seiner täglichen Nahrung mindestens doppelt so viel Kali aufnimmt als der Fleischfresser.

1 Kgr. Katze, die mit Mäusen gefüttert wird, nimmt mit der täglichen Nahrung zu sich:

0,1434 Grm. Kali, 0,0743 Grm. Natron, 0,0652 Grm. Chlor.

1 Kgr. Ochse erhält bei ausschliesslicher Ernährung mit Kleeheu täglich:

0,3575 Grm. Kali, 0,0266 Grm. Natron, 0,0433 Grm. Chlor,

bei der Fütterung mit Runkelrüben und Haferstroh:

0,2923 Grm. Kali, 0,0674 Grm. Natron, 0,0603 Grm. Chlor.

In der folgenden Tabelle sind einige Futtergewächse hinsichtlich ihres Durchschnittsgehaltes an Kali, Natron und Chlor zusammengestellt.

	Kali	Natron	Chlor
Haferstroh	10,40	1,36	2,97
Klee	21,96	1,39	2,66
Süsse Gräser	20,80	2,57	3,67
Wiesenheu	15,38	2,65	4,35
Saure Gräser	20,60	5,74	4,52
Wicken	33,93	6,77	3,65
Futterrunkel (Wurzel)	34,79	10,24	5,40
Futterrunkel (Kraut)	46,68	30,80	22,56
Möhre (Wurzel)	19,65	12,32	2,90
Zuckerrübe (Kraut)	50,07	25,76	20,16

Bunge hat nun erkannt, dass die erhebliche Aufnahme von Kalisalzen die Ursache des grossen Kochsalzbedürfnisses der Pflanzenfresser ist. Sobald nämlich Kalisalze, deren electronegativer Bestandtheil ein anderer ist als das Chlor, z. B. kohlensaures, phosphorsaures oder schwefelsaures Kali, sich mit dem Kochsalz bei Körpertemperatur in wässeriger Lösung befinden, so werden sie zum Theil umgesetzt; die beiden Salze tauschen ihre Säuren aus und es bilden sich neben Chlorkalium kohlensaures, phosphorsaures oder schwefelsaures Natron. Gelangen deshalb derartige Kalisalze in den Verdauungsapparat, so werden sie resorbirt und mit dem Chlornatrium des Blutstromes zusammentreffen. Jetzt wird eine Austauschung der Säuren erfolgen und das Blut, in hohem Grade bestrebt, seine normale Zusammensetzung zu bewahren, wird die entstandenen Körper schnell durch die Nieren zur Ausscheidung bringen. Es wird somit dem Blute durch Aufnahme von kohlensaurem, phosphorsaurem oder schwefelsaurem Kali sowohl Chlor als Natron entzogen und dieser Verlust kann nur durch Wiederaufnahme von Kochsalz gedeckt werden. Hieraus ergibt sich, dass Thiere, die eine kalireiche Nahrung zu sich nehmen, also die Pflanzenfresser, ein grösseres Kochsalzbedürfniss besitzen müssen als die Fleischfresser.

§ 3. Der Stoffwechsel gefütterter Thiere.

1) Stoffwechsel bei ausschliesslicher Fleischfütterung.

Bei ausschliesslicher Fütterung mit Fett oder Kohlehydraten tritt nur eine höchst unbedeutende Aenderung in der Eiweissumsetzung gegenüber dem Hungerzustande ein. Auch Arbeit, Wasserzufuhr und andere Momente bekunden nur einen geringen Einfluss auf den Umfang der Eiweisszersetzung. Ganz anders gestalten sich aber diese, sobald man Eiweiss mit der Nahrung verabreicht; unter diesen Verhältnissen steigert sich nämlich der Eiweissumsatz in einem sehr bedeutenden Grade. Das mit der Nahrung aufgenommene Eiweiss wird nach erfolgter Resorption zum grössten Theile sehr bald zersetzt.

Bischoff und Voit fanden, dass ein hungernder Hund von 35 Kgr. Körpergewicht, der täglich 12 Grm. Harnstoff ausschied, nach einer Fütterung mit 2500 Grm. Fleisch täglich 184 Grm. Harnstoff entleerte; die Vermehrung der Eiweisszersetzung betrug daher mehr als das 15fache.

Wie die Vermehrung des Eiweissumsatzes bei allmählicher Steigerung der Eiweisszufuhr anwächst, darüber gibt uns folgende Tabelle Voit's Aufschluss:

Verzehrte Fleischmenge pr. Tag	Ausgeschiedener Harnstoff pr. Tag
176 Grm.	27 Grm.
300 „	32 „
480 „	35 „
500 „	40 „
600 „	49 „
800 „	56 „
900 „	68 „
1000 „	77 „
1500 „	128 „
1800 „	139 „
2000 „	144 „
2200 „	154 „
2500 „	173 „
2660 „	181 „

Das Eiweiss, welches vom Darm aus resorbirt wird und in die Lüfte gelangt, verhält sich daher ähnlich wie das sogenannte „Vorrathseiweiss“; es steigert wie dieses den Umfang der Zersetzung in ganz bedeutender Weise. Auch die kleinste Vermehrung der Zufuhr hat eine entsprechende Steigerung der Zersetzung im Gefolge.

Ist nun die Verschiedenheit in der Grösse der Zersetzung allein von dem Umfange der Zufuhr abhängig oder kommen hier noch andere Umstände in Betracht? Hinge die Zersetzung allein von der Zufuhr ab, so müsste die gleiche Menge Eiweiss stets die gleiche Harnstoffausscheidung bedingen; das ist aber nicht der Fall, wir begegnen vielmehr erheblichen Differenzen. Voit fütterte einen Hund, der vor den Versuchen ein sehr wechselndes Futter erhielt, mit stets derselben Menge Fleisch und bestimmte die Grösse der nach der Nahrungsaufnahme erfolgenden Harnstoffausscheidung.

Versuchsfutter	Futter vor dem Versuche	Fleischumsatz	Ansatz oder Abgabe von Fleisch am Körper
1) 2000 Grm. Fleisch .	2500 Grm. Fleisch	2229 Grm.	— 271 Grm.
2) „ „ „ .	„ + 250 Grm. Fett	2069 „	— 69 „
3) „ „ „ .	1500 Grm. Fleisch	1920 „	+ 80 „
4) „ „ „ .	„	1860 „	+ 140 „
5) „ „ „ .	—	1677 „	+ 323 „
6) „ „ „ .	450 Grm. Stärke	1383 „	+ 617 „
7) „ „ „ .	175 Grm. Fleisch 300 Fett	1365 „	+ 635 „

Bei der gleichen Fütterungsweise zeigte sich die Eiweisszersetzung des Hundes also sehr verschieden, eine Fleischmenge, welche in den Versuchen 3 bis 7 einen zum Theil sehr bedeutenden Ansatz an Körpermasse zur Folge hatte, reichte in den Versuchen 1 bis 2 zur Erhaltung des Thieres nicht aus, dieselben verloren vielmehr nicht unerheblich an Körpergewicht.

Man fand nun, dass diese Differenzen abhängig sind von dem durch die vorausgegangene Fütterung erzeugten Körperzustande. War der Körper vor dem Versuche in reichlichster Weise mit Eiweiss gefüttert, so genügten 2000 Grm. Fleisch nicht, das Thier im Gleichgewicht zu erhalten; hatte es aber ein minderwerthigeres Futter erhalten, so fand bei Verabreichung von 2000 Grm. Fleisch ein Ansatz von Eiweiss statt.

Aber auch in derselben Versuchsreihe ist bei gleich grosser Eiweisszufuhr der tägliche Eiweissumsatz ein verschiedener, bis nach kürzerer oder längerer Zeit Gleichgewicht zwischen Einnahme und Ausgabe und somit ein constanter täglicher Umsatz (Stickstoffgleichgewicht) nachzuweisen ist. Da auch hier der durch die vorausgegangene Fütterung erzeugte Körperzustand von grossem Einflusse ist, so wird bei einer Nahrung, die mehr Eiweiss enthält als das frühere Futter, der Fleischumsatz von Tag zu Tag zunehmen, bis er eine constante Grösse zeigt; umgekehrt wird dieser Umsatz von Tag zu Tag abnehmen, wenn das Versuchsfutter ärmer an Eiweiss ist als die vorausgegangene Nahrung; endlich wird sich aber auch hier eine constante Grösse zeigen. Folgende Tabellen Voit's zeigen sowohl die Zunahme als die Abnahme der Stickstoffausscheidung in derselben Versuchsreihe an:

A. Zunehmender Eiweissverbrauch.

1) Nahrung vor Anstellung des Versuches 500 Grm. Fleich pro Tag.
Versuchsfutter 1500 Grm. Fleisch.

Fleischumsatz vor dem Versuch	547 Grm.
„ am 1. Versuchstage	1222 „
„ „ 2. „	1310 „

Fleischumsatz	am 3. Versuchstage	1390	Grm.
„	„ 4. „	1410	„
„	„ 5. „	1440	„
„	„ 6. „	1450	„
„	„ 7. „	1500	„

2) Nahrung vor dem Versuche 1800 Grm. Fleisch.

Versuchsfutter 2500 Grm. Fleisch.

Fleischumsatz	vor dem Versuche	1800	Grm.
„	am 1. Versuchstage	2153	„
„	„ 2. „	2480	„
„	„ 3. „	2532	„

B. Abnehmender Eiweissverbrauch.

1) Nahrung vorher 1500 Grm. Fleisch.

Versuchsfutter 1000 Grm. Fleisch.

Fleischumsatz	vor dem Versuch	1500	Grm.
„	am 1. Tage . .	1153	„
„	„ 2. „ . .	1086	„
„	„ 3. „ . .	1088	„
„	„ 4. „ . .	1080	„
„	„ 5. „ . .	1020	„

2) Nahrung vorher 2500 Grm. Fleisch.

Versuchsfutter 2000 Grm. Fleisch.

Fleischumsatz	vor dem Versuch	2500	Grm.
„	am 1. Tage . .	2229	„
„	„ 2. „ . .	1970	„

Gibt man also mehr Eiweiss als vorher, so wächst der Eiweissumsatz bedeutend; es fällt jedoch in der ersten Zeit nicht die ganze Menge des Eiweisses der Zersetzung anheim, sondern es wird ein gewisser Theil angesetzt. Dieser Fleischansatz ist um so bedeutender, je grösser die Differenz in der Nahrung sich gestaltet. Bei fleischreichem Körperzustande (Vers. 2) ist schon am 2. bis 3. Tage Gleichgewicht zwischen Einnahme und Ausgabe an Eiweiss eingetreten; bei vorausgegangener schlechterer Fütterung (Vers. 1) ist dieses aber erst am 6. bis 7. Tage erreicht.

Beim Uebergang zu einer weniger eiweissreichen Nahrung sinkt die Zersetzung erheblich und erreicht nach einigen Tagen eine constante Grösse; es übersteigt indessen in der ersten Zeit die Ausgabe die Einnahme. Das Gleichgewicht ist um so schneller hergestellt, je mehr Eiweiss das neue Versuchsfutter enthält.

v. Liebig hatte im Jahre 1842 eine functionelle Trennung der Nährstoffe in dem Sinne gelehrt, dass das Eiweiss zum Wiederersatz des bei der Thätigkeit der Organe zerstörten stickstoffhaltigen Körpers diene, dass es ein plastischer Nährstoff sei und dass alles Eiweiss erst organisirt sein müsse, ehe es unter die Bedingungen des Zerfalles gerathen könne, dass die stickstofflosen Nährstoffe, Fette und Kohlehydrate, hingegen niemals zum Ersatze der organischen Theile eintreten und niemals zur Arbeitsleistung, sondern nur zur Wärmeentwicklung dienen könnten (respiratorische Nährstoffe). Die neuere Physiologie erkannte indessen, dass kein Grund vorliegt, die Nährstoffe in dieser Weise zu trennen; sie fand, dass die Kohlehydrate und Fette nicht allein zur Wärmebildung, sondern auch wesentlich zur Erzeugung von Arbeit dienen; sie fand auch, dass es nur dann mit unseren Vorstellungen in Einklang zu bringen ist, dass alles Eiweiss erst organisirt sein muss, ehe es zerfällt, wenn man nicht vor der Annahme zurückschreckt, dass ein Hund, dem man in etwa 10 Tagen so viel Eiweiss beibringen kann, als sein ganzer Körper besitzt, sich während dieser Zeit vollkommen zu regeneriren vermag.

Als man die überraschende Beobachtung machte, dass bei gesteigerter Zufuhr von Eiweiss der Stickstoff des Harnes selbst dann erheblich vermehrt erscheint, wenn an die Arbeitsleistung des Organismus grössere Anforderungen nicht gestellt werden, da nahm man an, dass in diesem Falle nur ein Theil des eingeführten Eiweisses zum Ersatz der verbrauchten Gewebsbestandtheile gedient habe, dass der andere Theil jedoch gewissermassen als eine überflüssige Substanz zerstört und entfernt sei. Da man nun erfahren hatte, dass dem Hungerzustande ein annähernd constanter Eiweissumsatz zukommt, so lehrte man jetzt, nur der Hunger gebe den wahren Werth der zur Erhaltung des Organismus erforderlichen Eiweissmenge an, hier werde genau so viel zerstört, wie die Organe bei ihrer Arbeit nothwendig verbrauchen und man nahm an, jedes Plus über die im Hunger ausgeschiedene Eiweissmenge diene nicht mehr zum Ersatz des Verlustes, sondern werde als Ueberschuss verbrannt. Da nun die Eiweissstoffe die kostbarsten Nährstoffe sind, so betrachtete man den vermeintlich überschüssigen Eiweissverbrauch als eine Verschwendung. So entstand die Lehre von der Luxusconsumtion, die ihre bedeutendsten Vertreter in Lehmann, Frerichs, Bidder und Schmidt hatte.

Die Lehre von der Luxusconsumtion in dieser Gestalt ist als unhaltbar erkannt worden. Voit wies nach, dass eine Nahrung, welche genau dem im Hungerzustande zersetzten Eiweissquantum entspricht, auch nicht annähernd zur Erhaltung eines Hundes genügt, dass das Thier vielmehr unter diesen Umständen mehr und mehr an Körpermasse verliert und endlich nicht viel später zu Grunde geht als bei absoluter Carenz. Er fand auch, dass ein Fleischfresser zum Fristen eines selbst kümmerlichen Daseins mindestens $2^1/_2$ mal so viel Eiweiss gebraucht, als seinem Hungerumsatze entspricht. Diese Erscheinung kann unmöglich durch einen Mehrverbrauch an Eiweiss, der durch die Thätigkeit des Verdauungsapparates und seiner Drüsen bedingt wird, erklärt werden; es widerspräche allen Erfahrungen über Stoffwechsel, wollte man annehmen, der arbeitende Verdauungsapparat des Hundes verbrauche so viel Eiweiss mehr als der ruhende, dass die Differenz mindestens $^3/_5$ der gesammten eingeführten Eiweissmenge ausmache. Wir müssen vielmehr annehmen, dass 100 Grm. Fleisch der Nahrung auch nicht annähernd 100 Grm. Körperfleisch vor Zerfall schützen können, dass es sich bei der Ernährung also nicht um einen einfachen Austausch der eiweissartigen Bestandtheile des Körpers und der Nahrung handeln kann, dass letztere nicht als einfacher Ersatz für Verlorenes angesehen werden kann, sondern dass noch unbekannte Momente den Gang der Ernährung ganz anders gestalten. Folgende Zahlen VOIT's mögen als Belege dienen:

Dauer des Versuches	Futter in Grm.	Fleischverbrauch des Körpers in Grm.	Tägliche Fleischänderung	Ein Plus von 100 Fleisch macht ein Plus im Umsatz von
1 Tag	0	223	— 223	—
1 „	0	190	— 190	—
2 Tage	300 Fleisch	379	— 79	63
4 „	600 „	665	— 65	95
2 „	900 „	941	+ 41	92
2 „	1200 „	1180	+ 20	80
2 „	1500 „	1446	+ 54	89

Die nicht zu bestreitende Thatsache, dass der Organismus mehr Eiweiss zersetzen kann, als zur Erhaltung seiner Leistungsfähigkeit erforderlich ist, bewirkte ein neues Stadium für die Lehre von der Luxusconsumtion, als KÜHNE zeigte, dass unter der Einwirkung des pankreatischen Saftes Eiweisskörper in krystallinische Zersetzungsproducte (Leucin, Tyrosin etc.) übergeführt werden können. Man glaubte jetzt die überraschende Erscheinung, dass eine Eiweissnahrung, welche der im Hungerzustande zersetzten Eiweissmenge entspricht, auch nicht annähernd zur Erhaltung eines Thieres genügt, durch die Annahme eines erheblichen Zerfalles der Eiweisskörper im Darmrohre erklären zu müssen und man lehrte jetzt: es gibt eine Luxusconsumtion und der Ort derselben ist das Darmrohr.

Als ermittelt wurde, dass nach der Absperrung des Chylus von der Blutbahn das Eiweiss wie unter normalen Verhältnissen aus der Darmhöhle verschwindet und dass auch unter diesen Umständen eine dem verschwundenen Eiweissquantum entsprechende Quantität stickstoffhaltiger Substanzen mit dem Harne ausgeschieden wird (Schmidt-Mülheim), da schien diese Lehre eine gewisse experimentelle Basis zu erhalten, war es doch mit unseren herkömmlichen Vorstellungen von der Resorption unvereinbar, die Blutgefässe als Abgangswege unzersetzter Eiweisskörper zu betrachten. Indessen konnte in weiteren Versuchen gezeigt werden, dass nichts unberechtigter wäre als eine derartige Deutung, weil die Blutgefässe nachweislich Eiweiss in Form von Pepton abzuführen im Stande sind.

Aber auch durch methodisch durchgeführte Untersuchungen über die natürliche Verdauung im Darmkanal des Fleischfressers konnte man für die Kühne'sche Lehre keine Stütze gewinnen. Bei diesen Versuchen erhielten Hunde nach vorheriger Befreiung ihres Darmes von alten Futterrückständen (dieses erreichte man durch kurzen Hunger) ein erhebliches Quantum eiweisshaltiger Nahrung; nach Ablauf bestimmter, zwischen 1 und 12 Stunden liegender Zeiträume wurden die Thiere getödtet und ihr Darminhalt sorgfältig aufgesammelt und analysirt. Unter diesen Verhältnissen wurden nun stets so geringe Mengen von krystallinischen Zersetzungsproducten der Eiweisskörper angetroffen, dass man sich nur mittelst der allerfeinsten Reactionen von ihrem Vorhandensein überzeugen konnte, dass die gefundenen Werthe den natürlichen Verhältnissen wirklich entsprechen, dass also die Annahme unbegründet ist, es gelangten wegen einer schnellen Abfuhr der krystallinischen Zersetzungsproducte aus dem Darmrohr immer nur so winzige Quantitäten zur Beobachtung, das geht aus künstlichen Verdauungsversuchen hervor, die unter Verhältnissen angestellt werden, welche den physiologischen möglichst ähnlich waren, d. h. also, die bei schwach sauerer Reaction des Verdauungsgemisches ausgeführt wurden. Auch hier, wo etwa gebildete krystallinische Körper dem Nachweise nicht entgehen können, ist das Quantum derselben ein so ausserordentlich geringes, dass es auch nicht annähernd mit demjenigen zu vergleichen ist, welches Kühne bei Einwirkung des pankreatischen Saftes auf Eiweiss bei Gegenwart von Alkalien erhielt (Schmidt-Mülheim).

Aus der Beobachtung, dass ein mit Hafer gefüttertes Pferd ganz anderer Arbeitsleistungen fähig ist als ein mit Heu genährtes, hat man geschlossen, dass das Eiweiss die Quelle der Muskelkraft sei. Als man indessen daran ging, den Stoffwechsel während der Ruhe und zur Zeit der Arbeit vergleichend zu untersuchen, da fand man zur grössten Ueberraschung, dass auch bei der stärksten Muskelarbeit der Eiweissumsatz nicht grösser ist als bei völliger Ruhe, hingegen traf man die Kohlensäureproduction, die Wasserausscheidung, die Sauerstoffaufnahme und die Wärmebildung vermehrt an. Hieraus geht hervor, dass die stickstofflosen Nährstoffe die eigentliche Quelle der Muskelkraft sind (TRAUBE, VOIT, FICK und WISLICENUS). Wie es dennoch kommt, dass unter dem Einflusse einer eiweissreichen Nahrung eine grössere Energie gezeigt wird, dass Thiere, die viel Eiweiss erhalten, mehr Muskelkraft entwickeln als solche, die neben wenig Eiweiss ein grosses Quantum Fett und Kohlehydrate aufnehmen, das ist eine noch völlig dunkle Frage in der Ernährungsphysiologie.

Für den gut genährten Fleischfresser glaubt VOIT annehmen zu müssen, dass er sich auf die Dauer mit reinem d. h. fettfreiem Fleisch, d. h. mit Eiweiss, welches die nöthige Menge von Salzen und Wasser einschliesst, erhalten kann. Ein Körper, der einen guten Gehalt an Eiweiss und Fett besitzt, soll also auf die Dauer alle Verluste des Körpers nur durch Fleisch decken können. Doch ist, um den Körper auch nur einigermassen in gutem Zustande zu erhalten, ein sehr grosses Quantum Fleisch erforderlich. VOIT vermochte einen 30 bis 35 Kgr. schweren Hund mit 1500 Grm. im höchsten Grade fettarmen Fleisches 49 Tage hindurch bei völligem Wohlsein im Gleichgewicht zu erhalten. Ein schlecht genährter und fettarmer Hund hingegen konnte sich bei reiner Fleischfütterung nicht erhalten.

2) Stoffwechsel bei ausschliesslicher Fettfütterung.

Beim Studium der Zersetzungsvorgänge im hungernden Organismus fanden wir, dass dieser von Fleisch und Fett seiner Körpermasse lebt und genau so viel Sauerstoff aufnimmt, als zur Verbrennung dieser Substanzen erforderlich ist. Es musste nun von Bedeutung sein, wie sich die Zersetzungsvorzüge und die Sauerstoffaufnahme bei reiner Fettfütterung gestalten.

Ein 35 Kgr. schwerer Hund VOIT's, der bei gänzlicher Nahrungsentziehung täglich 170 Grm. Körpereiweiss zerstörte, wurde deshalb ausschliesslich mit Fett gefüttert:

Dauer des Versuchs	Fettaufnahme	Fleischumsatz
10 Tage	100 Grm.	185 Grm.
4 „	200 „	155 „
3 „	300 „	187 „

Die Zahlen lehren daher, dass selbst die grösste Fettzufuhr die Eiweisszerstörung nicht aufzuheben vermag.

Pettenkofer und Voit suchten zu ermitteln, wie sich bei reiner Fettfütterung der Fettverbrauch und die Sauerstoffaufnahme gestalte. Ein Hund, der vorher durch tägliche Verabreichung von 1500 Grm. Fleisch ins Gleichgewicht gebracht war, erhielt 10 Tage hindurch täglich nur 100 Grm. Fett und ausserdem Wasser. Am 8. wurden die Respirationsproducte mittelst des Pettenkofer'schen Respirationsapparates untersucht. Die Versuchsprotokolle lauten:

Datum	Körper-gewicht	Wasser-aufnahme	Harn	Harnstoff	Fleisch-umsatz
25. März	31,390	155	302	27,2	386
26. „	31,020	93	199	16,3	236
27. „	30,430	200	173	14,1	207
28. „	30,250	297	157	12,9	190
29. „	30,110	347	155	12,4	183
30. „	29,820	120	138	10,8	161
31. „	29,650	332	136	10,5	157
1. April	29,510	214	139	10,7	159
2. „	29,422	253	240	11,2	167
3. „	29,220	158	157	8,6	131
4. „	29,020				

Respiration:

1. April 9^h 23′. — 2. April 9^h 23′.

(Mittlere Temperatur des Versuchsraumes 18,4° C.)

Durchgeströmte Luftmenge	524193	Liter
Kohlensäure der einströmenden Luft . .	0,7097	pr. Mille
„ „ abströmenden „ . . .	1,2727	„ „
Wasser „ einströmenden „ . . .	8,3356	„ „
„ „ abströmenden „ . . .	8,7517	„ „
Abgegebene Kohlensäure	301,9	Grm.
Abgegebenes Wasser	223,2	„
Aus der Luft aufgenommener Sauerstoff .	262,2	„

Der Körper des Thieres nahm an diesem Tage um 88 Grm. an Gewicht ab, ausserdem verlor er 29,1 Grm. durch Kothabsatz, mithin im Ganzen 117 Grm. Es wurden an diesem Tage 159 Grm. Körperfleisch zerstört, also gelangten 42 Grm. Fett und Wasser zum Ansatze. Aus folgender Zusammenstellung geht hervor, wie stark jeder dieser Körper am Ansatz betheiligt ist:

Elemente der Einnahmen und Ausgaben.

	Wasser	Kohlenstoff	Wasserstoff	Stickstoff	Sauerstoff
Einahmen:					
Fett 100,0	—	76,5	11,9	—	11,6
Wasser . . . 214,0	214,0	—	—	—	—
Sauerstoff . . 262,2	—	—	—	—	262,2
576,2	214,0	76,5	11,9	—	273,8
	= 23,8 H		23,8		190,2
	190,0 O		35,7		464,0
Ausgaben:					
Harn 139,0	123,2	4,0	1,0	4,98	3,8
Koth 29,1	19,0	5,5	0,8	0,44	1,4
Respiration . . 525,1	223,2	82,3	—	—	219,6
693,2	365,4	91,8	1,8	5,42	225,8
	= 40,6 H		40,6		324,8
	324,8 O		42,4		550,6
Differenz 117,0	—	15,3	6,7	5,42	86,6

Die 117 Grm. Körpermasse, welche das Thier einbüsste, enthalten daher:

Kohlenstoff . .	15,3
Wasserstoff . .	6,7
Stickstoff . . .	5,42
Sauerstoff . . .	86,6

Den 5,42 Grm. Stickstoff entsprechen 159 Grm. Fleisch. Von den 91,8 Grm. verbrauchten Kohlenstoffes sind in dem zersetzten Fleisch 19,9 Grm. enthalten; also fallen nur 71,9 Grm. auf das zersetzte Fett. Nun entsprechen 71,9 Grm. Kohlensteff 94 Grm. Fett; mithin wurden 6 Grm. Fett und 36 Grm. Wasser angesetzt.

Der Versuch lehrt daher, dass durch das Fett der Nahrung die Abgabe von Körperfett verhindert werden kann. Während jede Eiweisszufuhr eine Verstärkung des Eiweissumsatzes bewirkt, ist eine analoge Erscheinung beim Fettumsatz nicht zu bemerken. Als die wichtigste Erscheinung bei der Fettfütterung bezeichnen aber Pettenkofer und Voit eine beträchtlich geringere Sauerstoffaufnahme; das Fett habe die Eigenschaft, die Sauerstoffaufnahme erheblich herabzudrücken.

Bemerkt sei noch, dass der Organismus bei reiner Fettfütterung nicht viel später zu Grunde geht als bei völliger Entziehung der Nahrung.

3. Stoffwechsel bei ausschliesslicher Fütterung mit Kohlehydraten.

Die Kohlehydrate spielen eine ganz ähnliche Rolle wie das Fett. Auch durch die grössten Gaben von Kohlehydraten wird die Einbusse des Körpers an Eiweiss nicht verhindert; letzterer ist vielmehr fast ebenso gross wie bei gänzlicher Nahrungsentziehung.

Ein 35 Kgr. schwerer Hund VOIT's zeigte bei alleiniger Fütterung mit Kohlehydraten folgenden Eiweissumsatz:

Datum	Nahrung	Täglicher Fleischumsatz
2.—4. April	450 Grm. Stärke	167 Grm.
22.—24. März	500 „ „	170 „
28. April	500 „ Zucker	224 „
3.—5. Mai	700 „ Stärke	217 „

Die Bedingungen des Zerfalles der Eiweisskörper bestehen daher bei der Gegenwart von Kohlehydraten noch fort; ein Thier vermag sich mit Kohlehydraten allein eben so wenig als mit Fett allein zu erhalten, es geht vielmehr unter diesen Umständen fast eben so schnell zu Grunde wie bei völliger Nahrungsentziehung.

4. Stoffwechsel bei Fütterung mit Fleisch und Fett.

Untersuchen wir zunächst, wie sich der Umsatz des Eiweisses gestaltet, wenn zum Fleische der Nahrung noch Fett hinzugefügt wird, so finden wir, dass auch durch die reichlichste Beigabe von Fett zum Fleisch der Eiweissumsatz nicht aufgehoben wird, dass vielmehr auch hier, ähnlich wie bei reiner Fleischfütterung, der Eiweissumsatz mit der Vermehrung des Eiweisses wächst. Folgende Zahlen von PETTENKOFER und VOIT beweisen dieses:

Nahrung		Ausgeschiedener
Fleisch	Fett	Harnstoff
400 Grm.	200 Grm.	31,5 Grm.
500 „	200 „	37,6 „
800 „	350 „	45,1 „
1800 „	350 „	93,0 „

Das eingeführte Fett ist indessen nicht ganz ohne Einfluss auf die Eiweisszersetzung; bei gleichzeitiger Zufuhr von Fett wird ein etwas geringeres Quantum Eiweiss zerstört, als bei reiner Fleischfütterung. Dieser, wie VOIT sich ausdrückt, „sparende“ Einfluss des Fettes tritt am deutlichsten hervor, wenn man an einem Hunde experimentirt, der zunächst mit einer bestimmten Fleischmenge in's Gleichgewicht gebracht ist.

Nahrung		Ausgeschiedener Harnstoff	Fleischumsatz pr. Tag
Fleisch	Fett		
1800 Grm.	0 Grm.	127,1 Grm.	1774 Grm.
1800 „	250 „	117,5 „	1634 „

Nach der Beigabe des Fettes hat sich also der tägliche Fleischumsatz um 140 Grm. verringert.

Dieser Einfluss des Fettes erstreckt sich stets nur auf ein verhältnissmässig geringes Eiweissquantum; selbst unter den günstigsten Verhältnissen wollte es nicht gelingen, bei dem 35 Kgr. schweren Hunde mehr als 186 Grm. Fleisch vor Zersetzung zu schützen. Dieses Fleisch wird natürlich vom Organismus angesetzt.

Es hat sich nun gezeigt, dass auch bei den Zersetzungsvorgängen unter Einwirkung von Fleisch und Fett der durch die vorausgegangene Fütterung erzeugte Zustand des Organismus von grosser Bedeutung ist. Besitzt ein fettreicher Organismus wenig Vorrathseiweiss, so wird mehr Fleisch vor Zerfall geschützt, als wenn sich in einem fettarmen Körper viel Vorrathseiweiss befindet.

Bei gleichbleibender Fettzufuhr kann man durch mittlere Fleischmengen einen eben so grossen Eiweissansatz bewirken als durch sehr grosse; es ist daher für Mästungszwecke durchaus nicht immer rationell, neben einer genügenden Menge von Fett eine sehr reichliche Eiweisszufuhr zu unterhalten.

Nahrung		Fleischumsatz pr. Tag	Fleischansatz pr. Tag
Fleisch	Fett		
450 Grm.	250 Grm.	344 Grm.	106 Grm.
1000 „	250 „	875 „	125 „
1500 „	250 „	1381 „	119 „

Bei einer Verabreichung von 450 Grm. Fleisch war daher der Fleischumsatz fast so gross wie bei einer Fleischmenge von 1000 resp. 1500 Grm.

Für die Ernährungslehre von grosser Bedeutung ist nun die von Voit gefundene Thatsache, dass durch die Verabreichung kleinerer Mengen Fleisch weit längere Zeit hindurch ein Fleischansatz bewirkt wird als durch die Verfütterung sehr grosser Quantitäten; dass im letzteren Falle stets sehr schnell Gleichgewicht zwischen Einnahme und Ausgabe hergestellt ist. Um die grösste Ablagerung von Fleisch m Körper zu erzielen, soll man daher nicht übergrosse Eiweissmengen verabreichen:

Dauer des Versuches	Nahrung		Gesammtansatz an Fleisch	Ol. Gleichgewicht im Stickstoff
	Fleisch	Fett		
5. Dec.—6. Jan.	500	250	1794 Grm.	noch nicht
6. Jan.—9. Jan.	750	250	271 „	nahezu
30. Dec.—4. Jan.	800	200	152 „	Gleichgewicht
22. Nov.—26. Nov.	800	200	320 „	noch nicht
27. Nov.—30. Nov.	800	200	379 „	„ „
9. Jan.—12. Jan.	1000	250	375 „	nahezu
12. Jan.—15. Jan.	1250	250	294 „	„
15. Jan.—19. Jan.	1500	250	476 „	„
19. Jan.—22. Jan.	1500	350	159 „	„
22. Jan.—31. Jan.	1500	150	104 „	Gleichgewicht
9. März—1. April	1500	30—150	889 „	nahezu
1. April—8. April	1800	250	854 „	Gleichgewicht
12. April—15. April	2000	250	352 „	nahezu

Hatten diese Versuche ergeben, dass die absolute Menge des Nahrungseiweisses nicht ausschliesslich bestimmend für die Grösse des Fleischansatzes ist, so musste es von Interesse sein, zu erfahren, wie eine Vermehrung der Fettmenge bei gleichbleibender Eiweisszufuhr die Zersetzungsvorgänge gestalten. Die in dieser Richtung von Voit angestellten Versuche zeigten, dass hier je nach der Menge des verfütterten Fleisches ein sehr verschiedenes Verhalten wahrgenommen wird, und zwar derartig, dass die Vermehrung der Fettmenge bei geringer Fleischnahrung eine Zunahme, bei reichlicher Fleischkost hingegen eine Abnahme des Fleischumsatzes bewirkt, während sie bei mittleren Fleischmengen keinen Einfluss bekundet:

Datum der Versuchstage	Nahrung		Harnstoff		Fleischumsatz
	Fleisch	Fett			
8. Nov.	176	50	13,3		
9. „	176	50	16,5	14,8	215
10. „	176	50	14,8		
11. „	176	100	17,4		251
12. „	176	150	15,8		
13. „	176	200	19,7	17,2	247
14. „	176	250	16,2		
16.—19. April	500	100	32,5		463
19.—22. „	500	200	35,5		500
22.—25. „	500	300	32,1		456
25.—29. „	500	0	36,2		522

Datum der Versuchstage	Nahrung		Harnstoff	Fleischumsatz
	Fleisch	Fett		
30. Juli	1000	0	81,7	1140
31. „	1000	0	81,7	1140
1. August	1000	100	74,5	1042
2. „	1000	300	69,3	970
3. „	1000	0	80,2	1134
2.—9. März	1500	0	107,7	1500
9.—17. „	1500	30	106,7	1482
17.—20. „	1500	60	107,2	1489
20.—27. „	1500	100	103,8	1442
27. März—1. April	1500	150	102,3	1422
1. April—10. „	1500	0	106,9	1484

Bis jetzt war nur vom Eiweiss die Rede; Pettenkofer und Voit zeigten aber auch, wie sich der Fettumsatz bei Fütterung mit Fleisch und Fett gestaltet. Die Resultate ihrer Versuche sind in folgender Tabelle zusammengestellt:

Nahrung		Aenderung am Körper				Sauerstoff	
Fleisch	Fett	Fleisch-umsatz	Fleischansatz (+) oder Fleischabgabe (—)	Fettumsatz	Fettansatz	auf	nöthig
400	200	450	— 50	159	+ 41	—	586
500	100	491	+ 9	66	+ 34	375	323
500	200	517	— 17	109	+ 91	317	394
800	350	635	+165	136	+214	—	584
1500	30	1457	+ 43	0	+ 32	438	480
1500	60	1501	— 1	21	+ 39	503	486
1500	100	1402	+ 98	9	+ 91	456	479
1500	100	1451	+ 49	0	+109	397	442
1500	150	1455	+ 45	14	+136	521	493

Man sieht zunächst, dass das Fett der Nahrung in grossen Massen resorbirt werden kann und dass die Anschauung irrig ist, welche das Fett als einen schwer verdaulichen Nährstoff bezeichnet. Bei einer Fütterung mit 800 Grm. Fleisch und 350 Grm. Fett traf man nur 13,4 Grm. Trockensubstanz mit 5,2 Grm. Fett im Kothe an, so dass also 344,8 Grm. Fett resorbirt waren. Wir sehen weiter, und hierauf kommt es hauptsächlich an, dass das Fett der Nahrung in sehr bedeutender Menge im Körper zerstört werden kann; dass der Zerfall des Fettes aber in beschränkterem Umfange erfolgt als der des Eiweisses.

Der Fettverbrauch ist nun zunächst abhängig von der Menge des resorbirten Fettes; bei grösseren Gaben von Fett und nicht zu grossen

Mengen von Eiweiss wird mehr Fett zerstört als bei geringerer Fettfütterung. Bei der Darreichung von 500 Grm. Fleisch und 100 Grm. Fett wurden 66, bei 500 Fleisch und 200 Fett aber 109 Grm. Fett zerstört. Jedoch nicht allein die Menge der Zufuhr, sondern auch noch andere Momente sind von Einfluss auf den Fettumsatz, z. B. der Reichthum des Körpers an Fett, die Grösse der Körperarbeit, die Menge des im Organismus vorhandenen Eiweiss. Was den ersten dieser Einflüsse betrifft, so zersetzt ein bereits fettreicher Körper unter sonst gleichen Umständen von dem zugeführten Fett mehr als ein magerer; ist der Körper fettreich, so stehen der weiteren Ablagerung von Fett Schwierigkeiten entgegen. Durch Körperarbeit wird die Fettzersetzung so enorm gesteigert, dass sie die normale Grösse um mehr als das 10fache überschreiten kann. Um den durch den Eiweissgehalt des Organismus bewirkten Einfluss auf die Fettzersetzung zu verstehen, muss man berücksichtigen, dass Fett, wie wir noch sehen werden, zu den Spaltungsproducten des Eiweisses gehört.

Pettenkofer und Voit nehmen an, dass aus 100 Grm. Eiweiss mindestens 36 Grm. Fett hervorgehen können. Ein hungernder Hund verbrauchte täglich 38 Grm. Eiweiss und 107 Grm. Fett. Gab man dem Thiere jetzt nur magerstes Fleisch, so wurde die Fettabgabe vom Körper immer geringer und hörte schliesslich ganz auf, nämlich zu einer Zeit, wo aus dem Nahrungseiweiss so viel Fett entstanden war, als dem Fettumsatz des Thieres entsprach.

Je mehr Eiweiss zersetzt und je mehr Fett aus diesem Eiweiss abgespalten wird, desto weniger wird unter sonst gleichen Verhältnissen das Fett der Nahrung zerstört.

Bei ausschliesslicher Nahrung mit Eiweiss kann sogar Fett angesetzt werden, ein Beweis, dass aus dem Eiweiss der Nahrung sogar mehr Fett entstehen kann, als der Organismus zu zerstören vermag (Pettenkofer und Voit).

Bei der eigentlichen Mästung will man neben der grösstmöglichen Ablagerung von Fett auch eine solche von Eiweiss, d. h. von Fleisch. Da es nun nicht möglich ist, einen Organismus reich an Fleisch und Fett zu machen, wenn sich in ihm nicht eine gewisse Summe von Organeiweiss und Vorrathseiweiss befindet, so wird man zunächst reichlich Eiweiss und nur so viel Fett verabreichen, als nöthig ist, um Eiweiss zum Ansatze zu bringen. Ist dann der Körper reich an Fleisch geworden, so beginnt jetzt die eigentliche Fettmästung und man wird jetzt eine grössere Menge von Fett oder von Kohlehydraten, welche die Rolle des Fettes übernehmen können, verabreichen.

Es dürfte hier der Ort sein, die **Fettbildung im Organismus** näher zu betrachten.

Es kann keinem Zweifel unterliegen, dass die Fette dem Organismus nur theilweise als solche mit der Nahrung geliefert werden, dass aber unter geeigneten Verhältnissen eine Neubildung von Fett aus anderen Nährstoffen erfolgt. Erkundigt man sich danach, aus welchen Nährstoffen Fett hervorgehen kann, so hat Liebig die Ansicht ausgesprochen, dass die Kohlehydrate der Nahrung einen bedeutenden Einfluss auf die Fettbildung ausübten. Bekanntlich findet sich in den Zuckerarten sowohl als in der Stärke das nämliche Verhältniss von Kohlenstoff und Wasserstoff wie in den Fetten, dagegen besitzen erstere einen grösseren Sauerstoffgehalt; Liebig dachte sich nun, es könne durch Austreten von Sauerstoff aus den Kohlehydraten ein Körper hervorgehen, der die Zusammensetzung der Fette besitze. Für die Möglichkeit eines derartigen Vorganges sprechen die Angaben der Botaniker, wonach in den Samen der Pflanze bei ihrer Reife Fett aus Stärke hervorgeht. Aber auch Fütterungsversuche schienen die Anschauung Liebig's zu unterstützen. Persoz tödtete von 10 ausgewachsenen Gänsen von gleichem Alter und gleicher Grösse eine und bestimmte ihren Fettgehalt, während er die anderen mit Mais von bekannter Zusammensetzung fütterte. Jedes Thier nahm im Durchschnitt täglich 494 Grm. Mais zu sich und lebte 19 bis 24 Tage. Bei sämmtlichen neun Thieren bestimmte er den Fettgehalt, und es zeigte sich, dass das im Mais befindliche Fett nicht genügte, den Fettansatz des Körpers zu decken. Persoz glaubte deshalb annehmen zu müssen, dass ein Theil des Fettes aus der Stärke des Mais hervorgegangen sei. Zu ganz ähnlichen Resultaten kamen Boussingault bei Versuchen an Schweinen, Gänsen und Enten, Lawes und Gilbert an Schweinen, Thomson an Kühen. Für die Bildung von Fett aus Kohlehydraten schien auch der Umstand zu sprechen, dass fettarme Carnivoren bei einer aus Fleisch und Kohlehydraten bestehenden Fütterung Fett ansetzen.

Bessere Beweise für die Fettbildung aus Kohlehydraten sind nicht geliefert worden. Da nun die neuere Ernährungsphysiologie entschiedene Beweise für ein Hervorgehen von Fett aus Eiweissstoffen gebracht hat, in allen aufgezählten Versuchen aber neben den Kohlehydraten ein erhebliches Quantum Eiweisskörper aufgenommen wurde, so muss betont werden, dass die aufgezählten Versuche auch ausnahmslos als Belege für eine Fettbildung aus Eiweisskörpern betrachtet werden können.

Als Beweise für die Abspaltung von Fett aus eiweissartigen Stoffen nennt man:

1) Die Bildung von Leichenwachs (*Adipocire*) aus eiweisshaltigen Substanzen. Diese Umbildung erfolgt da, wo die Zersetzung der Cadaver unter geringer Sauerstoffaufnahme langsam von Statten geht; daher wird sie besonders in den anatomischen Macerirtrögen und an feuchten Begräbnissplätzen wahrgenommen. Das Leichenwachs besteht nach den Untersuchungen von Wetherill hauptsächlich aus Palmitin und enthält nicht selten 94 bis 97 % dieser Substanz. Das Leichenwachs liegt hauptsächlich an Stelle der Muskeln; nicht selten sind fast alle Muskeln förmlich in Fett übergegangen.

2) Das Auftreten von Fett in ausgeschnittenen Organen, nachdem sie in die Bauchhöhle lebender Thiere eingebracht sind. Derartige Versuche sind mit ausgeschnittenen Hoden, Muskeln, Krystalllinsen, Fibrin, Knochen und Knorpelstückchen angestellt (Wagner, Husson, Michaelis, Middeldorpf), werden aber in neuerer Zeit anders gedeutet (vergl. S. 25).

3) Das Auftreten von Fettkörnchen beim Untergange zelliger Gebilde (Fettmetamorphose, Reinhard, Virchow). Bei der Phosphorvergiftung ergreift dieser Vorgang die ganze Körpermusculatur.

4) Auch beim Reifen des Roquefortkäses will man einen Uebergang von Eiweiss in Fett constatirt haben. Blondeau gibt an, dass ein frischer Käse, der nur 2,1 % Fett und 96,9 % Caseïn besass, nach 2 Monaten 40 % Fett und 53,5 % Caseïn enthalten habe. Diese Angaben sind von Brussier bestritten, von Kemmerich aber bestätigt worden.

5) Lässt man Eier der Schmeissfliege, die nur einen höchst geringen Fettgehalt besitzen, auf möglichst fettfreiem, coagulirtem Blute oder auf höchst fettarmem Lungengewebe sich entwickeln, so werden die Maden ausserordentlich reich an Fett (Hoffmann).

6) Pettenkofer und Voit ermittelten die Thatsache, dass bei ausschliesslicher und reichlicher Fütterung mit Fleisch zwar sämmtlicher Stickstoff der Nahrung im Harn und Koth der Versuchsthiere wieder erscheint, dass hingegen eine nicht unbedeutende Quantität Kohlenstoff im Körper zurückbehalten wird und als Fett zum Ansatze gelangt.

Wir haben uns die Bildung von Fett aus Eiweiss so zu denken, dass die übermässig aufgenommenen stickstoffhaltigen Nährstoffe im Organismus in stickstoffhaltige und stickstofflose Atomcomplexe gespalten werden; erstere verlassen den Organismus der Hauptmasse nach als Harnstoff, während letztere als Fett, zum Theil wohl auch als Glycogen oder als Zucker, also in Gestalt spannkraftreicher Verbindungen, im Organismus zurückbleiben.

5) Stoffwechsel bei der Fütterung mit Fleisch und Kohlehydraten.

Das Verhalten der Kohlehydrate ist dem des Fettes sehr ähnlich. Auch die Gegenwart der grössten Menge von Kohlehydraten kann dem Organismus die Fleischabgabe nicht vermehren; auch hier bewirkt die kleinste Steigerung der Fleischzufuhr eine Vermehrung des Fleischumsatzes, wie aus folgenden Zahlen Voit's hervorgeht:

Datum	Nahrung		Tägl. Fleischumsatz
	Fleisch	Kohlehydrate	
25.—28. Febr.	400	250 Stärke	431
14.—20. „	500	250 „	535
17.—22. „	800	250 „	745
8.—13. Juli	1500	200 „	1445
31. März— 2. April	1800	450 „	1409
2.— 5. Jan.	2000	100—200 „	1801

Indessen üben die Kohlehydrate dadurch einen gewissen Einfluss aus, dass sie wie das Fett den Eiweissumsatz etwas geringer machen. Hierin liegt ihre hohe Bedeutung für die Mästung. Dieser Einfluss der Kohlehydrate ist aus folgender Tabelle Voit's ersichtlich:

Datum	Nahrung		Tägliche Harnstoffmenge	Täglicher Fleischumsatz
	Fleisch	Kohlehydrat		
23.—25. Oct.	0	0	14,2	194
25.—28. „	0	100—364 Stärke	12,8	175
21. März	0	0	13,2	181
22.—24. März	0	500 Stärke	10,9	170
3.—6. April	500	0	39,2	546
6.—8. „	500	250 Stärke	32,8	475
4.—10. Juli	800	0	59,1	826
10.—19. „	800	100—400 Stärke	54,5	763
19.—20. „	800	0	63,8	895
29. Juni— 8. Juli	1500	0	114,9	1599
8.—13. „	1500	200 Stärke	103,3	1454
6. Jan.	2000	0	143,7	1991
7. „	2000	200 Stärke	131,1	1825 }
8. „	2000	200 „	125,3	1745 }
9. „	2000	300 „	124,6	1736 } 1792
10. „	2000	300 „	134,3	1868 }
11. „	2000	300 „	126,8	1766 }

Die Quantität Eiweiss, welche durch die Kohlehydrate vor Zersetzung geschützt wurde, schwankte zwischen 5 und 15 %; im Mittel betrug sie 9 %. Die absolute tägliche Ersparniss des Eiweisses bei dem 35 Kgr. schweren Hunde betrug im günstigsten Falle 199 Grm. Fleisch, sie war daher etwas grösser als bei der Fütterung mit Fleisch und Fett.

Wir sehen, dass das Fett den Eiweissumsatz nicht immer verringert, dass es denselben vielmehr unter gewissen Umständen vergrössert. Letztere Wirkung wird bei der Fütterung mit Kohlehydraten nicht wahrgenommen, diese vermindern vielmehr stets den Eiweissumsatz. Dieser Umstand ist deshalb von ausserordentlicher praktischer Bedeutung, weil die Kohlehydrate viel billigere Nährstoffe sind als das Fett. Jedoch nicht allein auf den Fleischumsatz, sondern auch auf den Fettumsatz üben die Kohlehydrate einen überaus günstigen Einfluss aus.

6) Der Stoffwechsel bei den Pflanzenfressern.

Das in den vorigen Paragraphen beschriebene Verhalten betrifft ausnahmslos den Fleischfresser, es fragt sich daher, wie weit die hier beobachteten Erscheinungen für den Pflanzenfresser Giltigkeit haben. Es hat sich nun gefunden, dass der Stoffumsatz der Pflanzenfresser in mehreren wesentlichen Punkten von demjenigen der Fleischfresser nicht unerheblich abweicht.

Zunächst ist die im Hunger zerstörte Eiweissmenge bei den Herbivoren verhältnissmässig viel geringer als bei den Carnivoren. Wenn man berücksichtigt, dass der 35 Kgr. schwere Hund Voit's im Hungerzustande täglich 168 Grm. Fleisch zersetzte, so müsste ein 500 Kgr. schwerer Ochse, verhielte sich sein Eiweissumsatz ebenso, täglich 2400 Grm. Fleisch zerstören. Das ist nun nicht der Fall, sondern der Eiweissumsatz ist weit geringer. Grouven bestimmte 8 Tage hindurch den Eiweissumsatz eines 522 bis 480 Kgr. schweren hungernden Ochsen und fand den täglichen Eiweissumsatz nur 1270 Grm. gross. Bei Thieren, die vorher Mastfutter erhalten hatten, war der Eiweissumsatz sogar noch geringer.

Ein zweiter sehr wichtiger Unterschied zwischen Fleisch- und Pflanzenfresser ist der, dass bei letzterem der Fleischumsatz im Hunger durch Verabreichung von Kohlehydraten oder Fett nicht unerheblich vermindert werden kann, was beim Fleischfresser bekanntlich nicht der Fall ist. Henneberg hat die von Grouven über diesen Gegenstand angestellten Versuche in einer Tabelle zusammengestellt, der wir die folgenden Daten entnehmen:

Futter pro Tag Stroh Kgrm.	Beifutter Kgrm.	Körper-gewicht Kgrm.	Stickstoff im Harn Grm.	Fleischumsatz Grm.
0	0	463		905
3,95	0	436	18,1	475
3,0	1,5 Rohrzucker	440	8,8	230
3,2	1 Traubenzucker	459	12,8	335
2,8	2,25 Stärkemehl	437,5	14,2	370
2,5	1 Dextrin	407,5	12,3	320
2,5	1 Gummi arab.	426,5	15,5	410
2,5	1,5 Strohfaser	437,5	14,4	380
2,5	1,1 Alkohol	435	21,5	565

Aehnlich wie bei Fleischfressern vermehrt sich auch bei Pflanzenfressern mit der Zunahme der Eiweisszufuhr der Eiweissumsatz. Folgende Zahlen, die Versuchen von Henneberg und Stohmann an volljährigen Ochsen entnommen sind, mögen als Belege dienen.

Gewicht des Thieres	Menge des resorbirten Eiweisses	Menge des zersetzten Eiweisses
533,5 Kgrm.	375 Grm.	220 Grm.
531,5 „	405 „	345 „
650,5 „	560 „	375 „
651 „	875 „	625 „
671 „	1875 „	1280 „

Es muss bemerkt werden, dass in diesen Versuchen die Menge der resorbirten stickstofflosen Nährstoffe annähernd dieselbe war. Bei einseitig gesteigerter Eiweisszufuhr wird daher auch bei den Pflanzenfressern der Umsatz dieses Nährstoffes derartig gesteigert, dass nur ein kleiner Theil des Eiweisses für productive Zwecke übrig bleibt. Dieser kleine Theil ist indessen bei Pflanzenfressern grösser als bei Fleischfressern.

Wie im Hungerzustande, so wird auch bei der normalen Fütterung des Rindes durch einseitige Vermehrung der stickstofffreien Substanzen der Eiweissumsatz nicht unerheblich vermindert, der Eiweissansatz hingegen nur schwach vermehrt. Von den Beweisen, die Henneberg und Stohmann hierfür gebracht haben, theilen wir die folgenden mit:

Menge des resorb. Eiweisses	Menge der resorb. stickstofflosen Nährstoffe	Nährstoff-verhältnisse	Eiweissumsatz	Eiweissansatz
1300 Grm.	5920 Grm.	1 : 4,6	1070 Grm.	230 Grm.
1255 „	6505 „	1 : 5,2	915 „	340 „

Abweichend vom Fleischfresser dauert es bei Pflanzenfressern lange Zeit, ehe das durch ein gewisses Futter bewirkte Verhältniss zwischen Fleischumsatz und Fleischansatz aufgehoben ist, d. h. ehe der Körper ins Gleichgewicht zwischen Einnahme und Ausgabe gelangt. Nach 10- bis 20tägiger Fütterung mit derselben Nahrung setzen Ochsen noch nahezu dieselbe Quantität Fleisch an wie bei Beginn der Fütterungsperiode. Nicht selten kommt es sogar vor, dass diese Thiere bei längerem Fortgebrauche desselben Futters in der letzten Zeit mehr Fleisch ansetzen als in der ersten (HENNEBERG und STOHMANN). Ganz ähnlich wie Ochsen verhalten sich in dieser Hinsicht auch Milchkühe (KÜHN und FLEISCHER).

Versuche an Schafen, von SCHULZE und MÄRCKER ausgeführt, zeigten, dass auch hier die Eiweisszufuhr vorwiegend den Eiweissumsatz bestimmt, dass sie aber in einer längeren Versuchsreihe durchaus nicht maassgebend für den Eiweissansatz ist. Durch einseitige oder vorherrschende Vermehrung der stickstofflosen Nährstoffe wird stets der Eiweissumsatz vermindert und der Fleischansatz befördert. Es zeigte sich weiter, dass mit einer raschen und reichlichen Steigerung der Eiweisszufuhr stets ein sehr beträchtlicher Verlust verbunden ist und dass es weit vortheilhafter für die Fleischproduction ist, wenn man die Eiweisszufuhr nur langsam und allmählich steigert. Bei gleichbleibender Fütterung wird der Fleischansatz allmählich verringert und es stellt sich das Gleichgewicht zwischen Einnahme und Ausgabe schneller her als beim Rinde. In einem Versuche betrug der Ansatz am 8. Tage nur 11,3 Grm. gegenüber dem Durchschnittswerthe aus der ganzen 8tägigen Versuchszeit von 15,9 Grm.

§ 4. Der Einfluss des Wassers und der Salze auf den Stoffwechsel.

Auch das Wasser gehört zu den unentbehrlichsten Nährstoffen und der Organismus geht bei alleiniger Entziehung des Wassers eben so schnell zu Grunde, wie bei Abschneidung der ganzen Nahrungszufuhr.

Das aufgenommene Wasser hat für die Zersetzungsvorgänge im thierischen Organismus die höchste Bedeutung und nichts ist falscher als die Vorstellung, es werde schon bald nach seiner Aufnahme als ein nutzloser Körper durch die Nieren ausgeschieden.

Nüchternen Thieren, deren stündlich gebildete Harnmenge genau ermittelt war, spritzte FALCK ein abgemessenes Quantum Wasser in den Magen und bestimmte die unter dem Einflusse dieses Wassers gebildete Harnmenge. In keinem Versuche nun wurde die ganze Menge des injicirten Wassers durch die Nieren ausgeschieden, trotzdem die Beobachtungszeit auf viele Stunden ausgedehnt war.

Menge des in den Magen gespritzten H_2O	Menge des durch die Nieren ausgeschiedenen H_2O		
	in Ccm.	In % des eingespritzten H_2O	Dauer der Ausscheidung
500 Ccm.	324	64,9	9 Stunden
500 „	345	69,0	6 „
1000 „	875	87,5	8 „
1000 „	905	90,45	7 „
1500 „	1427	95,1	8 „
500 „	472	94,1	6 „
1000 „	872	87,2	8 „
1000 „	871	87,1	9 „
1000 „	667	66,7	4 „

Die in der ersten Stunde nach der Wasseraufnahme gebildete Harnmenge ist sehr unbedeutend; erst in der 2., 3., 4., 5. und 6. Stunde ist die Wasserausscheidung erheblicher:

Eingespritzte Wassermengen in Ccm.	Durch die Nieren ausgeschiedenes H_2O								
	1. Stunde	2. Stunde	3. Stunde	4. Stunde	5. Stunde	6. Stunde	7. Stunde	8. Stunde	9. Stunde
500	4,5	111,5	123,5	56,5	16,5	8,5	0,5	2,5	0,5
1000	23,5	235,5	268,5	222,5	136,5	15,5	2,5	—	—
1500	45,5	312,5	324,5	296,5	256,5	162,5	25,5	25,5	—

Falck hat auch die Wirkung des Wassers nach der Injection in die Blutbahn beobachtet und gefunden, dass Hunde sicher getödtet werden können, wenn man ihnen $^1/_{10}$ bis $^1/_5$ ihres Körpergewichts an Wasser injicirt. Die blosse Volumzunahme der circulirenden Flüssigkeit kann natürlich nicht die Todesursache sein, denn durch Infusion einer gleichgrossen Menge defibrinirten Blutes vermag man die Thiere nicht zu tödten. Der Tod kommt vielmehr durch die schon besprochene zerstörende Einwirkung des Wassers auf die rothen Blutscheiben zu Stande. In Folge der Zerstörung der rothen Blutscheiben entwickelt sich eine hochgradige Dyspnoë und die Thiere gehen bald an Erstickung zu Grunde. Die Wirkung des Wassers ist um so intensiver, je niedriger seine Temperatur ist.

Was wir über den Einfluss des Wassers auf die chemischen Processe des thierischen Organismus bis jetzt ermittelt haben, ist sehr wenig und es ist allein die Einwirkung der Wasseraufnahme auf den Eiweissumsatz einer genaueren Untersuchung unterworfen worden.

Bischoff sprach es zuerst aus, dass unter dem Einflusse einer vermehrten Wasserzufuhr der Eiweissumsatz sich steigere und die Menge des ausgeschiedenen Harnstoffes sich somit vermehre.

Genth hat bei sonst gleicher Nahrung verschiedene Quantitäten Wasser zu sich genommen und konnte die Angaben Bischoff's bestätigen:

Wasseraufnahme	Harnstoffmenge
0 Ccm.	43,5 Grm.
1000 „	46,4 „
2000 „	48,4 „
4000 „	53,2 „

Ein Hund Voit's schied im völligen Hungerzustande 16,7 Grm. Harnstoff aus, als ihm dann 1957 Ccm. Wasser gereicht wurden, stieg die Harnstoffmenge auf 21,3 Grm. Voit glaubt übrigens gefunden zu haben, dass eine vermehrte Wasserzufuhr nicht unter allen Umständen den Eiweissumsatz vermehrt, dass z. B. kaum eine Aenderung in der Harnstoffausscheidung wahrgenommen werden könne, wenn das Wasser hauptsächlich dazu diene, den durch reichliche Bewegung entstandenen Wasserverlust des Körpers zu decken.

Henneberg und Stohmann fanden, dass auch bei Wiederkäuern nach reichlicher Wasserzufuhr ein vermehrter Eiweissumsatz nachzuweisen sei; bei Ochsen betrug er mehr als 7 %, bei einer milchgebenden Ziege aber 14 %.

In ähnlicher Weise wie das Wasser wirken auch gewisse Salze, z. B. Chlornatrium und Glaubersalz. Bei allen Thieren wird durch diese Salze der Eiweissumsatz vermehrt (Voit, Weiske u. A.). Diese Vermehrung ist indessen nicht sehr erheblich; bei sehr grossen Kochsalzdosen beträgt sie 4 bis 5 %.

§ 5. Einfluss der Temperatur auf den Stoffwechsel.

Lavoisier fand in Gemeinschaft mit Seguin, dass Menschen im nüchternen Zustande und bei möglichster Ruhe in warmer Luft weniger Sauerstoff aufnehmen als in kalter. Die Differenz war ziemlich erheblich; denn während bei 32° C. 1210 Ccm. Sauerstoff pr. Stunde aufgenommen wurden, stieg diese Menge beim Aufenthalt in einer Luft von 15° auf 1344 Ccm. Seit dieser Zeit haben zahlreiche Beobachter die Zunahme der Sauerstoffaufnahme und der Kohlensäureausscheidung unter dem Einflusse einer niederen Temperatur der umgebenden Luft dargethan; besonders ist auch sichergestellt, dass dieses Verhalten nicht auf Ursachen zurückzuführen ist, die nur in der ersten Zeit nach dem Temperaturwechsel wirksam sind, sondern dass auch noch mehrere Stunden nachher der Gasaustausch vermehrt ist. Bei einem Temperaturabfall von 11,4° C. betrug diese Vermehrung hinsichtlich der Kohlensäure durchschnittlich 40, hinsichtlich des Sauerstoffes 38 % (Colasanti); bei einer Erniedrigung der Temperatur um 22,6° C. aber für die Kohlensäure 47 und für den Sauerstoff 66 % (Finkler).

Als Sanders-Ezn Thiere unter Bedingungen brachte, unter denen eine Wärmeregulation durch die äussere Haut ausgeschlossen war (er setzte die Thiere in einen sogenannten Wärmekasten, d. h. in einen Behälter, dessen Temperatur constant mit der Körperwärme des Versuchsthieres übereinstimmte) und als er jetzt den Gasaustausch durch die Lungen bei Temperaturschwankungen zwischen 1. und 44° C. vor sich gehen liess, da konnte er zeigen, dass sich die Säugethiere unter diesen Verhältnissen sowohl hinsichtlich ihrer Eigenwärme als auch hinsichtlich ihres Stoffwechsels wie Kaltblüter verhalten. Denn er sah, dass die Temperatur ihres Körpers mit der Zunahme der Temperatur der äussern Luft anstieg, mit der Abnahme der letzteren aber fiel und er sah zwischen Kohlensäureausscheidung und Temperatur des Körpers ein Verhältniss, wie es bisher nur für den Kaltblüter nachgewiesen war: die Kohlensäureausscheidung sank sehr tief bei Verringerung der Eigenwärme, sie stieg erheblich bei Zunahme der Körperwärme. Dieses Verhalten weicht also vollständig von demjenigen ab, welches Thiere im Vollbesitze ihrer wärmeregulirenden Einrichtungen bei Aenderung der Temperatur der umgebenden Luft zeigen.

Auch Erler fand in der Kälte anfänglich ein Ansteigen, dann beim Sinken der Eigenwärme ein nicht unerhebliches Abfallen der Kohlensäureausscheidung, während bei geringer Steigerung der Eigenwärme anfänglich mehr, von 39,5° C. an aber weniger Kohlensäure ausgeschieden wurde.

Aus den mitgetheilten Versuchen ergibt sich, dass die Säugethiere, so lange sie ihre normale Eigenwärme erhalten, in der Kälte mehr, in der Wärme weniger Kohlensäure ausscheiden, dass sie aber bei Aenderung ihrer Körpertemperatur ein ganz umgekehrtes Verhalten zeigen, indem bei Abkühlung eine geringere, bei Erwärmung eine grössere Menge Kohlensäure gebildet wird.

Der vermehrte Stoffumsatz in der kalten Luft kann nicht dadurch zu Stande kommen, dass in kälter temperirten Zellen der Zerfall leichter stattfindet als in wärmeren; einer solchen Deutung widerspräche jede Erfahrung, sodann wissen wir aber auch durch Sanders-Ezn, dass der Stoffwechsel unter dem Einflusse einer kälteren Luft nur dann vermehrt ist, wenn die Eigenwärme des Körpers nicht verringert wird. Wir müssen daher annehmen, dass die Zersetzungsvorgänge durch Nervenwirkungen reflectorisch beeinflusst werden.

Es ist in der That die Veränderung des Stoffumsatzes unter dem Einflusse der Erregung sensibler Nervenfasern in einer ganzen Anzahl von Fällen direct nachgewiesen. Röhrig und Zuntz machten darauf aufmerksam, dass bei Kaninchen das kalte Bad durch Wirkung auf die Hautnerven die Kohlensäureausscheidung vermehre; sie fanden auch, dass beim Baden in gewöhnlichem Wasser etwas weniger Kohlensäure erhalten wird als beim Baden in Salzwasser. Paalzow sah nach der Application von Senfteigen gleich nach der ersten Wirkung des Reizes eine Vermehrung der Kohlensäureabgabe und Sauerstoffaufnahme auftreten, ohne dass eine stärkere Muskelbewegung des Thieres stattgefunden hätte. Von anderen Einflüssen nervöser Art ist besonders derjenige des Lichtes auf den Stoffumsatz ermittelt. Dieser Einfluss wurde zuerst von Moleschott nachgewiesen, er fand bei geblendeten Fröschen den Stoffumsatz geringer als bei normalen Thieren. Platen traf bei Kaninchen, denen er abwechselnd die Augen mit schwarzen und weissen Gläsern bedeckte, bei Anwendung der hellen Gläser durchschnittlich eine um 14 $^0/_0$ grössere Kohlensäureausscheidung und eine um 16 $^0/_0$ grössere Sauerstoffaufnahme an.

Wie haben wir uns nun diese Vermehrung des Stoffwechsels in Folge der Nervenerregungen vorzustellen? Dass die erregte Nervenmasse nicht selbst den Einfluss bedingt, liegt auf der Hand, denn wenn es auch keinem Zweifel unterliegen dürfte, dass erregte Nerven mehr zersetzen als ruhende, so repräsentirt die Menge der Nervenfasern doch einen zu winzigen Theil der ganzen Körpermasse, als dass der Stoffwechsel der Nerven von irgend nennenswerthem Einflusse auf den Gesammtstoffwechsel sein könnte. Röhrig und Zuntz haben darauf hingewiesen, dass die Muskeln mehr als 40 $^0/_0$ der Gesammtkörpermasse ausmachen und glauben, dass die wesentlichsten Zersetzungsvorgänge in diesen Organen erfolgen; sie nehmen deshalb an, dass durch sensible Nervenfasern der äusseren Haut der Stoffumsatz im Muskel ausserordentlich beeinflusst werden könne und glauben, dass dieses entweder durch die motorischen Nerven wie bei der Contraction oder durch die vasomotorischen Nerven vermittelt werde. Sie denken sich also, dass die durch die Temperaturzustände der Haut ausgelösten Temperaturempfindungen reflectorisch auf die Muskeln resp. auf den Stoffverbrauch derselben einwirken.

Sehen wir so, dass beim Aufenthalte in kalter Luft mehr Kohlensäure gebildet, also mehr Fett zerlegt wird, so tritt uns die Mehrzersetzung als eine treffliche Einrichtung zur Erhaltung der mittleren Körpertemperatur entgegen. Es muss daher von besonderem Interesse sein, zu sehen, wie weit dieser Regulator im Winter und wie weit er bei den im hohen Norden lebenden Thieren in Betracht kommt.

In VOIT's Laboratorium wurde eine Katze von annähernd 2,5 Kgr. Sommer und Winter hindurch mit ganz der gleichen Nahrung, nämlich mit 120 Grm. sorgfältig ausgeschnittenem Rindfleisch und 15 Grm. Schmalz gefüttert. Während der kalten Jahreszeit behielt das Thier bei dieser Fütterung ein nahezu constantes Gewicht; die grössten Schwankungen lagen zwischen 2557 und 2650 Grm. Mit dem Eintritt der wärmeren Witterung nahm aber das Thier nicht unerheblich an Gewicht zu, und es hatte bei Beendigung des ganzen, 6 Monate dauernden Versuches ein Körpergewicht von 3047 Grm. erreicht.

Man nimmt allgemein an, dass in kalten Klimaten viel mehr Nahrung aufgenommen wird als in warmen, trotzdem die Thiere durch dichtere Behaarung und sehr beträchtliche Fettlager von schlechten Wärmeleitern vortrefflich umgeben sind. Ueber die Ernährungsverhältnisse dieser Thiere sind uns nur wenig sichere Thatsachen überbracht. GEORGE KENNAN gibt an, dass die zum Ziehen der Schlitten benutzten Hunde in Kamtschatka und Nordasien bei der grössten Kälte nach Beendigung ihres Tagewerkes 0,75 bis 1 Kgr. gedörrter Fische erhalten, aus deren Spannkraft also nicht allein der Wärmeverlust, sondern auch die bedeutende Arbeit bestritten werden muss. Auf den ersten Blick scheint diese Nahrung sehr unbedeutend zu sein; bedenkt man aber, dass gedörrte Fische nur 15 bis 18 % Wasser enthalten und berücksichtigt man, dass ihre Trockensubstanz neben nicht unerheblichen Mengen von Fett an Eiweiss mindestens ebensoviel enthält wie 2000 Grm. frisches Fleisch, so sehen wir ein, dass das Futter ein ausserordentlich reichliches ist.

§ 6. Der Stoffwechsel unter dem Einflusse von Blutentziehungen.

Schon a priori ist einzusehen, dass es für die Zersetzungsvorgänge im Thierkörper nicht gleichgiltig sein kann, wenn plötzlich eine erhebliche Menge von Blut und von Hämoglobin, welches für den Gasaustausch von so hoher Bedeutung ist, den Organismus verlässt. BAUER hat nun diesen Gegenstand experimentell verfolgt und er konnte den Nachweis liefern, dass in Folge von Aderlässen die Kohlensäureausscheidung abnimmt, während der Eiweissumsatz, also die Stickstoffausscheidung sich vermehrt.

Aus der Verminderung der Kohlensäureausscheidung müssen wir auf eine Verringerung der Fettzerstörung schliessen. Es hat sich herausgestellt, dass es für den Umfang dieser Verminderung gleichgiltig ist, ob das Fett aus der Nahrung stammt oder ob es dem Fettvorrathe des Organismus entnommen ist. Die verminderte Kohlensäureausscheidung macht sich nicht unmittelbar nach der Blutentziehung, sondern erst etwas später geltend. Folgender Versuch beweist, dass nach Blutentziehungen das Fett der Nahrung in reichlicherer Menge aufgespeichert wird als unter gewöhnlichen Verhältnissen:

Versuchsthier: Hund von 4,5 Kgr. Körpergewicht.

Futter: 250 Grm. Fleisch und 50 Grm. Fett pr. Tag.

Versuchstag	Zersetzte Fettmenge pr. Tag	Bemerkungen
1.	28,3	—
2.	28,5	—
3.	29,6	—
4.	19,8	100 Ccm. Blut entzogen
5.	16,9	—

Auch Tolmatscheff sah Thiere nach Blutentziehungen fettreicher werden.

Was die vermehrte Eiweisszersetzung betrifft, so ist sie keineswegs sehr unerheblich. Ein grosser Schäferhund, der täglich 500 Grm. Fleisch und 100 Grm. Speck = 17,2 Grm. Stickstoff aufnahm, schied folgende Mengen von Harnstoff aus:

Versuchstag	Stickstoffausscheidung in Grm.	Bemerkungen
1.	15,61	—
2.	15,00	—
3.	16,24	—
4.	16,02	—
5.	17,06	—
6.	17,13	—
7.	20,30	Blutentziehung von 350 Ccm.
8.	20,08	—
9.	19,60	—

Die Ursache der vermehrten Eiweisszersetzung nach Blutentziehungen ist unbekannt. Dass zur Erklärung dieser Erscheinung die Voit'schen Begriffe von circulirendem Eiweiss und Vorrathseiweiss nicht genügen, liegt auf der Hand; man müsste denn die sehr gezwungene Annahme machen, dass es durch einen Aderlass, also durch die Entfernung einer grossen Menge von circulirendem, d. h. leicht zerfallendem Eiweiss bewirkt werde, dass jetzt mehr Circulationseiweiss in die Blutbahn tritt, als diese vor dem Aderlass enthielt. Gegen eine solche Vorstellung spricht sich aber selbst Bauer aus, der sonst betont, dass Voit's Lehre durch seine Beobachtungen nicht berührt werde.

Von Interesse ist es auch noch, dass Bauer in allen seinen Versuchen eine vermehrte Wasserausscheidung durch die Nieren beobachtete.

Dieselbe wird wahrscheinlich durch die Vermehrung der Zersetzungsproducte, speciell des Harnstoffs, bedingt, denn wir wissen, dass dieser Körper mit starken diuretischen Eigenschaften ausgestattet ist.

Wir wollen schliesslich nicht unerwähnt lassen, dass eine Anzahl längst bekannter Thatsachen für eine Vermehrung des Fettansatzes nach Blutentziehungen spricht. Schriftsteller aus der Zeit der Gewohnheitsaderlässe berichten, dass sich nach häufigen und regelmässigen Aderlässen nicht selten hochgradige Fettleibigkeit entwickele. Bei vielen anämischen Thieren wird ein ganz enormer Fettreichthum angetroffen. In manchen Gegenden sucht man den Fettansatz beim Mästen des Rindviehs durch zeitweise Aderlässe zu erhöhen.

Zweiter Abschnitt.

Die Leistungen des Organismus.

Einleitung.

Im thierischen Organismus findet in Folge der im vorigen Abschnitte beschriebenen chemischen Umsetzungen eine beständige Umwandlung von Spannkräften in lebendige Kräfte statt.

Als lebendige Kraft oder Energie der Masse bezeichnet man die durch unsere Sinne zu beobachtende Kraft, welche messbar ist und deren Grösse von der Geschwindigkeit und von der Masse abhängt. Sie erscheint uns entweder als mechanische Arbeit oder als Wärme, Electricität, Magnetismus und Licht. Wie in einer gespannten Sehne die Bewegungsursache vorhanden ist, ohne dass bereits Bewegung nachzuweisen wäre, so ist oftmals Energie angesammelt ohne sichtbar zu sein. Man bezeichnet eine solche Energie als Spannkraft. Es gibt Spannkräfte verschiedener Art. Denken wir uns 1 Grm. auf die Höhe von 1 Meter gehoben, so bildet dieses eine mechanische Spannkraft von 1 Grammmeter; dieselbe wird frei und verwandelt sich wieder in lebendige Kraft, sobald man das Gewicht fallen lässt. Weiter gibt es auch chemische Spannkräfte; diese werden durch die Anziehungskräfte der Atome bedingt. So lange die Atome des Kohlenstoffes und des Sauerstoffes nicht in Berührung treten, befindet sich in beiden ein grosses Quantum Spannkraft angehäuft. Dieses wird frei und wandelt sich in lebendige Kraft in Form von Wärme um, sobald sich die Atome verbinden.

Die Umwandlung von Spannkräften in lebendige Kräfte geschieht nach dem Gesetze von der Erhaltung der Kraft. Dieses Gesetz sagt aus, dass in einem Bewegungssystem, welches keinen Anstoss von aussen her empfängt, die Summe der sämmtlichen lebendigen Kräfte und der sämmtlichen Spannkräfte fortwährend dieselbe bleibt, dass in einem solchen System also niemals Bewegung verloren geht, sondern dass immer nur lebendige Kraft in Spannkraft und Spannkraft in lebendige Kraft verwandelt werden kann.

Die wesentlichsten Spannkräfte des Organismus werden repräsentirt durch die oxydirbaren Nährstoffe auf der einen und den eingeathmeten Sauerstoff auf der anderen Seite. Die im Körper frei gewordenen lebendigen Kräfte treten uns ihrer Hauptmasse nach in Form von Wärme oder in Gestalt von mechanischer Arbeit entgegen.

Erstes Kapitel.

Wärmelehre.

§ 1. Zur Geschichte der Wärmelehre.

Hippokrates, Galen, das ganze Alterthum und das Mittelalter begnügten sich mit der Annahme einer eingeborenen Wärme; selbst noch Chaussier betrachtete die Wärme als eine der thierischen Faser inhärente Eigenthümlichkeit. Erst das 17. und 18. Jahrhundert wendeten dem Phänomen der thierischen Eigenwärme eine grössere Aufmerksamkeit zu und es wurden thermometrische Beobachtungen über die Körpertemperatur gesunder und kranker Menschen und Thiere veröffentlicht (Sanctorius, Boerhave, de Haën, Ch. Martin). Blagden stellte 1774 die überraschende Thatsache fest, dass Menschen ihre normale Eigenwärme beim Aufenthalte in Räumen, die bis zur Siedhitze des Wassers erhitzt waren, zu bewahren vermögen. John Hunter zeigte dann, dass Thiere deshalb äusserer Kälte erfolgreich Widerstand zu leisten vermögen, weil ihre Wärmeproduction lebhaft genug ist, um der Kälte das Gleichgewicht zu halten. Hunter bekämpft auch die Anschauung der Jatromathematiker, dass die Wärme durch die Reibung des Blutes entstehe und er sagt: Es ist wahrscheinlich, dass die Wärme abhängt von einem anderen Princip, das innig verbunden mit dem Leben und unabhängig von Circulation, Sensation und Willen ist, einer Kraft, welche die Maschine unterhält und regelt.

Nachdem schon mehrfach der Versuch gemacht war, in dem Athmungsprocess die Quelle der thierischen Wärme zu suchen, hat Lavoisier mit Laplace im Jahre 1780 die Ursachen der Eigenwärme der Thiere in der chemischen Verbindung des Sauerstoffs mit dem Wasserstoff und Kohlenstoff, die in der Lunge vor sich gehen sollte, gesucht. Der chemische, durch die Respiration vermittelte Process wurde bald allgemein als die Quelle der Wärme angesehen und die Erklärung Lavoisier's erzeugte überall lebhafte Befriedigung. War die Lehre Lavoisier's insofern von höchster Bedeutung, als sie die thierische Wärme aus einer im Körper stattfindenden Verbrennung hervorgehen liess, so gerieth sie doch hinsichtlich des Ortes der Wärmebildung in grosse Bedrängniss.

Brodie trat nämlich Lavoisier auf dem Wege des physiologischen Experimentes entgegen. Er köpfte Thiere, nachdem er ihnen zuvor die Halsgefässe unterbunden hatte und unterhielt jetzt einige Zeit hindurch künstlich die Respiration und Circulation. Obgleich er nun fand, dass solche Thiere noch lange Zeit hindurch venöses Blut in arterielles überzuführen im Stande sind, so sah er dennoch ihre Eigenwärme rascher absinken, als bei Thieren, an denen nach der Enthauptung keine künstliche Respiration unterhalten wurde. Er schloss daraus, dass bei der Umwandlung des venösen Blutes in arterielles in den Lungen keine Wärme gebildet werde und er suchte die Wärmequelle im Nervensystem. Da letztere Anschauung immer mehr an Vertretern gewann und Chossat die Meinung für gerechtfertigt hielt, dass im Sympathicus der Grund der Eigenwärme liege, so schrieb in Folge der vielen Discussionen die Pariser Akademie eine Preisaufgabe über die Quelle der thierischen Wärme aus. Die Abhandlungen von Dulong und Despretz wurden ausgezeichnet; beide entschieden sich zu Gunsten der Lavoisier'schen Anschauungen. Dulong und Despretz bestimmten bei Thieren den absorbirten Sauerstoff und die ausgeathmete Kohlensäure; sie fanden hierbei, dass beim Athmen mehr Sauerstoff verschwindet als zur Oxydation des Kohlenstoffs nöthig ist und deuteten diese Thatsache ganz richtig, indem sie den Ueberschuss als zur Bildung von Wasser verwendet betrachten. Sie berechneten jetzt die Wärmemenge, welche sich bei der Verbindung des absorbirten Sauerstoffs mit dem Kohlenstoff der gefundenen Kohlensäure und bei der angenommenen Verbindung des Ueberschusses von Sauerstoff mit einer entsprechenden Menge Wasserstoff zu Wasser hätte erzeugen müssen und verglichen damit mit Hilfe eines von Dulong cnostruirten Calorimeters Wärmemengen, welche von den Thieren producirt wurden. Es zeigte sich nun, dass die Thiere 15 bis 30 % Wärme mehr abgaben, als nach der Berechnung aus den Verbrennungsproducten zu erwarten gewesen wäre; ein Umstand, der auf die Mangelhaftigkeit der Apparate zurückgeführt werden muss.

Eine feste Stütze erhielt aber die vielfach in Misscredit gekommene Lehre Lavoisier's erst durch Justus von Liebig, der in der Wechselwirkung zwischen den Bestandtheilen der Nahrung und dem durch das

Blut in den Körper gelegten Sauerstoff die Quelle der thierischen Wärme nachwies.

Als Robert Mayer, practischer Arzt in Heilbronn, das von ihm aufgestellte Princip von der Erhaltung und Unzerstörbarkeit der Kraft auch auf die Processe im Organismus in Anwendung zog, da war die Aufgabe der Physiologie besser präcisirt als je zuvor und sie konnte gar nicht anders lauten als: den thierischen Organismus als ein Bewegungssystem zu erforschen und die Mechanik dieses Systems mit mathematischer Genauigkeit zu bestimmen. Seit dieser Zeit ist durch zahlreiche Arbeiten festgestellt, dass das Quantum der bei den chemischen Processen im Thierkörper freiwerdenden Wärme durch die Natur des Processes und das Quantum der ihn eingehenden Substanzen eben so genau bestimmt ist, wie bei den chemischen Processen ausserhalb des Organismus.

Welche Richtung die Wärmelehre in Folge ihrer Befruchtung mit den grossartigen Ideen Robert Mayer's und Helmholtz's eingeschlagen, werden wir bald erfahren. Hier wollen wir nur noch bemerken, dass kurze Zeit nach Mayer der Engländer Joule die Beziehung zwischen Wärme und mechanischer Arbeit quentitativ bestimmt hat. Er zeigte, dass ein bestimmtes Quantum von Kraft sich in ein bestimmtes Quantum von Wärme umzuwandeln vermag und umgekehrt; er zeigte aber auch, dass die Wärmemenge, welche ein bestimmtes Quantum Wasser um 1° C. zu erhöhen vermag, einer mechanischen Wirkung von ganz bestimmter Grösse entspricht.

§ 2. Wesen und Quellen der Wärme.

Die thierische Wärme verdankt, wie bereits in der Einleitung dieses Abschnittes gezeigt wurde, ihr Entstehen chemischen Processen, insbesondere solchen, welche wir als Verbrennungen bezeichnen. Eine klare Vorstellung von der Wärmeerzeugung durch chemische Processe können wir uns nur dann machen, wenn wir folgende Anschauung vom Wesen der Wärme acceptiren.

Die atomistische Hypothese betrachtet den von einem Körper eingenommenen Raum nicht als stetig erfüllt, sondern sie denkt sich einen sehr erheblichen Theil dieses Raumes leer. Materielle Theilchen des Körpers finden sich also nur an bestimmten Stellen dieses Raumes; jedes materielle Theilchen wird von jedem anderen materiellen Theilchen durch einen leeren Raum vollständig getrennt. Wir bezeichnen ein solches Theilchen als ein Atom und müssen es als obersten Grundsatz aussprechen, dass sich niemals das Wesen eines Atomes verändern kann, sondern nur sein Ort im Raume.

Wir nehmen nun 2 Arten von Atomen an, die einen ziehen sich gegenseitig an und werden als ponderabele Atome bezeichnet, die anderen stossen sich gegenseitig ab und heissen Aetheratome. Die letzteren bekunden keine Einwirkung auf die Wagschale. Sie zerstreuen sich im ganzen Weltraume. Jedes ponderabele Atom umgibt sich in Folge seiner in nächster Nähe sehr starken Anziehung von einer Hülle von Aetheratomen; diese bilden mit dem ponderabelen Kern ein für gewöhnlich nicht zu trennendes System. Molecüle sind Aggregate von Atomen.

Die Aetherhüllen verhindern die Vereinigung der ponderabelen Atome. Haben sich nämlich 2 Atome in Folge der Anziehung bis auf einen gewissen Abstand genähert, so wächst die abstossende Kraft der beiden Aethersphären rasch an und hält der Anziehung der ponderabelen Atome das Gleichgewicht. So sehen wir denn eine Anziehungs- und eine Abstossungskraft thätig, welche die Atome entweder zu nähern oder von einander zu entfernen trachtet und sie immer in eine Geichgewichtslage zürückführen, sobald sie durch eine äussere Ursache daraus entfernt sind.

Durch die Einwirkung der Anziehungs- und Abstossungskraft entstehen nun unter bestimmten Verhältnissen Vibrationen, d. h. innere Schwingungen, und man nimmt an, dass durch derartige innere Schwingungen die Wärmeerscheinungen veranlasst werden.

Stellen wir uns 2 Atome vor, die mit einer mächtigen chemischen Verwandtschaft ausgestattet sind, sagen wir 1 Natriumatom und 1 Sauerstoffatom. Treffen sich beide unter Bedingungen, unter denen ihre Anziehungskräfte zur Geltung kommen können, so werden sich die Atome einander nähern und in Folge der Anziehungskräfte nach Maassgabe des durchlaufenen Raumes Geschwindigkeiten erhalten, die man mit denen fallender Körper vergleichen kann. Die bei der Anziehung frei werdende lebendige Kraft wird aber nicht wie bei den fallenden Körpern in Form sichtbarer Bewegung zur Erscheinung gelangen, bei der chemischen Anziehung wird vielmehr die frei werdende Kraft in Form von Oscillationen der ponderabelen Atome und ihrer Aetherhüllen auftreten. Diese Bewegungen nehmen wir nicht als solche wahr, sondern wir erkennen sie nur mittelbar aus den Wirkungen der Wärme.

Da wir uns nun vorzustellen haben, dass die chemischen Anziehungen mit merklicher Kraft nur in unmerklich kleinen Abständen wirken, mit anderen Worten: da bei der chemischen Anziehung zwei oder mehrere einander anziehende Körper von derselben anfänglichen Distanz zu derselben Enddistanz gelangen, so muss die bei der Verbindung zweier oder mehrerer bestimmter Atome frei werdende Wärme stets dieselbe sein. Bei der Verbindung eines Natriumatoms mit einem Sauerstoffatom wird also stets dieselbe Wärmemenge frei werden.

Die bei der chemischen Verbindung der Körper frei werdende Wärmemenge lässt sich nun berechnen und wird als Verbrennungswärme bezeichnet; die Verbrennungswärme gibt an, wie viel Wärmeeinheiten erzeugt werden, wenn eine Gewichtseinheit des Körpers verbrennt. Als Wärmeeinheit gilt dabei diejenige Wärmemenge, welche einer Gewichtseinheit Wasser zugeführt werden muss, um eine Temperaturerhöhung von 0^0 auf 1^0 zu bewirken.

Es tritt nun in der Verbrennungswärme nicht immer die gesammte lebendige Kraft auf, welche bei dem Zusammentreten der Atome zu einem chemischen Molecüle gebildet wird; sind z. B. die Verbrennungsproducte gasförmig, so wird ein Theil der lebendigen Kraft dazu dienen, die Bestandtheile in den gasförmigen Aggregatzustand überzuführen.

Es ist bisher nur von der Oxydation als Wärmequelle die Rede gewesen; Oxydationen sind nun zwar die verbreitetsten, durchaus aber nicht die ausschliesslichen Erzeuger der Wärme, es tritt vielmehr auch noch bei einer grossen Anzahl anderer chemischer Processe Wärme in Freiheit. So wird z. B. eine erhebliche Menge Wärme frei, wenn sich Wasserstoff und Chlor verbinden. Allgemein kann man sagen: Wärme wird frei bei allen chemischen Processen, bei welchen sich Stoffe verbinden, die grosse chemische Verwandtschaft zu einander haben, oder auch: Wärme wird bei allen chemischen Processen frei, bei welchen der Spannkraftsvorrath vermindert wird.

Wir wissen nun, dass bei den Zersetzungsvorgängen im thierischen Organismus keineswegs allein Oxydationsprocesse, sondern dass hier complicirten Spaltungsvorgängen, die zum Theil unter dem Einflusse bestimmter Fermente erfolgen, eine wichtige Rolle zugewiesen ist. Dass auch bei diesen Wärme frei wird, kann keinem Zweifel unterliegen, denn es handelt sich ja um chemische Processe, bei denen der Spannkraftsvorrath sich verringert, es entsteht aber die Frage, ob die eigene Natur der chemischen Processe im Thierkörper nicht von Einfluss auf die Verbrennungswärme ist. Diese Frage ist zu verneinen; die Menge der gebildeten Wärme ist durch die Anfangs- und Endzustände der Körper gegeben, sie hängt durchaus nicht von den Zwischenstufen ab, welche die Körper durchlaufen. Das Princip von der Erhaltung der Kraft fordert, dass bei einem Processe, der aus mehreren getrennten Acten zusammengesetzt ist, eine Wärmemenge entsteht, die derjenigen völlig gleich ist, welche beim Ablaufen des Processes in einem Acte gebildet wird. Verbrennt eine Gewichtseinheit Kohlenstoff in dem einen Falle direct zu Kohlensäure, in dem anderen Falle anfänglich nur zu Kohlenoxyd und hernach durch Aufnahme weiteren Sauerstoffs zu Kohlensäure, so ist in dem einen Falle die gebildete Wärmemenge genau eben so gross wie in dem anderen Falle.

Fragen wir uns nun, wie wir die bei den chemischen Processen im Organismus gebildete Wärmemenge bestimmen können, so mag folgendes Beispiel dieses erläutern: Verbrennt Eiweiss bei hoher Temperatur und genügender Sauerstoffzufuhr, so sind die Endproducte der Verbrennung Kohlensäure, Wasser, Ammoniak und Schwefelsäure. Die Wärmemenge, welche hierbei entsteht, sei *W*. Nun ist bekannt, dass die Verbrennung des Eiweisses im Organismus nicht so weit geht, dass vielmehr hier nur ein Theil des im Eiweiss enthaltenen Kohlenstoffs und Wasserstoffs in Form von Kohlensäure und Wasser auftreten, während ein anderer Theil dieser Elemente mit Stickstoff und Sauerstoff in Form complicirter Molecüle, besonders in Form von Harnstoff, den Organismus verlässt. Es ist also klar, dass die Verbrennung des Eiweisses im Organismus nicht auch die Wärmemenge *W* liefert, sondern eine um so viel geringere, als durch die Ueberführung des stickstoffhaltigen Harnstoffs etc. in Form von Kohlensäure, Wasser und Ammoniak geliefert werden kann.

In Folgendem stellen wir die Verbrennungswärme einiger für den Organismus bedeutungsvolleren Substanzen zusammen:

1 Grm.	Bei der vollständigen Verbrennung gebildete Wärmeeinheiten	Bei der Verbrennung im Organismus gebildete Wärmeeinheiten
Eiweiss	4998	4263
Rindfleisch (frisch)	1567	1427
Rindsfett	9069	9069
Milch	662	628
Traubenzucker	3277	3277
Kartoffeln	1013	997
Erbsenmehl	3936	3541
Weizenmehl	3941	3846
Reis	3813	3761
Harnstoff	2206	—
Hippursäure	5383	—
Harnsäure	2615	—

§ 3. Das mechanische Aequivalent der Wärme.

Wissen wir, dass die Wärme nur als eine besondere Form der Bewegung aufzufassen ist, so können wir leicht einsehen, dass ein bestimmtes Quantum von Wärme auch ein ganz bestimmtes Quantum von lebendiger Kraft repräsentiren muss, dass Wärme in Arbeit umgesetzt werden kann und Arbeit in Wärme.

Müssen wir annehmen, dass die Menge der in dem Naturganzen vorhandenen wirkungsvollen Kraft unveränderlich ist, dass der Vorrath hieran weder vermehrt, noch vermindert werden kann, so ist bei der Möglichkeit der Umwandlung der Wärme in Arbeit und der Arbeit in Wärme einzusehen, dass die gesammte in der Welt vorhandene Wärmemenge keine constante Grösse sein kann. Es wird vielmehr die Wärmemenge zunehmen, wenn der Vorrath an anderweitiger lebendiger Kraft oder der Vorrath an Spannkraft abnimmt, der Wärmevorrath wird sich aber verringern, sobald der Spannkraftsvorrath und die Menge an sonstiger lebendiger Kraft zunimmt.

Die Physik hat nun die Aequivalenz zwischen einer gegebenen Wärmemenge und einer Quantität von lebendiger Kraft oder Arbeit klar ermittelt und sie konnte hier den obersten Grundsatz aufstellen: Durch Verbrauch von Wärme kann Arbeit geleistet werden und durch Aufwand von Arbeit kann Wärme erzeugt werden, wobei stets die Grösse der einen der Grösse der anderen proportional ist. Hieraus ergibt sich, dass ein numerischer Werth von dem Verhältniss zwischen Wärmeeinheit und Arbeitseinheit existirt, eine Zahl, welche angibt, wie viele Arbeitseinheiten durch den Verbrauch einer Wärmeeinheit geleistet werden können oder umgekehrt, wie viele Arbeitseinheiten erforderlich sind, um eine Wärmeeinheit entstehen zu lassen. Diese Zahl, welche uns das „mechanische Aequivalent der Wärme“ angibt, muss stets dieselbe sein; die Natur des Processes, durch welchen die Umwandlung der Wärme in Arbeit oder der Arbeit in Wärme erfolgte, kann ihre Grösse nicht beeinflussen.

Man hat sich bemüht, das mechanische Aequivalent der Wärme experimentell zu bestimmen. Die ersten dieser Untersuchungen hat Joule angestellt. Bei diesen Versuchen wurde eine genau bekannte äussere Kraft dazu benutzt, zwei Körper sich gegenseitig reiben zu lassen, um hierdurch eine gewisse mit Hilfe des Calorimeters messbare Wärmemenge zu erzeugen.

Der Apparat bestand ganz aus Messing. Ein kleines Schaufelrad drehte sich in einem gegen Wärmeverlust möglichst geschützten Wasserbehälter und wurde durch Gewichte in Bewegung gesetzt. Die Temperatur im Calorimeter beim Beginn des Versuches war genau bekannt; man liess jetzt die treibenden Gewichte fallen und bestimmte die Wärme, welche durch das rasch gedrehte Schaufelrad gebildet wurde. Man fand auf diese Weise, dass die Wärmeeinheit äquivalent ist einer Arbeit von 425 Kilogrammmetern, mit anderen Worten, dass diejenige Wärmemenge, welche dazu gehört, 1 Kilogramm Wasser von 0° um 1° C. zu erwärmen, äquivalent ist der Arbeit, welche erforderlich ist, 1 Kilogramm auf die Höhe von 425 Mtr. zu bringen.

Die Zahl 425 wird allgemein für den Werth des mechanischen Aequivalentes der Wärme angenommen.

§ 4. Die Wärmeerscheinungen im Organismus.

Treten zwei Körper, *A* und *B*, von verschiedener Temperatur mit einander in Verbindnng, so verhält sich der eine derselben wie eine Wärmequelle, er kühlt sich ab, während der andere sich erwärmt; dieses dauert so lange, bis die Körper in das Wärmegleichgewicht gekommen sind. Der Wärmeaustausch der beiden Körper kann nun in verschiedener Weise erfolgen. Besteht nämlich zwischen den Körpern ein directer Contact oder sind sie durch ponderable Körper getrennt, welche an der Wärmebewegung theilnehmen, so vollzieht sich der Austausch durch Leitung; sind aber die Körper nicht im Contact oder sind zwischenliegende ponderable Körper, welche sich an der Wärmebewegung betheiligen, nicht vorhanden, so geht der Wärmeaustausch durch Strahlung vor sich. Natürlich können auch beide Processe neben einander verlaufen.

Wirken auf die beiden Körper *A* und *B* äussere Ursachen nicht ein, so werden sie bald in das Wärmegleichgewicht kommen; man sagt alsdann: die Körper haben die nämliche Temperatur.

Den augenblicklichen Zustand eines Körpers, insofern er durch die Menge der in ihm vorhandenen Wärme bestimmt ist, nennen wir seine Temperatur. Die Höhe der Temperatur eines Körpers ist seinem Wärmeinhalte proportional.

Eine der bekanntesten Einwirkungen der Wärme ist diejenige auf das Volumen der Körper. Das Volumen eines Körpers ist durch seinen Wärmeinhalt und die äusseren Kräfte, welche gerade auf den Körper einwirken, vollkommen bestimmt. Da nun die äusseren Kräfte in der Regel nur Schwere und Luftdruck sind, wir aber wissen, dass das Volumen fester und flüssiger Körper durch die Schwere und die Veränderung des Luftdruckes nur so unmerklich beeinflusst wird, dass man im Allgemeinen von diesen Ursachen ganz absehen kann, so können wir auch sagen: das Volumen fester und flüssiger Körper ist durch den Wärmeinhalt allein bestimmt.

Aus den Volumschwankungen eines Körpers können wir auf seinen jedesmaligen Wärmeinhalt schliessen. Auf diesem Princip beruht das Thermometer.

Thermometrische Messungen haben nun ergeben, dass der Organismus der Hausthiere eine ihm eigenthümliche, nur geringen Schwankungen unterliegende Temperatur besitzt, die völlig unabhängig von der Temperatur der umgebenden Aussenwelt ist. Die Temperatur der Thiere ist in den Tropen nicht grösser als im hohen Norden; vielmehr zeigt sie überall eine constante, bei den verschiedenen Hausthieren etwas differente Grösse.

Das Experiment hat gelehrt, dass eine der wesentlichsten allgemeinen Lebensbedingungen die Wärme ist; es hat sich gezeigt, dass nur innerhalb sehr enger Temperaturgrenzen das Leben überhaupt möglich ist, dass die Lebensprocesse aber ausnahmslos dann am intensivsten verlaufen, wenn die Temperatur der functionirenden Theile innerhalb der sehr engen Grenzen der Körpertemperatur der Warmblüter liegt. Was wir beim Studium des Einflusses der Temperatur auf die Leistung des ausgeschnittenen Herzens kennen lernten, nämlich dass bei Ueberschreitung einer gewissen Temperatur nach unten sowohl als nach oben das Herz zur Ruhe kommt, während es bei 37 bis 40° C. seine grösste Leistungsfähigkeit entfaltet, das gilt ausnahmslos für sämmtliche Theile des Organismus.

Es gibt eine ganze Anzahl von Thieren, die keine constante Körpertemperatur besitzen, sondern bei denen die Eigenwärme wesentlich von der Temperatur des sie umgebenden Mediums abhängt. Man bezeichnet sie als pökilotherme (wechselwarme) Thiere im Gegensatze zu den homöothermen (gleichwarmen). Eine genaue Untersuchung des Stoffwechsels dieser Thiere hat nun ergeben, dass bei ihnen die Energie der Oxydationsvorgänge und in Folge dessen die Wärmeerzeugung sehr gering ist; dass die Kohlensäureausscheidung und Sauerstoffaufnahme dieser Thiere wesentlich von der Temperatur ihres Körpers abhängen und dass die Intensität dieser beiden Functionen proportional mit letzterer steigt und sinkt (Schulz).

Ein ganz eigenthümliches Verhalten bieten einige Säugethiere dar, die man als „Winterschläfer“ bezeichnet hat; diese Thiere sind nämlich zeitweise homöotherm, zeitweise pökilotherm. In der wärmeren Jahreszeit zeigen die Winterschläfer hinsichtlich ihrer Eigenwärme kein von den übrigen Säugern abweichendes Verhalten; kommt aber die kältere Jahreszeit, so sinkt ihre Körpertemperatur und sie verfallen in einen eigenthümlichen Erstarrungszustand, bei welchem der ganze Stoffwechsel auf ein äusserst geringes Maass herabgesetzt ist und in welchem sie ohne jede Nahrungszufuhr von aussen verharren können. Ausnahmslos suchen sich übrigens diese Thiere durch unterirdischen Aufenthalt gegen Wärmeverlust möglichst zu schützen. Gräbt man einen Winterschläfer aus und bringt man ihn in ein warmes Zimmer, so erwacht er ebenso regelmässig als sonst durch die Wirkung der Frühlingssonne. Die Respiration gestaltet sich bald sehr lebhaft und das Nahrungsbedürfniss zeigt sich sehr bedeutend; bald besitzen die Thiere wieder eine von den übrigen Säugern nicht mehr verschiedene Körperwärme. Valentin beobachtete beim Murmelthiere ein Absinken der Körperwärme bis auf 1,6° C.; beim Beginn des Winterschlafes beträgt die Eigenwärme noch gegen 30° C.

Wenn wir von einer constanten Eigenwärme des Säugethierorganismus sprechen, so verstehen wir darunter nur die inneren Körpertheile; Theile, die leicht ihre Wärme an die Aussenwelt abgeben können, also beispielsweise die Oberflächen der äusseren Haut, der Mundhöhle, der Nasenhöhle und zeitweise auch des Endabschnittes vom Mastdarm zeigen eine grösseren Schwankungen ausgesetzte Temperatur.

Aber eine genauere Untersuchung hat gelehrt, dass auch die verschiedenen inneren Theile des Körpers nicht ganz genau übereinstimmende Temperatur besitzen, wenn auch die hier hervortretenden Differenzen bedeutend geringer sind als beispielsweise an der äusseren Haut. Diese Verschiedenheiten nun werden dadurch bedingt, dass die Verbrennung im Organismus nicht überall im gleichen Masse erfolgt und dass die Hauptverbrennungsherde eine höhere Temperatur zeigen als die übrigen Theile. Je mehr Wärme ein Theil producirt, desto höher muss ja auch unter sonst gleichen Verhältnissen seine Temperatur sein. Besonders hervorragende Verbrennungsherde sind die Muskeln und die Drüsen. Aber dadurch, dass die verschiedenen Organe theils in directer Berührung unter einander sich befinden, theils durch das den Organismus durchströmende Blut in wärmeleitende Verbindung gebracht werden, erfolgt eine Ausgleichung der in den einzelnen Körpertheilen gebildeten Wärmemenge in der Art, dass hieraus eine annähernd gleiche Temperatur des ganzen Körpers resultirt. Wegen dieses fortwährend erfolgenden schnellen Austausches durch das Blut zeigen die Organe zur Zeit ihrer Thätigkeit keine bedeutend höhere Temperatur als die des arteriellen Blutes.

Nehmen wir an, dass im Organismus ein Gleichgewicht der Temperaturen besteht, und nehmen wir an, dass das Blut beim Verlassen des linken Ventrikels fast dieselbe Temperatur besitzt. Verfolgen wir nun das Blut auf seiner Wanderung, so verläuft die Circulation in den grossen Gefässstämmen so schnell und das Quantum ihres Inhaltes ist im Verhältniss zur Oberfläche der Gefässstämme ein so bedeutendes, dass in diesem Theile des Circulationsapparates weder durch Wärmeabgabe, noch durch Wärmeaufnahme eine Veränderung der Bluttemperatur stattfinden kann. Wir sehen also ein, dass das Blut mit annähernd derjenigen Temperatur, die es beim Verlassen des Herzens besass, bis in die feinen Blutgefässe gelangen wird. Jetzt aber werden sich die Bedingungen für Temperaturschwankungen ganz anders gestalten. Zunächst verlangsamt sich die Stromgeschwindigkeit, die einzelnen Bluttheilchen haben in Folge dessen Zeit, entweder von den Geweben aus zugeleitete Wärme aufzunehmen oder durch Oxydationsprocesse im Innern des Blutes selbst Wärme zu produciren; sodann verändert sich das Verhältniss des Inhaltes zur Oberfläche der Gefässe und es ist ersichtlich, dass sich in Folge dessen die Bedingungen zur Wärmeaufnahme oder Wärmeabgabe um so günstiger gestalten werden, je enger die Gefässe werden. Wir sehen also ein, dass wir in den abführenden Gefässen nicht derselben Temperatur begegnen können wie in den zuführenden. Die abgeführte Flüssigkeit sammelt sich im rechten Herzen und gelangt nach dem Passiren des Lungenkapillargebietes mit annähernd derselben Temperatur in das linke Herz zurück, die sie beim Verlassen desselben besass.

Die mittlere Körpertemperatur beträgt nun beim Pferde 37,5 bis 38°, beim Rinde 38 bis 38,5, bei den kleineren Wiederkäuern und beim Schweine 39 bis 40, beim Hunde 38 bis 38,5° C. Man bestimmt sie durch Einführen eines Thermometers, dessen Scala noch das Ablesen von $^1/_{10}$° gestattet, in das Rectum und lässt das Instrument so lange liegen, bis man kein Steigen der Quecksilbersäule mehr wahrnimmt.

Methodisch durchgeführte Messungen haben ergeben, dass sich gewisse Schwankungen der mittleren Temperatur innerhalb physiologischer Grenzen zeigen. Man nimmt zunächst regelmässig mit der Tageszeit wiederkehrende Schwankungen wahr, die 1 bis 1,5° C. betragen und die bei regelmässiger Fütterung derartig in Erscheinung treten, dass man nach Mitternacht ein Minimum antrifft, welches bis zum Morgen anhält, dass dann eine Periode des Anwachsens der Temperatur folgt, die gegen 4 Uhr Nachmittags mit dem Erreichen eines Maximums, welches sich bis gegen Abend erhält, ihren Abschluss findet, um dann einer Periode der langsam sinkenden Temperatur Platz zu machen. Diese Schwankungen nun sind hauptsächlich von der Nahrungsaufnahme abhängig, denn sie werden an hungernden Thieren kaum noch wahrgenommen. Auch gestalten sie sich ganz anders, wenn man die Hauptfütterung in die Zeit der absinkenden Temperatur verlegt; alsdann wird nämlich das Fallen der Temperatur erheblich verzögert. Die Nahrungsaufnahme bedingt daher eine Steigerung der Eigenwärme. Wird den Thieren das Futter längere Zeit entzogen, so sinkt die Wärme continuirlich; kurz vor dem Hungertode sah man sie bis auf 20° C. absinken.

Weitere Schwankungen der Eigenwärme hängen von der Arbeitsleistung der Thiere ab; nach schweren Anstrengungen und anhaltenden Muskelbewegungen vermehrt sich die Temperatur nicht selten um 1,5° C. und mehr.

Kommen wir zu den localen Temperaturen (Temperaturtopographie), so wollen wir zunächst die Temperatur des Blutes in den verschiedenen Gefässprovinzen in Betracht ziehen und vorab bemerken, dass das Blut als wichtigstes Ausgleichungsmedium für die verschiedenen Temperaturen im Organismus dient, und dass man seine mittlere Temperatur als einen ziemlich genauen Werth der Eigenwärme betrachtet. Differenzen in der Bluttemperatur verschiedener Gefässabschnitte wurden zuerst von G. Liebig und Bernard nachgewiesen; Beide trafen die Blutwärme des rechten Herzens constant wärmer als diejenige des linken Herzens an und führten diese Erscheinung auf eine Abkühlung zurück, welche das Blut beim Passiren der Lunge erfahre. Dieser Befund wurde von Jacobson angezweifelt, indessen konnten ihn Heidenhain und Körner bei 94 Messungen 93 Mal bestätigen. Eine Abhängigkeit dieser Differenz von der Lungenventilation wird indessen von den Letztgenannten nicht zugegeben und sie führen als Stütze für diese Anschauung besonders die Thatsache an, dass sich der übrigens nur höchst unbedeutende Einfluss der Temperatur der eingeathmeten Luft in beiden Herzhälften fast in demselben Umfange geltend mache. Die Beobachtung, dass sich bei Suspension der Athmung die Differenz ausgleicht, führen sie auf ein jähes Absinken der gesammten Bluttemperatur zurück. Weiter zeigte Bernard, dass Pfortaderblut und Lebervenenblut zur Zeit der Verdauung erheblich wärmer als im nüchternen Zustande sind; bei einem seit vier Tagen hungernden Hunde betrug die Temperatur in der Pfortader 37,8, in der Lebervene 38,4, bei einem in der Verdauung begriffenen Hunde aber 39,7 und 41,4° C. Das Blut der vorderen Hohlvene hatte bei ersterem eine Temperatur von nur 36,98°, während das der hinteren Hohlvene, welche das sehr warme Blut der Lebervene aufnimmt, eine solche von 38,11° zeigte. Der Inhalt der Vena cruralis liess die Quecksilbersäule auf 37,2° steigen.

Was die Temperatur der Organe betrifft, so ist dieselbe natürlich zunächst abhängig von der Wärmemenge, welche in ihnen gebildet wird; je mehr Wärme ein Organ producirt, desto wärmer muss es unter sonst gleichen Verhältnissen sein. Aus diesem Grunde besitzen die Drüsen zur Zeit ihrer Absonderung (s. Speicheldrüse) und die Muskeln zur Zeit ihrer Contraction die höchste Wärme. Weiter müssen unter sonst gleichen Bedingungen diejenigen Organe am wärmsten erscheinen, welche vermöge ihrer Lage oder sonstigen Verhältnisse vor Wärmeabgabe möglichst geschützt sind; deshalb besitzen Organe wie die Leber eine besonders hohe, solche wie die Lungen, die äussere Haut, die Anfangsabschnitte des Verdauungsapparates eine besonders niedrige Temperatur. Als dritter Factor, welcher von hervorragendem Einfluss auf die Temperatur der Organe ist, erscheint der Blutstrom; in Organen, welche wenig Wärme produciren, ist das abfliessende Blut kälter als das eintretende; solche Organe werden also durch das Blut erwärmt (z. B. die äussere Haut; in Organen, welche viel Wärme bilden, ist das abfliessende Blut wärmer als das eintretende, z. B. an den Speicheldrüsen zur Zeit ihrer Absonderung (C. LUDWIG).

Wir müssen in diesem Paragraphen noch einer Erscheinung gedenken, welche unter dem Namen der „postmortalen Temperatursteigerung" bekannt ist. Man versteht hierunter eine vorübergehende, zuweilen nicht unerhebliche Temperaturzunahme, welche sich nach dem Eintritte des Todes zeigt. Ueber die Ursache dieser Erscheinung sind die Ansichten getheilt; die Einen nehmen an, dass die Zunahme auf eine Wärmebildung zurückzuführen sei, welche beim Uebergang des Muskels in den Zustand der Starre (s. folgendes Capitel) erfolge, die Anderen erklären sie auf die Weise, dass sie die wärmebildenden Processe im Organismus noch eine Zeit lang nach dem Tode fortdauern lassen, während die Wärmeabgabe des Körpers durch Sistirung des Kreislaufes erheblich verringert ist (HEIDENHAIN). Sehr wahrscheinlich sind beide Ursachen zu berücksichtigen.

§ 5. Wärmeregulation des Organismus.

Da wir wissen, dass sowohl Wärmeproduction, als Wärmeabgabe grossen Schwankungen ausgesetzt sind, wir aber dennoch wahrnehmen, dass die Körpertemperatur der Thiere unter den verschiedensten Umständen constant bleibt, so muss der Organismus über Vorrichtungen verfügen, welche seine Eigenwärme reguliren.

Was die Wärmeproduction betrifft, so ist die Quelle der thierischen Wärme, wie wir schon wissen, ausschliesslich in den chemischen Processen des Stoffwechsels zu suchen. Sie ist im Wesentlichen auf die unter dem Einflusse des aufgenommenen Sauerstoffes stattfindende Zersetzung der Eiweisskörper, Fette und Kohlehydrate zurückzuführen. Von diesen Körpern besitzen die Fette den höchsten, die Eiweisskörper den niedrigsten Wärmewerth für den Organismus.

Die Wärmeabgabe geschieht a) durch Strahlung von der Körperoberfläche aus; das Quantum der ausgestrahlten Wärme wird unter sonst gleichen Verhältnissen um so grösser sein, je erheblicher die Temperaturdifferenz zwischen dem Körper und der umgebenden Luft sich gestaltet. b) Durch Leitung; und zwar leitet der thierische Körper Wärme 1) an kältere Gegenstände, die seine Oberfläche berühren, also an Luft, Boden etc., 2) an die in die Lungen gelangende kältere Luft, 3) an die in den Verdauungsapparat gelangenden kälteren Substanzen, 4) an das in den Lungen und an der Körperoberfläche verdunstende Wasser.

Helmholtz schätzt den durch die Erwärmung der Nahrung entstandenen Verlust auf 2,6%, den Verlust durch Erwärmung der Athmungsluft auf 5,2%, den durch Wasserverdunstung auf 14,7%, während er 77,5% durch die Körperoberfläche zur Verausgabung gelangen lässt. Natürlich haben diese Werthe nur die Bedeutung von Annäherungen, denn die Vertheilung der Wärmeabgabe auf die einzelnen Posten wird sich je nach Temperatur und Feuchtigkeitsgehalt der umgebenden Luft, sowie nach der Menge des aufgenommenen Futters und Getränkes sehr verschieden gestalten.

Bei der Betrachtung der regulatorischen Vorrichtungen für die Erhaltung einer constanten mittleren Körperwärme müssen wir unterscheiden 1) zwischen solchen, welche auf die Wärmeerzeugung und 2) solchen, welche auf die Wärmeabgabe regulirend wirken.

1) Von den Einflüssen auf die Wärmeerzeugung ist in erster Linie die Nahrungszufuhr zu nennen. In der Kälte ist das Bedürfniss nach Nahrungsaufnahme grösser als in der Wärme. Bei reichlicher Fütterung ist die Aufnahme von Sauerstoff und die Ausscheidung von Verbrennungsproducten erheblich gesteigert; es werden unter dem Einflusse der vermehrten Zufuhr mehr Brennstoffe zerstört. Das Resultat dieser Zerstörung wird sich natürlich am ruhenden Körper ganz ausschliesslich durch eine vermehrte Wärmebildung geltend machen, während das arbeitende Thier einen Theil der gebildeten Wärme in mechanische Arbeit umsetzt.

Ein zweites Mittel dieser Art ist die Muskelarbeit. In der Kälte sucht das Thier durch vermehrte Muskelcontractionen Wärme zu bilden; in der Wärme vermeidet es anhaltende Muskelarbeit am liebsten. Die Muskelarbeit erhöht die Wärmebildung im Thierkörper auf zweifache Weise, nämlich zunächst dadurch, dass mit ihr eine Vermehrung der Temperatur des Muskels selbst verknüpft ist (s. das folgende Capitel), und ferner durch die Reibung der Muskeln und der durch sie bewegten Theile an benachbarten Theilen.

Neuere Versuche haben es wahrscheinlich gemacht, dass zu den genannten regulatorischen Mitteln sich noch ein drittes hinzugesellt, welches reflectorisch von den Hautnerven aus den Stoffumsatz und die Wärmeproduction beeinflusst. Röhrig und Zuntz fanden bei Kaninchen, deren sensible Hautnerven sie durch kaltes Wasser reizten, einen gesteigerten Stoffwechsel; die Kohlensäureproduction war unter diesen Verhältnissen nicht unerheblich vermehrt. Paalzow, der als Hautreize Senfteige benutzte, hat auch durch die Wirkung dieser Reize Sauerstoffaufnahme und Kohlensäureausscheidung vermehrt gefunden. Es entsteht nun die

Frage, wie man sich den vermehrten Stoffverbrauch und die vermehrte Wärmeproduction durch die Erregung sensibler Nerven vorzustellen hat. Röhrig und Zuntz nehmen an, dass durch die sensiblen Nerven der Haut reflectorisch auf den Stoffumsatz in den Muskeln eingewirkt werden könne und zwar entweder durch die motorischen Nerven wie bei der Contraction oder durch die vasomotorischen Nerven; sie weisen bei dieser Gelegenheit darauf hin, dass die Muskeln mehr als 40 % der ganzeen Körpermasse ausmachen und dass in ihnen ein sehr erheblicher Stoffwechsel stattfindet. Aehnlich spricht sich auch Colasanti aus, der die durch die Temperaturzustände der Haut ausgelösten Temperaturempfindungen reflectorisch die Organe, besonders die Muskeln, innerviren lässt, wodurch sie zu einem Herd der regulirenden Körperwärme werden. Für diese Anschauung sprechen die unwillkürlich erfolgenden Muskelcontractionen (Muskelzittern) in der Kälte. Diese Bedeutung der Muskulatur für die Erhaltung der Eigenwärme scheint durch Versuche Samuel's eine Stütze erhalten zu haben; derselbe sah nämlich nach Ausschaltung der Extremitätenmuskulatur, die er entweder durch Unterbindung der zuführenden Blutgefässe oder durch Nervendurchschneidung erreichte, die Wärmeproduction so erheblich vermindert, dass die Eigenwärme der Thiere bei einer Aussentemperatur von 0° sich nicht zu erhalten vermochte.

2) Unter den **regulatorischen Vorrichtungen, welche auf die Wärmeausgabe wirken**, kommt in erster Linie der **Blutstrom** in der Haut und den Lungen in Betracht. Um die Bedeutung desselben leicht verstehen zu können, wollen wir mit Fick ein schematisches Beispiel aus dem täglichen Leben betrachten. Wir wollen uns nämlich ein Haus denken, welches durch einen Wasserheizapparat geheizt wird, d. h. einen Apparat, welcher heisses Wasser in einem Röhrensystem durch die sämmtlichen Räume des Hauses circuliren lässt; von einem Feuerherde wird dem Wasser immer die Wärme, die es unterwegs verloren hat, wieder zugeführt. Um in thermischer Beziehung die Aehnlichkeit mit dem Säugethierleibe vollständig zu machen, wollen wir uns das Röhrensystem in einer allerdings praktisch nie ausgeführten Weise angeordnet denken, nämlich so, dass ein namhafter Bruchtheil der gesammten Circulationsröhren dicht an den Fenstern des Hauses vorübergeht und es soll ausserdem die Weite dieser Röhren willkürlich verändert werden können.

Es sei jetzt das ganze Innere des gedachten Hauses 20° warm im Gleichgewichte der Temperaturen, bei einer Heizung des Herdes von 10 Kgr. Kohlen per Stunde, bei einer äusseren Temperatur von 8° und sonst bestimmten atmosphärischen Verhältnissen. Nun werde plötzlich die Wärmeableitung dadurch begünstigt, dass die äussere Temperatur von 8° auf 0° sinkt, dann würde offenbar, wofern alles Uebrige bliebe wie bisher, die Temperatur des Hauses sinken und erst bei einer viel niedrigeren Temperatur würde der Wärmestrom wieder stationär werden. Wir können uns nun aber die Aufgabe stellen, trotz der niedrigeren äusseren Lufttemperatur dennoch die Temperatur im Inneren auf 20° zu halten, durch compensirende Veränderungen in anderen Verhältnissen. 1) Können wir mehr Kohlen per Stunde auf dem Herde verbrennen. Es ist ohne Weiteres begreiflich, dass dadurch auch bei der grösseren Temperaturdifferenz die Temperatur von 20° im Hause erhalten werden kann. Der Wärmestrom von Innen nach Aussen wird eben dann stärker, und zwar in dem Maasse, in welchem der Kohlenverbrauch in der Zeiteinheit steigt. 2) Kann aber möglicher Weise ohne vermehrten Kohlenverbrauch das Haus auf 20° erhalten werden, denn die Erniedrigung der Temperatur des umgebenden Mediums ist nur eine unter den Wärmeableitungsbedingungen, deren Wirkung durch Veränderungen in anderen Bedingungen vollständig oder wenigstens theilweise compensirt werden kann. Die nächstliegende von diesen möglichen Veranstaltungen wäre das Anbringen von Vorfenstern; das physikalische Wesen dieser Einrichtung besteht darin, dass man eine stagnirende Luftschicht, die ein bebesonders grosses Hinderniss für den Wärmeabfluss bildet, an der Oberfläche anbringt. Natürlich kann eine derartige Vorrichtung immer nur das Sinken der äusseren Temperatur um eine ganz bestimmte Anzahl von Graden genau compensiren; sinkt die äussere Temperatur noch tiefer, so reicht das eine Hilfsmittel nicht mehr aus und sinkt sie weniger, so würde bei Anwendung desselben die Temperatur im Inneren noch steigen. Dem Anbringen von Vorfenstern ist nun etwa die von der Natur selbst getroffene Anordnung analog, dass sie den Thieren im Winter einen dickeren Pelz gibt als im Sommer, auch entspricht ihm die Verwendung von Decken.

Eine zweite Veranstaltung zur Compensation der Erniedrigung der äusseren Lufttemperatur wäre das Verkleinern der an den Fenstern vorbeigeführten Circulationsröhren. Dies entspricht einer Verengerung der Arterien. In Folge dieser Verengerung wird nun zweierlei eintreten, 1) wird sich die Oberfläche verkleinern und es wird hierdurch die Wärmeabgabe an die nächste Umgebung beeinträchtigt werden, 2) wird der Strom in Folge des grösseren Widerstandes an den Wandungen der Röhren sich verlangsamen. Kann nun auch bei langsamerem Strömen das Wasser unterwegs mehr Wärme abgeben und kommt es auch kälter am Ende der Röhre an als bei schnellerem Strömen, so wird dennoch im ersten Falle in der Zeiteinheit weniger Wärme an die Umgebung abgegeben. Der raschere Strom führe per Minute 6 Kgrm. Wasser durch den Röhrenquerschnitt und dieses komme um 2° abgekühlt am

Ende der Röhre an, dann gibt die Röhre pr. Minute 12 Wärmeeinheiten ab; der langsamere Strom kühle das Wasser um 4° ab, aber es passire dafür auch nur 1,5 Kgrm. Wasser in der Minute den Röhrenquerschnitt, dann werden nur 6 Wärmeeinheiten an die Umgebung abgegeben.

Die Veränderlichkeit der Weite der Arterien ist nun das wichtigste Hilfsmittel der Natur, die Eigenwärme des Thierkörpers zu reguliren; den an den Fensterwänden des gedachten Hauses vorbeiziehenden Circulationsröhren entsprechen ganz genau die Blutgefässe der Haut und diejenigen der Lungen. Eine nervöse Verbindung sichert einen ursächlichen Zusammenhang zwischen der Weite der Gefässe und der Körpertemperatur, und derselbe macht sich so geltend, dass die Gefässe der äusseren Haut und vielleicht auch diejenigen der Lungen sich erweitern, sobald die Körperwärme steigt, dass sie sich aber verengern, sobald die Körperwärme sinkt. Durch die Erweiterung der Gefässe wird der Wärmezufluss vom Innern des Körpers in dem Masse vermehrt, als die Wärmeabgabe an die Aussenwelt grösser wird. Durch die Verengerung der Gefässe wird die Wärmeausgabe verringert. Aeussere Haut und Lungen sind die Organe, welche sich dieser Compensationsvorrichtungen bedienen.

Ein zweites Princip, welches bei der Wärmeregulation des Säugethierkörpers Anwendung findet, ist die Wärmeabgabe bei der Veränderung des Aggregatzustandes von Körperbestandtheilen. Der Organismus macht hiervon bei dem Uebertritt von Flüssigkeiten in den gasförmigen Zustand, also bei der Verdampfung Gebrauch. Die Verdampfung (Verdunstung) ist einer Arbeit aequivalent; bei jeder Dampfbildung verschwindet Wärme (Verdampfungswärme). Dieser Satz wird schon empirisch durch die Beharrlichkeit der Siedetemperatur bewiesen; bei siedenden Flüssigkeiten steigt trotz dauernder Wärmezufuhr weder die Temperatur der Flüssigkeit, noch diejenige des entweichenden Dampfes; es wird vielmehr die ganze zugeführte Wärmemenge dazu benutzt, den Aggregatzustand der Flüssigkeit zu ändern. Verdunstet Aether auf der äusseren Haut, so wird diese schnell kühler in Folge der Wärmeabgabe für die Arbeit der Verdunstung.

Die Natur macht nun von dem genannten Regulationsmittel in 2 Organen sehr umfangreiche Anwendung: 1) in den Lungen. Jedermann weiss aus der Beobachtung der ausgeathmeten Luft bei kalter Witterung, wie bedeutend die Verdunstung in den Lungen ist; 2) in der äusseren Haut. Da die dichte Bekleidung mit Epidermiszellen der Verdunstung der Hautfeuchtigkeit direct nicht günstig ist, so ist der Mechanismus hier der, dass durch die gesteigerte Körperwärme ein Reiz auf die Schweisscentra ausgeübt wird (s. Schweiss), dass sich in Folge dessen die Thätigkeit der Schweissdrüsen entfaltet und sich jetzt die Hautoberfläche mit einer Flüssigkeitsschicht überzieht, zu deren Verdunstung Wärme vom Körper abgegeben wird.

Als eine dritte Compensationsvorrichtung benutzt der Organismus die Mechanik der Lungenathmung. Diese Vorrichtung beruht auf dem Princip des Fächers, also darauf, dass ein bewegter Luftstrom die Wärmeabgabe eines Körpers zu begünstigen trachtet, indem er diesen Theil fortwährend mit neuen kälteren Luftmassen in Berührung bringt. Steigt die Körperwärme, so beschleunigen sich die Respirationsbewegungen und es wird jetzt die ausserordentlich grosse Respirationsfläche mit einem in beständiger Bewegung begriffenen grossen Quantum kälterer Luft in Berührung gebracht. Von diesem Regulationsmittel macht der Hund eine sehr umfangreiche Anwendung; bei Ueberschreitung seiner normalen Eigenwärme beginnt er mit ausgestreckter Zunge schnell zu athmen und die Vermehrung der Athembewegungen kann so bedeutend sein, dass man von einer „Wärmedyspnoë“ spricht. Auch an Rindern und Schafen beobachtet man bei grosser Wärme ähnliche Erscheinungen. Es ist übrigens klar, dass durch diese Compensationsvorrichtung nicht allein die directe Wärmeabgabe, sondern auch die Verdunstung erheblich begünstigt wird.

Die Regulirung der Körperwärme durch die beschriebenen Compensationsvorrichtungen vollzieht sich, wenn nicht ganz, so doch sicher zum allergrössten Theile durch Vermittelung des Nervensystems. Wie die Thätigkeits- und Erregungsart der betreffenden Nervenmechanismen sich gestalten, ist erst sehr mangelhaft erforscht. Bei Einwirkung von Kälte auf die temperaturempfindenden Nerven der äusseren Haut werden auf dem Wege des Reflexes die in der Haut gelegenen vasomotorischen Nerven erregt und in Folge dessen der Blutstrom und die Wärmezufuhr zur äusseren Haut verringert; dass auf demselben Wege auch Muskelactionen (Muskelzittern) ausgelöst werden können, wurde bereits mitgetheilt. Heidenhain zeigte, dass reflectorische sowie directe Erregung der Medulla oblongata ein Sinken der Innentemperatur bei gleichzeitigem Anwachsen der Hauttemperatur bewirke, eine Erscheinung, die zurückgeführt werden muss auf eine Beschleunigung des Blutstromes in den peripherischen Theilen, durch welche 1) die Temperatur der letzteren gesteigert, 2) die Abgabe von Wärme durch Strahlung vermehrt wird. Heidenhain und Ostroumoff zeigten dann, dass das Sinken der Innentemperatur und das Steigen der Hauttemperatur durch die Erregung von Vasodilatatoren für die Hautgefässe zu Stande komme. Bei Zunahme der Körperwärme werden die „Schweisscentra“ erregt und diese veranlassen die Schweissdrüsen zu einer vermehrten Thätigkeit (Luchsinger). Mit der Veränderung der Respirationsmechanik, die auf Erregung des Athemcentrums zurückzuführen ist, wird es sich ganz ähnlich verhalten.

Ein die Thätigkeit der verschiedenen Regulationsvorrichtungen regelndes „Wärmecentrum“ kann einstweilen nur vermuthet werden.

Wir wollen hier noch gewisser Störungen in der Wärmeregulation kurz gedenken. Das Fieber stellt eine Störung dar, bei der die Eigenwärme der Thiere die normale Höhe übersteigt; es kann also nur dann zu Stande kommen, wenn die für die Wärmeregulation bestehenden Vorrichtungen in einer bestimmten Weise gestört sind. Von Seiten der Praktiker ist eine lebhafte Controverse darüber geführt, ob es sich im Fieber um eine Steigerung der Wärmeproduction (Liebermeister) oder um eine Verminderung der Wärmeabgabe (Traube) handele. Eine derartige Alternative liegt in Wirklichkeit gar nicht vor, denn wir sehen unter dem Einflusse anhaltender Muskelthätigkeit oder durch reichliche Nahrungszufuhr die Wärmeproduction in einem Umfange gesteigert, wie ihn selbst die eifrigsten Anhänger der zuerst entwickelten Anschauung für den fiebernden Organismus nicht in Anspruch nehmen können und dennoch tritt nicht die mindeste Störung auf, weil die wärmeabführenden Apparate genügen, um selbst solche Wärmequantitäten zu bewältigen, welche die normaliter gebildete Wärmemengen um das Mehrfache übersteigen. Der Stoffumsatz im Fieber ist thatsächlich so unbedeutend vermehrt (Colasanti fand bei fiebernden Meerschweinchen die Sauerstoffaufnahme durchschnittlich nur um 31 %, die Kohlensäureausscheidung um 38 % gesteigert), dass es vielleicht richtiger sein würde, diese Vermehrung als eine secundäre Erscheinung, als eine Folge der gesteigerten Körperwärme aufzufassen (s. Einfluss der Temperatur auf den Stoffwechsel). Wir können uns deshalb nur vorstellen, dass das Fieber durch Versagen der wärmeabgebenden Regulatoren zu Stande kommt.

Eine tödtliche Temperatursteigerung tritt ein, sobald man die Thiere längere Zeit in einem auf 40° erwärmten Raume lässt (Ackermann). Die Körperwärme übersteigt alsdann nach einiger Zeit die Wärme der umgebenden Luft, sie steigt allmählich immer mehr und mehr und zwischen 42 und 43° tritt der Tod ein. Der Tod erfolgt unter Krämpfen nach vorausgegangener sehr beträchtlicher Erhöhung der Athem- und Pulsfrequenz. Die nächste Todesursache ist wohl kaum auf eine durch die hohe Wärme bedingte Gerinnung des Muskelinhaltes (diese tritt immer erst bei höherer Temperatur auf) zurückzuführen oder gar auf eine Gerinnung des Blutes (Weikart), sondern wahrscheinlich auf Herzlähmung (C. Ludwig und Cyon), (s. Einfluss der Temperatur auf die Herzthätigkeit), vielleicht auch auf Lähmung von nervösen Centralorganen.

Eine tödtliche Abkühlung kann erzielt werden, wenn man Thiere in einen von Kältemischungen umgebenen, abgeschlossenen Raum bringt. Die Eigenwärme sinkt hierbei unter einer bedeutenden Verminderung der Zahl und des Umfanges der Herzschläge und einer Abnahme der Tiefe und Frequenz der Athemzüge. Ein auf + 18° abgekühltes Kaninchen erlangt bei einer Temperatur, die nicht über seiner jetzigen Körpertemperatur liegt, seine normale Wärme von selbst nicht wieder, es tritt vielmehr Tod ein. Der Tod wird auf eine durch die sehr gesunkene Herzthätigkeit bedingte Lähmung nervöser Centralorgane zurückgeführt (Walther). Winterschlafende Thiere vertragen Abkühlungen bis zu + 2° und erwärmen sich von selbst mit grosser Geschwindigkeit wieder; ähnlich scheinen sich auch neugeborene Thiere zu verhalten (Horvath). Eine tödtliche Abkühlung tritt auch ein, wenn man die ganze Haut eines Thieres oder wenigstens den grössten Theil derselben mit einem undurchgängigen Lacke überzieht; die Abkühlung ist hier die Folge einer vermehrten Wärmeabgabe von der Haut aus, welche Laschkewitsch auf eine nach dem Firnissen eintretende starke Hyperämie zurückführt, während Krieger hervorhebt, dass die Lackschicht den Uebergang der Hautwärme aus rein physikalischen Gründen erleichtere.

Zweites Capitel.

Die Lehre von der Massenbewegung.

I. Allgemeine Bewegungslehre.

Die Hauptthätigkeit der thierischen Zelle ist darauf gerichtet, die in den organischen Verbindungen aufgespeicherte Spannkraft in lebendige Kraft der Wärme und der mechanischen Arbeit zu verwandeln. Wie die Wärme, so ist also auch die mechanische Arbeit an die chemischen Umsetzungen der Stoffe gebunden; wie diese stellt auch sie nur eine besondere Art von Bewegung dar; wie diese bildet auch sie nur eine bestimmte Form der lebendigen Kraft. Das Verhältniss zwischen mechanischer Arbeit und Wärme wurde bereits besprochen.

Die Leistung mechanischer Arbeit ist bei den Hausthieren viel weniger stark verbreitet als die Bildung von Wärme und ist an das Vorhandensein ganz bestimmter Apparate geknüpft. Nach dem Bau der Formelemente dieser Apparate unterscheidet man 1) Bewegungen der quergestreiften Muskeln, 2) solche der glatten Muskeln, 3) Protoplasmabewegungen.

§ 1. Die quergestreiften Muskeln.

Den quergestreiften Muskeln begegnen wir überall da, wo energische Contractionen ausgeführt werden sollen; da solche Bewegungen fast ausschliesslich vom Willen abhängen, so hat man die quergestreiften Muskeln auch als willkürliche Muskeln bezeichnet.

1) Feinerer Bau der quergestreiften Muskeln.

Die quergestreiften Muskeln bilden Stränge, welche eine grobe Längsfaserung zeigen. Zerzupft man ein Stückchen Muskelsubstanz in der Richtung dieser Längsfaserung, so zerfällt es in eine Anzahl feinerer Fäden, die man „Primitivbündel“ genannt hat, die man aber richtiger als Muskelfasern bezeichnete.

Untersucht man eine Muskelfaser genauer, so nimmt man an ihr drei verschiedene Theile wahr: 1) eine röhrenförmige amorphe Umhüllungsmembran, das Sarcolemma (Fig. 6c), 2) eine im Innern des Sarcolemms befindliche Muskelsubstanz (a), 3) Kerne, welche zwischen Sarcolemm und Muskelsubstanz liegen (b).

Das Sarcolemma ist eine structurlose und sehr elastische röhrenförmige Membran, die so dünn ist, dass man sie an intacten Muskelfasern ohne Anwendung besonderer Reagentien gar nicht sieht. Ist aber die Muskelfaser verletzt und in Folge dessen ein Theil des Muskelinhaltes ausgetreten, so tritt das Sarcolemm durch doppelten Contour und Faltenbildung deutlich hervor. Auch kann man sich von seiner Anwesenheit sehr leicht überzeugen, wenn man ganz frische Muskelfasern auf dem Objectträger ausbreitet und einen Tropfen Wasser zufügt; die Flüssigkeit tritt alsdann durch die Membran hindurch und hebt das Sarcolemm von der Muskelsubstanz ab (Fig. 6d).

Die zwischen Sarcolemm und Muskelsubstanz befindlichen Kerne haben eine abgeplattete Gestalt und werden durch Pikrocarmin lebhaft roth gefärbt.

Die Muskelsubstanz zeigt eine sehr deutliche Querstreifung und eine weniger scharf hervortretende Längsstreifung. Dieser Streifung entsprechend kann die Muskelsubstanz durch verschiedene Reagentien nach zwei Richtungen hin zerlegt werden. Lässt man verdünnte Essigsäure auf die Muskelfaser einwirken, so zerfallen diese in der Richtung der Querstreifen in zahlreiche Scheiben, welche man mit dem Namen der Bowman'schen Scheiben belegt hat. Macerirt man aber eine Muskelfaser in verdünntem Alkohol, so zerfällt sie der Längsstreifung entsprechend in lauter feine Fäden, welche man als Muskelfibrillen bezeichnet hat. Denkt man sich beide Theilungen gleichzeitig erfolgen, so zerfällt die Muskelsubstanz in lauter kleine prismatische Stückchen; es sind dieses die „sarcous elements“ (Bowman) oder die Fleischprismen (Kühne). Durch anhaltende Behandlung mit verdünntem Alkohol gelingt es übrigens, die Muskelfibrillen in Fleischprismen zu zerlegen. Bei der Untersuchung im polarisirten Lichte zeigen sich die Fleischprismen doppeltbrechend. Die Fibrillen sind Längsreihen, die Scheiben Querschichten von Fleischprismen. Die Fleischprismen liegen in einer einfachbrechenden Grundsubstanz.

Fig. 5.

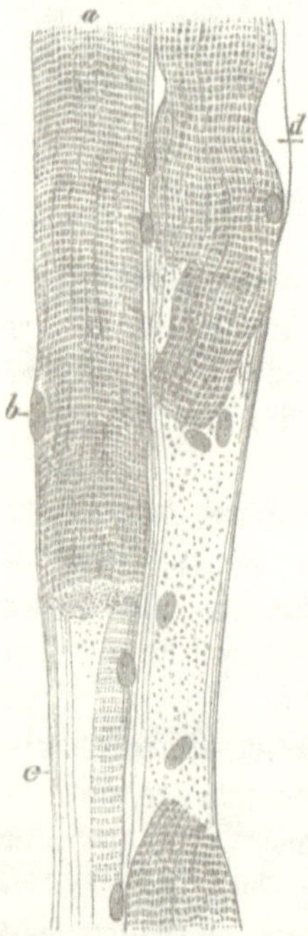

Das Verhältniss der Fleischprismen zur Grundsubstanz ist ein verschiedenes, je nachdem man den Muskel im contrahirten oder im erschlafften Zustande untersucht. Wenn der Muskel sich contrahirt, werden nämlich die Fleischprismen kürzer und in Folge dessen die Querstreifen viel weiter entfernt, als im erschlafften Zustande.

Durch eine genaue mikroskopische Verfolgung der Veränderungen der Muskelfaser haben manche Histologen gehofft, dem Räthsel der Muskelcontraction näher treten zu können. So entstanden Arbeiten von Krause, Merkel, Engelmann u. A. Diese Arbeiten sind indessen rein descriptiver Natur, es handelt sich stets nur um die Beschreibung complicirter Formveränderungen. Wohl kaum wird man auch von der Histologie mehr erwarten dürfen, da eine Erklärung des Vorganges der Muskelcontraction allein die Chemie bringen kann.

2) Chemie der quergestreiften Muskeln.

Wie in histologischer, so sind auch in chemischer Beziehung die quergestreiften Muskeln sehr zusammengesetzte Gebilde. Wegen der bedeutenden Veränderlichkeit einiger ihrer Bestandtheile ist es geboten, bei der chemischen Untersuchung gewisse Vorsichtsmaassregeln zu berücksichtigen. Man behandelt das zu untersuchende Muskelgewebe in der Regel so, dass man völlig entblutete Muskeln gefrieren lässt und sie nach der Zerkleinerung bei 0° auspresst, mit abgekühlter $^1/_2$ procentiger Kochsalzlösung verdünnt und filtrirt. Auf diese Weise erhält man eine etwas trübe, neutrale oder schwach alkalische Flüssigkeit, die man als Muskelplasma bezeichnet hat. Dieses erhält sich nicht lange unverändert, sondern es tritt in ihm eine Gerinnung auf, durch welche sich ein von Kühne als Myosin bezeichneter Eiweisskörper in Flocken ausscheidet. Die zurückbleibende Flüssigkeit zeigt meistens eine saure Reaction und wird als Muskelserum bezeichnet.

Das Myosin gehört in die Gruppe der Globuline, d. h. also zu denjenigen Eiweisskörpern, welche in Wasser unlöslich, in verdünnter Kochsalzsolution aber löslich sind. Verdünnte Säuren lösen es leicht und wandeln es in Syntonin um. Kochsalzlösung von 10 % nimmt das Myosin auf und lässt es beim Verdünnen mit Wasser wieder ausfallen (Preyer). Die Myosingerinnung erfolgt am schnellsten bei Temperaturen von 48 bis 50°. Es ist unbekannt, in welcher Form das Myosin im Muskelplasma vor der Gerinnung enthalten war; wir kennen es bisher nur als einen Bestandtheil des geronnenen Muskelinhaltes und sind nicht berechtigt, es auch als einen solchen des unveränderten lebenden Muskels anzusehen.

Es wurde gesagt, dass das Muskelserum in der Regel sauer reagire; dieses hängt mit dem Auftreten freier Säuren zusammen, welches bei der Myosingerinnung beobachtet wird. Als solche Säuren kennen wir die Fleischmilchsäure, die Glycerinphosphorsäure (Diakonow) und die Kohlensäure. In welchem ursächlichen Zusammenhang das Auftreten von Myosin auf der einen und dasjenige dieser Säuren auf der anderen Seite steht, ist unbekannt. Hermann lehrt, dass im Muskelplasma eine sehr complicirte stickstoffhaltige Substanz gelöst sei, welche er als „krafterzeugende“ oder „inogene“ Substanz bezeichnet. Diese Substanz nun soll durch Spaltungsvorgänge, welche mit einem Freiwerden von lebendiger Kraft verbunden sind, in Myosin und die genannten Säuren zerfallen können. Hermann denkt sich diese Substanz wegen leichter Zersetzlichkeit schwer isolirbar und in chemischer Beziehung dem Hämoglobin nahe stehend, da sie wie dieses erst bei der Zersetzung einen Eiweisskörper liefere.

Im Muskelserum trifft man von Muskelbestandtheilen an: 1) verschiedene Eiweisskörper, 2) einen rothen eiweissartigen Farbstoff, 3) verschiedene Kohlehydrate, 4) Fette, 5) Lecithin, 6) verschiedene Ammoniakderivate, 7) eine Anzahl von Säuren, 8) Salze, 9) Wasser, 10) Gase.

Was die Eiweisskörper betrifft, so gerinnt einer derselben bereits bei 45°; ein anderer verhält sich wie gewöhnliches Serumalbumin.

Der rothe Farbstoff bedingt die eigenthümliche Färbung des Säugethiermuskels. Er ist nicht in allen Muskeln gleichmässig vertheilt, so zeigen eine ganze Anzahl von Muskeln des Kaninchens eine ganz blasse Beschaffenheit, während andere tief roth gefärbt sind. Der Farbstoff ist sowohl in reinem als in alkalischem oder saurem Wasser löslich, durch Schütteln mit Sauerstoff wird er heller, durch Einleiten von Schwefelwasserstoff dunkler gefärbt. Kölliker vermuthete zuerst, der Farbstoff könne mit dem Hämoglobin identisch sein, und Kühne konnte dann den Nachweis führen, dass das Wasserextract vollkommen blutfreier Muskeln die charakteristischen Absorptionsstreifen des Hämoglobins zeige; auch gelang es ihm, aus einem solchen Extracte Häminkrystalle darzustellen. Später sind noch eine Anzahl weiterer Belege für die Identität des Muskelfarbstoffes mit dem Blutfarbstoff gebracht worden; sie betreffen hauptsächlich das Verhalten zu Gasen.

Die Kohlehydrate des Muskelgewebes sind hauptsächlich Glycogen und Inosit; ausserdem bei einigen Thieren auch Dextrin. Das Glycogen wurde zuerst in embryonalen Muskeln gefunden und darauf von O. Nasse als ein normaler Bestandtheil aller Muskeln erkannt. Der der Traubenzuckergruppe angehörende Inosit wurde bereits früher besprochen. Dextrin wurde bisher nur im Fleische der Pferde und Hunde regelmässig angetroffen (Sanson, Scherer). Ob neben den genannten Kohlehydraten der Traubenzucker als ein Bestandtheil des lebenden Muskels aufzufassen sei, muss als ungewiss bezeichnet werden, da die bisherigen Untersuchungen den Verdacht nicht ausschliessen, der Zucker sei erst aus dem Glycogen hervorgegangen.

Fette kommen nur ausserordentlich spärlich im normalen Muskelgewebe vor.

Lecithin, ein eigenthümlicher phosphorartiger Körper, wurde stets in kleinen Mengen angetroffen.

Von den Ammoniakderivaten kennen wir: Kreatin und Kreatinin, Carnin, Hypoxanthin, Xanthin, Harnsäure und Inosinsäure; alle diese Körper fasst man als Producte der regressiven Stoffmetamorphose des Muskelgewebes auf. Kreatin und Kreatinin sind zwei starke Basen, die sich nur durch ihren Wassergehalt von einander unterscheiden. Kreatinin entsteht sehr leicht durch Wasseraustritt aus dem Kreatin:

$$C_4H_9N_3O_2 = C_4H_7N_3O + H_2O.$$

Ob Kreatinin im Fleische wirklich präexistirt oder ob es sich erst bei der Behandlung des Muskelgewebes aus dem Kreatin bildet, ist ungewiss.

Carnin, $C_7H_8N_4O_3$, wurde von Weidel im amerikanischen Fleischextract aufgefunden. Bei der Behandlung mit Salpetersäure geht der Körper in salpetersaures Hypoxanthin über. Hypoxanthin, Xanthin und Harnsäure sind in geringer Menge im Muskelgewebe angetroffen; die Körper lernten wir schon bei Besprechung des Harnes kennen; die Inosinsäure, $C_{10}H_{14}N_4O_{11}$, wurde von LIEBIG im Fleischsafte entdeckt und ist besonders bei Kaninchen und Katzen, vor allen Dingen aber bei Hühnern angetroffen worden.

Was die Säuren betrifft, so sind neben der später zu besprechenden Kohlensäure Fleischmilchsäure, Glycerinphosphorsäure und einige fette Säuren im Muskelgewebe angetroffen. Eine besondere Bedeutung hat die Fleischmilchsäure oder Paramilchsäure, die sich im freien Zustande von der Gährungsmilchsäure nicht unterscheiden soll, während ihre Salze hinsichtlich ihres Krystallwassergehaltes wesentlich von dieser abweichen.

Unter den Salzen spielen Kaliverbindungen eine hervorragende Rolle.

Der Wassergehalt der Muskeln ist sehr bedeutend.

Von Gasen kommt hauptsächlich die Kohlensäure in Betracht.

Folgende Tabelle gibt uns einen Einblick in die quantitativen Verhältnisse einiger wichtigeren Bestandtheile des Fleisches:

In 100 Theilen	Ochsenfleisch I	Ochsenfleisch II	Kalbfleisch I	Kalbfleisch II	Schweinefleisch	Hühnerfleisch
Wasser	775,0	776,0	782,0	780,6	783,0	773,0
Feste Stoffe	225,0	224,0	218,0	219,4	217,0	227,0
Lösliches Eiweiss . . / Farbstoff	22,0	19,9	26,0	12,9	24,0	30,0
Glutin	13,0	19,8	16,0	44,2	8,0	12,0
Weingeistextract. . .	15,0	30,0	14,0	12,9	17,0	14,0
Muskelfaser, Gefässe etc.	175,0	154,3	162,0	149,4	168,1	165,0

Was den Kreatingehalt des Muskeln betrifft, so schwankt dieser beim:

Rinde	zwischen	0,17	und	0,28 %
Pferde	„	0,12	„	0,22 „
Schweine	„	0,13	„	0,21 „
Hammel	„	0,18	„	0,19 „

Der Gehalt der Muskeln an anorganischen Salzen ist ein sehr bedeutender; 100 Grm. des bei 100° getrockneten Fleisches enthalten 4 bis 6 Grm. Asche. Hinsichtlich der Zusammensetzung der Asche theilen wir folgende Angaben mit:

In 100 Thln. Asche.	Pferdefleisch	Ochsenfleisch	Kalbfleisch	Schweinefleisch
Kali	39,40	35,94	34,40	37,79
Natron	4,86	—	2,35	4,02
Magnesia	3,88	3,31	1,45	4,81
Kalk	1,80	1,73	1,99	7,54
Kalium	—	5,36	—	—
Natrium	} 1,47	—	} 10,59	0,40
Chlor		4,86		0,62
Eisenoxyd	1,00	0,98	0,27	0,35
Phosphorsäure . . .	46,74	34,36	48,13	44,47
Schwefelsäure . . .	0,30	3,37	—	—
Kieselsäure	—	2,07	0,81	—
Kohlensäure	—	8,02	—	—

3) Zustände und Stoffwechsel der quergestreiften Muskeln.

Wir kennen drei verschiedene von der Beschaffenheit des Stoffwechsels abhängige Zustände am Muskel und zwar 1) den Zustand der **Ruhe**, 2) den der **Starre**, 3) den der **Thätigkeit**.

a) Der Muskel im Zustande der Ruhe.

Der Muskel wird durch Belastung in einem gewissen Maasse gedehnt, nimmt aber nach der Entlastung sofort seine frühere Länge wieder an; dieses Verhalten drückt man so aus: der ruhende Muskel besitzt eine zwar geringe, aber höchst vollkommene Elasticität. Der Umfang der Ausdehnung des Muskels ist nicht den spannenden Gewichten proportional, sondern die Dehnungslängen nehmen um so langsamer zu, je mehr der Muskel bereits gedehnt ist (Ed. Weber).

Nach den Anschauungen von J. Müller, Remak u. A. besteht während des Lebens eine beständige, schwache, unwillkürliche, aber vom Nervensystem abhängige Contraction der quergestreiften Muskeln, die man als den **Tonus der animalischen Muskeln** bezeichnet hat. Man hat ihn als eine **automatische Function** aufgefasst. Ein Tonus in diesem Sinne musste auf Grund der Untersuchungen von Auerbach, Heidenhain, Hermann u. A. geleugnet werden, indessen haben diese Untersuchungen ergeben, dass unter bestimmten Bedingungen ein Tonus von **reflectorischer** Natur bestehe. Brondgeest und Cyon wiesen nach, dass ein senkrecht aufgehängter Frosch, dessen Hirn vom Rückenmark getrennt ist, nach der Durchschneidung der Nerven des einen Hinterbeines die operirte Extremität schlaffer herabhängen lässt als die unverletzte; diese Erscheinung tritt auch nach blosser Durchschneidung der hinteren Wurzeln des Plexus ischiadicus auf, was beweist, dass die schwache Beugung des unverletzten Beines reflectorischer Natur ist und dass dieser Reflex durch die sensiblen Fasern der Extremität ausgelöst wird. Unlängst hat Tschirjew ähnliche Versuche an einem grösseren Objecte ausgeführt; er studirte das Verhalten der an die Patella angehefteten Muskelgruppe des Kaninchens nach Nervendurchschneidungen. Die Ergebnisse seiner Untersuchungen waren sehr constant; die Muskeln dehnten sich nach einiger Zeit stets über ihre ursprüngliche Länge aus. Wenn nun nach der Nervendurchschneidung eine Muskelverlängerung beobachtet wird, so ist es klar, dass die Muskeln sich vor dieser Verlängerung in einem Zustande tonischer Contraction befinden mussten. Letzterer Zustand besteht aber nicht fortwährend; so kann man beispielsweise an aufgebundenen Kaninchen beobachten, dass bei der Annäherung der Ansatzpunkte der Muskeln, welche durch Drehung der Glieder bewirkt wird, die Muskeln des Oberschenkels oder anderer Körpertheile erschlaffen. Wir haben uns deshalb vorzustellen, dass die Muskeln nicht unter allen Umständen einen Tonus besitzen, sondern nur dann, wenn sie bis zu einem gewissen Grade gespannt sind: nur bei einer gewissen Spannung verfallen die quergestreiften Muskeln in tonische Contraction. Der Tonus wird durch die Spannung auf reflectorischem Wege erzeugt.

Die ausserordentlich hohe Bedeutung eines solchen Verhaltens für die Mechanik der Bewegung springt sofort in die Augen, denn hierdurch wird es ermöglicht, dass bei eintretender Contraction sofort eine Annäherung der Befestigungspunkte bewirkt wird, ohne dass erst Zeit und Kraft zur Anspannung des schlaffen Muskels verloren ginge; dass also der todte Gang der Maschine auf diese Weise vermieden wird.

Da der Muskel im Zustande der tonischen Contraction unzweifelhaft einen grösseren Stoffverbrauch hat als im Zustande der Ruhe, so dürfte der Tonus auch für die Erhaltung der thierischen Eigenwärme eine hohe Bedeutung besitzen (s. Wärmelehre).

Ueber den Stoffwechsel im ruhenden Muskel ist nicht viel bekannt. Wie der thätige Muskel, so verwandelt auch der ruhende durchgeleitetes arterielles Blut schnell in venöses; er verbraucht daher Sauerstoff und scheidet Kohlensäure aus. Sonstige Einzelheiten über den Stoffwechsel sind nicht bekannt.

b) Die Muskelstarre.

Lässt man ausgeschnittene Muskeln eines frisch getödteten Thieres einige Zeit liegen oder schneidet man den Muskeln die Blutzufuhr ab, so verfallen sie sehr bald in einen eigenthümlichen Zustand, den man als Muskelstarre bezeichnet hat. Die Muskeln haben jetzt ihre Erregbarkeit vollständig eingebüsst, ihre Elasticität ist bedeutend verringert und sie haben sich in der Längsrichtung wesentlich verkürzt. Bei mikroskopischer Betrachtung zeigen sich die Muskelfasern undurchsichtig und trübe, ihr vorher flüssiger Inhalt ist fest (Kühne), dabei reagiren sie sauer (du Bois-Reymond).

Kühne wies nach, dass die Starre durch die Gerinnung des Myosins bedingt werde und dass alle Einflüsse, welche die Gerinnung dieses Körpers verzögern oder beschleunigen, auch den Eintritt der Starre hindern oder fördern. Deshalb sehen wir die Starre beschleunigt werden: 1) durch Wärme; bei Warmblütern erfolgt sie viel früher als bei Kaltblütern; bei Abkühlung der Muskeln auf 0° wird der Eintritt der Starre um mehrere Tage hinausgeschoben; beim Erwärmen der Muskeln auf 48 bis 50° bei Warm-, auf 40° bei Kaltblütern erfolgt sie fast momentan („Wärmestarre"), 2) durch vorhergegangene anhaltende Thätigkeit des Muskels, 3) auf chemischem Wege durch Einwirkung von destillirtem Wasser, Säuren und durch zahlreiche andere Substanzen.

Besteht die Circulation noch, so ist eine viel anhaltendere Einwirkung der genannten Einflüsse zum Eintreten der Starre nothwendig; die Circulation wirkt der Entwickelung jeder Art von Starre entgegen (Hermann). An ausgeschnittenen Muskeln lässt sich durch Hindurchleiten von sauerstoffhaltigem Blute der Eintritt der Starre auf lange Zeit hinausschieben (C. Ludwig und Al. Schmidt).

Neben der Gerinnung des Myosin's beobachtet man bei der Starre noch 1) das Auftreten einer sauren Reaction, die man von der Bildung von Fleischmilchsäure ableitet (du Bois-Reymond), 2) das Entweichen von Kohlensäure; die Menge der auftretenden Kohlensäure ist um so geringer, je mehr Kohlensäure der Muskel durch unmittelbar vorausgegangene Contractionen bereits gebildet hatte (Hermann), 3) eine Abnahme des Glycogengehaltes (O. Nasse).

Die Muskelstarre ist kein bleibender Zustand; beim Eintritt der Fäulniss, wobei die saure Reaction durch Ammoniakbildung allmählich in die alkalische übergeht, löst sie sich wieder.

Durch Muskelstarre wird auch der eigenthümliche steife Zustand der Cadaver bedingt, der unter dem Namen der „Todtenstarre" (*Rigor mortis*) bekannt ist. Die Todtenstarre tritt bald nach dem Eintritt des Todes auf und verschwindet mit dem Auftreten der Fäulniss wieder.

Durch plötzliche starke Einwirkung der Wärme (Einwerfen in siedendes Wasser) verlieren die Muskeln die Fähigkeit, zu erstarren; sie werden jetzt weder sauer, noch bilden sie Kohlensäure (du Bois-Reymond, Hermann).

c) Der thätige Muskel.

In Folge gewisser Einwirkungen, die man als Reize bezeichnet, wird der Muskel in Thätigkeit oder Erregung versetzt. Der Muskel ändert hierbei seine Form, seine Länge nimmt ab, seine Dicke zu; diese Formveränderungen verlaufen plötzlich und treten nach aussen derartig hervor, dass man von einer Muskelzuckung spricht. Jede Contraction des Muskels wird daher auch als eine Zuckung bezeichnet.

Die Fähigkeit des Muskels, durch Reize erregt zu werden, nennt man seine Erregbarkeit oder seine Irritabilität. Die Erregbarkeit der Muskeln ist von derjenigen der Nerven unabhängig, wie aus folgenden Thatsachen hervorgeht: 1) Auch nervenlose Muskelfasern sind erregbar. 2) Das amerikanische Pfeilgift lähmt die Nervenendigungen derartig, dass die Nerven selbst bei Anwendung der stärksten Reize keine Einwirkung auf die willkürlichen Muskeln mehr haben, diese zeigt sich aber für directe Muskelreize noch vollkommen empfänglich. 3) Es gibt chemische Muskelreize, welche keine Nervenreize, und Nervenreize, welche keine Muskelreize sind.

Die uns bekannten Reize für den Muskel sind nun folgender Art: 1) Normale, von nervösen Centralorganen ausgehende und durch die Nerven vermittelte Reize (Wille, Reflex). 2) Mechanische Reize; Quetschen, Zerren, Stechen und jede andere mechanische Einwirkung auf die Muskelfaser veranlasst deren Contraction. 3) Chemische Reize; eine Reihe von Substanzen bewirken schnell Veränderungen in der chemischen Zusammensetzung und wirken auf diese Weise als Reize. Sie sind ausnahmslos dann am wirksamsten, wenn sie im gelösten Zustande den Muskelquerschnitt treffen. Zu diesen Körpern gehören: verdünnte Mineralsäuren, Lösungen gewisser Alkalisalze, Metallsalze, Ammoniak (in ausserordentlicher Verdünnung noch wirksam), verdünntes Glycerin, Milchsäure, Galle, destillirtes Wasser nach seiner Injection in die Gefässe des Muskels. 4) Electrische Reize geben ein sehr sicheres und wirksames Mittel für die Contraction. Besonders wirksam sind Stromesschwankungen. 5) Thermische Reize. Lässt man erwärmte oder auch abgekühlte Körper den Muskel leise berühren, so wird er erregt.

Die für die Experimentalphysiologie wichtigsten Reize sind die electrischen, und zwar deshalb, weil wir ihre Wirkungsweise so genau zu beherrschen gelernt haben, dass diese Reize weniger als die übrigen die Muskulatur erschöpfen und für fernere Reizungen unbrauchbar machen.

Die leichte Beherrschung und Abstufbarkeit der electrischen Reize macht sie für physiologische Untersuchungen unentbehrlich und sie sind genauer in ihrer Wirkungsweise bekannt als die übrigen Reize.

Man bedient sich in der Physiologie zweier Arten von electrischen Reizen, nämlich derjenigen des constanten Stromes und derjenigen des Inductionsstromes.

In erster Linie sind Stromesschwankungen wirksam, der constante Strom ist von einer geringeren Einwirkung. Man hat deshalb Apparate für die schnelle Schliessung und Oeffnung des Stromes construirt und ihre Anwendung gestattet es, die Unterbrechung des Stromes und somit die Contraction der Muskeln ausserordentlich schnell auf einander folgen zu lassen. Jeder einzelne Inductionsstrom bedingt eine Zuckung, deren Umfang von der Dichtigkeit des Stromes und der Erregbarkeit des Muskels abhängt.

Wird ein Muskel von schnell auf einander folgenden Reizen betroffen, und sind die zwischen je zwei Reizen liegenden Ruhepausen so kurz, dass der Muskel keine Zeit hat, wieder in den Zustand der Ruhe zu gelangen, so verharrt er in permanenter Contraction, ein Zustand, den man Tetanus nennt. Jede Contraction, die länger andauert als zum Ablaufe einer Muskelzuckung erforderlich ist, und um solche handelt es sich bei fast allen geregelten Körperbewegungen, ist als eine tetanische Zusammenziehung aufzufassen. Dass der tetanische Muskel, an dem unser Auge keine Bewegung mehr nachzuweisen vermag, sich nicht im Zustande der Ruhe befindet, sondern dass hier Contraction auf Contraction ausgeführt wird, das ergibt sich besonders aus der Erscheinung des sog. Muskelgeräusches oder Muskeltones. Man versteht hierunter einen schwachen Ton, den das auf einen in Tetanus versetzten Muskel aufgelegte Ohr empfindet (Wollaston). Helmholtz hat gefunden, dass der Ton nur dann vernommen wird, wenn der Muskel mindestens 19 Contractionen in der Secunde ausführt, also wenn 19 Reize ihn treffen und dass der Muskelton um so höher wird, je mehr man die Anzahl der Reize vermehrt.

Die Erregbarkeit des Muskels ist grossen Schwankungen unterworfen, wir schliessen dieses aus der Leistung, die derselbe Reiz an demselben Muskel unter verschiedenen Umständen bewirkt. An ausgeschnittenen Muskeln nimmt die Erregbarkeit nach kurzer Steigerung völlig ab; diese Abnahme erfolgt bei den Warmblütern viel schneller als bei den Kaltblütern, lässt sich indessen bei den ersteren durch künstliche Abkühlung des Thieres vor dem Tode bedeutend verzögern (Israel). Die Erregbarkeit ist bei einer bestimmten mittleren Temperatur am grössten und nimmt sowohl mit dem Ueberschreiten als mit dem Absinken dieser Temperatur ab. Durch angestrengte Thätigkeit eines Muskels wird seine Erregbarkeit vorübergehend vermindert, der Muskel ist ermüdet; die

Ursache dieser Erscheinung ist entweder Mangel an geeigneten Nährstoffen oder Anhäufung gewisser Zersetzungsproducte, die einen ermüdenden Einfluss ausüben, z. B. Kohlensäure, deren schädlicher Einfluss experimentell nachgewiesen werden konnte (Ranke). Es ist übrigens nicht unmöglich, dass beide Ursachen einwirken.

Unsere Kenntnisse von dem Stoffwechsel des Muskels bei seiner Thätigkeit liegen noch völlig in der Kindheit. Von sicher gestellten Thatsachen sind uns nur die folgenden bekannt: 1) Der Muskel, dessen normale Reaction neutral ist, erhält durch die Thätigkeit eine saure Reaction (du Bois-Reymond). Am Zustandekommen dieser Erscheinung ist die Milchsäure betheiligt, deren Ausscheidung durch den Harn in Folge angestrengter Muskelthätigkeit zunimmt (Spiro). Die Intensität der sauren Reaction nimmt mit der Anstrengung des Muskels zu; sie ist unter sonst gleichen Bedingungen am grössten, wenn man den ausgeschnittenen Muskel durch starke Ueberlastung hindert sich zusammenzuziehen (Heidenhain). 2) Der Muskel nimmt während der Arbeit mehr Sauerstoff aus dem Blute auf als zur Zeit der Ruhe (C. Ludwig und Sczelkow, C. Ludwig und Al. Schmidt). Das Venenblut des ruhenden Muskels enthielt im Durchschnitt 8,5, das des arbeitenden Muskels aber 12,8 % Sauerstoff weniger als das Arterienblut. Das Venenblut des ruhenden Muskels besass im Mitiel 6,7 % Kohlensäure mehr als das arterielle, das des thätigen Muskels aber 10,8 %. 3) Die Menge des verbrauchten Sauerstoffs und der gebildeten Kohlensäure stehen in keinem bestimmten Verhältnisse zu einander; daraus folgt, dass bei der Bildung der Kohlensäure im Muskel nicht allein Oxydationsvorgänge, sondern auch Spaltungen sauerstoffhaltiger Atomcomplexe betheiligt sind. Nur durch letztere kann die von Hermann ermittelte Thatsache erklärt werden, dass eine Sauerstoffaufnahme für die Muskelthätigkeit nicht unmittelbar erforderlich ist, da der Muskel auch in sauerstofffreien Gasen und selbst im Vacuum eine Zeit hindurch arbeiten kann. 4) Der Glycogengehalt des Muskels nimmt während der Arbeit ab (O. Nasse, S. Weiss). 5) Die Menge der in Alkohol löslichen Stoffe, insbesondere auch die Menge des Kreatins ist in tetanisirten Muskeln grösser als in ruhenden (Helmholtz, Sarokin).

Ueberschauen wir diese Thatsachen, so sehen wir ein, dass die sich immer noch eines grossen Anhanges erfreuende Anschauung, der Muskel verbrenne bei seiner Thätigkeit Eiweisskörper, durchaus keine experimentelle Unterlage besitzt. Gegen diese Ansicht spricht auch die an einer anderen Stelle bereits hervorgehobene Erscheinung, dass die Stickstoffausscheidung selbst durch sehr anhaltende Muskelthätigkeit nicht vermehrt wird.

Um zu einem Einblicke in das Wesen der Muskelthätigkeit zu gelangen, verglich Hermann die chemischen Processe bei der Thätigkeit und bei dem noch zu besprechenden Erstarren des Muskels und er fand, dass beide Processe höchst wahrscheinlich identisch sind Er stützt sich besonders auf folgende Punkte: 1) ein ausgeschnittener Muskel liefert die gleiche Gesammtmenge Kohlensäure unbekümmert darum, ob er direct erstarrt oder ob er vor der Erstarrung Contractionen ausgeführt und in Folge dessen bereits Kohlensäure gebildet wurde; je mehr Kohlensäure also durch Contractionen bereits entstanden war, desto weniger producirt der Muskel beim Erstarren.[1] 2) Ganz ähnlich verhält sich der Muskel hinsichtlich der Milchsäureproduction, ein unmittelbar vorher thätig gewesener Muskel producirt beim Ausschneiden und Erstarren weniger Milchsäure als ein unthätig gewesener. 3) Bei beiden Vorgängen handelt es sich um Spaltungen sauerstoffhaltiger Atomcomplexe, bei denen lebendige Kraft frei wird; beide Vorgänge werden noch im Vacuum beobachtet. 4) Sowohl der durch unvollkommene Erstarrung als der durch anhaltende Thätigkeit unerregbar gemachte Muskel wird durch den Blutstrom auf's Neue belebt. 5) Der Muskel kann aus dem Zustande der Thätigkeit unmittelbar in den der vollkommenen Starre übergehen. 6) Sowohl bei der Starre als bei der Thätigkeit verkürzt und verdickt sich der Muskel. 7) In beiden Acten wird Wärme gebildet.

Da wir nun wissen, dass die Erscheinungen der Erstarrung hauptsächlich auf Coagulation des Myosins zurückgeführt werden müssen, so stellt Hermann folgende Hypothese auf: Der Muskel enthält einen gewissen Vorrath einer complicirten, stickstoffhaltigen, im Muskelinhalt gelösten Substanz, welche man als die „inogene“ oder die „krafterzeugende“ Substanz bezeichnen kann; diese Substanz ist einer Spaltung mit Kraftentwicklung fähig; die Spaltungsproducte sind unter andern: Kohlensäure, Fleischmilchsäure und ein gelatinös sich abscheidender, später sich fest contrahirender Eiweisskörper, das Myosin. Die Spaltung geschieht in der Ruhe langsam spontan, um so schneller, je höher die Temperatur ist; sie erfolgt plötzlich bei der Temperatur der Wärmestarre; sie wird ferner plötzlich beschleunigt durch die „Reize“; diese plötzliche Beschleunigung ist das Wesentliche des thätigen Zustandes. Ist die inogene Substanz verbraucht, so ist keine Muskelthätigkeit mehr möglich.

Da wir nun wissen, dass die Stickstoffausscheidung durch die Muskelthätigkeit nicht vermehrt wird, da man auch berechnet hat, dass die während der Arbeitszeit zersetzte Eiweissmenge selbst bei höchster Berechnung ihrer Verbrennungswärme unmöglich die Arbeit leisten kann, so

[1] Zu diesem Punkte muss bemerkt werden, dass es nicht sicher nachgewiesen ist, dass der Muskel bei seiner Contraction Kohlensäure bildet (Minot).

muss man annehmen, dass nicht sämmtliche Spaltungsproducte der inogenen Substanz den Muskel verlassen, sondern dass das Myosin im Muskel bleibt und dass es sich an einer Synthese der inogenen Substanz, zu welcher sonst noch die Zufuhr von Sauerstoff und einer noch nicht ermittelten stickstofffreien organischen Substanz nothwendig scheint, betheiligt. Das Myosin würde sich also in einer Art von Kreislauf befinden. Während der Muskelthätigkeit ist nicht allein die Spaltung der inogenen Substanz vermehrt, sondern auch die Synthese beschleunigt. Dieses müssen wir daraus schliessen, dass der thätige Muskel mehr Sauerstoff aufnimmt als der ruhende und dass während der Contraction der Blutstrom durch den Muskel vermehrt ist (C. Ludwig und Sczelkow). Nach sehr erheblichen Anstrengungen überwiegt die Spaltung die Synthese, der Muskel wird jetzt sauer und schwer erregbar: er ist ermüdet.

4) Formveränderung des Muskels bei seiner Thätigkeit.

Bei der Contraction verändert der Muskel seine Gestalt derartig, dass seine Längsaxe eine Verkürzung erfährt, während sein Querschnitt sich vergrössert. Diese Verkürzung und Verdickung ist mit einer nur höchst unbedeutenden Verdichtung verknüpft; dieselbe beträgt noch nicht $^1/_{1000}$ des ursprünglichen Volums der Muskelsubstanz (Erman). Nach der Zuckung nimmt der Muskel schnell wieder seine alte Form an. Was für den ganzen Muskel gilt, das trifft auch für jede einzelne Muskelfaser zu; jede einzelne Muskelfaser verkürzt und verdickt sich bei der Contraction (Ed. Weber).

Die beschriebene Formveränderung geschieht mit solcher Energie, dass die Muskelfaser befähigt ist, bedeutende Widerstände, die sich ihr bei der Contraction entgegenstellen, zu überwinden.

Ist auch die Muskelcontraction ein so schnell sich abspielender Vorgang, dass unser Auge den Eindruck erhält, die Zuckung geschehe ganz plötzlich und überall gleichmässig, so zeigten sich doch bei einer genaueren zeitlichen Verfolgung bemerkenswerthe Verschiedenheiten. Helmholtz reizte den vertical aufgehängten Froschmuskel, der an seinem unteren Ende mit einem Schreibstifte versehen war, welcher sich auf einer mit constanter Geschwindigkeit vorüberfahrenden verticalen Schreibfläche bewegte. Er erhielt so Curven, deren Abscissen den Zeiten und deren Ordinaten den Verkürzungen entsprachen. Mittelst eines solchen Apparates (Myographion) konnte er nun feststellen, dass die Verkürzung nicht im Momente der Reizung schon beginnt, sondern dass eine kurze Zeit verstreicht, während welcher der Muskel äusserlich noch in Ruhe verharrt. Diese Zeit, „das Stadium der latenten

Reizung", beträgt etwa $^1/_{100}$ Secunde. Nach Ablauf dieses Stadiums beginnt die Verkürzung; diese steigt zuerst mit zunehmender, dann mit abnehmender Geschwindigkeit bis zu einem gewissen Maximum; dann kommen die verkürzenden Kräfte allmählich zur Ruhe und der Muskel wird zuerst schnell, dann langsam auf seine frühere Länge zurückgebracht. Nach der Contraction bemerkt man noch einige von der Electricität der Muskelsubstanz herrührende Längenschwingungen. Das Stadium der Verkürzung nennt HELMHOLTZ das der ansteigenden, dasjenige der Rückkehr zur alten Form das Stadium der sinkenden Energie.

Untenstehende Abbildung veranschaulicht den beschriebenen Verlauf der Muskelcontraction. Die Abscisse *ab* entspricht der Zeit zwischen der im Moment *a* stattfindenden Reizung und der in *b* eingetretenen völligen Ruhe. Von den 20 Theilstrichen der Abscisse entspricht jeder dem hundertsten Theile einer Secunde. Die Curve zeigt uns die Länge

Fig. 6.

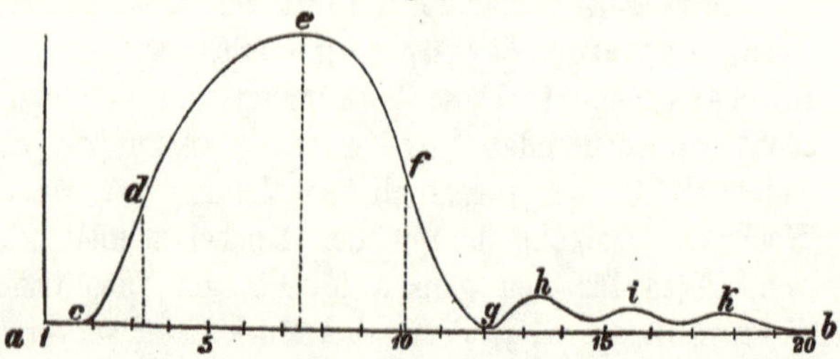

an, welche der Muskel in jedem Momente besitzt: *ac* veranschaulicht das Stadium der latenten Reizung; der concave Curvenabschnitt *cd* zeigt die zunehmende Geschwindigkeit im Anfange, der convexe *de* die abnehmende im späteren Stadium der Verkürzung; *c* entspricht dem Maximum der Contraction; der Abschnitt *ef* zeigt uns die zunehmende, der Abschnitt *fb* die abnehmende Geschwindigkeit bei der Rückkehr zur alten Grösse. Im Curvenschenkel *fb* nimmt man einige durch die elastischen Schwingungen des Muskels bedingte kleinere Curven wahr.

5) Mechanische Erscheinungen am Muskel.

Dadurch, dass der Muskel bei seiner Verkürzung ein ihn belastendes Gewicht auf eine bestimmte Höhe zu heben vermag, leistet er eine Arbeit im Sinne der Mechanik. Die Grösse dieser Arbeit wird abhängen von der Grösse der Last, von der Hubhöhe und von der Zeit, welche zum Heben der Last erforderlich ist.

Der Muskel erreicht nicht immer eine bestimmte Verkürzung, sondern er kann in jedem möglichen Grade der Verkürzung verharren. Nur bei der intensivsten Erregung (Maximalreiz) ausgeschnittener und frei herabhängender Muskeln wird das Maximum von Verkürzung erreicht. Dieses beträgt durchschnittlich $^3/_4$ der ganzen Muskellänge. Die absolute Grösse der Verkürzung ist allein abhängig von der Länge der Muskelfasern, durchaus nicht von der Anzahl der Fasern, also nicht von der Grösse des Muskelquerschnittes (Ed. Weber). Bei anhaltender Reizung ist der Ermüdungszustand von nachtheiligem Einflusse auf den Umfang der Verkürzung.

Es ist nun für die Bewegungsmechanik von fundamentaler Bedeutung, dass kein Muskel bei seiner natürlichen Anheftung am Körper das Maximum seiner Verkürzung erreichen kann, sondern stets nur einen kleinen Bruchtheil des Maximums, welches man am ausgeschnittenen Muskel beobachtet. Die Ursache dieser wichtigen Erscheinung ist darin zu suchen, dass die Enden der Muskeln im Körper sich so nahe am Hypomochlion der durch sie zu bewegenden Hebel ansetzen, dass schon eine sehr unbedeutende Muskelverkürzung das Maximum der Drehung, deren die Gelenke überhaupt fähig sind, hervorruft.

Belastet man einen ausgeschnittenen Muskel mit verschiedenen Gewichten und behandelt man ihn dann mit gleich starken Reizen, so findet man, dass die Verkürzung bei verschiedener Belastung verschieden ausfällt, so zwar, dass sie mit der Zunahme der Belastung mehr und mehr sinkt und dass sie endlich bei einer gewissen Belastung gleich Null wird. Der Muskel vermag ein bestimmtes Gewicht nicht mehr zu haben.

Der Muskel verkürzt sich mit einer bestimmten Kraft; dieselbe ist am grössten beim Beginn der Verkürzung, nimmt mit der Zunahme der Verkürzung ab und wird beim Aufhören der Verkürzung gleich Null; jetzt befindet sich die Verkürzungskraft mit der Schwerkraft des Gewichtes im Gleichgewicht. Die grösste im Beginn der Contraction vorhandene Kraft eines Muskels wird durch ein Gewicht ausgedrückt, welches er bei maximaler Reizung nicht mehr zu heben vermag, durch welches er aber auch nicht ausgedehnt wird.

Bei Muskeln verschiedener Grösse ist die Kraft, welche sie auszuüben vermögen, von der Grösse des Querschnittes, d. h. also von der Zahl der neben einander liegenden Muskelfasern abhängig. Um sich dieses Gesetz zu veranschaulichen, stelle man sich den Muskel nicht als eine Einheit, sondern als ein aus so viel parallel neben einander liegenden kleineren Muskeln zusammengesetztes Gebilde vor, als er Muskelfasern enthält. Denkt man sich nun, dass jeder dieser einfachen Muskeln eine ganz bestimmte Kraft auszuführen vermag, so ist es klar, dass diese um so grösser ausfallen wird; je mehr Muskelfasern der Muskel enthält, d. h. also, je grösser der Querschnitt des Muskels ist. Um ein allgemeines Maass der Muskelkraft zu erhalten, hat man die für einen gegebenen Muskel gefundene Kraft auf eine bestimmte Querschnittseinheit reducirt. Auf diese Weise ist die sogenannte „absolute Muskelkraft“ bestimmt worden, die für 1 □ Cm. Froschmuskel etwa 3000 Grm., für 1 □ Cm. Menschenmuskel 6000 bis 8000 Grm. beträgt.

Will man die Nutzwirkung, d. h. die Arbeitsleistung der sich verkürzenden Muskeln bestimmen, so ist hier zu berücksichtigen, dass das vom Muskel gehobene Gewicht einen mit der Hubhöhe zunehmenden Nutzeffect erlangt. Die lebendige Kraft, welche beim Herabfallen des Gewichtes von dieser Höhe gewonnen wird und welche zu verschiedenen Zwecken verwendet werden kann, ist von der Schwere des Gewichtes und von der Höhe, bis zu der es gehoben war, abhängig. Man erhält deshalb einen Ausdruck für den Nutzeffect, wenn man die Last mit der Hubhöhe multiplicirt. Erhebt ein Muskel in dem einen Falle 50 Grm. 10 Cm., in dem anderen 100 Grm. 5 Cm. hoch, so ist die geleistete Arbeit in beiden Fällen = 500 Grammmeter. Da das Gewicht, welches ein Muskel hebt, der Grösse des Querschnittes, die Höhe, zu der er es hebt, der Länge der Muskelfasern proportional ist, so hat Ed. Weber den Nutzeffect aus der Querschnittseinheit (1 □ Cm.) und der Längeneinheit (1 Cm.) bestimmt.

Durch die Untersuchungen von Ed. Weber haben wir Aufschluss über die Grösse des Nutzeffectes unter verschiedenen Umständen erhalten; folgende Zahlen belehren uns darüber, bei welcher Belastungs- und Contractionsgrösse der Nutzeffect steigt und sinkt:

Hubhöhe in Mm.	20,9	17,8	12,0	8,7	6,4	5,5
Belastung in Grm.	5	10	15	20	25	30
Nutzeffect also:	104,5	178	180	174	160	165

Hubhöhe in Mm.	25,3	19,7	15,7	12,3	9,2	7,2
Belastung in Grm.	5	10	15	20	25	30
Nutzeffect also:	111,5	197	235,5	246	230	216

Diese Zahlen sagen uns also, dass der grösste Nutzeffect weder mit dem höchsten Grade der Verkürzung, noch mit der grössten Belastung des Muskels zusammenhängt, sondern dass der Muskel bei mittleren Graden der Verkürzung und Belastung seine grösste Kraft entfaltet. Der Nutzeffect nimmt mit der Ermüdung eines Muskels beträchtlich ab. Bei mittlerer Arbeit leisten die Muskeln unverhältnissmässig mehr, als wenn sie zu schwerer Arbeit benutzt werden (Ed. Weber).

Im Tetanus leistet der Muskel nach aussen hin keine mechanische Arbeit, da er ja nur ein bereits gehobenes Gewicht auf einer bestimmten Höhe festhält. Es wird nur eine innere Arbeit geleistet, die sich durch Wärmeproduction geltend macht.

6) Thermische Erscheinungen am Muskel.

Durch die Thätigkeit des Muskels wird eine Wärmebildung in ihm veranlasst, und zwar sowohl innerhalb des Körpers als auch am ausgeschnittenen Muskel. Auch beim Erstarren des Muskels wird Wärme gebildet.

Becquerel und Breschet, sowie Béclard haben zuerst die Wärmebildung bei der Muskelthätigkeit des Menschen beobachtet, doch erhielt diese Beobachtung erst durch exactere Versuche von Helmholtz grösseren wissenschaftlichen Werth. Während Helmholtz nur die während anhaltender tetanischer Contraction gebildete Wärmemenge bestimmte, waren Heidenhain und Fick durch eine Verbesserung der Untersuchungsmethode im Stande, die Wärmebildung eines ausgeschnittenen Froschmuskels während jeder einzelnen Contraction nachzuweisen und zu bestimmen; die Temperatursteigerung betrug für jede einzelne Zuckung 0,001 bis 0,005° C.

Die Wärmeentwicklung des thätigen Muskels ist abhängig: 1) Von seiner Spannung. Sie wächst mit der Zunahme der Spannung und erreicht dann ihr Maximum, wenn der Muskel so stark gespannt ist, dass er sich nicht mehr contrahiren kann. 2) Von der geleisteten Arbeit. Ein ausgeschnittener Muskel, welcher ein Gewicht hebt, überträgt keine Arbeit nach aussen, weil die Arbeit, welche er bei der Contraction leistet, bei der nachherigen Dehnung durch das Gewicht wieder an ihm geleistet wird. Diese bei der Dehnung geleistete Arbeit geht durch den Widerstand, welchen der Muskel dem dehnenden Gewichte entgegenstellt, sämmtlich in Wärme über. Es geht also unter diesen Verhältnissen sämmtliche lebendige Kraft, welche im Verlauf einer Zuckung im Muskel frei wird, in Wärme über. Wird aber wirklich Arbeit geleistet, entlastet man z. B. den Muskel auf der Höhe der Contraction, so ist die jetzt producirte Wärmemenge um so geringer und bildet einen um so kleineren Bruchtheil der ganzen Summe von lebendiger Kraft, je grösser die geleistete Arbeit ist (Fick). Dieses kann nicht überraschen, sondern ist eine nothwendige Folgerung des Princips von der Erhaltung der Kraft. Es ergibt sich also hieraus, dass die gleichzeitig mit der Arbeitsleistung entwickelte Wärme relativ abnimmt, wenn die Arbeit zunimmt (Heidenhain). 3) Von dem Umfange der Contractionen. Bei jeder Contraction wächst die Wärmeproduction schneller als die Hubhöhe (Helmholtz und Nawalichin). Die Wärmeproduction ist bei sonst gleicher Arbeitsleistung daher grösser, wenn letztere durch eine kleinere Anzahl umfangreicher Contractionen, als wenn sie durch eine grössere Anzahl minder umfangreicher Contractionen ausgeführt wird. Betrachtet man den Muskel als eine Arbeitsmaschine, so wird diese also bei kleinen Contractionen die intensivsten Leistungen zeigen. 4) Von der Ermüdung. Wie die Arbeitsleistung, so sinkt auch die Wärmeentwicklung bei der Ermüdung des Muskels; die Wärme soll rascher abnehmen als die Arbeit.

Was die Wärmeproduction im Tetanus betrifft, so sah Helmholtz während einer 3 Minuten anhaltenden tetanischen Contraction die Temperatur ausgeschnittener Froschmuskeln um 0,14 bis 0,18° C. zunehmen. Fick, der das Verhalten der Muskeln im Tetanus genauer untersuchte, fand, dass zwar mit der Dauer des Tetanus die Wärmebildung zunimmt, dass diese Zunahme aber nicht der Dauer des Tetanus proportional erfolgt, sondern dass sie bei kurzer Dauer relativ grösser ist. Dieser Befund kann als eine Bestätigung der Abnahme der Wärmebildung mit der Ermüdung aufgefasst werden.

7) Electrische Erscheinungen am Muskel.

Versieht man einen noch lebenden Muskel mit einem Querschnitt und legt man zwei Electroden, die mit einem empfindlichen Galvanometer in Verbindung stehen, derartig an, dass die eine einen Punkt des Querschnittes, die andere einen Punkt der Längsoberfläche (natürlicher Längsschnitt) berührt, so überzeugt man sich von dem Vorhandensein eines electrischen Stromes (Muskelstrom) (Nobili, du Bois-Reymond). Da auch die dünnsten Muskelstückchen ein gleiches Verhalten zeigen, so ist anzunehmen, dass jeder einzelnen Muskelfaser ein Strom zukommt.

Jedoch nicht allein bei der Berührung von Längs- und Querschnitt erhält man einen Strom, sondern auch dann, wenn man die Enden der Galvanometerleitung mit zwei Punkten eines und desselben Schnittes in Verbindung bringt. Dieser Strom ist indessen stets nur unbedeutend und wird im Gegensatz zu dem vorigen, den man als den starken Strom bezeichnet, der schwache Strom genannt. Nennt man eine parallel zum Querschnitt durch die Mitte des Muskelcylinders gelegte Linie den Aequator, eine parallel zum natürlichen Längsschnitt durch die Mitte gelegte Linie die Axe, so erhält man nur dann einen Strom, wenn die Electroden ungleich weit vom Aequator entfernte Punkte des Längsschnittes oder ungleich weit von der Axe entfernte Punkte des Querschnittes berühren (wirksame Anordnung); die Anordnung ist aber unwirksam, wenn symmetrisch gelegene Punkte des Längs- oder des Querschnittes mit dem Multiplicator verbunden werden (du Bois-Reymond).

Der innere Kern des Muskels (Querschnitt) verhält sich negativ electrisch zur äusseren Peripherie (Längsschnitt); der Ausgleich dieser entgegengesetzten electrischen Spannungen führt zur Entwicklung des Muskelstromes. Die electrische Differenz zwischen Quer- und Längsschnitt ist von du Bois-Reymond nicht allein für Muskeln von Repräsentanten sämmtlicher Klassen der Vertebraten, sondern auch für Muskeln der verschiedensten wirbellosen Thiere nachgewiesen. Nicht der Contact des Muskelinhaltes mit dem Sarcolemm ist die Ursache des Muskelstromes, denn das electrische Verhalten der sarcolemmfreien Muskeln des Froschherzens weicht durchaus nicht von dem Verhalten der übrigen Muskeln ab. Wir müssen uns vielmehr vorstellen, dass bestimmte Anordnungen in der Muskelsubstanz selbst die Muskelfaser zum Electromotor machen. Ueber die Natur dieser Anordnung besitzen wir zwei sich gegenüber stehende Hypothesen von du Bois-Reymond und Hermann, auf welche wir nicht näher eingehen wollen.

Der Muskelstrom gehört nur dem leistungsfähigen lebenden Muskel an und besitzt unter möglichst günstigen Verhältnissen eine electromotorische Kraft von 0,8 Daniell (du Bois-Reymond). An abgestorbenen Muskeln wird er nicht mehr wahrgenommen. Nicht selten ist vor dem völligen Erlöschen des Stromes eine Umkehr der Stromrichtung nachzuweisen.

Wird ein Muskel in wirksamer Anordnung mit dem Multiplicator verbunden und hat die Magnetnadel ihre neue Ruhestellung angenommen, so nimmt man bei jetzt erfolgender starker Contraction eine erhebliche Abnahme des Muskelstromes wahr; die Magnetnadel strebt augenblicklich dem Nullpunkte zu, ohne diesen jedoch jemals zu erreichen. Man hat diese Abnahme des Stromes als die „negative Stromesschwankung“ bezeichnet (du Bois-Reymond). Verbindet man den Nerven eines Nerv-Muskelpräparates vom Frosch sowohl mit dem Längs-, als auch mit dem Querschnitte eines anderen, so kann man die negative Stromesschwankung des letzteren als Reiz für die Muskelthätigkeit des ersteren benutzen. Bei jeder Contraction des einen zuckt auch das andere („secundäre Zuckung“), bei jedem Tetanus des einen verfällt auch das andere in Tetanus („secundärer Tetanus“).

§ 2. Die glatten Muskeln.

Die glatten Muskelfasern oder contractilen Faserzellen bilden spindelförmige Elemente, welche zu Bündeln gruppirt in bestimmten Richtungen angeordnet liegen. Die glatten Muskeln erscheinen gefasert; die Längsachse der Spindeln liegt stets in der Richtung der Faserung. Stimmen sie hinsichtlich dieser Anordnung mit den quergestreiften Muskeln überein, so weichen sie insofern erheblich von diesen ab, als ihre ganze Länge nicht aus einer einzigen makroskopischen Faser, sondern aus einer ganzen Reihe von makroskopischen Elementen gebildet wird, welche an ihren schmalen Enden verlöthet sind. In der Substanz der glatten Muskeln wird keine Querstreifung wahrgenommen. Auch fehlt ihnen eine Membran (Sarcolemm); die reizbare Substanz liegt also vollständig frei. Im Inneren der Zellsubstanz trifft man einen länglichen Kern an.

Die Zellsubstanz der contractilen Zellen scheint dieselbe zu sein wie jene der quergestreiften Muskelfasern; erhebliche Abweichungen im chemischen Bau konnten wenigstens bis jetzt nicht nachgewiesen werden.

Glatte Muskelfasern werden in grosser Ausdehnung im Organismus angetroffen und zwar meistens in Form von häutigen Ausbreitungen (Muskelhäute, Tunicae musculosae). Oft zeigen diese Häute eine schichtenweise abwechselnde Richtung in ihrer Faserung. Glatte Muskelfasern sind sehr reichlich vertreten im Verdauungsapparate und bilden hier zwei starke Lager; weiter sind sie ein ausserordentlich wichtiger Bestandtheil des Gefässsystems; sie sind im Respirationsapparate zahlreich anzutreffen; man begegnet ihnen auch im Harnapparate, und zwar im Nierenbecken, den Ureteren und der Blase; weiter betheiligen sie sich an dem Aufbau der Geschlechtswerkzeuge (besonders stark vertreten sind sie im Uterus); auch stösst man in der Gallenblase und den Gallengängen auf sie; endlich trifft man sie in den inneren Augenmuskeln an. Aus contractilen Faserzellen bestehen alle Muskeln, welche der Willkür nicht unterworfen sind, mit Ausnahme des Herzens.

Die glatten Muskeln contrahiren sich ähnlich wie die quergestreiften, doch verläuft diese Bewegung so träge, dass man die einzelnen Stadien der Contraction mit blossem Auge verfolgen kann. Sie haben ein viel längeres Stadium der latenten Reizung als die quergestreiften Fasern. Nach Einwirkung des Reizes sieht man geraume Zeit verstreichen, ehe die Contraction beginnt; die Zusammenziehung erfolgt dann ganz allmählich und pflanzt sich von der gereizten Stelle aus mit einer sehr mässigen Geschwindigkeit (20 bis 30 Mm. pr. Secunde nach Engelmann) wellenartig fort; die Muskelfaser verharrt alsdann mehr oder weniger lange Zeit im contrahirten Zustande und kehrt dann allmählich in die alte Lage zurück.

Die Reize für die contractilen Zellen sind dieselben wie für die quergestreiften Fasern. Die Leitung der Erregung wurde schon besprochen. (Vergl. peristaltische Bewegungen.)

§ 3. Protoplasmabewegungen.

Ausser in den Muskeln treffen wir contractile Substanz als Protoplasma der Zellen an. Das Protoplasma ist die Grundsubstanz der Zelle; alle Zellen, so different sie sich auch hinsichtlich ihrer Form und Zusammensetzung zeigen, enthalten Protoplasma; das Protoplasma ist das nie fehlende materielle Substrat des Lebens.

Ueber die Structur des Protoplasmas, soweit eine solche im lebendigen Zustande zu erkennen ist, sind unsere Kenntnisse noch sehr gering und sie beschränken sich fast ausschliesslich auf das Protoplasma der Larven der Batrachier, das wegen seiner bedeutenden Lebensfähigkeit der Untersuchung besonders leicht zugänglich ist. An dem Protoplasma der Bindesubstanz, demjenigen der Gefässzellen und an ähnlichen Gebilden zeigt sich im Leben nichts als eine feine verwaschene Granulirung, die man entweder auf eine Zusammensetzung aus Körnchen zurückführen muss oder die man für eine zarte Reticulirung halten kann. Das Verhalten zu Reagentien scheint für letztere Anordnung zu sprechen. Die Grundsubstanz einer lebenden Knorpelzelle sieht nicht homogen aus, sondern sie zeigt in ihrem Innern Fäden und Körnchen. Die Fäden liegen nicht etwa in Form von regelmässigen Netzen mit Körnchen als Knotenpunkten, sondern sie schlagen sehr verschiedene Richtungen ein und verlaufen vielfach geschlängelt. Einige dieser Fäden sind zuweilen geradlinig und erstrecken sich nicht selten von der Zellkapsel bis an den Kern, ein anderes Mal bedecken sie den Kern und können so unter Umständen den Anschein einer durch Kern und Protoplasma verlaufenden Scheidewand oder Theilungslinie darbieten. Die meisten Fäden sind indessen nicht geradlinig, sondern sie sind geschlängelt. Die Körnchen sind glänzend und sie sind nicht mit den Fäden verbunden.

Die chemische Untersuchung des Protoplasmas hat gezeigt, dass es aus einer Reihe sehr verschiedener Körper zusammengesetzt ist und dass nichts unberechtigter ist als die Vorstellung, dass das Protoplasma ein einfaches Klümpchen Eiweiss sei. Von organischen Substanzen trifft man im Protoplasma an: Eiweisskörper, Kohlehydrate, Fett, Lecithin, Cholesterin; von mineralischen Körpern: Natrium, Kalium, Chlor, Phosphorsäure. Eiweisskörper sind sehr reichlich vertreten und zwar hauptsächlich Globuline. Man begegnet zuweilen selbst Einlagerungen krystallisirter Eiweissstoffe in das Protoplasma (Dotterplättchen der Wirbelthiereier). Was die Kohlehydrate betrifft, so spielt hier das Glycogen die hervorragendste Rolle, es scheint ein nie fehlender Bestandtheil aller thierischen Zellen zu sein, soweit sie contractile Erscheinungen zeigen. Das Verhalten des Protoplasmaglycogens dürfte mit demjenigen des Muskelglycogens übereinstimmen. Fett erscheint in Form kleiner stark lichtbrechender Körnchen. Kleine Mengen von Lecithin und Cholesterin scheinen dem Protoplasma stets zuzukommen. Die mineralischen Bestandtheile haben unzweifelhaft eine ungemein wichtige Beziehung zu den Lebensvorgängen und sind, wie wir bereits bei Erörterung der chemischen Bedingungen des Herzschlages zeigten, speciell auch für das Zustandekommen der Contraction von der grössten Bedeutung.

Beim Stoffwechsel werden die Bestandtheile des Protoplasmas in einfachere Körper übergeführt und hierdurch die Spannkräfte der organischen Körper in lebendige Kräfte transformirt, welche ihrer Hauptmasse nach als Wärme und als mechanische Bewegung frei werden.

Bewegungserscheinungen des Protoplasmas treten uns entweder als eigenthümliche Bewegungen der in seiner Substanz eingeschlossenen kleinen Körnchen oder als Veränderungen der äusseren Form des Protoplasmas entgegen.

Die Bewegungen der Körnchen nimmt man an farblosen Blutkörperchen, Knorpelzellen und ähnlichen Gebilden als eine rasch zitternde Bewegung wahr, welcher eine gewisse Aehnlichkeit mit der gewöhnlichen Brown'schen Molecularbewegung nicht abgesprochen werden kann; die Körnchen tanzen. In der Nähe des Kernes befinden sich die Körnchen stets im Ruhezustand; tanzende Bewegungen werden allein an der Peripherie wahrgenommen. Inductionsströme machen die Bewegungen sistiren. Man muss annehmen, dass diese von Brücke beschriebenen Bewegungen, welche an den todten Zellen nicht mehr wahrgenommen werden, mit den Lebenserscheinungen der Zelle im innigsten Zusammenhange stehen.

Die Veränderungen der äusseren Form betreffen entweder das ganze Protoplasma oder nur bestimmte Abschnitte desselben. Die Formveränderungen des ganzen Protoplasmas sind am besten bei den niederen Thieren beobachtet worden. Von den Bewegungen einer Amöbe entwirft Max Schultze folgendes Bild: „Gelangt eine Amöbe in die Nähe eines anderen kleinen Organismus, dessen Bewegungen nicht schnell genug sind, um dem Feinde entfliehen zu können, so zieht sie sich mit ihrem vielgestaltigen Körper um denselben herum. Die von zwei Seiten den fremden Körper umfassenden Fortsätze fliessen hinter demselben wieder zusammen und rings von thierischer Substanz umflossen liegt er gefangen hier, bis ihm alles Lösliche entzogen ist."

Von den Zellen, welche den Leib der höheren Thiere aufbauen, zeigen viele beständig und wahrscheinlich alle auf einer bestimmten Stufe der Entwickelung ähnliche Bewegungserscheinungen. Die farblosen Blutkörperchen, deren Bewegungen an einer anderen Stelle bereits ausführlich beschrieben wurden, und die ihnen analogen Lymph-, Schleim- und Eiterkörperchen zeigen Veränderungen der äusseren Form, die mit denjenigen einer Amöbe die grösste Aehnlichkeit haben. Man nennt deshalb auch diese Formveränderungen amöboide Bewegungen. Aehnliche Bewegungen sind am Dotter des befruchteten Säugethiereies, sowie an Drüsen und Bindegewebszellen beobachtet worden.

Das lebende Protoplasma besitzt für gewöhnlich keine bestimmte Form, erst durch gewisse stärkere Reize wird es in eine regelmässige Form, die Kugelgestalt, gebracht. In diesem Zustande gleicht das Protoplasma dem tetanischen Muskel.

Die Reize für die Bewegungen des Protoplasmas sind dieselben wie für die Thätigkeit der Muskeln; auch hinsichtlich der Reizbarkeit und des Absterbens verhält es sich wie diese (Kühne).

Eine eigenthümliche Art der Protoplasmabewegung ist die Flimmer- oder Wimperbewegung; hier schwingen mit dem Protoplasma in Verbindung stehende mikroskopische Fortsätze, die man Flimmerhaare oder Cilien nennt, in bestimmter Richtung pendelartig hin und her.

Die Flimmerbewegung ist im Organismus der Säugethiere besonders auf gewissen Körperoberflächen wahrzunehmen, nämlich 1) auf der Schleimhaut der Luftwege, 2) auf der Oberfläche der weiblichen Genitalien vom Anfang der Tuben bis zum äusseren Muttermund, 3) auf der Oberfläche der Hirnventrikeln und des Rückenmarkskanales. Man bezeichnet die hier gelegenen flimmernden Cylinderzellen als Flimmerzellen. An allen diesen Stellen nehmen wir einen Wimperstrom in ganz bestimmter Richtung wahr; diese Richtung geht im Respirations- und Genitalapparat nach aussen. Bringt man kleine, feste Partikelchen auf die flimmernde Oberfläche, so beobachtet man, wie dieselben allmählich nach aussen befördert werden. Zur Erklärung dieser Erscheinung muss man annehmen, dass die pendelnden Schwingungen nicht mit gleicher Schnelligkeit erfolgen, sondern dass sie in der Richtung nach aussen mit grösserer Intensität erfolgen, als in der Richtung nach innen. Am Respirationsapparat werden durch die Flimmerbewegung Schleim und fremde Körper ausgestossen, an den Genitalien wird durch sie das Ei in den Uterus befördert.

Die Flimmerbewegung erfolgt sehr schnell und erlischt für gewöhnlich erst längere Zeit nach dem Tode. Die Einflüsse, unter denen die Bewegung der Cilien verstärkt, verringert oder aufgehoben wird, sind genau dieselben, wie für die Muskel- oder Protoplasmabewegungen. In 0,6 % Kochsalzlösung, welche Spuren von Natron enthält, erhalten sich die Bewegungen ausserordentlich lange, auch in schwacher Zuckerlösung; mehr oder weniger rasch vernichtet werden die Flimmerbewegungen durch Einwirkung von destillirtem Wasser, stärkere Salzlösungen, Kohlensäure und anderen Säuren, Alkalien, Alkohol, Aether, Chloroform etc. Haben die letztgenannten Substanzen nicht in einer Weise eingewirkt, dass das Protoplasma vernichtet wurde, so ist man durch schwach alkalische 0,6 % Kochsalzlösung im Stande, die Bewegungen wieder anzufachen.

Es ist wahrscheinlich, dass die Cilien bei den Flimmerbewegungen nicht activ betheiligt sind, dass ihnen selbst keine protoplasmatische Natur zukommt, sondern dass sie nur passiv durch das Protoplasma bewegt werden.

Eine besondere Art der Flimmerbewegung ist die Bewegung der Samenzellen; man kann diese noch immer etwas räthselhaften Gebilde vielleicht als Flimmerzellen mit nur einer Cilie auffassen, welche peitschende Bewegungen ausführt. Die Einflüsse auf die Bewegungen der Samenzellen sind dieselben wie auf die Flimmerbewegung überhaupt.

II. Ueber Verwendung von Muskelbewegungen.

§ 1. Allgemeine Gesetze der Skeletbewegungen.

Die Verkürzungsfähigkeit der Muskeln dient hauptsächlich dazu, Formveränderungen des Körpers dadurch zu ermöglichen, dass sie die einzelnen Körpertheile aus ihrer Gleichgewichtslage herausbringt. Die Kräfte der quergestreiften Muskeln wirken in den meisten Fällen nicht unmittelbar auf in ihrer Richtung liegende Körper ein, sondern auf solche, welche sich ausserhalb dieser Richtung befinden. Hierzu bedarf es natürlich besonderer Vorrichtungen und diese werden durch ein in beweglicher Verbindung stehendes System einer starren Masse (Knochensystem) repräsentirt.

Der Punkt eines Körpers, auf den eine Kraft einwirkt, heisst der Angriffspunkt der Kraft; die Richtung der Kraft ist die Richtung der Bewegung, welche sie hervorbringt; die Grösse der Kraft wird durch ein im nämlichen Punkte angreifendes, entgegengesetzt wirkendes Gewicht repräsentirt, welches die Wirkung der Kraft aufzuheben vermag.

Greifen zwei Kräfte einen Körper an demselben Punkte an, so üben sie die Wirkung einer einzigen Kraft aus. Diese (die sog. Mittelkraft oder Resultante) ist ihrer Richtung und Grösse nach durch die Diagonale eines Parallelogramms bestimmt, dessen Seiten den beiden Kräften (Seitenkräfte oder Componenten) der Grösse nach proportional, der Richtung nach gleich sind (Satz vom Parallelogramm der Kräfte). Sind daher die Kräfte AB und AC gegeben, so findet man ihre Resultirende, indem man ein Parallelogramm $ABCD$ construirt und nun die Diagonale zieht. Letztere zeigt uns sowohl die Grösse wie die Richtung der resultirenden Kraft an.

Wirken mehr als zwei Kräfte auf denselben Punkt ein, so wird die Resultirende gefunden, indem man zunächst für zwei Kräfte den Mittelwerth bestimmt, diesen dann mit der dritten Kraft zu einer Kraft vereinigt u. s. w.

Entsprechend dem Verhalten jeder gewöhnlichen Maschine existiren auch für den Thierkörper ganz bestimmte Beziehungen zwischen der Form der Organe und ihrer Leistung, Beziehungen, welche durch die gewöhnlichen Sätze der Mechanik geregelt werden. Die mechanische Vorrichtung, von welcher der Organismus bei seinen Formveränderungen den ausgiebigsten Gebrauch macht, ist der Hebel.

Ein Hebel ist eine unbiegsame Stange, welche zwei oder mehr in entgegengesetzter Richtung wirkende Kräfte um einen Punkt (Drehpunkt oder Unterstützungspunkt) zu drehen bestrebt ist. Da der Hebel hauptsächlich dazu dient, Lasten zu heben, so ist es gebräuchlich geworden, nur eine der beiden Kräfte als die Kraft, die andere als die Last zu bezeichnen. Liegen Last und Kraft an derselben Seite vom Drehpunkt, so ist der Hebel einarmig, sind sie an entgegengesetzten Seiten angebracht, so spricht man von einem zweiarmigen Hebel. Man unterscheidet geradlinige und krumme Hebel, je nachdem die Hebelarme (als solche bezeichnet man die Perpendikel vom Drehpunkt auf die Richtungen der Kräfte) eine gerade Linie beschreiben oder nicht. Nach der Länge der Hebelarme unterscheidet man gleicharmige oder ungleicharmige Hebel. Wie immer der Hebel beschaffen sei, immer gilt der Satz: Ein Hebel befindet sich im Gleichgewicht, wenn sich Kraft und Last umgekehrt verhalten wie die Länge der zugehörigen Hebelarme. Ist der Hebelarm ab einer Kraft A 10 Mal so lang wie der Hebelarm ac einer Last B, so ist nur dann Gleichgewicht vorhanden, wenn die Kraft A

$^1/_{10}$ der Last *B* ausmacht. Bezeichnet man das Product aus der Kraft und dem zugehörigen Hebelarm als das statische Moment der Kraft, so lässt sich der Satz auch so formuliren: Ein von zwei Kräften angegriffener Hebel befindet sich im Gleichgewicht, wenn die statischen Momente der beiden Kräfte gleich sind.

Ist das statische Moment der Kraft grösser als das der Last, so wird diese bewegt, und wie für sog. einfache Maschinen überhaupt, so hat auch für den Hebel das Gesetz Gültigkeit: So viel an Kraft gewonnen wird, so viel geht am Wege verloren; mit anderen Worten: So viel Mal die Last grösser ist als die Kraft, welche ihr das Gleichgewicht zu halten vermag, eben so viel Mal ist bei der erfolgenden Bewegung der Weg, welchen die Last durchläuft, kleiner, als derjenige, welchen die Kraft durchläuft.

Die meisten Hebel des Organismus sind einarmig. Die Angriffspunkte der Muskeln liegen fast immer dem Drehpunkte sehr nahe; die Muskeln bedürfen daher bei ihrer Thätigkeit eines bedeutenden Kraftaufwandes, aber durch diese Anordnung erwächst dem Organismus der Vortheil, dass die Bewegungen mit grosser Schnelligkeit vollführt werden können. Hebel, bei denen der Angriffspunkt der Kraft dem Drehpunkte näher liegt, als derjenige der Last, heissen Wurfhebel. Die Hebel des Organismus sind daher in den meisten Fällen Wurfhebel.

Die Beweglichkeit der starren Knochenmasse wird nun entweder durch Symphysen oder durch Gelenke ermöglicht.

Die Fuge hat nur einen sehr beschränkten Bewegungsumfang, aber sie besitzt eine stabile Gleichgewichtslage, in welche die verbundenen Knochen sogleich zurückkehren, sobald eine Kraft einzuwirken aufhört, welche sie aus dieser Gleichgewichtslage gebracht hat.

Dem Gelenke kommt im Allgemeinen keine solche Gleichgewichtslage zu; werden die Knochen eines Gelenkes durch eine Kraft in eine andere Stellung versetzt, so kehren sie nach der Entfernung dieser Kraft nicht von selbst in ihre alte Lage zurück. Bei dem Gelenke legen sich zwei Knochen mit ihren Endflächen an einander; um die Berührungsstelle herum zieht sich eine schlauchförmige Membran, die mit dem einen Saum an den einen, mit dem zweiten an den anderen Knochen und zwar am Rande der Berührungsstelle angeheftet ist. Ein Gelenk stellt also eine rings geschlossene Höhle dar, begrenzt durch die einander zugekehrten Knochenenden und durch die verbindende Membran. Die Enden der Knochen sind mit elastischen Polstern, den Gelenkknorpeln, versehen; sie besitzen sehr glatte Gelenkflächen und werden durch eine klebrige Flüssigkeit, die Gelenkschmiere, schlüpfrig erhalten. Da die Synovia stets nur in sehr geringer Menge vorhanden ist und da sie wie jede andere Flüssigkeit so gut wie vollständig incompressibel ist, so sehen wir ein, dass der Binnenraum der Gelenkkapsel im Allgemeinen an Grösse unveränderlich ist. Auch ergibt sich, dass zwei durch ein Gelenk verbundene Knochen nur solche Bewegungen ausführen können, bei denen der Binnenraum der Gelenkkapsel an Grösse unveränderlich ist. Lässt man die unbedeutende Menge Synovia ganz ausser Betracht, so kann man den Satz auch so formuliren: das Gelenk lässt nur solche Bewegungen zu, bei denen die Gelenkflächen vollständig auf einander schleifen; oder bei denen die Gelenkhöhle = 0 bleibt (Fick). Da dem Entstehen eines leeren Raumes in der vollständig abgeschlossenen Gelenkhöhle der Luftdruck entgegenwirkt, so drückt man sich auch so aus: die Gelenkflächen werden durch den Luftdruck zusammengehalten.

Sollen nun die Gelenkflächen bei den Bewegungen stets in vollständiger Contiguität bleiben, so müssen sie eine bestimmte geometrische Beschaffenheit besitzen; das Schleifen einer Fläche auf einer anderen bei vollständiger Deckung beider Flächen (oder wenigstens von Abschnitten derselben) gestatten nur ganz bestimmte geometrische Formen. Abgesehen von der Ebene, die wir ganz vernachlässigen können, kennt nämlich die Geometrie nur Rotationsflächen und Schraubenflächen, welche diesen Anforderungen Genüge leisten.

Eine Rotationsfläche kann man sich entstanden denken durch Drehung einer geraden Linie oder einer Curve um eine mit ihr fest verbundene gerade Linie. Dreht sich eine gerade Linie (rotirende Linie) um eine mit ihr in derselben ebene gelegene Gerade (Rotationsaxe), so entsteht ein Cylinder, wenn die beiden Geraden parallel laufen, eine Kugel, wenn letzteres nicht der Fall ist. Ist die Rotirende ein Halbkreis und ist die Oeffnung dieses Halbkreises der Rotationsaxe zugekehrt, so entsteht eine Kugel, ist aber die convexe Seite der Rotirenden der Axe zugekehrt, ein Sattel. Durch weitere Veränderungen in der Form der Rotirenden entstehen die Rolle, das Ellipsoid und zahlreiche andere Rotationsflächen. Wie immer die Gestalt dieser Flächen sei, der Mechanismus aller der Gelenke, bei denen sie Anwendung finden, ist ein sehr einfacher, denn es können hier im Allgemeinen nur solche Bewegungen ausgeführt werden, die in einer Drehung um die Axe der Rotationsfläche, von welcher die Gelenkfläche Stücke sind, bestehen. Man bezeichnet deshalb diese Gelenke auch als einaxige Gelenke oder als Charniergelenke.

Von der eben aufgestellten allgemeinen Regel wird nur dann eine Ausnahme gemacht, wenn die Rotationsflächen sattel- oder kugelförmig sind.

Das Sattelgelenk, dessen Gelenkflächen wir uns so entstanden denken können, dass ein mit der convexen Seite der Rotationsaxe zugekehrter Halbkreis sich um diese dreht, lässt Bewegungen um 2 Axen zu, die sich in gewissen Entfernungen senkrecht kreuzen (Fick).

Das Kugelgelenk (Arthrodie) ist ein durch allseitige Beweglichkeit ausgezeichnetes Gelenk. Von allen übrigen Rotationsflächen zeichnet sich die Kugel dadurch aus, dass sie mit einer entsprechenden concaven Fläche in Congruenz bleibt, nicht allein bei der Drehung der Kugel um eine Axe, sondern um jede beliebige Linie als Axe, welche durch den Mittelpunkt der Kugel geht. Somit kann die Kugel Bewegungen nach allen Richtungen ausführen.

Die Anatomen unterscheiden am Kugelgelenk 3 bestimmte Axen und sie bezeichnen Bewegungen um diese entweder als Flexion und Extension, oder als Abduction und Adduction oder endlich als Rotation. Man begegnet nun nicht selten der Meinung, man könne sich am Kugelgelenke jede Drehung durch 3 successiv erfolgende Drehungen um diese Hauptaxen vorstellen und man könne jede Drehung mit Rücksicht auf diese 3 Hauptaxen wie die Kräfte nach dem Gesetz vom Parallelogramm der Kräfte in ihre „Componenten" zerlegen. Diese Auffassung ist durchaus unberechtigt, die 3 Hauptaxen der Anatomen sind rein willkürliche Annahmen, in Wirklichkeit hat am Kugelgelenk keine Axe vor der anderen irgend welchen Vorzug.

Zur Bildung von Gelenken werden neben den Rotationsflächen auch Schraubenflächen benutzt; Gelenke dieser Art bezeichnet man als Schraubengelenke. Auf die Verwendung der Schraubenfläche bei den Gelenken hat zuerst Fick hingewiesen, später hat sich besonders Langer mit diesem Gegenstande beschäftigt. Die Schraubenfläche kann man sich so entstanden denken, dass eine rotirende krumme Linie während der Rotation nach einem Endpunkt der Axe hinstrebt und zwar mit einer der Rotationsgeschwindigkeit proportionalen Geschwindigkeit. Der Bewegungsmodus ist hier derjenige, den wir beim Drehen einer gewöhnlichen Schraube in ihrer Mutter wahrnehmen: die Fläche dreht sich um eine mit ihr fest verbundene gerade Linie und verschiebt sich gleichzeitig längs derselben. Das wichtigste Schraubengelenk ist das Sprunggelenk.

Die beständige innige Berührung der Gelenkflächen wird durch besondere Haftmechanismen ermöglicht, als welche wir bereits die Gelenkkapsel und den äusseren Luftdruck kennen lernten. Der Luftdruck verhindert das Auseinanderweichen der Gelenkflächen mit einer Kraft, welche gleich ist dem Producte aus dem Inhalte der kleineren Gelenkfläche und dem Barometerstande. Beim Kugelgelenk hat dieser Haftmechanismus den ausserordentlichen Vortheil, dass er die allseitige Beweglichkeit sichert. GEBR. WEBER zeigten, dass beim Hüftgelenke des Menschen die kleinere Gelenkfläche so gross ist, dass der sie treffende Druck genügt, dem Gewichte der ganzen Extremität das Gleichgewicht zu halten. Das Bein fiel nicht herab, nachdem sie an Leichen alle das Hüftgelenk umgebenden Weichtheile und selbst die Gelenkkapsel durchschnitten hatten. Neben diesen Vorrichtungen dienen noch ligamentöse Massen, die von einem Knochenende zum anderen verlaufen, zur Befestigung des Gelenkes (Haftbänder). Da dieselben sich in einem beständigen Zustande der Spannung befinden müssen, so können sie nur so angeordnet sein, dass die Beweglichkeit des Gelenkes durch sie keine Einschränkung erfährt. Auch die Spannung der das Gelenk umgebenden Muskeln kann zur Sicherung der Lage der Knochenenden benutzt werden.

Während die Form der Bewegungen allein bedingt wird durch die Beschaffenheit der Gelenkflächen ist der Umfang der Bewegungen abhängig von Hemmungsmechanismen. Sie haben die Aufgabe, die nach der Form der Gelenkflächen möglichen Bewegungen bei übertriebenem Druck oder Zug zu beschränken. Die wichtigsten dieser Hemmungsmechanismen sind Ligamente (Hemmungsbänder), welche neben den Kapselbändern von einem Gelenkende zum anderen gehen, bei den gewöhnlichen Gelenkstellungen ungespannt sind, aber bei gewissen extremen Stellungen dadurch in den Zustand der Spannung gerathen, dass sich ihre Ansatzpunkte von einander entfernen. Andere Hemmungsvorrichtungen werden durch Knochenvorsprünge gebildet; ein vortreffliches Beispiel dieser Art ist der Schnabel des Ellenbogenhöckers. Drittens werden die Bewegungen eingeschränkt durch Weichtheile, welche die Gelenke umgeben, also durch Muskeln, Sehnen, Haut etc.

Die Kräfte, welche die Gelenke bewegen, werden durch die Contraction der quergestreiften Muskelfasern geliefert. Der Umfang der Verkürzung, deren eine Muskelfaser fähig ist, hängt von ihrer Länge ab; man unterscheidet deshalb lange und kurze Muskeln. Ein Muskel, dem die Aufgabe zufällt, die beiden Ansatzpunkte erheblich zu nähern, muss nothwendig ein langer Muskel sein, während Muskeln, deren Contractionen nur geringe Ortsveränderungen auszuführen haben, ganz allgemein kurze Muskeln sind. Bei der anatomischen Untersuchung des Muskelapparates wird man stets finden, dass die Länge der Muskelfasern dem Umfange der Bewegungen entspricht, welchen die Muskeln auszuführen haben. Bei einer derartigen Untersuchung muss man sich hüten, gewisse kurze Muskeln zu den langen zu zählen. Die Ansatzpunkte eines Muskels können weit von einander entfernt liegen und dennoch ist der Muskel ein kurzer Muskel; dieses ist zunächst bei den Muskeln der Fall, welche in lange Sehnen übergehen, sie sind ausnahmslos kurze Muskeln. Weiter können Muskeln, deren Fasern sich schräg anheften wie der Bart einer Feder an seinen Kiel (federförmige Muskeln), recht lang erscheinen und dennoch zu den kurzen Muskeln gehören.

Bei der Betrachtung der Muskelwirkung geht man so häufig von der Annahme aus, dass ein Muskel im anatomischen Sinne auch eine mechanische Einheit repräsentire; man denkt sich, dass alle seine einzelnen Fasern unter allen Umständen eine gleiche Spannung besitzen; denn nur unter dieser Voraussetzung konnte man von der Physiologie verlangen, den Antheil jedes einzelnen Muskels an jeder bestimmten Bewegung zu ermitteln. Diese Aufgabe ist nun schon aus dem Grunde vollkommen unlöslich, weil es keine constante, für jeden Muskel gegebene Linie gibt, welche die Richtung seines Gesammtzuges darstellt; diese Linie verändert vielmehr ihre Lage zum Gelenk sowohl als auch im Muskel mit jeder Veränderung in der Stellung des Gelenkes. Eine solche Linie, welche sich nach dem Gesetze vom Parallelogramm der Kräfte construiren liesse, ist aber auch aus dem Grunde ganz unmöglich zu finden, weil die Innervation des Muskels eine ganz ausserordentlich feine ist und wir deshalb annehmen müssen, dass sich die verschiedenen Muskelfasern durchaus nicht immer gleichzeitig und in demselben Umfange verkürzen, sondern dass hier die allerverschiedensten Abstufungen vorkommen. Der Muskel ist keine mechanische Einheit.

§ 2. Das Stehen.

Das Stehen ist eine Gleichgewichtsstellung des Körpers, bei welcher der Schwerpunkt des Körpers durch vier Säulen, die Gliedmassen, gestützt wird. Die Thiere werden um so sicherer stehen, je grösser der zwischen den vier Gliedmassen liegende Raum, die Unterstützungsfläche, ist im Verhältniss zur Höhe des Schwerpunktes des Körpers. Das Stehen wird mit der möglichsten Schonung von Muskelkraft ausgeführt, die beweglichen Knochenverbindungen werden fast ohne Beihilfe von Muskelcontraction festgestellt.

Die Knochen der Gliedmassen liegen nicht in einer geraden Linie hinter einander geordnet, sondern sie bilden mehrere Winkel. Durch diese Winkelbildung werden die Stösse, welche den Körper bei der Bewegung vom Boden aus treffen, gebrochen und ausserdem bietet sie den Vortheil, dass die Muskelkraft der Thiere schnell und energisch zur Geltung kommt. Die Zahl dieser Winkel, welche beim stehenden Thiere eine constante Grösse zeigen, beträgt an den Vordergliedmassen 3, an den Hinterbeinen 4. Die Winkel an den Vordergliedmassen des Pferdes haben folgende Grösse: 1) Winkel zwischen Schulterblatt und Armbein

100 bis 110°, 2) Winkel zwischen Armbein und Vorarm 140 bis 150°, 3) Winkel zwischen Schienbein und Fesselbein 140°; an den Hinterbeinen: 1) Winkel zwischen Becken und Oberschenkelbein 90 bis 100°, 2) Winkel zwischen Ober- und Unterschenkelbein 120 bis 130°, 3) Winkel am Sprunggelenk 150°, 4) Winkel zwischen Schienbein und Fesselbein 140°. Die Feststellung dieser Winkel beim Stehen erfolgt fast ausschliesslich durch Bänder und Sehnen.

§ 3. Die Ortsveränderungen.

Die Ortsveränderungen unserer Hausthiere werden durch die Gliedmassen zu Stande gebracht, indem ihre Winkel durch Muskelkraft abwechselnd eine Vergrösserung (Streckung) und eine Verkleinerung (Beugung) erfahren. Die Ortsveränderungen sind daher im hohen Grade von der Verlängerungsfähigkeit der Schenkel abhängig und diese wird um so bedeutender sein, je erheblicher im Verhältniss zur Höhe des ganzen Thieres die Länge der Schenkelknochen und je weniger geradlinig die Anordnung derselben ist. Die Vorwärtsbewegung des Körpers wird hauptsächlich durch die Streckung der Hinterschenkel bewirkt; ihre weit hinter dem Schwerpunkt des Körpers befindliche Lage und ihre bedeutende Verlängerungsfähigkeit eignen sie vortrefflich dazu, den Körper energisch vorwärts zu schieben. Die Vorderbeine, die nur einer geringen Verlängerung fähig sind, dienen, da sie vor dem Schwerpunkt befestigt sind, mehr zum Stützen als zum activen Vorschieben des Körpers.

Bei den Ortsveränderungen sucht die Muskelkraft zwei Körper von einer mehr oder weniger grossen Widerstandsfähigkeit von einander zu entfernen; der eine dieser Körper ist das Knochengerüst, der andere der Fussboden; der erstere hat eine annähernd constante, der andere eine sehr wechselnde Widerstandsfähigkeit. Es wird bei den Ortsveränderungen ein Druck ausgeübt, der den Boden nach unten und hinten, den Körper nach oben und vorn zu treiben trachtet. Widersteht der Boden diesem Drucke, so überträgt sich die ganze der Verlängerung des Schenkels entsprechende Bewegung auf den Rumpf, ist der Boden aber nachgiebig, so wird die Ortsveränderung einen so viel geringeren Umfang annehmen, als dem Eindrücken des Bodens unter der Last entspricht. Das Eindrücken des Bodens ist nicht allein für die Ortsveränderung von Nachtheil, sondern es ist auch eine erhebliche Kraftverschwendung, denn es ist hierzu eine erhebliche Arbeit erforderlich, die für die Thiere völlig nutzlos ist. Bei der Bewegung auf lockerem Boden ist daher zur Leistung derselben Arbeit ein viel grösserer Kraftaufwand nöthig, als bei der Bewegung auf festem Boden.

Unter den Bewegungen der Hausthiere sind die natürlichen Gangarten des Pferdes (Schritt, Trab, Galop) von einem ganz besonderen Interesse und sie sind deshalb Gegenstand zahlreicher Untersuchungen gewesen. Bei der Mangelhaftigkeit des menschlichen Auges, dessen Einrichtung nicht genügt, die mit grosser Schnelligkeit nach dem verschiedensten Rhythmus sich bewegenden Gliedmassen genau zu verfolgen, hat man als Hilfsmittel die Hufspuren benutzt, welche beim Auftreten der Gliedmassen auf dem Boden hinterbleiben, und man hat weiter seine Aufmerksamkeit auf die in bestimmten Intervallen erzeugten Hufschläge gelenkt. Aber diese Hilfsmittel sind so roh, dass umfangreiche Controversen selbst über die Reihenfolge, in der die Gliedmassen beim Niedersetzen den Erdboden berühren, nicht ausbleiben konnten.

Fig. 7.

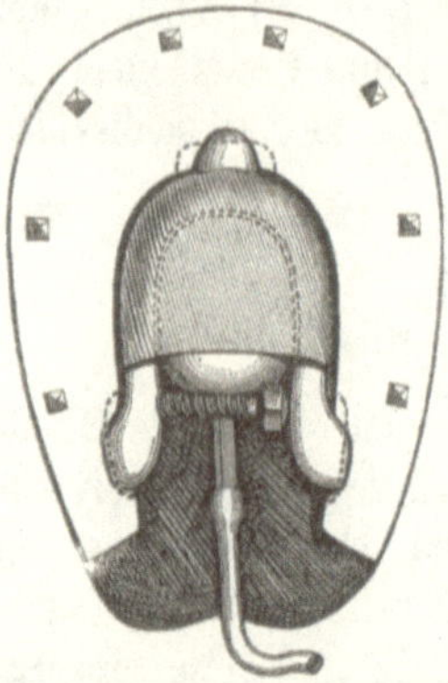

Es musste deshalb als ein erheblicher Fortschritt betrachtet werden, als Marey mit Hilfe eines graphischen Apparates, der auf demselben Princip beruht wie das schon beschriebene Ludwig'sche Kymographion, die Bewegungen des Pferdes notirte. Der Reiter trägt eine rotirende Trommel, an der 4 Schreibfedern (für jede Extremität eine) angebracht sind. Diese Schreibfedern communiciren mittelst 4 Röhren mit einem an den Enden der Extremitäten befestigten Apparate, der die Aufgabe hat, beim Aufheben der Gliedmassen vom Erdboden den Inhalt der Röhre zu comprimiren und auf diese Weise ein Heben der Schreibfedern zu veranlassen. Der an den Füssen befindliche Apparat ist entweder eine unter der Sohle befestigte Gummikapsel, deren Einrichtung aus Fig. 7 ersichtlich ist, oder er wird mit Riemen an den Füssen festgeschnallt und hat folgende Construction: ein ledernes Band trägt

Fig. 8.

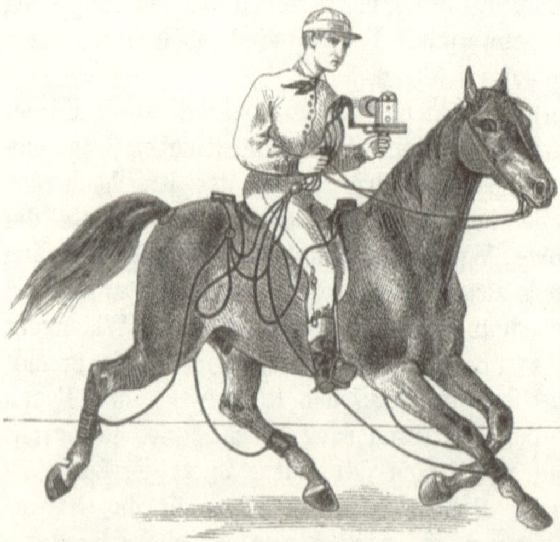

eine starke Koutschouktrommel, deren Inneres mit der Transmissionsröhre communicirt. Ein der Oberfläche des Koutschouks gegenüber stehender Metallknopf ist mit einem starken Drahte verbunden und geht unter einem Winkel von etwa 45° in eine Art von Charnier über, welches so eingerichtet ist, dass man den Metallknopf in jeder Stellung zur Oberfläche des Koutschouks fixiren und daher das Eindrücken des Knopfes, welches bei den Bewegungen der Gliedmassen stattfindet, reguliren kann. Sobald eine Gliedmasse gehoben wird, drückt der Knopf die Koutschouktrommel zusammen, die entsprechende Schreibfeder hebt sich in Folge dessen und kehrt erst dann in ihre alte Lage zurück, wenn die betreffende Gliedmasse wieder den Boden erreicht hat.

Fig. 9.

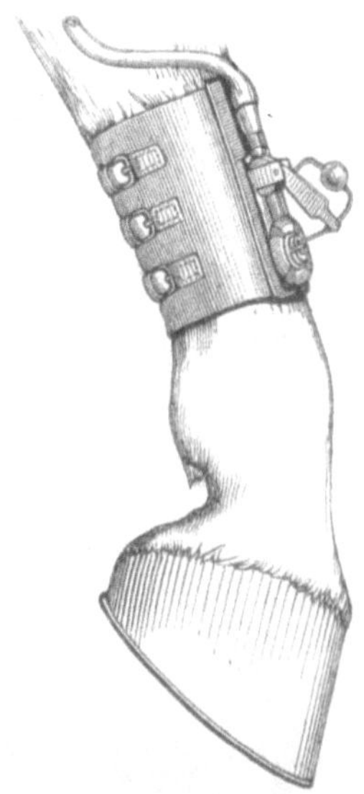

Von ungleich grösserer Bedeutung für die Bewegungslehre ist in letzter Zeit eine Methode geworden, welche die sehr schnell erfolgenden Bewegungen mit einer Genauigkeit zu verfolgen gestattet, welche diejenige unseres Auges weit übertrifft; das ist die Photographie. Man ist im Stande gewesen, mit ihrer Hilfe Bilder zu fixiren, welche nur Theile einer $^1/_{1000}$ Secunde bestanden und man hat, wie wir gleich sehen werden, bereits damit begonnen, die einzelnen Bewegungen des Pferdes mit einer Vollkommenheit zu analysiren, wie diese nach den früheren Methoden auch nicht annähernd zu erreichen war.

1) Der Schritt.

Der Schritt ist eine langsame Gangart, welche aus vier verschiedenen Actionen besteht und bei der die diagonalen Extremitäten nach einander vortreten, also z. B. linkes Vorderbein, rechtes Hinterbein, rechtes Vorderbein, linkes Hinterbein. Die nachstehenden Holzschnitte, welche nach photographischen Augenblicksbildern angefertigt sind (jede Aufnahme wurde in $^1/_{2000}$ Secunde bewirkt), gestatten eine genauere Zergliederung dieser Gangart.

In Fig. 10 steht der rechte Vorderfuss beinahe senkrecht unter dem Körper, der linke Hinterfuss ist weit nach vorn gerichtet und eben im Begriffe, den Boden zu berühren, der linke Vorderfuss hat den Boden verlassen und ist weit nach hinten gerichtet, der rechte Hinterfuss streckt sich. Fig. 11, etwas später aufgenommen als das vorige Bild, zeigt den rechten Vorderfuss gestreckt und weit nach hinten gerückt, den linken Hinterfuss in fast gerader Richtung unter dem Pferde, der linke Vorderfuss hat eine stark gebeugte und weit nach vorn befindliche Lage, der rechte Hinterfuss ist nach erfolgter Streckung vom Boden gehoben und eben im Begriffe, sich nach vorn zu begeben. Im folgenden Bilde (Fig. 12) hat die

Fig. 10.

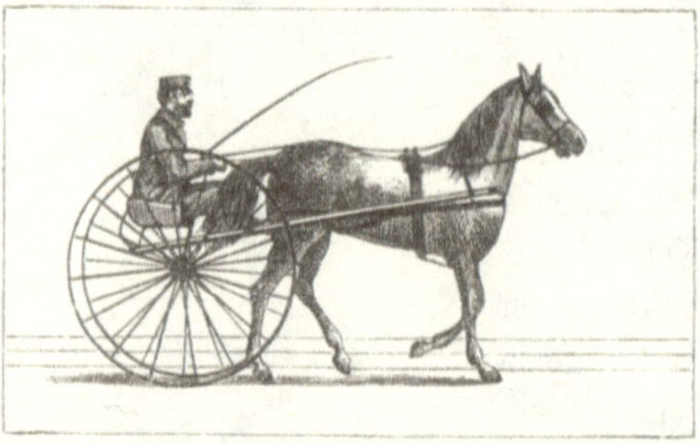

Fig. 11.

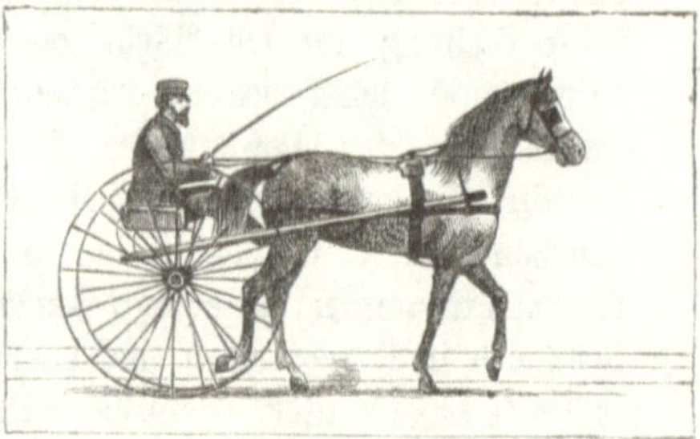

Fig. 12.

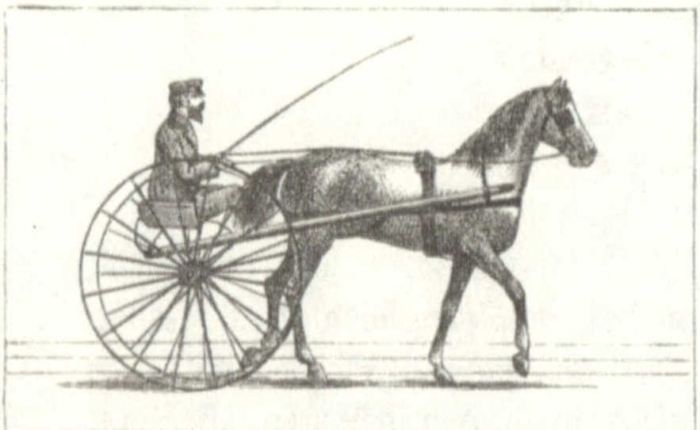

Fig. 13.

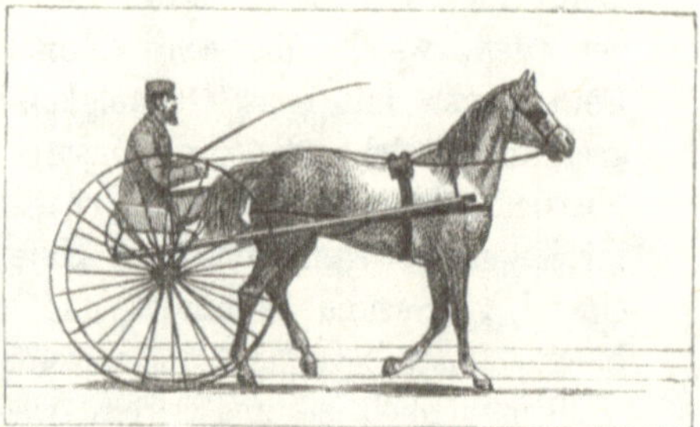

Fig. 14.

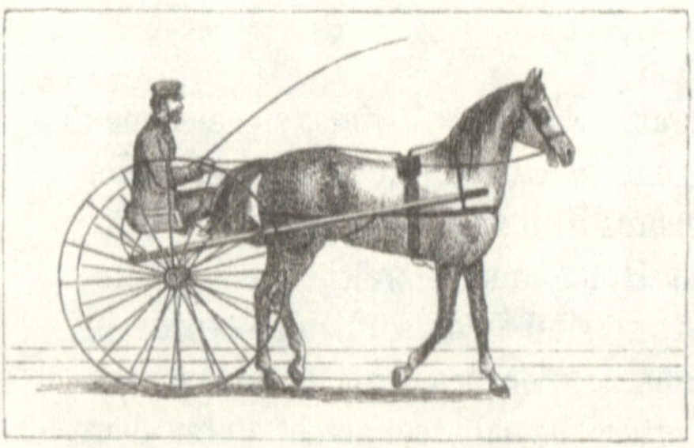

Fig. 15.

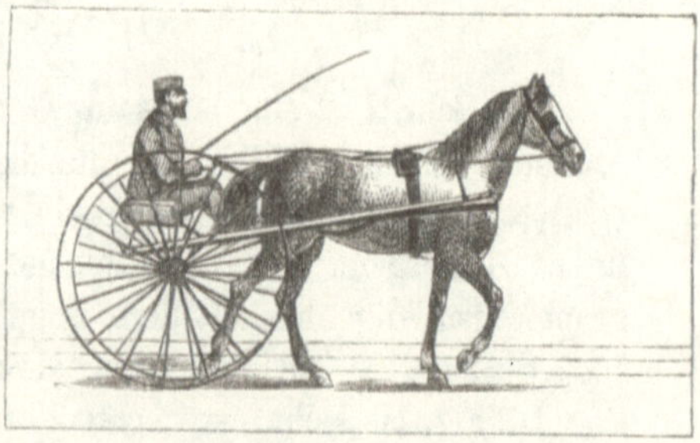

letztgenannte Gliedmasse den Boden erreicht, das Vorderbein der anderen Seite hat das bereits früher gethan und befindet sich bereits wieder nach hinten gerichtet, das linke Hinterbein ist im Zustande der grössten Streckung und im Begriffe, den Boden zu verlassen, der rechte

Vorderfuss ist weit nach vorn gebeugt. Die folgende Figur zeigt wieder ein ähnliches Bild wie Fig. 10. Die jetzt folgenden Fig. 14 und 15, die auch als Uebergänge von 2 zu 3, resp. 3 zu 4 aufgefasst werden können, erklären sich von selbst.

2) Der Trab.

Der Trab ist eine Gangart, bei der diagonal gestellte Vorder- und Hintergliedmasse gleichzeitig den Boden verlassen und gleichzeitig denselben wieder berühren, also eine Gangart, bei der zwei Hufschläge ver-

Fig. 16.

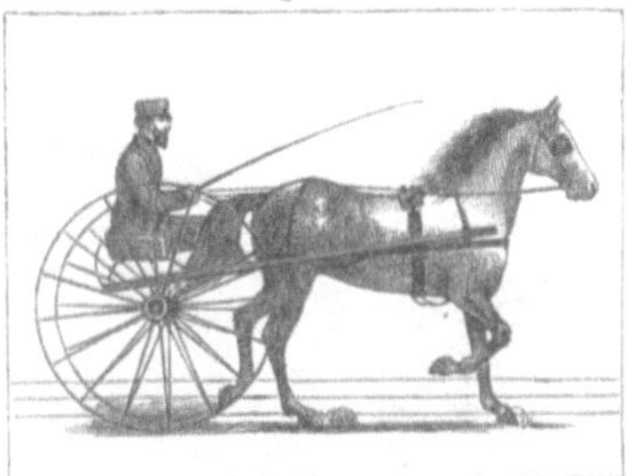

Fig. 17.

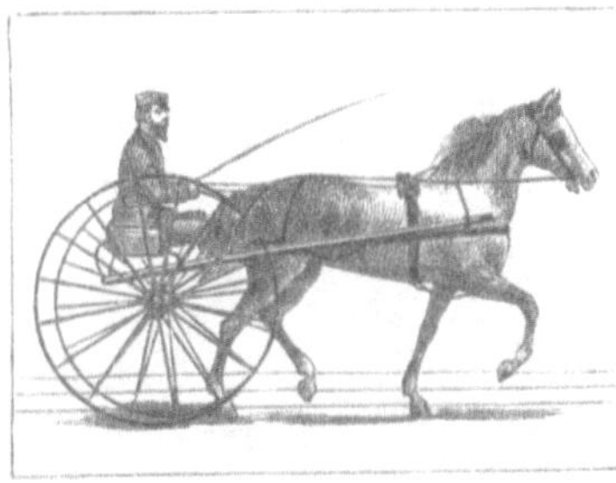

Fig. 18.

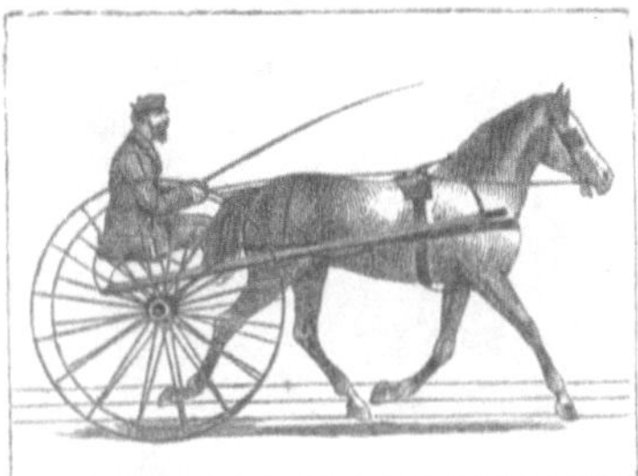

Fig. 19.

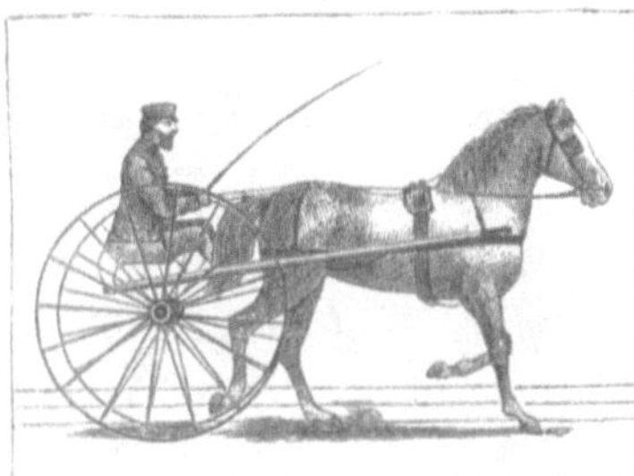

nommen werden. In dem Intervall zwischen diesen beiden Hufschlägen schwebt der Körper einen Augenblick über dem Boden. Die Dauer des Schwebens in der Luft ist im Vergleich zur Dauer des Auftretens eine verschiedene. Marey fand mit Hilfe seines Schreibapparates bei gewöhnlichen Trabern die Dauer des Auftretens durchschnittlich doppelt so lang als die Zeit, während welcher der Körper in der Luft schwebt, doch gibt er zu, dass hier Verschiedenheiten bestehen und er bemerkt ausdrücklich, dass er schnelle Traber, bei der voraussichtlich die Dauer des Schwebens länger dauert, nicht untersucht hat.

Die vorstehenden Holzschnitte betreffen den kurzen Trab und sind wie die vorigen nach photographischen Augenblicksbildern angefertigt. In Fig. 16 haben rechtes Vorder- und linkes Hinterbein sich gebeugt, linkes Vorder- und rechtes Hinterbein stehen ziemlich senkrecht unter dem Körper. In der folgenden Abbildung haben die letztgenannten Gliedmassen sich gestreckt und stehen weit nach hinten, während die andern Extremitäten das Maximum der Beugung erreicht haben und weit nach vorn gerichtet sind. In Fig. 18 ist der Körper durch die gestreckten Gliedmassen vom Boden geschnellt und schwebt in der Luft, rechtes Hinter- und linkes Vorderbein, welche jetzt sehr weit nach hinten gerichtet sind, beginnen sich zu beugen, während die in weitester Richtung

Fig. 20.

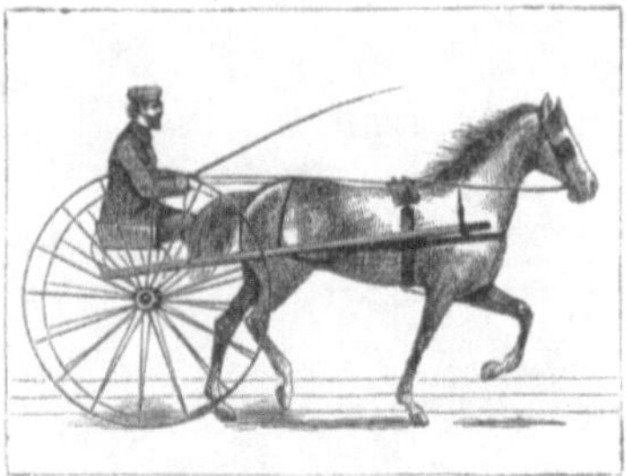

Fig. 21.

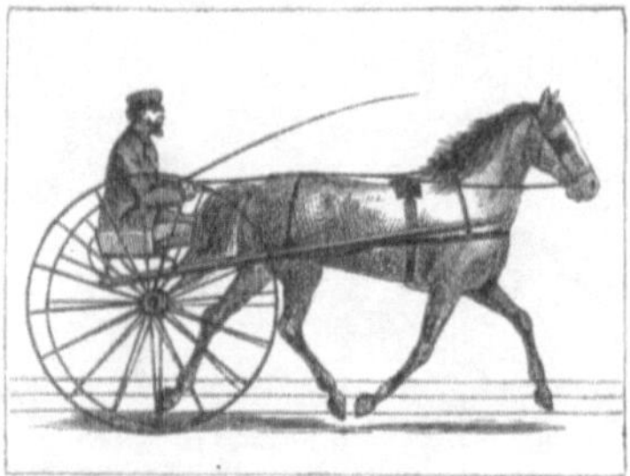

Fig. 22.

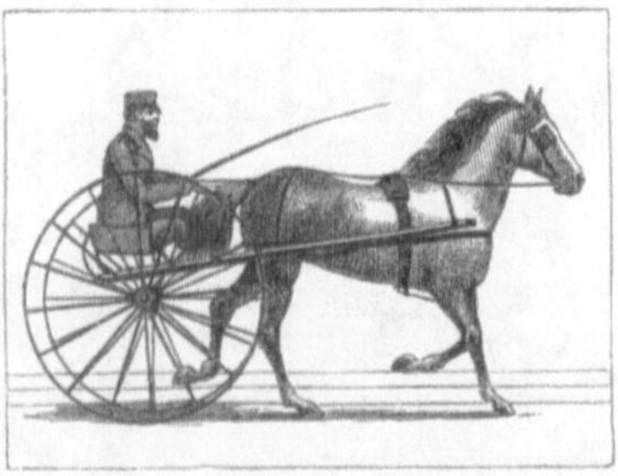

Fig. 23.

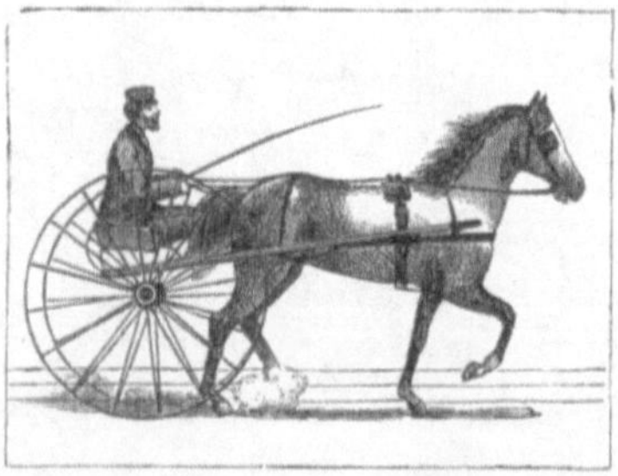

nach vorn begriffenen anderen Extremitäten sich zu strecken anschicken. Der folgende Holzschnitt (Fig. 19) zeigt das linke Hinter- und rechte Vorderbein in Berührung mit dem Boden und die anderen Gliedmassen bereits erheblich gebeugt. Die jetzt folgenden Abbildungen erklären sich von selbst.

Der Trab ist eine schnelle und nicht sehr anstrengende Gangart; die Thiere können lange Zeit hindurch ununterbrochen traben. Der nordamerikanische Traber Dexter legte 1866 unter dem Reiter 1 engl. Meile in 2 Min. 18 Secunden zurück, im Wagen durchlief er 2 Meilen in 4 Min. 51 Secunden.

3) Der Galop.

Der Galop stellt eine sprungartige schnelle Gangart dar, bei der je nach der Schnelligkeit, mit der sie ausgeführt wird, vier (beim ganz kurzen Schulgalop), drei (beim gewöhnlichen Galop) oder zwei (beim Renngalop) Hufschläge gehört werden. Der Körper des Pferdes ist beim Galop zu der Linie, welche die Richtung der Bewegung angibt, schräg gestellt, er bildet mit ihr einen spitzen Winkel.

Die folgenden, gleichfalls nach photographischen Augenblicksbildern

Fig. 24.

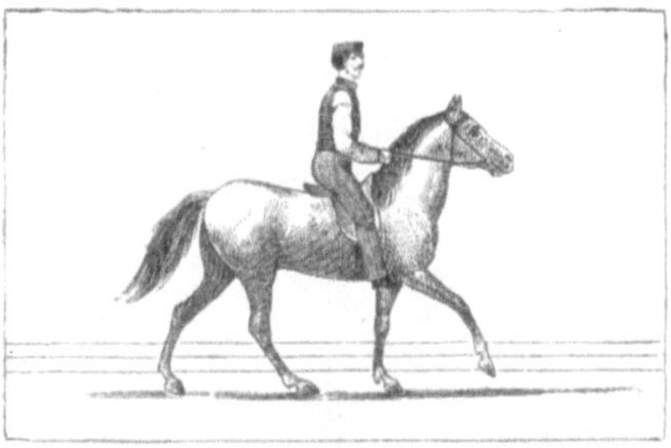

Fig. 25.

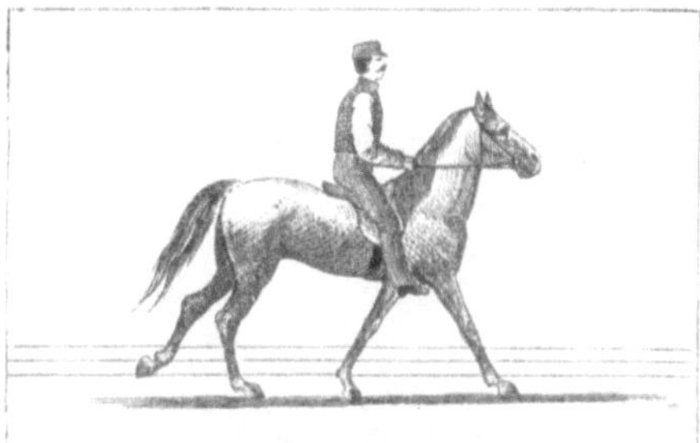

Fig. 26.

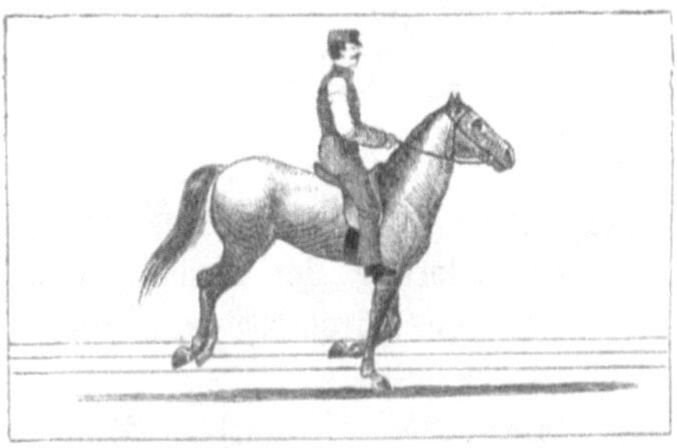

Fig. 27.

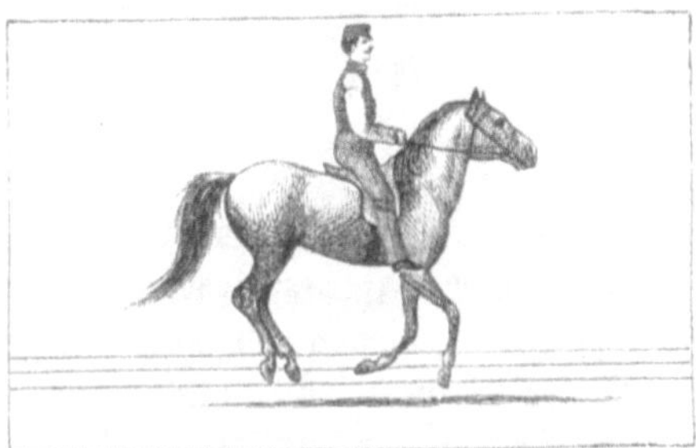

angefertigten Holzschnitte stellen die Betheiligung der einzelnen Gliedmassen beim kurzen Galop fest. In Fig. 24 ist das rechte Vorderbein vom Boden gelöst und weit nach vorn gerichtet, während das andere Vorderbein fast senkrecht unter dem Körper steht; von den hinteren Gliedmassen ist die linke weit nach hinten gestreckt und im Begriff, den Körper nach vorn zu schieben, die andere weit nach vorn gesetzt. In dem kurze Zeit später aufgenommenen folgenden Bilde hat sich die linke Hintergliedmasse bereits vom Boden entfernt, während das rechte Vorderbein wieder auf dem Boden steht und die anderen Gliedmassen im Begriffe sind, den Körper nach vorn zu schnellen. In Fig. 26 haben die letztgenannten Extremitäten den Boden verlassen, nur das rechte Vorderbein berührt ihn noch und trägt die ganze Körperlast, befindet sich aber im Zustande der stärksten Streckung und ist im Begriff, den Körper nach oben und vorn zu schleudern. Der folgende Holzschnitt zeigt das Pferd in der Luft schwebend und die Gliedmassen ausnahmslos in mehr oder weniger gebeugtem Zustande. Fig. 28 zeigt uns, wie das linke Hinterbein zuerst den Boden berührt und die ganze Körperlast auffängt, während uns der letzte Holzschnitt darthut, wie rechtes Hinter- und linkes Vorderbein gleichzeitig niederkommen zu einer Zeit, wo das rechte Vorderbein weit nach vorn gerichtet ist und das linke Hinterbein sich bereits wieder im Zustande der extremsten Streckung befindet.

Die Beine kommen also in der Reihenfolge nieder, in der sie den Erdboden verlassen haben. Je nachdem die rechten oder die linken Füsse weiter vorgreifen, unterscheidet man einen Galop rechts und einen Galop links.

Fig. 28.

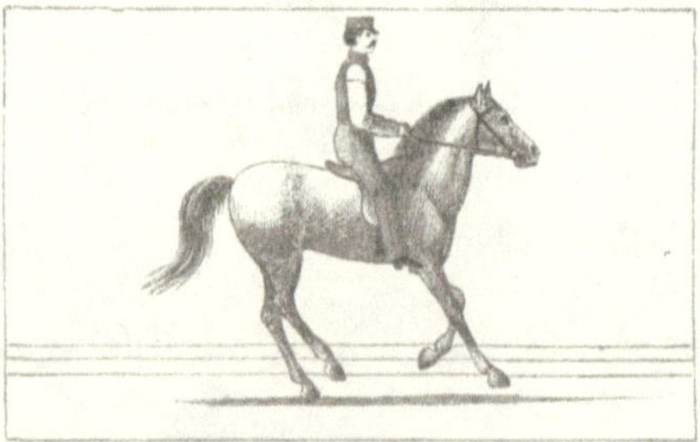

Fig. 29.

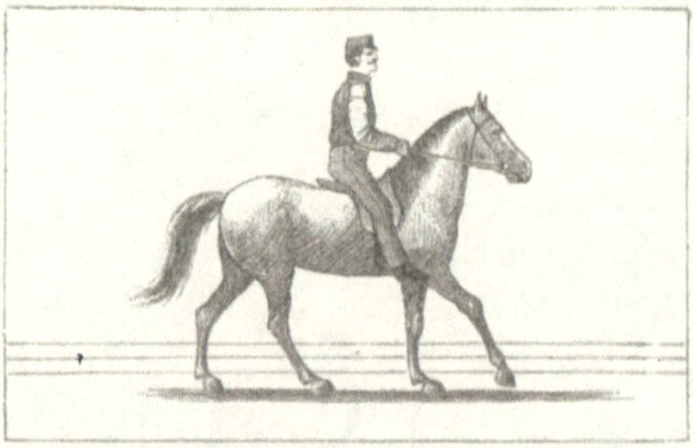

Bereits vor Anwendung der Schnellphotographie hat Marey mit Hilfe seines Apparates eine ganz correcte Schilderung des Galops gegeben und namentlich auch festgestellt, dass die Körperlast auf den Hinterfuss zurückfällt, der sich zuerst vom Boden loslöste.

Der Galop ist eine schnelle aber ermüdende Gangart. Beim Renngalop besitzen die Thiere eine ganz ausserordentliche Schnelligkeit, welche derjenigen der Courierzüge auf den Eisenbahnen nahe oder gleichkommt. Flying Childers, das schnellste Pferd, welches bis jetzt existirte, legte 1772 in einer Secunde $82\frac{1}{2}$ Fuss zurück. Gute Rennpferde durchlaufen eine deutsche Meile in 8 bis 9 Minuten. Bei einer Wettfahrt in Berlin im Jahre 1856 durchliefen 2 Pferde vor einem 8 Centner schweren Wagen eine halbe deutsche Meile in 5 Minuten 9 Secunden.

Die englischen Windhunde stehen hinsichtlich ihrer Schnelligkeit den Rennpferden nahe.

§ 4. Die Stimme.

Die Stimme wird im Kehlkopf erzeugt. Dieser stellt ein membranöses Zungenwerk[1] dar, welches von den Lungen aus, seltener, z. B. beim Schreien des Esels, auch in umgekehrter Richtung angeblasen wird. Theils durch die wechselnde Spannung der in Schwingungen versetzten Membran des Kehlkopfs, theils durch die wechselnde Form der die Functionen eines Ansatzrohres übernehmenden Maul- und Rachenhöhle ist die Stimme erheblicher Modificationen fähig.

Die membranöse Zunge des Kehlkopfes wird durch die Stimmbänder gebildet; die Spannung derselben wird mit Hilfe von Kehlkopfsknorpeln regulirt, welche durch Bänder und Muskeln unter einander in Verbindung stehen und ähnlich wie die Theile des Skelets gegen einander beweglich sind.

Die an der Stimmbildung betheiligten Kehlkopfsknorpel sind: der Schildknorpel, der Ringknorpel, die Giesskannenknorpel; der Kehldeckel ist für die Stimme ohne Bedeutung. C. Ludwig hat vorgeschlagen, diese Knorpel ihrer Function entsprechend als Spannknorpel, Grundknorpel und Stellknorpel zu bezeichnen. Der Schildknorpel (Spannknorpel) ist der grösste Kehlkopfsknorpel und bildet eine vorn und seitlich gelegene halbringförmige Kapsel, welche die inneren Theile des Kehlkopfes umschliesst. Der Ringknorpel (Grundknorpel) liegt unter dem vorigen, bildet einen Ring und geht hinten in eine verbreiterte Platte über, welche die hier vom Schildknorpel gelassene Lücke ausfüllt. Die Giesskannenknorpel (Stellknorpel) sind der Platte des Grundknorpels angeheftet, haben eine pyramidenförmige Gestalt und liegen symmetrisch zu beiden Seiten der Mittellinie. Sowohl Spann- als Stellknorpel bilden mit dem Grundknorpel, der als die feste Basis des Kehlkopfes betrachtet werden muss, je zwei kleine Gelenke, welche Verbindungen allein durch Kapselbänder gesichert werden. Die erste von diesen Verbindungen ist derartig angeordnet, dass sie eine Bewegung des Schildknorpels um eine durch den Kehlkopf gelegte Queraxe gestattet, dass also die Spitze des Spannknorpels gehoben und gesenkt werden kann. Die anderen Gelenke gestatten eine Bewegung des Stellknorpels um eine verticale Axe, wodurch also die freien Enden der Giesskannenknorpel der Mittellinie genähert oder von dieser entfernt werden können.

---

[1] Bei den Zungenpfeifen versetzt ein eingeblasener Luftstrom eine elastische Membran in schwingende Bewegungen und diese theilen sich der in der Pfeife eingeschlossenen Luftsäule mit. Die Luft ist daher der wirklich schallende Körper.

Zwischen den genannten Knorpeln selbst, sowie zwischen ihnen und den benachbarten Theilen befinden sich zahlreiche Haftbänder; ausserdem stossen wir auf ein jederseits vom Schildknorpel zu den Giesskannenknorpeln gehendes elastisches Band, das Stimmband, welches für die Erzeugung der Stimme von der grössten Bedeutung ist. Die zwei Stimmbänder bilden die Grundlage von zwei Schleimhautfalten, welche die sogen. Stimmritze begrenzen.

Die Stimmritze ist nach vorn sehr schmal (Glottis vocalis), in dem Zwischenraum zwischen den beiden Giesskannenknorpeln weiter (Glottis respiratoria). Die Schleimhaut, welche die Stimmbänder überzieht, trägt kein Flimmerepithel, sondern ist mit einem Pflasterepithel bekleidet.

Die Muskeln des Kehlkopfes sind entweder dazu bestimmt, die Stimmbänder in einen bestimmten Spannungszustand zu versetzen oder die zwischen den Stimmbändern gelegene Stimmritze zu erweitern oder zu verengern.

Die Spannung der Stimmbänder wird durch den Ringschildmuskel bewirkt; derselbe bildet einen kurzen breiten Muskel, der jederseits an der Platte des Ringknorpels entspringt und an der äusseren Fläche des Schildknorpels endet. Contrahirt sich dieser Muskel, so wird der obere Theil des Schildknorpels nach vorn und unten gezogen und hierdurch der vordere Insertionspunkt des Stimmbandes von seinem hinteren entfernt, also das Stimmband gespannt. Die Erschlaffung der Stimmbänder wird nach der Erschlaffung des Ringschildmuskels durch die Wirkung der Schildgiesskannenmuskeln ausgeführt, deren Fasern theilweise in den Stimmbändern selbst verlaufen und daher bei der Contraction eine Annäherung der Insertionspunkte der Stimmbänder herbeiführen müssen.

Die Verengerung der Stimmritze wird hauptsächlich durch den seitlichen Ringgiesskannenmuskel bewirkt. Durch die Contraction dieses Muskels, der von dem oberen Rande des Ringknorpels an den Giesskannenknorpel tritt, werden die Giesskannenknorpel der Mittellinie genähert und also die Stimmritze verengt. Auch die Quer-Giesskannenmuskeln, sowie der Schildgiesskannenmuskel ziehen die Giesskannenknorpel in das Lumen des Kehlkopfes hinein und betheiligen sich also auch an der Verengerung der Stimmritze. Die Erweiterung der Stimmritze geschieht nach Erschlaffung der vorigen Muskeln durch die Contraction eines Muskels, der von der hinteren Fläche der Platte des Ringknorpels an die Aussenfläche der Giesskannenknorpel tritt und diese um ihre vertikale Axe nach aussen zu drehen vermögen; dieser Muskel ist der hintere Ringgiesskannenmuskel.

Die motorische Innervation des Kehlkopfes erfolgt durch den Nervus recurrens, der einen Ast des Nervus vagus bildet. Nur der Schildringmuskel, also der Spanner des Stimmbandes, wird vom ersten Halsnerven versorgt.

Als nothwendige Erfordernisse für die Stimmbildung muss man die Verengerung der Stimmritze und die Spannung der Stimmbänder bezeichnen. Ohne diese Bedingungen kann die Stimme nicht ertönen, weil die Luft alsdann ohne jeden Widerstand durch den Kehlkopf streicht. Erst wenn die Stimmritze erheblich verengt und die Stimmbänder angespannt sind, kann durch kräftige Exspirationsstösse ein Anblasen der membranösen Zunge stattfinden.

Die Höhe der Stimme ist abhängig 1) von der Länge der Stimmbänder. Die Stimmbänder jugendlicher Thiere sind erheblich kürzer als diejenigen ausgewachsener, daher ist ihre Stimme höher, 2) von dem Spannungszustande der Stimmbänder; je stärker gespannt die Stimmbänder sind, desto höher tönt die Stimme, 3) von der Stärke des Anblasens; je kräftiger die Exspirationsstösse sind, desto höher wird die Stimme, denn die höhere Luftspannung bewirkt eine stärkere Spannung der Stimmbänder.

Die Stimme des Pferdes, das Wiehern, entsteht bei der Exspiration und setzt sich aus mehreren kurzen, rasch auf einander folgenden Tönen zusammen, von denen die ersten höher, die folgenden tiefer sind. Hengste wiehern kräftiger als Stuten und haben auch eine stärkere Stimme als diese.

Das Schreien des Esels und Maulesels ist von dem Wiehern sehr verschieden; zuerst wird ein hoher, schriller Ton ausgestossen und einige Zeit angehalten, dann folgen stossweise tiefere Töne. Der erste Ton entsteht bei der Inspiration; für seine Bildung ist wahrscheinlich ein kleines Band von Bedeutung, das sich über der mit einer sehr engen Oeffnung versehenen seitlichen Stimmtasche derartig ausspannt, dass es beim Einathmen, wo diese Taschen sich stark füllen, angeblasen werden kann.

Das Brüllen des Rindes ist rauh und tief und keiner besonderen Modulation fähig. Ebenso einförmig ist das Blöken der Schafe und das Meckern der Ziegen.

Etwas mehr entwickelt ist die Stimme des Schweines; neben dem Grunzen, welches in verschiedenen Nüancen ausgeführt werden kann, vermag das Schwein auch grelle Schreie auszustossen.

Unter allen Hausthieren hat der Hund die am meisten entwickelte Stimme. Durch Bellen, Knurren, Wimmern, Heulen und Schreien vermag er seine Wünsche und Empfindungen dem Menschen in leicht verständlicher Weise mitzutheilen.

Dritter Abschnitt.

Das Nervensystem.

Die Functionen des Organismus stehen fast ausnahmlos unter dem regulirenden Einflusse des Nervensystems; dieses wirkt wie eine „auslösende Kraft“; dadurch dass es ein Hinderniss, welches dem Sperrhaken einer aufgezogenen Uhr zu vergleichen ist, hinwegräumt, bewirkt es die Umwandlung der angehäuften Spannkräfte in lebendige Kräfte.

Wir wollen das Nervensystem in folgender Reihenfolge betrachten: 1) die Leitungsorgane (Nerven), 2) die peripherischen Endorgane (Sinnesorgane), 3) die Centralorgane.

Erstes Capitel.

Die Nerven.

I. Allgemeine Nervenphysiologie.

1) Bau der Nervenfasern.

Die Nerven besitzen einen sehr übereinstimmenden Bau. Sie zeigen sich nämlich aus langgestreckten dünnen Fasern, Nervenfasern, zusammengesetzt, welche durch Bindegewebe mit einander verbunden sind und durch eine fibröse Hülle, das Perineurium, zu einem mehr oder weniger dicken Strange vereinigt werden.

Die Nervenfaser stellt im frischen Zustande eine mit einer homogenen, das Licht stark brechenden Masse erfüllte Röhre dar, deren Wandung durch eine dem Sarcolemm ähnliche elastische Membran, das Neurilemm oder die SCHWANN'sche Scheide, gebildet wird. Mit dem Tode des Nerven tritt an dem Nerveninhalte eine Trennung zwischen Mark oder Markscheide und Axencylinder ein, die wahrscheinlich auf eine Art von Gerinnung der vorher flüssigen Marksubstanz zurückgeführt werden muss. Der Axencylinder liegt im Centrum und zerfällt leicht in eine Menge feinster Primitivfibrillen, die als die letzten Elementarbestandtheile der Nervenfaser betrachtet werden (M. SCHULTZE); die jetzt krümelig erscheinende Markscheide umgibt ihn. Der Umstand, dass am lebenden Nerven keine Trennung zwischen Mark nud Axencylinder wahrgenommen wird, spricht dafür, dass beide Substanzen das Licht in derselben Weise brechen.

Eine eigenthümliche Form der Nervenfasern sind die sogenannten marklosen oder REMAK'schen Fasern; sie kommen hauptsächlich im Sympathicus vor, sind sehr schmal und bestehen nur aus einem mit Kernen besetzten Neurilemm und dem Axencylinder.

In den Centralorganen begegnet man Fasern, denen Mark und Neurilemm fehlt, die daher nur aus dem Axencylinder bestehen.

2) Chemie der Nerven.

Die chemische Zusammensetzung der Nerven ist erst höchst mangelhaft erforscht; sie gehören zu den am allerwenigsten bekannten Thiersubstanzen.

Der Axencylinder enthält Eiweisskörper, deren Natur noch in vollständiges Dunkel gehüllt ist. In der Markscheide kommen zahlreiche fettartige Körper vor, die sich durch Aether extrahiren lassen: Lecithin, Cholesterin, Cerebrin. Im Neurilemm stösst man auf die Bestandtheile des Bindegewebes und auf eine eigenthümliche hornartige Substanz, das Neurokeratin.

Die Reaction des frischen ruhenden Nerven ist neutral.

3) Zustände des Nerven.

Wie am Muskel, so unterscheidet man auch am Nerven folgende Zustände: 1) den Ruhezustand, 2) den Zustand des Absterbens, 3) den thätigen Zustand. Unzweifelhaft sind auch hier die drei verschiedenen Zustände auf Differenzen in der Gestaltung des Stoffwechsels zurückzuführen, wenn wir auch über den Stoffwechsel im Nerven bis zur Stunde noch gar nicht unterrichtet sind.

Beim Absterben nimmt der Nerv eine saure Reaction an.

4) Erregbarkeit des Nerven.

Die Fähigkeit des Nerven, durch Reize in den thätigen Zustand übergeführt zu werden, nenne man seine Erregbarkeit oder Reizbarkeit.

Die Erregbarkeit des Nerven ist abhängig von der normalen chemischen Zusammensetzung; schon blosser Wasserverlust des Nerven vernichtet sie. Ferner wird sie durch grobe mechanische Insulte des Nerven zerstört. Die Erregbarkeit ist weiter an die Verbindung des Nerven mit einem lebenden Centralapparate gebunden; nach der Lösung dieser Verbindung (Durchschneidung) nimmt die Reizbarkeit zuerst zu, sinkt dann aber bald bis zum völligen Erlöschen.

In einem von den Centralapparaten getrennten aber im Organismus bleibenden Nerven zeigen sich eigenthümliche Veränderungen, die unter dem Namen der „fettigen Degeneration“ beschrieben sind. Werden beide Schnittenden gleich nach der Durchschneidung wieder mit einander in Berührung gebracht, so verwachsen sie und der Nerv ist nach einiger Zeit wieder functionsfähig.

Anhaltende Unthätigkeit eines Nerven verringert die Erregbarkeit und kann selbst zur fettigen Degeneration führen. Uebermässige Thätigkeit bewirkt Ermüdung und Verringerung der Erregbarkeit; Ruhe stellt den normalen Zustand wieder her. Von Einfluss auf die Erregbarkeit ist auch die Temperatur; Froschnerven verlieren ihre Reizbarkeit in Temperaturen über 45°; dem Absinken geht eine kurze Steigerung der Erregbarkeit voraus.

Einen eigenthümlichen und sehr eingehend studirten Einfluss auf die Erregbarkeit des Nerven bekundet der constante electrische Strom. Führt man durch eine beliebig lange Strecke eines Nerven einen constanten Strom, so geräth der ganze Strom in einen Zustand, in welchem seine Erregbarkeitsverhältnisse vollständig modificirt sind. Diesen eigenthümlichen Zustand des Nerven bezeichnet man als „Electrotonus“ (du Bois-Reymond). Man unterscheidet den Zustand im Bereiche der positiven Electrode (Anode) „Anelectrotonus“, von dem im Bereiche der negativen Electrode (Kathode) „Katelectrotonus“. Zwischen Anelectrotonus und Katelectrotonus liegt ein Grenzpunkt, an dem die veränderte Erregbarkeit nicht nachzuweisen ist, er wird als „Indifferenzpunkt“ bezeichnet. Dieser Indifferenzpunkt liegt bei schwachen Strömen in der Nähe der Anode und rückt mit zunehmender Stromstärke näher an die Kathode. Am stärksten zeigt sich der Electrotonus in der Nähe der Pole. Der Electrotonus tritt uns als eine Erhöhung der Erregbarkeit an der Kathode, als eine Verminderung derselben an der

Anode entgegen. Nach dem Aufhören des Stromes schlägt die Erregbarkeit in die entgegengesetzte Modification um und kehrt dann zur Norm zurück.

5) Die Nervenreize.

Ausser den normalen physiologischen Reizen, die entweder von den Centralorganen ausgehen und durch besondere Stoffwechselvorgänge in diesen bedingt werden oder die durch den Einfluss des Lichtes, des Schalles, der Wärme etc. in specifischen Sinnesorganen verursacht werden, kennen wir noch Reize, welche der experimentellen Nervenphysiologie zur Verfügung stehen und welche sich eintheilen lassen in chemische, mechanische, thermische und electrische Reize.

1) Die chemischen Reize. Allgemein kann man sagen, dass alle Einflüsse, welche die normale Zusammensetzung des Nerven in einem gewissen Umfange und mit einer gewissen Schnelligkeit verändern, als Nervenreize aufzufassen sind. Schon blosse Wasserentziehung des Nerven wirkt als starker Reiz. Ausserdem wirken erregend: Mineralsäuren, concentrirte Milchsäure, Metallsalze, Alkalien, Glycerin, Galle, Alkohol, Aether etc. Die meisten chemischen Reize vernichten gleichzeitig die Erregbarkeit.

2) Die mechanischen Reize. Jede mit einer gewissen Schnelligkeit und einer gewissen Stärke erfolgende mechanische Erschütterung des Nerven wirkt als Reiz. Durch grobe Formveränderungen wird die Erregbarkeit erheblich vermindert oder aufgehoben. Jeder einzelne mechanische Reiz des Nerven bewirkt am Nerv-Muskelpräparat eine einzelne Zuckung. Lässt man eine Anzahl mechanischer Reize mit genügender Schnelligkeit hinter einander einwirken, so geräth der Muskel in tetanische Contraction. Für andauernde mechanische Reizung des Nerven hat Heidenhain einen besonderen Apparat (Tetanomotor) construirt; ein Plättchen von Elfenbein trägt den Nerven, der durch ein kleines Hämmerchen, welches auf electromagnetischem Wege in Thätigkeit versetzt wird, leicht mechanisch gereizt wird. Natürlich muss der Hammer genau eingestellt werden, damit der Nerv nicht zerquetscht wird.

3) Die thermischen Reize. Sowohl beim raschen Uebergang zu hohen als auch bei dem zu niedrigen Temperaturen wird der Nerv erregt. Diese Wirkung wird jenseits von — 5° C. nicht mehr wahrgenommen (Eckhard). Bei Temperaturen über 40° stellt sich statt einer einzelnen Zuckung nicht selten ein anhaltender Tetanus ein (Rosenthal). Sehr viel höhere Temperaturen bewirken Absterben des Nerven ohne vorherige Erregung.

4) Die electrischen Reize. Ein ganz constanter den Nerven in seiner Längsrichtung durchfliessender Strom ist kein Nervenreiz, nur Veränderungen der Stromdichte wirken erregend und sind diese um so stärkere Reize, je schneller die Veränderung vor sich geht (du Bois-Reymond). Folgen die Veränderungen der Stromdichte schnell auf einander, so stellt sich am Nerv-Muskelpräparat tetanische Contraction ein.

Ein senkrecht zur Nervenaxe gerichteter Strom ist unwirksam.

Der Reiz wird durch das Auftreten des Electrotonus bedingt und er wird nur dann ausgeübt, wenn Katelectrotonus entsteht oder Anelectrotonus verschwindet (Pflüger). Das Entstehen des Katelectrotonus ist ein stärkerer Reiz als das Verschwinden des Anelectrotonus.

Bei starken Strömen verliert die anelectrotonische Strecke ihr Leitungsvermögen; aus diesem Grunde zeigt sich bei aufsteigenden starken Strömen (der electrische Strom geht stets in der Richtung von der positiven [Anode] zur negativen Electrode [Kathode]) nur bei der Oeffnung eine Zuckung, bei absteigenden Strömen nur bei der Schliessung. Bei mittelstarken Strömen ist die Leitung nirgends unterbrochen, daher entstehen hier bei jeder Richtung des Stromes sowohl bei der Oeffnung als auch bei der Schliessung Zuckungen. Bei sehr schwachen Strömen ist zu berücksichtigen, dass der Katelectrotonus ein stärkerer Reiz ist als der Anelectrotonus, daher werden in beiden Fällen nur bei der Schliessung Zuckungen beobachtet.

Die beschriebenen Erscheinungen sind unter dem Namen „Zuckungsgesetz“ (Pflüger) zusammengefasst; dieses lässt sich so ausdrücken:

Beschaffenheit des Stromes	Strom in aufsteigender Richtung		Strom in absteigender Richtung	
stark	Schl. = R.	Ö. = Z.	Schl. = Z.	Ö. = R.
mittelstark	Schl. = Z.	Ö. = Z.	Schl. = Z.	Ö. = Z.
schwach	Schl. = Z.	Ö. = R.	Schl. = Z.	Ö. = R.

(Sch. = Schliessung; Ö = Öffnung; R = Ruhe; Z = Zuckung.)

Da zur Erzeugung des Electrotonus eine gewisse Zeit erforderlich ist, so sind Ströme von sehr kurzer Dauer (weniger als 0,0015 Secunde, König) unwirksam.

6) Die Leitung der Erregung.

Die Thatsache, dass ein Reiz, der an irgend einer Stelle den Nerven trifft, eine gewisse Veränderung im Endorgane bewirkt, spricht für eine Fortpflanzung der Erregung durch die Nervenfaser (Leitung). Die

Eigenschaft eines Nerven, von jeder Stelle seines Verlaufes aus die Erregung bis in das Endorgan zu leiten, bezeichnet man als sein Leitungsvermögen. Die Nervenfaser ist nur dann im Besitze ihres Leitungsvermögens, wenn ihr Zusammenhang an keiner Stelle unterbrochen ist. Ist die Continuität der Faser aufgehoben, so kann sich der Reiz über die lädirte Stelle hinaus nicht fortsetzen.

Die Erregung geht niemals auf eine benachbarte Faser über, die Leitung ist vielmehr vollkommen isolirt und die Erregung pflanzt sich nur in der gereizten Faser fort.

Erfolgt die Leitung in der Richtung von der Peripherie nach dem Centrum, so nennt man sie centripetal, in umgekehrter Weise centrifugal. Die Nerven leiten für gewöhnlich nur in einer Richtung, man unterscheidet deshalb centripetal und centrifugalleitende Nervenfasern. Aus diesem Verhalten darf man nicht schliessen, dass jeder Nerv nur in einer bestimmten Richtung zu leiten im Stande sei, dass daher ein principieller Unterschied zwischen centripetal- und centrifugalleitenden Fasern bestehe. Es ist vielmehr wahrscheinlich, dass ein „doppelsinniges Leitungsvermögen“ besteht. So vermochten Philipeaux und Vulpian nach der Verwachsung des centralen sensiblen Lingualisstumpfes mit dem peripherischen Ende des Hypoglossus die motorischen Wirkungen des letzteren wahrzunehmen.

7) Fortpflanzungsgeschwindigkeit der Erregung.

Die Erregung pflanzt sich mit einer bestimmten messbaren Geschwindigkeit im Nerven fort. Man hat die Fortpflanzungsgeschwindigkeit an Bewegungsnerven bestimmt, indem man den Nerven eines Nerv-Muskelpräparates nach einander von zwei in verschiedener Entfernung vom Muskel befindlichen Stellen reizte. Helmholtz konnte auf diese Weise am Froschnerven eine mittlere Fortpflanzungsgeschwindigkeit der Erregung von 26,4 Meter in der Secunde feststellen. Durch Einwirkung der Kälte, des Zustandes des Electrotonus und unter dem Einflusse des amerikanischen Pfeilgiftes verringert sich diese Geschwindigkeit.

8) Electrische Erscheinungen am Nerven.

Die electrischen Erscheinungen am Nerven bieten eine grosse Aehnlichkeit mit den am Muskel beschriebenen dar. Bringt man ein Galvanometer mit einem natürlichen Längsschnitt und einem künstlichen Querschnitt eines noch nicht abgestorbenen Nerven in Verbindung, so überzeugt man sich von dem Vorhandensein eines electrischen Stromes, der ähnlichen Gesetzen folgt wie der Muskelstrom (du Bois-Reymond).

Bei der Erregung des Nerven wird die electromotorische Kraft des Längenquerschnittstromes erheblich vermindert; in Folge dessen strebt die Magnetnadel des Multiplicators dem Nullpunkte zu. Wie beim Muskel, so hat man auch hier die Abnahme des Stromes bei der Erregung als „negative Stromesschwankung“ bezeichnet (du Bois-Reymond).

9) Eintheilung der Nervenfasern.

Man kann die Nervenfasern in drei grosse Gruppen bringen: 1) centrifugalleitende, 2) centripetalleitende und 3) intercentrale Fasern.

1) Die centrifugalleitenden Nervenfasern bezeichnet man je nach der Arbeitsleistung, welche ihre Erregung in den peripheren Organen hervorruft, a) als motorische Fasern, d. h. solche, auf deren Erregung Muskelcontraction erfolgt; b) als secretorische Fasern; ihr peripherisches Endorgan ist ein Drüsenelement; durch ihre Erregung wird der Secretionsvorgang in der Drüse gesteigert.

2) Die centripetalleitenden Fasern leiten Erregungen der peripherischen Endorgane nach dem Centrum und lösen hierselbst entweder Empfindungen aus (in diesem Falle ist das peripherische Endorgan ein Sinnesorgan) oder die im Centrum anlangeude Erregung wird auf centrifugale, also auf motorische oder secretorische Fasern übertragen. Im ersteren Falle spricht man von sensiblen, im letzteren von reflectorischen oder excitomotorischen Nervenfasern. Die sensiblen Nerven lassen sich eintheilen 1) in die gewöhnlichen sensiblen Fasern, durch deren Erregung Gemeingefühle wie der Schmerz ausgelöst werden; 2) in Sinnesnerven, d. h. solche, deren Erregung specifische Empfindungen, wie Sehen, Hören, Riechen etc. bewirkt. Die reflectorischen Fasern vermitteln Reflexbewegungen oder Reflexabsonderungen.

3) Die intercentralen Fasern sind solche, welche nervöse Centralapparate in leitende Verbindung setzen. Hierher gehören die Mehrzahl der Fasern des Gehirns und des Rückenmarkes, Fasern des Sympathicus, die Hemmungsnerven etc.

II. Specielle Nervenphysiologie.

Nach ihrem Ursprunge betrachten wir die Nerven als Hirn-, Rückenmarks- und sympathische Nerven.

§ 1. Die Hirnnerven.

1) Nervus olfactorius.

Erregungen der peripherischen Endorgane dieses Nerven durch gewisse specifische Reize, die man als „Riechstoffe" bezeichnet, werden dem Gehirn zugeleitet und es werden hierdurch Geruchsempfindungen ausgelöst. Dieser Nerv wird uns beim Geruchssinn beschäftigen.

2) Nervus opticus.

Den Opticus werden wir beim Gesichtssinn kennen lernen.

3) Nervus oculomotorius.

Er entspringt unterhalb der Sylvi'schen Wasserleitung aus einem grauen Kern. Er selbst ist ein rein motorischer Nerv, indessen communicirt er am Sinus cavernosus mit dem ersten Aste des Trigeminus und nimmt von demselben sensible Fasern auf. Er versorgt alle Augenmuskeln, und zwar sowohl die äusseren als die inneren, mit Ausnahme des äusseren geraden und des grossen schiefen Augenmuskels, welche vom Abducens, resp. Trochlearis versorgt werden. Von den drei inneren Augenmuskeln, nämlich dem Musculus tensor chorioideae, dem Sphincter pupillae und dem Dilatator pupillae wird der letztere von ihm nicht versorgt.

Der Oculomotorius hat die ungemein wichtige Function, die Convergenz der Sehaxen aufrecht zu erhalten; durch ihn werden die Augäpfel ähnlich bewegt, wie die zwei Köpfe eines Gespannes von ihrem Führer; nicht minder wichtig ist er durch den Zweig, der an die Iris tritt und durch den reflectorisch von der Retina aus eine Verengerung der Pupille bewirkt wird, sobald ein starker Lichtreiz einwirkt. Nach Durchschneidung des Nervus opticus wird die Verengerung der Pupille nicht mehr wahrgenommen; durch Reizung des centralen Opticusstumpfes lässt sie sich aber hervorrufen. Hieraus folgt, dass der Oculomotorius und der Opticus im Gehirn mit einander communiciren; dieses geschieht in der

Nähe der Vierhügel, deren Reizung bei Vögeln Verengerung der Pupille hervorruft.

Die Veränderung der Pupille ist für gewöhnlich nie auf ein Auge beschränkt, Verengerung wie Erweiterung lassen sich vielmehr stets doppelseitig wahrnehmen. Es müssen also auch zwischen rechtem und linkem Oculomotorius anatomische Verbindungen vorhanden sein.

Durchschneidung oder Lähmung des Oculomotorius bewirken: 1) Beständige Accomodation für die Ferne, 2) Schielen nach auswärts (durch die Wirkung der vom Trochlearis und Abducens innervirten Muskeln hervorgerufen), 3) Beständige Erweiterung der Pupille, 4) Herabfallen des oberen Augenlides.

4) Nervus trochlearis.

Die Fasern des Rollmuskelnerves lassen sich bis zu einer Gruppe von Ganglienkugeln verfolgen, welche am vorderen Ende der vierten Hirnkammer und dem Ende der Sylvi'schen Wasserleitung liegen. Er ist ein motorischer Nerv, der den Musculus trochlearis seu obliquus superior innervirt.

5) Nervus trigeminus.

Er ist der stärkste der Hirnnerven und verhält sich hinsichtlich seines Ursprunges wie die Rückenmarksnerven. Er entspringt nämlich mit einer schwächeren motorischen und einer stärkeren sensiblen Wurzel, entsprechend der vorderen motorischen und der hinteren sensiblen Rückenmarkswurzel. Wie bei den Rückenmarksnerven so nimmt auch hier nur die sensible Wurzel an der Bildung des Ganglion (Ganglion semilunare Gasseri) Theil; die motorische Wurzel geht an demselben vorüber.

Die motorische Wurzel versorgt vor Allem die Kaumuskeln, nämlich den Masseter, den Temporalis, die beiden Pterygoidei, den Mylohoideus und den Digastricus anterior. Weiter sendet der motorische Theil einen Ast ab an den Tensor tympani und einen solchen an den Tensor palati mollis.

Die sensiblen Fasern versorgen fast alle Haut- und Schleimhautbedeckungen des Kopfes; sie vermitteln hier nicht allein die Empfindung, sondern lösen auch eine ganze Anzahl von Reflexbewegungen aus. Nicht versorgt vom Trigeminus werden: der grösste Theil des Pharynx und der hinteren Gaumenbögen, der hintere Theil der Zunge (hier verbreiten sich Fasern vom Vagus und Glossopharyngeus); ferner die Tuba Eustachii, die Trommelhöhle und der tiefste Theil des äusseren Gehörganges; endlich ein Theil der Ohrmuschel und des Hinterhauptes.

Beschäftigen wir uns mit den Erscheinungen, welche nach der seit MAGENDIE häufig ausgeführten Trigeminusdurchschneidung auftreten. Was man bei der Operation zunächst wahrnimmt, sind heftige Schmerzensäusserungen im Augenblicke des Durchschneidens; Kaninchen, an denen die Operation meistens vorgenommen wird, stossen einen lauten Schrei aus. Ist die Operation gelungen, so findet man, dass der grösste Theil der Kopfhälfte der durchschnittenen Seite unempfindlich geworden ist. Nähert man einem normalen Kaninchen einen Finger dem Auge, so blinzelt das Thier und sucht auszuweichen; nach der Trigeminusdurchschneidung kann man den Finger bis zur Berührung der Cornea nähern, ohne dass das Thier reagirte. Berührt man die Lippen der gesunden Seite mit einer Nadel, so werden diese zurückgezogen, die der durchschnittenen Seite aber kann man insultiren wie man will, ohne dass sie bewegt würden.

Beobachten wir nach der Trigeminusdurchschneidung kein Blinzeln mehr, so müssen wir das Blinzeln als eine vom Trigeminus ausgelöste Reflexbewegung betrachten. Der Trigeminus ist gewissermassen ein Wächter des Auges, indem er das Schliessen desselben bewirkt, sobald Schädlichkeiten auf das Auge eindringen.

Eine andere vom Trigeminus ausgelöste Reflexaction ist das Niesen. Dieses ist eine modificirte Athembewegung, durch welche in die Nasenhöhle gelangte reizende Substanzen durch explosive Exspirationsstösse entfernt werden. Die in der Nasenschleimhaut gelegenen sensiblen Fasern des Trigeminus übertragen hierbei ihren Erregungszustand derartig auf das Athemcentrum, dass hierdurch eigenthümliche und kräftige Exspirationsströme ausgelöst werden, durch welche die reizenden Körper nach aussen geschleudert werden. Da bei diesen Explosionen der durch das Gaumensegel bewirkte Verschluss zwischen Nasen- und Rachenhöhle gesprengt wird, so sind dieselben mit einem eigenthümlichen Geräusch verbunden.

Auf reflectorischem Wege wirkt der Trigeminus auch auf die Speichelabsonderung ein. Durch scharfe, auf die Zunge gebrachte Substanzen kann man Speichelabsonderung hervorrufen; es kann dieses aber auch durch electrische Reizung des centralen Stumpfes des Ramus lingualis nervi trigemini bewirkt werden. (S. Speichel.)

Der Trigeminus enthält auch vasomotorische Fasern; nach seiner Durchschneidung tritt an der operirten Seite eine starke Füllung der Gefässe auf.

Beobachtet man das Verhalten der Thiere einige Zeit nach der Operation, so stösst man zunächst auf eine schon bald nach der Durchschneidung sich entwickelnde Trübung der Cornea. Das Auge wird sehr blutreich und es zeigen sich bald alle Erscheinungen einer heftigen Augenentzündung, die nach wenigen Tagen zur völligen Zerstörung des Auges führt.

Man hat die Augenentzündung auf die Zerstörung „trophischer Nervenfasern“ und auf hierdurch bedingte Ernährungsstörungen zurückführen wollen; indessen konnte das Irrthümliche dieser Anschauung experimentell dargethan werden. Snellen konnte nämlich nachweisen, dass es nur äussere Schädlichkeiten sein können, welche die Augenentzündung bewirken. Zunächst verlöthete er die Augenlider und fand, dass das auf diese Weise geschützte Auge weit weniger intensiv von der Augenentzündung befallen wird. Da die Haut der Augenlider aber unempfindlich war, so konnte die entstandene Entzündung doch noch auf mechanische Insulte zurückgeführt werden, denn das Thier konnte doch mit dem Auge anstossen oder scheuern und reiben, ohne von schmerzhaften Empfindungen betroffen zu werden. Um hier zur völligen Klarheit zu gelangen, stellte Snellen einen neuen Wächter für das Auge an, indem er die von Rückenmarksnerven mit sensiblen Fasern versorgte Aussenfläche des Ohres über das Auge herübernähte. Die Augenentzündung blieb jetzt völlig aus und es war somit bewiesen, dass selbige nur durch äussere Schädlichkeiten bedingt sein kann. Dieser Beweis kann auch geführt werden, wenn man nach der Trigeminusdurchschneidung eine aus steifem Leder gebildete Schutzkapsel vor das Auge bringt (Meissner und Büttner).

Weiter hat man nach der Trigeminusdurchschneidung Geschwürsbildungen in der Maulhöhle der operirten Thiere wahrgenommen. Diese sind auf mechanische Insulte, die durch die Zähne hervorgerufen werden, zurückzuführen. Ist nämlich der Nerv durchschnitten, so beissen die Thiere in Folge der einseitigen Lähmung der Kaumuskeln nicht mehr gerade, sondern schief, und verletzen sich dabei sehr leicht das Maul, weil ja die Schleimhaut der einen Seite gefühllos ist.

6) Nervus abducens.

Er ist ein für den Rectus externus oculi bestimmter Augenmuskelnerv, dessen Fasern sich bis zu einem grauen, am Boden der vierten Gehirnkammer gelegenen Kern verfolgen lassen. Da wo der Nerv die Carotis kreuzt, communicirt er mit dem Sympathicus; diese Anastomose ist von solcher Bedeutung, dass nach der Durchschneidung des Halstheiles vom Sympathicus dieselbe Erscheinung auftritt wie nach der Durchschneidung des Abducens, nämlich Schielen nach innen bei sonst erhaltener Beweglichkeit des Auges.

7) Nervus facialis.

Der Facialiskern liegt hinter dem Boden der vierten Hirnkammer. Der Nerv enthält vorwiegend motorische und secretorische Fasern, ausserdem werden ihm sensible Fasern vom Trigeminus und Vagus beigemengt. Die motorischen Fasern versorgen hauptsächlich die Gesichtsmuskeln; der Facialis ist der „mimische Nerv", ausserdem treten solche Fasern an einige Kaumuskeln und an die Muskeln des Gaumensegels. Der Facialis ist der Secretionsnerv für die Submaxillaris (C. Ludwig); aber auch die Absonderung der Carotis wird von ihm beeinflusst. Bei Besprechung der Speichelsecretion wurde das Nähere über diese Einwirkung angegeben. Die sensiblen Fasern rühren nicht allein vom Trigeminus her, denn nach der Durchschneidung dieses Nerven in der Schädelhöhle wird der Stamm des Facialis noch nicht vollständig unempfindlich; es ist vielmehr wahrscheinlich, dass auch der Vagus sensible Fasern an den Facialis sendet (Longet, Bernard).

Nach der Durchschneidung oder Lähmung des Facialis sind die Gesichtsmuskeln der betreffenden Seite erschlafft. Die Muskeln der kranken Seite werden nach der gesunden gezogen und in Folge dessen das Gesicht verzerrt. Der Verschluss des Auges ist wegen der Lähmung des Orbicularis palpebrarum unmöglich. Die Nasenlöcher können nicht mehr erweitert werden. Es muss als sehr fraglich betrachtet werden, ob durch die letztgenannte Störung die überraschende Erscheinung zu erklären ist, dass Pferde nach der Durchschneidung der beiden Angesichtsnerven zu Grunde gehen.

8) Nervus acusticus.

Seine Erregungen lösen Hörempfindungen aus. Er wird uns später beschäftigen.

9) Nervus glossopharyngeus.

Der Kern des Glossopharyngeus liegt vor dem des Vagus und ist mit diesem sowie mit dem Hypoglossuskerne fast zu einer Masse verschmolzen.

Der Glossopharyngeus ist ein gemischter, d. h. ein aus sensiblen und motorischen Fasern zusammengesetzter Nerv; die motorischen Fasern sind nur in geringer Anzahl vorhanden.

Der Glossopharyngeus vermittelt mit dem Lingualis die Geschmacksempfindungen; während letzterer sich in den vorderen Abschnitten der Zunge verbreitet, beherrscht der andere die hinteren Regionen und versieht vor allen Dingen die Papillae circumvallatae. Der Glossopharyngeus soll nur „bittere“ Substanzen schmecken, der Lingualis ausschliesslich der Empfindung des „Süssen“ und „Sauren“ dienen.

Der Schlundtheil des Glossopharyngeus führt sensible Fasern, vermischt sich aber derartig mit dem Vagus, dass die Functionen beider Nerven kaum auseinander gehalten werden können. Wir wollen deshalb die Reflexbewegungen, welche hier zur Beobachtung gelangen, beim Vagus besprechen.

Die motorischen Fasern des Glossopharyngeus innerviren Muskeln des weichen Gaumens; wir lernen hier also eine zweite motorische Innervation (die andere wird durch den Facialis bewirkt) dieses Gebildes kennen.

10) Nervus vagus und accessorius.

Ein Theil der Fasern des Accessorius ist so innig mit Fasern des Vagus verbunden, dass es unmöglich wird, die beiden Nerven überall von einander zu trennen; sie sollen deshalb gemeinsam besprochen werden.

Nach den Anschauungen von Bischoff und Longet bilden beide Nerven zusammen einen gemischten Nerven, und es ist der Vagus die ausschliesslich sensible Fasern führende, der Accessorius die allein motorische Fasern enthaltende Wurzel desselben. Diese Ansicht kann nicht aufrecht erhalten werden, da auch auf Reizung des Vagusursprunges Bewegungserscheinungen am Larynx, Pharynx und Oesophagus bemerkt wurden (van Kempen).

Da die Nerven ausserordentlich verschiedenen und wichtigen Functionen vorstehen, so dürfte es zweckmässig sein, ihre Leistungen an den verschiedenen Organen gesondert zu betrachten.

a) Verdauungsapparat.

Die an den Verdauungsapparat tretenden Fasern sind sowohl motorischer als sensibler Natur. Die Angaben, dass der Vagus auch secretorische Fasern erhalte, da nach seiner Zerstörung die Absonderung des sauren Magensaftes aufhöre, konnte weder von Bidder und Schmidt, noch von Brücke bestätigt werden.

Die motorischen Fasern treten an den weichen Gaumen, den Pharynx, den Oesophagus, den Magen, den oberen Theil des Dünndarms. Die motorischen Erregungen des Vagus pflanzen sich entweder direct auf die Muskulatur fort oder werden erst auf complicirte Zwischenapparate (Meissner'scher und Auerbach'scher Plexus) übertragen. Im ersteren Falle ist die Art der Contraction von der Stärke des Reizes abhängig; auf starke Reizung erfolgt auch starke Contraction, wie sich dieses an den Muskeln des weichen Gaumens, des Schlundkopfes und der Speiseröhre nachweisen lässt; im anderen Falle ist ein solcher Zusammenhang nicht nachweisbar, denn bei Anwendung der stärksten Reize erhält man oftmals nur die unbedeutendsten, mitunter sogar gar keine Bewegungen. (S. Peristaltik des Verdauungsapparates.)

Die sensiblen Fasern lassen sich vom Gaumensegel bis zum Pylorus verfolgen.

Reizt man den Nervus laryngeus superior, so treten Schlingbewegungen auf. Nach beiderseitiger Durchschneidung des Nerven werden dieselben nicht mehr wahrgenommen. Denselben Erfolg gewahrt man nach Durchschneidung der Vagi am Halse, welche Operation viel leichter ausführbar ist. Füttert man nach der beiderseitigen Vagusdurchschneidung ein Kaninchen mit einem durch die Farbe oder ein anderes Merkmal scharf charakterisirten Futter, so füllt sich sein Schlund sackartig mit dieser Nahrung an und das Thier ist nicht im Stande, selbige in den Magen hineinzubefördern. Bei diesem Versuche gelangt übrigens häufig Futter in die Respirationswege, denen die Reflexbewegungen fehlen, es zu entfernen; die Thiere gehen deshalb oftmals an Erstickung zu Grunde. Die Schlingbewegungen werden wirklich durch den Vagus und nicht durch den Accessorius vermittelt, denn sie sind noch zu constatiren, wenn beide Accessorii zerstört sind (Bernard). Da Thiere nach der Accessoriuszerstörung noch längere Zeit leben und das Futter in den Darmkanal befördern, so ist auch die Annahme begründet, dass der Vagus der Bewegungsnerv des Magens sei. Näheres über den Einfluss des Vagus auf die Bewegungen des Verdauungsapparates findet sich bei Besprechung der Verdauungsvorgänge. Magen und Dünndarm werden vom Vagus aus auch mit vasomotorischen Fasern versehen (Rossbach und Quellenhorst).

Der Vagus, soweit es sensibler Nerv ist, löst mittelst seiner centripetalen Fasern eine Anzahl von Reflexbewegungen aus. Diese Bewegungen sind hauptsächlich Schlingen und Erbrechen; Vorgänge, welche bereits früher besprochen wurden.

b) Athmungsapparat.

Vagus und Accessorius geben sowohl motorische als sensible Fasern an den Respirationsapparat ab.

Die motorischen Fasern verbreiten sich im Kehlkopf sowie in den glatten Muskelfasern der Bronchien und des Lungengewebes. Bischoff und Longet wollen an Ziegen beobachtet haben, dass die Muskeln des Kehlkopfes nach Zerstörung des Accessorius sämmtlich gelähmt waren und schliessen hieraus, dass diese Muskeln nur vom Accessorius innervirt werden; BERNARD nimmt an, dass die Innervation sowohl vom Vagus als vom Accessorius aus erfolge. Von den zwei Nerven, welche an den Kehlkopf treten, ist der Laryngeus superior mit Ausnahme eines kleinen Astes, der an den Musculus cricothyreoideus tritt, sensibler Nerv, der sich in der Mucosa des Kehlkopfes verzweigt, der Laryngeus inferior seu recurrens hingegen motorischer Nerv. Die hohe Bedeutung des letzteren für die Stimmbildung war schon GALEN bekannt; er fand, dass Schweine nicht mehr schreien konnten, wenn er beiderseits den Laryngeus inferior umschnürt hatte; er nannte den Nerven deshalb den Stimmnerven.

Die sensiblen Fasern verlaufen im Kehlkopf, der Luftröhre und den Bronchien. Hierzu zählen ausserdem noch die Fasern der Lungen, welche als feinste Reagentien auf Athmungsgase für die Mechanik der Respiration von der grössten Bedeutung sind, Fasern, die es bewirken, dass jede Inspiration eine Exspiration, jede Exspiration eine Inspiration auslöst. (S. Athmung.) Ein anderer sehr wichtiger Bewegungscomplex, der von sensiblen Fasern ausgelöst wird, ist der Husten. Berührt man die Schleimhaut des Kehlkopfes bis an die Stimmbänder, so tritt sofort Verschluss der Stimmritze ein, geht man aber wenige Millimeter weiter nach unten, berührt man die sogenannte Glottis respiratoria, so kommt nicht nur ein Verschluss der Stimmritze zu Stande, sondern es zeigen sich jetzt gleichzeitig krampfhafte Exspirationsstösse, welche den Verschluss der Stimmritze zu sprengen trachten. Der Husten fand bereits an anderer Stelle eine ausführlichere Darstellung.

Auch die Fremdkörperpneumonie nach Durchschneidung beider Vagi wurde bereits geschildert.

Die Lungen erhalten ihre Gefässnerven nicht vom Vagus, wie man früher annahm, sondern vom Halsmark durch Vermittelung des ersten Brustganglions (LICHTHEIM).

c) Circulationsapparat.

ED. WEBER entdeckte, dass nach der beiderseitigen Vagusdurchschneidung am Halse das Herz in einen schnelleren Rhythmus verfällt, dass aber Reizung der peripheren Stümpfe wieder Verlangsamung und sogar Stillstand des Herzens herbeizuführen vermag. Der Vagus ist also ein Hemmungsnerv für das Herz. Der Vagus wirkt nicht direct auf den Herzmuskel, sondern seine Reize werden zunächst auf ein eigenthümliches nervöses Werkzeug übertragen. Stellt man sich dieses bildlich als ein durch ein Pendel regulirtes Uhrwerk vor, so würde der Vagusreiz einer durch Verlängerung des Pendels erzeugten Wirkung zu vergleichen sein. (S. Herz.) Ob die hemmenden Fasern dem Vagus oder Accessorius angehören, ist noch nicht vollkommen sichergestellt; doch sprechen eine Anzahl von Erscheinungen für die letztgenannte Möglichkeit. Zerstört man nämlich einen Accessorius und reizt man nach dem Verschwinden der Operationsfolgen den Vagus derselben Seite am Halse, so erhält man keinen Stillstand des Herzens, während dieser nach Reizung des Vagus der anderen Seite sofort auftritt (Walter, Heidenhain).

Im Vagus gibt es auch Fasern, welche die wichtige Aufgabe haben, auf reflectorischem Wege von den vasomotorischen Centren aus Widerstände zu beseitigen, die sich dem Blutstrome entgegenstellen. Diese Fasern bilden den Nervus depressor, der gewöhnlich mit zwei Wurzeln, einer aus dem Vagus, einer aus dem Laryngeus superior, zuweilen auch aus letzterem allein entspringt, hinter der Carotis nach abwärts verläuft, Fäden aus dem Ganglion stellatum aufnimmt und an das Herz tritt. Durchschneidet man den Depressor, so erzielt man durch Reizung des peripherischen Stückes keinerlei Wirkung, reizt man aber den centralen Stumpf, so sieht man an einem in die Carotis eingebundenen Manometer, dass der Blutdruck erheblich sinkt. Der Nerv benachrichtigt die vasomotorischen Nervencentren von Widerständen, die sich dem Blutstrom entgegenstellen und es erweitern sich alsdann die Gefässe; er ist daher ein Wächter der Circulation (C. Ludwig und Cyon).

11) Nervus hypoglossus.

Der Hypoglossus ist der eigentliche Bewegungsnerv der Zunge; er versorgt sämmtliche Zungenmuskeln und die zum Zungenbein gehenden Muskeln mit motorischen Fasern. Sein Ramus descendens erhält sensible Fasern aus dem ersten Halsnerven, wodurch es bedingt wird, dass die Zunge noch nach der Trigeminusdurchschneidung eine Spur von Empfindlichkeit besitzt.

§ 2. Die Rückenmarksnerven.

Jeder Rückenmarksnerv entspringt mit zwei Wurzeln, einer vorderen und einer hinteren. Letztere enthält das Spinalganglion; hinter diesem vereinigen sich beide Wurzeln. Charles Bell stellte den Satz auf, dass die vorderen Wurzeln der Spinalnerven motorisch, die hinteren sensibel sind (Bell'sches Gesetz). Bell war Vivisectionen abgeneigt und erst viele Jahre später war Magendie im Stande, die Richtigkeit des Bell'schen Gesetzes durch Versuche an Kaninchen zu beweisen. Doch erst Johannes Müller vermochte dem Gesetze allgemeine Anerkennung zu verschaffen, indem er die bis dahin an Säugethieren angestellten Versuche, die schwierig auszuführen sind und deshalb nicht immer das gewünschte klare Resultat geben, zuerst an Fröschen ausführte. Bei diesen Thieren sind die Wurzeln der an die Hinterbeine tretenden Nerven so ausserordentlich stark entwickelt, dass sie in ihrer Grösse fast mit denjenigen eines Hundes übereinstimmen; ausserdem sind sie sehr leicht freizulegen.

Durchschneidet man sämmtliche hintere Wurzeln, welche an ein Hinterbein eines Frosches treten, so zeigt sich diese Extremität vollständig gefühllos; man kann von der Zehe anfangend Stück für Stück der Extremität mit der Scheere abtragen, ohne dass das Thier auch nur die geringste Aeusserung von Schmerz bekundete; es bleibt ruhig sitzen, als ob ihm gar nichts geschähe. Veranlasst man aber ein Thier, dem die hinteren Wurzeln der an ein Hinterbein tretenden Nerven durchschnitten sind, zu Bewegungen, so zeigt es sich im Vollbesitze seiner motorischen Functionen. Ganz anders gestaltet sich das Bild, wenn man die vorderen Wurzeln durchschneidet; alsdann zeigt sich die Sensibilität nicht gestört, während das Bein vollständig gelähmt ist. Kneipt man an dem Beine eines derartigen Frosches, so kann er die Extremität nicht wegziehen, aber er sucht mit Hilfe der drei anderen Gliedmassen zu entfliehen.

Eine zuerst von LONGET ermittelte Erscheinung, die unter dem Namen der rückläufigen Empfindlichkeit (Sensibilité récurrente) der vorderen Wurzel bekannt ist, hat lange Zeit grosse Verwirrung angestiftet. Bei Reizung des peripheren Stumpfes der motorischen Wurzeln erhielt er nämlich Schmerzenserscheinungen und er hielt diese Thatsache für unvereinbar mit dem BELL'schen Gesetz. Allein aus dem Umstande, dass Reizung des centralen Stumpfes der motorischen Wurzeln keine Schmerzen erzeugt, kann geschlossen werden, dass es sich hier um Reizung von Fasern gehandelt hat, die in Wirklichkeit aus der sensiblen Wurzel stammen, um solche Fasern nämlich, welche nicht auf dem geradesten Wege in den gemeinschaftlichen Stamm gelangen, sondern die erst umbiegen und eine Strecke in der motorischen Wurzel verlaufen. Diese Annahme wird dadurch bestätigt, dass die Sensibilität in dem peripheren Ende der motorischen Wurzel völlig verschwindet, sobald man die sensiblen Wurzeln durchschneidet. Die rückläufige Empfindlichkeit beeinträchtigt also das BELL'sche Gesetz nicht.

Nach der Vereinigung der vorderen mit der hinteren Wurzel sind die Rückenmarksnerven gemischte Nerven. Ihre motorischen Fasern versorgen die willkürlichen Muskeln des Rumpfes und der Gliedmassen; doch auch glatte Muskeln werden durch sie innervirt, z. B. der Detrusor urinae; auch treten Fasern an den Darm, den Uterus und die Samenleiter. Ausserdem treten motorische Fasern an den grössten Theil der Arterien des Körpers, und zwar sowohl Vasoconstrictoren als Vasodilatatoren (Nervi erigentes). Auch secretorische Fasern (s. Schweisssecretion) müssen ihnen zugeschrieben werden. Die sensiblen Fasern vermitteln die Empfindlichkeit der ganzen Körperoberfläche mit Ausnahme einzelner Abschnitte am Kopfe.

Näheres über die Function der Spinalnerven ergibt sich aus der Verbreitung der sensiblen und motorischen Nerven, worüber man sich in den Handbüchern der Anatomie orientiren kann.

§ 3. Der Nervus sympathicus.

Der Sympathicus bildet ein weitverzweigtes System von Ganglienzellen und Nervenfasern, dem keine bedingungslose Selbständigkeit zugeschrieben werden kann, da es sowohl mit dem Gehirn als auch mit dem Rückenmark auf vielen Bahnen communicirt. Besonders zahlreich sind die Verbindungen mit dem Rückenmark; sie werden durch die Rami communicantes vermittelt. Hinsichtlich der Verbindungen mit dem Gehirn ist zu bemerken, dass zwischen dem Sympathicus und den Willensorganen keinerlei Verbindung besteht, dass daher alle Functionen des Sympathicus unwillkürlich erfolgen.

Man hat geglaubt, dass dem Sympathicus nur eine ganz besondere Art von Nervenfasern und zwar marklose schmale Fasern („sympathische Fasern“) zukommen, man hat aus diesem Grunde von einem ganz besonderen „vegetativen Nervensystem“ gesprochen; indessen ist wegen des Vorkommens einer sehr grossen Anzahl markhaltiger breiter Rückenmarks- und Hirnfasern im Sympathicus diese Bezeichnung nicht zutreffend. Die breiten Fasern sind sogar so reichlich vertreten, dass sie den weitaus grössten Theil des Grenzstranges bilden.

Wegen der zahlreichen Verbindungen des Sympathicus mit dem Cerebrospinalsystem ist es ausserordentlich schwierig, festzustellen, was als selbständige Function des Sympathicus, was als abhängige, d. h. als cerebrospinale Function zu gelten hat. Die cerebrospinale Innervation scheint ihren Einfluss auf sympathische Centren in doppelter Weise geltend zu machen, und zwar dadurch, dass sie entweder in diesen Centren eine Erregung anhäuft, die alsdann von den Centren aus über eine längere Zeit vertheilt in die von ihnen innervirten Organe abfliesst, oder dadurch, dass sie in den Centren Zustände erzeugt, welche einen hemmenden Einfluss auf die bestehende Erregung eines Muskels oder einer Drüse bekunden (Wundt).

Der Sympathicus führt vorwiegend motorische Fasern; diese treten fast ausnahmslos an die glatte Muskulatur; die Empfindlichkeit der vom

Sympathicus innervirten Organe ist höchst gering und ist auf die beigemengten cerebrospinalen Fasern zurückzuführen.

Der Sympathicus zerfällt in folgende Innervationsgebiete:

1) Parenchymganglien; man hat diese als selbständige sympathische Innervationscentren bezeichnet, indessen ist thatsächlich nicht allein die Function, sondern selbst der Bau dieser Gebilde noch nicht genügend festgestellt. Man schliesst auf eine centrale Function dieser Ganglien, allein aus dem Umstande, dass nach der Zerstörung von Gehirn und Rückenmark die vegetativen Functionen noch fortbestehen. (Herz, Darmbewegungen etc.) Man nimmt an, dass die in den verschiedenen Parenchymen zerstreut liegenden Ganglien sowohl motorische als secretorische Centralapparate darstellen, welche automatische und reflectorische Erscheinungen auslösen.

Automatische Bewegungen lässt man vermittelt werden durch die Ganglien des Herzens, des Magens, des Darmes, der Ureteren, des Uterus. Am Herzen tritt uns eine rhythmische Automatie entgegen, die durch regulatorische Nerven, und zwar durch beschleunigende und hemmende Fasern zu Stande kommt.

2) Halstheil des Sympathicus. Von centrifugalen Fasern enthält er: 1) vasomotorische Fasern für den Kopf (s. Sympathicusversuch), 2) secretorische Fasern für die Speicheldrüsen, 3) beschleunigende Fasern für das Herz, 4) Fasern für den Dilatator pupillae, centripetal führt er: 1) Fasern, welche auf das Herzhemmungssystem (s. Vaguscentrum) einwirken, ausserdem 2) solche, welche die vasomotorischen Centren erregen.

3) Brusttheil des Grenzstranges. Das oberste Brustganglion (Ganglion stellatum) sendet die beschleunigenden Fasern an das Herz, ausserdem enthält es die aus dem unteren Halsmarke und dem obersten Theil des Brustmarkes stammenden vasomotorischen Nerven für den Arm. Der Brusttheil entsendet weiter die Splanchnici (major und minor), welche Fasern aus fast allen Brust- und den zwei ersten Lendennerven enthalten, und welche abgeben: 1) vasomotorische Fasern für die Gefässe des Magens, des Darmes, der Leber und der Nieren, 2) Hemmungs- und Beschleunigungsnerven für den Darm, 3) centripetale Fasern, welche reflectorisch das Herz hemmen.

4) Bauchtheil des Grenzstranges. Er enthält vasomotorische Fasern für zahlreiche Unterleibsorgane (Milz, Blase, Uterus), ausserdem führt er erregende Fasern für die Bewegungen des Darmes, der Blase und des Uterus.

Zweites Capitel.

Die Sinne.

Die Sinnesnerven unterscheiden sich von anderen centripetalen Nerven dadurch, dass sie mit eigenthümlich gebauten peripherischen Endorganen, Sinneswerkzeugen, versehen sind, welche nur durch ganz bestimmte Eindrücke der Aussenwelt, durch ganz specifische Reize, Licht, Schall, Wärme etc. erregt werden. Licht ist der „adäquate Reiz" für den Opticus, Schall derjenige für den Acusticus etc. Die Erregungen der peripherischen Endorgane werden dem Centralnervensystem zugeleitet und es werden durch sie Empfindungen ausgelöst. Da uns die Thiere ihre Empfindungen nur auf sehr unvollkommene Weise mittheilen, so sind wir über den Umfang der Thätigkeit ihrer Sinnesorgane nur sehr mangelhaft unterrichtet.

I. Das Gesicht.

Durch das Auge können Objecte der Aussenwelt wahrgenommen werden, welche in grosser Entfernung von den Thieren liegen. Die Wahrnehmung erfolgt mit Hilfe derjenigen Bewegung, welche man als Licht bezeichnet. Das Licht dringt durch die durchsichtigen Theile des Auges hindurch und wirkt auf die Nervenendorgane eines in einer sphärisch gekrümmten Haut sich verbreitenden Nerven in eigenthümlicher Weise erregend ein. Diese Erregungen werden dem Gehirn zugeleitet und führen zur Vorstellung von äusseren Objecten.

Durch die verschiedenen brechenden Medien werden die in das Auge dringenden Lichtstrahlen derartig auf die Retina projicirt, dass hierselbst ein umgekehrtes verkleinertes Bild des leuchtenden Objectes entsteht, ähnlich wie dieses in der Camera obscura bewirkt wird.

Den Bau des Auges setzen wir als bekannt voraus.

Gang der Lichtstrahlen im Auge.

Die Entwerfung des optischen Bildes durch eine Linse oder ein Linsensystem beruht darauf, dass die von einem leuchtenden Objectpunkt ausgehenden Strahlen durch das optische System so gebrochen und von ihrer früheren Richtung abgelenkt werden, dass sie hinter der Linse wieder alle in einen Punkt, den Bildpunkt, vereinigt werden. Die Optik kann in einem optischen System, dessen brechende Oberflächen und

Brechungscoefficienten bekannt sind, durch Berechnung der sogenannten Cardinalpunkte den Gang der Lichtstrahlen sehr genau verfolgen.

Um das Auge als optischen Apparat zu beurtheilen, um für verschiedene Entfernungen der Gegenstände den Ort und die Grösse des Bildes zu berechnen, müsste man den Gang der Strahlen durch vier brechende Medien, die Hornhaut, die wässerige Feuchtigkeit, die Linsensubstanz, den Glaskörper verfolgen, welche durch vier sphärische Flächen, die beiden Seiten der Hornhaut und die beiden Grenzflächen der Linse geschieden sind. LISTING hat uns aber dieser Mühe überhoben, da er nachwies, dass sowohl die Hauptpunkte, als die Knotenpunkte im Auge

Fig. 30.

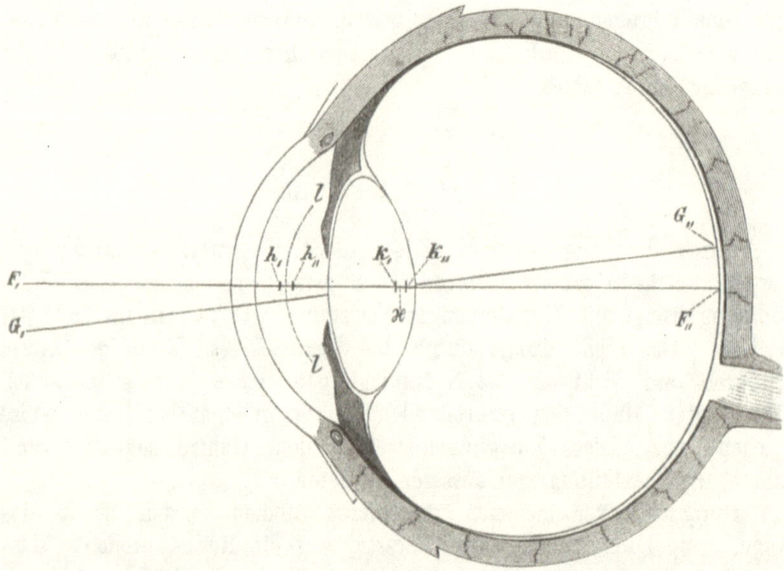

so nahe bei einander liegen, dass man ohne erheblichen Fehler die ersteren wie die letzteren in je einen Punkt zusammenziehen und die Wirkung des ganzen Systems durch ein brechendes Medium mit einer einzigen an Stelle der Hornhaut befindlichen brechenden Fläche darstellen kann. Dieses vereinfachte Verfahren ist in vorstehender Figur (LISTING's reducirtes Auge) dargestellt. Die brechende Kugelfläche des reducirten Auges ist durch den punktirten Bogen *l l* zwischen den beiden Hauptpunkten $h,\ h_{,,}$ angedeutet, der Knotenpunkt ist in H zwischen den beiden wirklichen Knotenpunkten $k,\ k_{,,}$ gegeben; die Lage der Brennpunkte $F,\ F_{,,}$ zeigt sich unverändert. Will man den Ort des Bildes auf der Netzhaut für einen bestimmten Punkt des Objectes feststellen, so genügt die Kenntniss der Lage des Knotenpunktes *H* vollständig. Man findet nämlich diesen Ort, indem man von dem leuchtenden Punkte eine gerade Linie durch *H* bis zur Netzhaut zieht. Da, wo diese gerade Linie (z. B. $G, G_{,,}$), die man als Richtungslinie oder Sehstrahl bezeichnet, die Netzhaut trifft, liegt der Ort des Bildes.

Die Accommodation des Auges.

Gegenüber einer Camera obscura, welche nur in einer ganz bestimmten Entfernung vom Objecte scharfe Bilder gibt, ist das Auge höchst vollkommen eingerichtet, denn es vermag Gegenstände deutlich wahrzunehmen, welche sich in sehr verschiedener Entfernung von ihm befinden. Es muss also eine Vorrichtung geben, welche dem Auge die Fähigkeit verleiht, Strahlen, welche aus sehr verschiedenen Entfernungen kommen, willkürlich derartig zu brechen, dass sie ein scharfes Bild auf der Netzhaut erzeugen, mit anderen Worten, eine Vorrichtung, welche die Brennweite des Auges verändert. Die Eigenschaft des Auges, sich den Gegenständen in verschiedener Entfernung zu accomodiren, nennt man seine Accommodation.

Die Accommodationsbreite, d. h. der Inbegriff aller Entfernungen, aus denen ein Auge scharfe Bilder aufzunehmen vermag, liegt beim Menschen zwischen ca. 6 Zoll (Nahepunkt) und unendlicher Entfernung.

Bei oberflächlicher Betrachtung könnte man zu der Vorstellung gelangen, dass die Art der Einstellung im Auge eine ähnliche sei, wie in der Camera obscura und man hat früher in der That geglaubt, dass die Netzhaut durch die Wirkung der Augenmuskeln nach vorn und hinten rücke, dass sie also ähnlich wie die Hinterwand einer Camera aus- und eingeschoben würde. Im Auge haben wir aber in Wirklichkeit eine Accommodationsvorrichtung vor uns, wie sie künstlich auch nicht annähernd nachgeahmt werden kann. Bei der Accommodation erfährt nämlich die Linse eine Formveränderung, und zwar so, dass beim Uebergang vom Fernsehen zum Nahesehen die Linse dicker wird und ihre vordere Fläche sich stärker wölbt (Cramer und Helmholtz).

Die Accommodation erfolgt hauptsächlich durch die Wirkung des Musculus tensor choroidei (Musc. ciliaris). Um die Wirkung dieses Muskels zu verstehen, muss man berücksichtigen, dass die Linse durch ein Band, das Strahlenband, befestigt wird, welches strahlenförmig nach aussen geht und die Linse straff gespannt erhält. An dieses Band setzen sich nun die radiären und circulären Fasern des Tensor. Die ersteren bilden die Hauptmasse und entspringen da, wo die Membrana Descemetii von der Cornea auf die Iris übergeht; die weniger bedeutenden circulären Fasern umgeben den Rand der Linse. Beim Sehen in die Ferne ist der Muskel erschlafft; das Strahlenband zieht vermöge seiner elastischen Spannung den Rand der Linse nach aussen und in Folge dessen wird die Dicke der Linse kleiner und ihre Wölbung flacher (s. die linke Hälfte der Figur). Das Sehen in die Ferne ist also mit keiner Muskelanstrengung verbunden; es halten sich hierbei nur die elastischen Spannungen der Linse und des Strahlenbandes das Gleichgewicht. Beim Sehen in die Nähe wird aber das Strahlenband durch den Muskel nach innen näher an den Rand der Linse gezogen; die Spannung des Randes lässt in Folge dessen nach und die Linse zieht sich vermöge ihrer Elasticität zusammen, indem sie dicker wird und sich stärker wölbt (s. die rechte Hälfte der Figur).

Fig. 31.

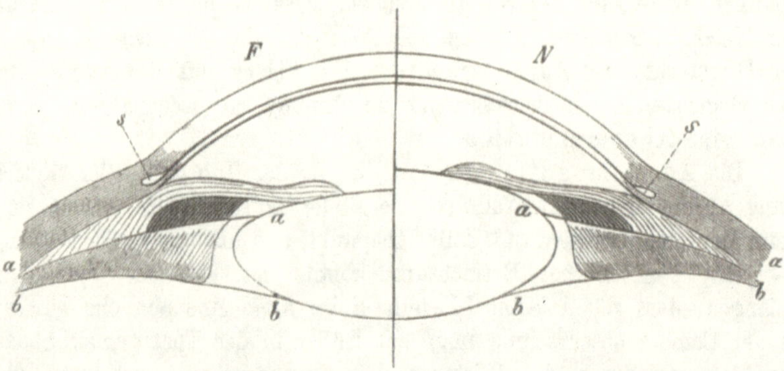

Bei der Accommodation nehmen wir auch eine Formveränderung der Iris wahr, dieselbe ist zunächst passiver Natur und kommt dadurch zu Stande, dass durch die stärkere Wölbung der vorderen Linsenfläche auch die Iris gewölbt wird, da ja ihr Pupillarrand der Linse unmittelbar aufliegt; dann aber activ dadurch, dass die Pupille sich verengt. Diese Pupillenverengerung tritt erst später ein als die Accommodation und letztere ist noch bei fehlender oder gespaltener Iris möglich (Donders).

Die Nervenfasern für die Accommodation stammen aus dem Oculomotorius und liegen in den Ciliarnerven, deren Reizung Accommodation für die Nähe hervorbringt (Hensen).

Für die Entstehung eines klaren Bildes ist es, wie schon gesagt wurde, von Wichtigkeit, dass die Vereinigung der Lichtstrahlen genau auf der Netzhaut erfolge. In vielen sonst normalen Augen fällt der Brennpunkt vor oder hinter die Retina; im ersteren Falle spricht man von Kurzsichtigkeit, im anderen von Weitsichtigkeit; man kann die Fehler durch concave oder convexe Linsen corrigiren.

Der Accommodationsapparat des Auges wird durch Atropin vorübergehend gelähmt, das Auge hierbei, wie man sich ausdrückt, auf seinen Fernpunkt eingestellt (man beobachtet gleichzeitig Erweiterung der Pupille); Physostigmin, das Alkaloid der Calabarbohne (Semen Physostigmatis venenosi) bewirkt eine krampfhafte Zusammenziehung des Ciliarmuskels mit Einstellung des Auges auf seinen Nahepunkt bei gleichzeitiger Verengerung der Pupille.

Regulirung der in's Auge dringenden Lichtmenge.

Neben der Accommodation für die Nähe und für die Ferne ist das Auge noch mit der Fähigkeit begabt, sich wechselnden Lichtintensitäten anzupassen, eine Eigenschaft, welche man als Anpassung für Lichtstärken bezeichnet.

Bei dieser Anpassung regulirt das Auge durch Verengerung der Pupillenweite die Grösse des Strahlenkegels, der in das Auge eindringt. Die Pupille verengert sich bei wachsender und erweitert sich bei abnehmender Lichtstärke. Die Iris mit ihrer centralen Oeffnung stellt also nicht allein ein Diaphragma zur Abblendung der Randstrahlen, sondern hauptsächlich ein Mittel zur Regulirung der in's Auge dringenden Lichtmenge dar.

Die Weite der Pupille wird durch den Contractionszustand der Irismuskeln bestimmt. Bekanntlich ist die Iris mit zwei Muskeln, dem Dilatator und Sphincter pupillae versehen. Der Dilatator besitzt radiale Faserung, während der Sphincter einen circulären Verlauf seiner Fasern um die Pupille aufweist. Der Dilatator wird vom Sympathicus, der Sphincter vom Oculomotorius aus mit Fasern versehen. Beide Muskeln befinden sich für gewöhnlich in einem gewissen tonischen Erregungszustande, denn nach der Lähmung des einen Muskels erhält sofort der andere das Uebergewicht. Durchschneidet man den Sympathicus, so verengt sich die Pupille, durchschneidet man den Oculomotorius, so erweitert sich dieselbe. Der Sphincter ist von kräftigerer Wirkung als der Dilatator, denn werden beide Muskeln in gleicher Stärke electrisch gereizt, so verengt sich die Pupille.

Die verengenden Fasern des Oculomotorius treten durch das Ganglion ciliare an das Auge. Die Fasern des Sympathicus stammen aus dem Rückenmark in der Gegend der unteren Hals- und oberen Brustwirbel; sie besitzen im Rückenmarke ein eigenes Centrum, das Centrum ciliospinale (Budge).

Die wichtigsten Veränderungen in der Weite der Pupille werden unter folgenden Umständen wahrgenommen:

1) Reizung des Opticus verengt die Pupille. Für gewöhnlich kommt diese Reizung durch das Licht zu Stande. Die Pupille verengt sich um so erheblicher, je intensiver der den Opticus treffende Reiz ist. Die Verengerung kommt durch reflectorische Erregung des Oculomotorius zu Stande und bleibt daher aus, wenn dieser durchschnitten ist. Die Pupille verengt sich beiderseitig, auch wenn nur ein einziger Opticus gereizt wird (s. Nervus oculomotorius).

2) Bei der Accommodation für die Nähe verengt sich die Pupille durch Einwirkung der Fasern des Oculomotorius. Die Verengerung wird später wahrgenommen als die Accommodation, doch geht sie schneller vorüber als diese. Sie ist als eine „Mitbewegung" zu betrachten und wird auch nach der Einwirkung von Giften beobachtet, welche krampfhafte Accommodation für die Nähe bewirken (Physostigmin).

3) Bei Anämie des Gehirnes, die durch Compression der Carotiden bewirkt wird, verengert sich die Pupille zunächst, um sich einige Zeit darauf zu erweitern (Kussmaul).

4) Bei der Dyspnoë erweitert sich die Pupille durch Erregung des Ciliospinalcentrums. Mit dem Eintritt der Asphyxie lässt diese Erweiterung nach.

5) Eine starke Erregung sensibler Nerven, z. B. des Trigeminus, führt zur Erweiterung der Pupille.

6) Die Drehung des Auges nach innen erregt die Fasern des Oculomotorius und führt zur Verengerung der Pupille durch Mitbewegung.

7) Umfangreiche Respirationsbewegungen sind mit Pupillenerweiterung verknüpft. Wahrscheinlich ist dieses durch den Einfluss der Athmung auf den Blutstrom zu erklären; denn jeder Blutzufluss zur Iris und jeder Puls bewirkt eine geringe Verengerung der Pupille.

8) Verschiedene Gifte bewirken eine Veränderung der Pupillenweite. Dieselbe wird sowohl bei örtlicher Application als bei Injection in die Blutbahn wahrgenommen. Atropin wirkt erweiternd (Mydriasis) ein und zwar durch Lähmung der verengenden Endigungen des Oculomotorius. Auf Reizung der Oculomotoriusfasern kommt unter diesen Umständen keine Verengerung mehr zu Stande. Die Pupille wird verengt (Myosis) durch Einwirkung von Physostigmin, Nicotin und Morphium. Diese Wirkung kommt entweder durch Reizung des Oculomotorius (Grünhagen) oder durch Lähmung der erweiternden Sympathicus-

endigungen im Dilatator zu Stande (ROSENTHAL). Anaesthetica (Chloroform, Aether etc.) wirken zuerst verengernd, dann erweiternd.

Ist eine Pupille durch Atropin erweitert, so ist die andere wegen der grossen Lichtmenge, welche in das erweiterte Auge gelangt, verengt.

Wirkung des in's Auge gedrungenen Lichtes.

Die in das Auge gelangten Lichtstrahlen werden hier absorbirt, zum Theil aber auch reflectirt, indem sie auf demselben Wege das Auge verlassen, auf dem sie hineingedrungen sind. Von dem schwarzen Pigment der Chorioïdea werden die meisten Strahlen absorbirt und nur ein winziger Theil des eingedrungenen Lichtes wird reflectirt. Die Augen vieler unserer Hausthiere zeigen ein eigenthümliches Leuchten, das besonders am Abend deutlich bemerkbar wird. Man nahm früher an, dass die Ursache dieser Erscheinung auf eine im Auge stattfindende Lichtentwickelung zurückgeführt werden müsse; indessen ist der wahre Grund eine Tapete glänzender Fasern (Tapetum chorioïdeae), welche hinter der Netzhaut liegt und das Licht stark reflectirt. Bei vollkommener Dunkelheit beobachtet man kein Augenleuchten; es muss vielmehr immer eine gewisse Lichtmenge in das Auge gelangen, wenn man die Erscheinung wahrnehmen will.

Die Gesichtsempfindungen kommen durch Einwirkung des Lichtes auf die Nervenendigungen des Opticus zu Stande. Die Lichtwellen erzeugen in den Endigungen des Sehnerven in der Netzhaut auf eine noch unaufgeklärte Weise einen Process, der aus Veränderungen in den kleinsten Theilchen, also aus Molecularbewegungen bestehen wird. Die Zapfen und Stäbchen der Netzhaut übertragen diese innere Bewegung auf die übrigen Schichten der Netzhaut und es kommt auf diese Weise in den mit der Netzhaut verbundenen Nervenfasern eine Erregung zu Stande. Diese Nervenerregung erzeugt dann im Gehirn die Gesichtsempfindung.

Erkundigen wir uns nach der Art der Einwirkung des Lichtes auf die Retina, so haben Beobachtungen der neueren Zeit es im höchsten Grade wahrscheinlich gemacht, dass die Einwirkung chemischer Natur ist. BOLL entdeckte nämlich, dass die Netzhaut während des Lebens purpurroth ist, dass diese Farbe aber unter dem Einflusse des Lichtes rasch verschwindet. Die rothe Färbung wird durch das Sehroth (BOLL) oder den Sehpurpur (KÜHNE) bedingt, eine Substanz, welche durch das Licht schnell zerstört wird, die sich aber durch den Stoffwechsel beständig auf's Neue bildet. KÜHNE vermochte an ausgeschnittenen Augen ganz frisch getödteter Thiere Bilder zu fixiren, die durch Einwirkung des

Lichtes auf den Sehpurpur entstanden waren; er nennt derartige Bilder Optogramme.

Hinsichtlich des Ortes der Lichtempfindung wurde ermittelt, dass nur die mit Stäbchen und Zapfen versehenen Stellen der Retina für Lichtreize empfindlich sind. Hierfür spricht besonders 1) die Beobachtung MARIOTTE's, dass die Eintrittsstelle des Sehnerven in das Auge, welche nur aus Nervenfasern besteht, vollständig blind ist (blinder Fleck). Hiervon kann man sich durch folgenden Versuch überzeugen. Schliesst man das linke Auge fest zu und fixirt man alsdann mit dem rechten das kleine weisse Kreuz in Fig. 32, indem man das Buch in einer Entfernung hält, in welcher das Auge gut liest, so wird man bei der Bewegung des Buches innerhalb enger Grenzen, während der man das kleine Kreuz immer scharf fixirt, zu einer Entfernung gelangen, in welcher der grosse Kreis rechts ganz verschwindet. Sobald man aber

Fig. 32.

das Auge vom Kreuze nach einer Seite hin abwendet, kommt der grosse Kreis wieder zum Vorschein. In diesem Versuche fällt der weisse Kreis unter den angegebenen Bedingungen gerade auf die Eintrittsstelle des Opticus, die für Licht unempfindlich ist. Das Verschwinden des Kreises beobachtet man auch, wenn der Grund weiss und der Kreis schwarz ist. Eigenthümlich ist es, dass man keine der Eintrittsstelle des Opticus entsprechende Lücke im Gesichtsfelde wahrnimmt, sondern dass die Punkte, welche wir mit dem Rande des blinden Fleckens sehen, an einander rücken und so diese Lücke ausfüllen. 2) Die Thatsache, dass der sogenannte gelbe Fleck der Netzhaut, also die Stelle, welche allein aus Stäbchen und Zapfen besteht, am stärksten für Lichtreize empfänglich ist.

Das Zustandekommen einer Netzhauterregung setzt eine Einwirkung des Lichtes voraus, die nicht unter eine gewisse Dauer herabsinken darf. Die Dauer eines electrischen Funkens genügt für die Erregung, daher ist ihr Zustandekommen nur an eine sehr kurze Einwirkung des Lichtes geknüpft. Wirkt intensives Licht längere Zeit auf die Netzhaut ein, so ermüdet das Auge und verliert ausserordentlich an Erregbarkeit. Bei längerem Aufenthalte im Finstern ist die Erregbarkeit sehr gross.

Qualitäten der Lichtempfindung.

Vielfache Beobachtungen an unseren Thieren berechtigen uns zu dem Schlusse, dass auch die Thiere das Licht nicht gleichartig wahrnehmen, sondern dass sie eine Anzahl von Lichtarten unterscheiden, welche man als Farben bezeichnet.

Die Gegenstände, welche wahrgenommen werden, besitzen alle eine gewisse Farbe, welche von dem Lichte herrührt, welches sie reflectiren oder durchlassen. Diejenige Lichtart, welche man als Weiss bezeichnet, lässt sich mit Hilfe eines Prismas in ein Spectrum überführen, in welchem alle einfachen Farben enthalten sind und aus denen sich alle Farbenarten, welche überhaupt vorkommen, durch blosse Mischung herstellen lassen. Die Farben des Spectrums sind Roth, welches allmählich in Orange übergeht, dann folgt ein schmaler Streif von Gelb, dann Grün, Blau und Violett. Diese Farben sind nicht scharf von einander abgegrenzt, sondern gehen allmählich in einander über. Als ganz reine Farben kann man Roth, Gelb, Grün, Blau und Violett bezeichnen, die je eine Empfindung erzeugen, welche mit einer anderen nicht verwechselt werden kann. Die Strahlen eines Spectrums bestehen aus Lichtschwingungen verschiedener Wellenlänge, welche vom Roth zum Violett kleiner werden. Alle Lichtstrahlen eines Spectrums unterscheiden sich nur durch die Wellenlänge ihrer Schwingungen. Das rothe Licht macht ungefähr 456 Billionen, das violette 667 Billionen Schwingungen in der Secunde. Diejenigen Lichtstrahlen, deren Wellenlänge grösser (ultrarothe oder thermische Strahlen) oder kleiner (ultraviolette oder chemische Strahlen) ist, sind zur Erregung des Opticus unfähig.

Die Empfindung der Abwesenheit eines Lichteindruckes auf der Netzhaut bezeichnet man als Schwarz.

Durch Mischungen der Spectralfarben lassen sich alle Farben zusammensetzen. Die Wirkungen dieser Mischungen unterscheiden sich wesentlich von den durch Mischungen von Farbstoffen der Malerei erzeugten. Wenn man z. B. einen blauen und einen gelben Farbstoff mit Wasser verreibt und mischt, so erhält man ein Grün, niemals aber erzeugt man ein Grün durch Mischung von gelben und blauen Lichtstrahlen. Die Ursache dieser Differenz ist darauf zurückzuführen, dass eine Malerfarbe aus kleinen Partikelchen besteht, welche durchsichtig sind, indem sie eine gewisse farbige Lichtart durchlassen und die übrigen absorbiren. Ein blauer Farbstoff ist also eine Substanz, welche alle anderen Strahlen mit Ausnahme der blauen absorbirt; dieses ist indessen nur annähernd der Fall, denn es werden auch Strahlen durchgelassen, welche dem Blau nahe liegen, unter anderen auch etwas Grün. Mit dem gelben Farbstoff verhält es sich ebenso; auch dieser lässt neben den gelben Strahlen noch solche Strahlen durch, welche dem Gelb nahe liegen, also auch einen Theil Grün. Werden nun die Farbstoffe gemischt, so werden bei dieser Mischung die blauen Strahlen von dem gelben und die gelben von dem blauen Farbstoff absorbirt, so dass Blau und Gelb in der gemischten Farbe fast völlig verschwinden und es hinterbleibt nur noch das neben dem Blau und Gelb durchgelasssne Grün übrig, welches jetzt reflectirt wird.

Mischt man mehrere Spectralfarben, so kommt man zu folgendem Ergebniss:

1) Es gibt mehrere Farbenpaare, welche, in einem bestimmten Verhältniss mit einander gemischt, Weiss geben. Solche Paare bezeichnet man als complementäre Farben und diese sind:

Roth und Grünlichblau,
Orange und Cyanblau,
Gelb und Indigblau,
Grünlichgelb und Violett.

Wenn man die Lage dieser Farbenpaare im Spectrum verfolgt, so findet man, dass zwei complementäre Farben immer einen gewissen Abstand von einander einhalten und dass niemals zwei benachbarte Farben complementär sind. Weiter sieht man, dass eine der Complementärfarben sich immer in der Nachbarschaft des Grün hält: Grünlichblau, Cyanblau, Indigblau, Grünlichgelb. 2) Das reine Grün besitzt keine einfache Complementärfarbe. Um aus Grün Weiss zu erhalten, muss man es mit zwei Farben, nämlich mit Roth und Violett mischen. Diese drei Farben, also Roth, Grün und Violett, bezeichnet man als Grundfarben, weil es die einzigen drei reinen Farbenqualitäten sind, welche zusammen ein vollkommenes Weiss geben. 3) Durch Mischung der beiden äussersten Farben des Spectrums, also des Roth und des Violett, erhält man eine Farbe, welche im Spectrum nicht vorhanden ist, nämlich den Purpur. 4) Alle Mischfarben, welche im Spectrum beobachtet werden, lassen sich durch Vermischung zweier Farben des Spectrums hervorrufen.

Somit kann denn die ausserordentlich grosse Anzahl von Farben auf eine gewisse Anzahl von Grundfarben zurückgeführt werden, ein Umstand, der für die Beantwortung der Frage, wie es komme, dass die Netzhaut so vieler verschiedenartiger Erregungen fähig ist (denn eine jede Farbe entspricht doch einem besonderen Erregungsvorgange) von grosser Bedeutung ist. Alle Erscheinungen der Farbenempfindung sind nämlich vollkommen zu erklären, wenn man annimmt, dass in jedem Netzhautpunkte so viel verschiedene farbenempfindende Nervenfasern enden, als Grundfarben existiren, und dass jede dieser Nervenfasern nur durch eine ganz bestimmte Grundfarbe erregt werden kann. Ebenso wie aus der Mischung bestimmter Mengen von Roth, Grün und Violett ein Weiss hervorgeht, ebenso lassen sich auch alle übrigen Farbenqualitäten aus Mischungen dieser drei Grundfarben herstellen und man lehrt deshalb, dass es drei verschiedene farbenpercipirende Elemente gebe, nämlich ein rothempfindendes, ein grünempfindendes und ein violettempfindendes und dass jede Netzhautstelle ein Multiplum von Nervenendigungen enthalte, deren jede durch eine bestimmte Grundfarbe allein oder doch hauptsächlich erregt werde, dass es somit nur drei Grundempfindungen gebe (YOUNG-HELMHOLTZ'sche Farbentheorie).

HELMHOLTZ hat die Wirkung der Spectralfarben auf die Netzhaut in beistehender Figur zur Anschauung gebracht. Die horizontale Linie bedeutet das Spectrum; die Buchstaben unter dieser Linie sind der Reihe nach die Spectralfarben Roth, Orange, Gelb, Grün, Blau, Violett. Ueber der Linie erheben sich drei Curven, von denen jede eine Grundfarbe repräsentirt. Zieht man von dem Spectrum aus eine senkrechte Linie durch diese Curven, so erkennt man an den Abschnitten, in welche dieses Loth zerfällt, wie stark die drei Nervengattungen bei Einwirkung einer bestimmten Spectralfarbe auf die Netzhaut erregt werden.

Fig. 33.

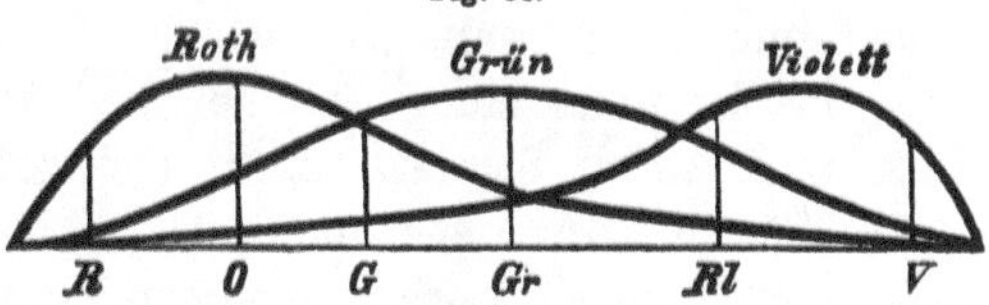

Vor nicht sehr langer Zeit hat HERING eine auf die subjectiven Empfindungen fussende Farbenhypothese aufgestellt. Er geht hierbei nicht von dem Mischungsgesetz oder den Grundfarben, sondern von den Empfindungen aus, die Jemand erfährt, der ohne physikalische und physiologische Kenntnisse an die Untersuchung der Gesichtsempfindungen geht. HERING betont nun, dass auf den Unbefangenen vier Farben den Eindruck des Einfachen und nicht den des Zusammengesetzten machten; diese vier seien: Roth, Grün, Gelb und Blau; ausserdem riefen Weiss und Schwarz Empfindungen ganz eigener Qualität hervor, die durchaus den Eindruck des Einfachen machten. Was die zusammengesetzten Farben betreffe, so könnten sie auf die genannten Grundfarben zurückgeführt werden. Mehr als zwei einfache Farben liessen sich aus keiner zusammengesetzten heraus empfinden; ausserdem könne das Gelb nur entweder ins Roth oder ins Grün, nicht aber ins Blau, das Roth nur ins Gelb und Blau, nicht aber ins Grün, das Blau nur entweder ins Roth oder ins Grün, nicht aber ins Gelb spielen. Farben, die sich gegenseitig ausschliessen, nennt er Gegenfarben. Unter der Einwirkung des Lichtes erfährt nun die Sehsubstanz eine chemische Umwandlung, eine fortwährende Zerstörung und Erneuerung; die Consumtion der erregbaren Substanz nennt HERING die Dissimilirung, den Wiederersatz derselben die Assimilirung. Die sechs Grundempfindungen der Sehsubstanz ordnen sich nun zu drei Paaren:

Weiss und Schwarz,
Grün und Roth,
Gelb und Blau.

Jedem dieser Paare entspricht eine besondere Sehsubstanz, die HERING als die schwarz-weisse, die grün-rothe und die gelb-blaue Substanz bezeichnet. Jede dieser Substanzen vermag unabhängig von der anderen zu dissimiliren und zu assimiliren. Die drei Substanzen setzen die ganze Sehsubstanz nicht gleichmässig zusammen, sondern die schwarz-weisse ist viel reichlicher vorhanden, als die beiden anderen. In der schwarz-weissen Substanz entspricht der Dissimilirung das Weiss, der Assimilirung das Schwarz. Je nach der Intensität dieser beiden Processe treten in der Empfindung die einzelnen Uebergänge zwischen reinem Weiss und reinem Schwarz, d. h. die verschiedenen Stufen des Grau hervor. Für die grün-rothe, sowie die gelb-blaue Substanz lässt es HERING noch unentschieden, welche Empfindung der Dissimilirung, welche der Assimilirung entspricht. Die HERING'sche Hypothese erklärt manche Thatsachen in sehr einfacher Weise; einige Erscheinungen aber, ganz besonders die Ermüdungserscheinungen des Auges (J. v. KRIES), sind nicht mit ihr in Einklang zu bringen.

Durch die geschichtlichen Forschungen GEIGER's ist es wahrscheinlich gemacht, dass die Ausbildung des menschlichen Farbensinns zu der jetzigen Höhe wesentlich erst in historischer Zeit stattgefunden hat. In den Werken der Alten fehlt die Erwähnung der blauen Farbe gänzlich; weder Zendavesta, noch Bibel gedenken der blauen Farbe, trotzdem doch der Himmel in diesen Büchern auf jeder Seite genannt ist. Selbst in den Gesängen HOMER's ist der blaue Himmel nicht erwähnt. Blau ist in dieser Zeit immer als Schwarz oder als Grün bezeichnet. THEOKRIT nennt die Veilchen und Hyacynthen schwarz. DEMOKRIT nahm vier Grundfarben an: Schwarz, Weiss, Roth und Gelb. Die Verwechselung von Blau und Violett mit Grau und Braun findet sich sowohl bei den alten Griechen als auch bei den Römern. Wir dürfen wohl annehmen, dass der Farbensinn der Hausthiere auch nicht annähernd auf einer solchen Höhe steht wie der menschliche. Der Farbensinn der Vögel dürfte übrigens höher entwickelt sein als derjenige unserer Haussäugethiere; denn eine grosse Anzahl männlicher Vögel ist mit prachtvollen Farben ausgestattet und es sind immer die am schönsten gefärbten Männchen, welche von den Weibchen bevorzugt werden.

Die Bewegungen des Auges.

Der in der knöchernen Augenhöhle liegende Augapfel ist von incompressiblen Massen, Muskeln, Drüsen, Fett etc., umgeben und besitzt eine ausserordentlich grosse Beweglichkeit. Da er selbst eine Kugelform und die Höhle, in der er liegt, eine entsprechende Pfanne bildet, so ruht er wie der Gelenkkopf einer Kugel in der Pfanne und ist also um unzählige Axen drehbar. Die Bewegungen erfolgen durch die Thätigkeit der Augenmuskeln; als Hemmungsmechanismen kommen die Antagonisten und der Opticusstamm in Betracht. Die Bewegungen der Augen dienen dazu, die Bilder der Aussenwelt auf ganz bestimmte Stellen der Netzhaut hinzuwerfen; unterstützt werden sie hierbei durch die Beweglichkeit des Kopfes. Das Auge macht, von einer bestimmten Primärlage ausgehend, alle seine Drehungen so, dass die Drehaxe zur primären und zur neuen Lage der Sehaxe senkrecht steht (Listing'sches Gesetz).

Die Nerven, welche die Augenmuskeln beherrschen, sind Oculomotorius, Abducens und Trochlearis. (S. spec. Nervenphysiologie.)

Das körperliche Sehen.

Das Sehen mit einem Auge ist stets nur ein unvollkommenes; das Gesichtsfeld bildet sich hierbei auf der Netzhaut flächenartig wie ein Gemälde ab. Es erscheint nur eine helle Fläche mit verschiedenen Lichtern, Schatten und Farben, auf der man die Gegenstände in einer Ebene erblickt. Nur durch die Erfahrung, wonach ihrer Grösse nach bekannte Gegenstände für weit gehalten werden, wenn sie klein erscheinen, für nahe, wenn sie gross erscheinen, kann ein derartiges Bild einen wirklichen Raum vortäuschen. Erst durch das Sehen mit beiden Augen wird der Begriff des Raumes gewonnen und zwar dadurch, dass die Netzhautbilder der beiden Augen geringe Verschiedenheiten zeigen. Man muss sich vorstellen, dass beim Sehen mit beiden Augen ein Gegenstand von zwei verschiedenen Standpunkten aus (das rechte Auge hat einen andern Standpunkt als das linke) erblickt wird und dass hierdurch zwei Bilder entstehen, welche mehr oder weniger stark gegen einander verschoben erscheinen. Diese zwei Bilder nun, deren Verschiedenheit keine willkürliche, sondern eine ganz bestimmte und gesetzmässige sein muss, sind es, welche, zu einem Bilde verschmolzen, die Empfindung des körperlichen Sehens bewirken.

Den Beweis dafür, dass die Verschiedenheit der Netzhautbilder die Ursache für das körperliche Sehen ist, lieferte WHEATSTONE durch die Construction des Stereoskops.

Der Schutz des Auges.

Das Auge kann nach vorn durch den Schluss des Augenlides vollständig abgesperrt werden; dieses geschieht durch die Contraction des vom Facialis innervirten Musculus orbicularis palpebrarum. Beim Oeffnen des Auges ist für das obere Augenlid der Levator palpebrae superioris (vom Oculomotorius innervirt), für das untere allein die Schwere thätig. Das Schliessen der Augen geschieht 1) willkürlich, 2) unwillkürlich und automatisch, wie im Schlaf, 3) reflectorisch bei Berührung des Augapfels, der Augenwimpern oder bei stärkeren Lichtreizen, welche den Opticus treffen.

Eine weitere Schutzvorrichtung erhält die vordere Augenfläche durch die sie bespülende Thränenflüssigkeit, deren Eigenschaften und Bedeutung bereits an einer anderen Stelle beschrieben wurden.

II. Das Gehör.

Die Endigungen des Nervus acusticus breiten sich ähnlich wie diejenigen des Sehnerven auf einer eng begrenzten Fläche aus. Ihre Erregung geschieht durch die Schallwellen. Die Zuleitung der Schallwellen erfolgt durch das äussere und das mittlere, ihre Uebertragung auf die den Schall percipirenden Nervenendigungen durch das innere Ohr.

Das äussere Ohr setzt sich aus der Ohrmuschel und den schräg von ihr nach innen und nach vorn verlaufenden äusseren Gehörgang zusammen und wird durch eine elastische Membran, das Trommelfell, welche durch die Schallwellen in Schwingungen geräth, vom mittleren Ohr abgegrenzt. Die Ohrmuschel kann in einer mehr oder weniger ausgiebigen Weise nach der Richtung bewegt werden, aus welcher der Schall kommt. Sie dient zur Reflexion und Sammlung der Schallwellen, wirkt ähnlich wie ein Hörrohr und ist von Werth für die Beurtheilung der

Richtung des Schalles. Ihrer Ohrmuschel beraubte Thiere vermögen übrigens noch gut zu hören. Die Schwingungen des Trommelfelles werden durch ein System kleiner im mittleren Ohr gelegener Knochen auf eine andere Membran, diejenige des ovalen Fensters übertragen, welche den Abschluss des mittleren Ohres vom inneren bildet. Das mittlere Ohr setzt sich aus der lufthaltigen Paukenhöhle und den in dieser gelegenen Gehörknöchelchen, Hammer, Amboss und Steigbügel zusammen. Diese drei Knöchelchen sind durch Gelenke mit einander verbunden und bilden eine Hebelvorrichtung, deren eines Ende, der Hammergriff, an dem Trommelfell befestigt ist, während das andere, der Steigbügel, im ovalen Fenster steckt. Bei den Vögeln besteht diese ganze Hebelvorrichtung aus einem einzigen stabförmigen Knöchelchen. Im mittleren Ohr befinden sich auch zwei Muskeln, der Trommelfellspanner (Tensor tympani) und der Steigbügelmuskel (Stapedius); der erste wird vom Trigeminus, der andere vom Facialis innervirt. Die Elasticität des Tensor hält das Trommelfell gespannt, seine Contraction vermehrt diese Spannung (ausserdem wird die Spannung des Trommelfells noch durch den Luftdruck in der Paukenköhle, welche durch die Tuba Eustachii mit der Rachenhöhle in Verbindung steht, regulirt); der andere Muskel vermag den Steigbügel nach hinten und innen zu ziehen und hierdurch den Tritt desselben in das ovale Fenster zu drücken. Das innere Ohr, das Labyrinth, ist eine mit dem Labyrinthwasser gefüllte Höhle, die mit Ausnahme der mit häutigen Ueberzügen versehenen ovalen und runden Fensteröffnungen ganz von starren Knochen begrenzt ist. Es zerfällt in das knöcherne und das häutige Labyrinth. An ersterem unterscheidet man den Vorhof mit den Bogengängen und die Schnecke. Der Vorhof bildet eine rundliche Höhle, welche durch die Membran des ovalen Fensters von der Paukenhöhle getrennt wird. Die drei Bogengänge sind halbkreisförmige Kanäle, welche vom Vorhof ausgehen und wieder in ihn münden. An der Grenze des Vorhofes und der Kanäle befinden sich flaschenförmige Erweiterungen, die Ampullen. Die Schnecke besteht aus einem spiralförmig aufgewundenen Kanal, der durch eine Scheidewand, die Spiralwand, in zwei Abtheilungen zerfällt; der eine Theil, die Vorhofstreppe, mündet in den Vorhof, der andere Theil, die Paukentreppe, endet mit der Membran des runden Fensters gegen die Paukenhöhle. Das häutige Labyrinth stellt eine Membran dar, welche die Wandungen des knöchernen überzieht. Auf dieser Membran befinden sich die Endausbreitungen des Hörnerven, der das knöcherne Labyrinth in grosser Ausdehnung mit seinen Fasern durchbohrt und in der Schnecke, dem Vorhofe und den Ampullen endet. Der ganze innere Hohlraum des häutigen Labyrinthes ist von Labyrinthwasser ausgefüllt, welches zum Träger der Schallwellen bestimmt ist. Im Vorhofe ist die Wand mit Epithelzellen bedeckt, welche an ihrer Oberfläche feine Härchen tragen, während sie an ihrem Ende in feinste Nervenfasern übergehen. Diesen Härchen liegen sehr kleine Kryställchen, die Gehörsteinchen oder Otolithen, an, welche aus kohlensaurem Kalke bestehen. Man nimmt an, dass durch ihre Bewegungen die feinen Borsten der Haarzellen in Schwingungen versetzt und hierdurch die Nervenendigungen gereizt werden. In den Ampullen bildet die häutige Wand eine hervorragende Leiste, die Hörleiste oder Crista acustica; diese trägt gleichfalls mit feinen Borsten versehene Epithelzellen, welche in feinste Nervenfasern übergehen. Die Härchen werden durch die Wellen des Labyrinthwassers in Schwingungen versetzt und vermitteln dadurch Gehörsempfindungen. Weit complicirteren Bau besitzen die Nervenendigungen in der Schnecke. Der Schneckennerv, welcher sich vom Acusticus abzweigt, dringt in die Axe der Schnecke ein und löst sich in Fasern auf, welche spiralig die knöcherne Scheidewand durchbohren, an die Spiralmembran treten und in eigenthümlichen Gebilden endigen, welche man als Corti'sche Organe bezeichnet hat. In diesen complicirten Gebilden stossen wir auf eine Reihe mitschwingender Apparate und auch wieder auf Haarzellen. Die Corti'schen Fasern haben eine verschiedene Länge wie die Saiten eines musikalischen Instrumentes.

Die Erregungen des Acusticus lässt man auf mechanische Weise zu Stande kommen, und zwar durch die Schwingungen des haartragenden Epithels. Versetzen die Schallwellen das Trommelfell in Schwingungen, so werden diese mittelst der Gehörknöchelchen auf die Membran des ovalen Fensters übertragen. Diese Membran führt Transversalschwingungen aus, welche sich dem Labyrinthwasser mittheilen. Bei den Schwingungen des Labyrinthwassers, welches wie jede andere Flüssigkeit fast vollkommen incompressibel ist, wird, sobald der Steigbügel die Membran des ovalen Fensters nach innen drückt, die Membran des runden Fensters nach aussen getrieben. Wäre letzteres nicht der Fall, so würde der Steigbügel nur sehr kleine Excursionen der Membran des ovalen Fensters veranlassen können. Die Schwingungen des Labyrinthwassers versetzen nun das haartragende Nervenepithel in Mitschwingungen, reizen auf diese Weise den Acusticus und bedingen Gehörswahrnehmungen. Nach der Anschauung von Helmholtz soll jede Corti'sche Faser ihrer Länge, Masse und Elasticität gemäss nur Schwingungen von ganz bestimmter Dauer machen können, somit jede nur auf einen einfachen Ton von bestimmter Tonhöhe Resonanz geben.

Auch die Kopfknochen vermögen Schallwellen zum Labyrinth zu leiten, doch kann dieser Leitungsweg für gewöhnlich vernachlässigt werden.

Wahrscheinlich vermögen die Thiere wie der Mensch zwei verschiedene Qualitäten von Gehörempfindungen zu unterscheiden, nämlich Geräusche und Klänge. Geräusche entstehen durch unregelmässige Erschütterungen der Luft, Kiänge hingegen gehen aus regelmässig periodischen Schwingungen der Luft hervor.

III. Der Geschmack.

Weit mangelhafter als über die bisher besprochenen Sinne sind wir über den Geschmack unterrichtet; kann man doch nicht einmal das Verbreitungsgebiet dieses Sinnes genau begrenzen. Unzweifelhaft vermittelt die Zunge, besonders der Grund derselben, die hauptsächlichsten Geschmacksempfindungen; ob aber neben dieser nicht noch der weiche Gaumen (J. Müller) oder gar der harte Gaumen (Drielsma) Geschmacksorgan ist, wissen wir nicht.

Als Geschmacksnerven fungiren neben dem Glossopharyngeus aller Wahrscheinlichkeit nach auch Zweige des Trigeminus. An den Zungenpapillen (mit Ausnahme der fadenförmigen) werden eigenthümliche becherförmige Gebilde wahrgenommen, welche man als Schmeckbecher (Schwalbe) bezeichnet hat; in diesen liegen längliche Zellen, welche in feine Nervenfasern übergehen und welche man als die peripherischen Endorgane der Geschmacksnerven betrachtet. Die Erregung der Geschmacksnerven ist wahrscheinlich auf chemische Einwirkungen der schmeckenden Substanzen auf die Schmeckzellen zurückzuführen. Es werden folgende vier Geschmacksqualitäten unterschieden: süss, sauer, bitter und salzig. Die zwei erstgenannten Qualitäten sollen durch die Bahnen des Trigeminus vermittelt werden.

Die Geschmacksempfindungen sind sehr schwer von Geruchs- und Tasteindrücken zu trennen.

IV. Der Geruch.

Erregungen der Nervenendigungen des Olfactorius in der Regio olfactoria durch „Riechstoffe“ verursacht eigenthümliche Empfindungen, die Geruchsempfindungen. Die Schleimhaut der Regio olfactoria trägt kein Flimmerepithel, sondern gewöhnliches Cylinderepithel; ausserdem enthält sie zahlreiche spindelförmige Zellen (Riechzellen), welche mit einem schmalen Fortsatze auf die Oberfläche der Nasenhöhle treten, während ihr anderes Ende in eine feine Nervenfaser übergeht.

Nur gasförmige Körper, welche an die Regio olfactoria treten, verursachen Geruchsempfindungen. Die Hausthiere besitzen ein sehr entwickeltes Geruchsvermögen, besonders fein ist es beim Hunde.

V. Das Gefühl.

Die äussere Haut ist als ein den ganzen Körper umschliessendes Sinnesorgan zu betrachten, dazu bestimmt, Eindrücke verschiedener Art von Aussen aufzunehmen und zum Bewusstsein zu bringen. Die Endapparate der sensiblen Nerven unterscheidet man als VATER'sche Körperchen, KRAUSE'sche Endkolben, Tastkörperchen (MEISSNER) und Nervenendknöpfchen. Nach Zerstörung der sensiblen Nerven werden keine Gefühlsempfindungen mehr wahrgenommen.

Die Fähigkeit der äusseren Haut, durch unmittelbare Berührung der umgebenden Körper die Eigenschaften dieser zu beurtheilen, ist auf das Zustandekommen dreier verschiedener Qualitäten der Empfindung zurückzuführen. Die erste dieser Qualitäten beurtheilt die Consistenz der Gegenstände („Drucksinn"), die zweite ihre Form („Tastsinn"), die dritte ihre Temperatur („Temperatursinn").

Die äussere Haut ist auch befähigt, den Ort der Einwirkung der umgebenden Körper auf sie anzugeben (Ortssinn).

Durch stärkere Einwirkung mechanischer, thermischer oder chemischer Reize auf die sensiblen Nerven werden unangenehme Empfindungen erzeugt, die man als Schmerzen bezeichnet.

Andere specifische Empfindungen. Erregungen der sensiblen Nerven gewisser Haut- und Schleimhautparthien, besonders an den Geschlechtstheilen, bedingen eine als Wollust bezeichnete specifische Empfindung. Specifische Empfindungen, die durch Fasern vermittelt werden, welche nicht in der äusseren Haut oder Schleimhaut enden, sind Hunger und Durst; sie wurden bereits S. 183 besprochen.

Drittes Capitel.

Die nervösen Centralorgane.

Als nervöse Centralorgane bezeichnet man Gehirn, verlängertes Mark und Rückenmark. Von eigenthümlichen Formbestandtheilen begegnen wir in diesen neben den uns bereits bekannten Nervenfasern den Ganglienzellen. Die Ganglienzellen liegen in der grauen Substanz und bestehen aus Protoplasmamassen mit Kern und Kernkörperchen. Das Protoplasma sendet Fortsätze aus, nach deren Anzahl man unipolare, bipolare und multipolare Ganglienzellen unterscheidet. Einer der Fortsätze scheint mit dem Kern in Verbindung zu stehen, er umgibt sich mit Mark und wird als Axencylinderfortsatz bezeichnet; die anderen, die Protoplasmafortsätze, bilden das Fasernetz, aus welchem die Hauptmasse der grauen Substanz besteht.

Die chemische Zusammensetzung der nervösen Centralorgane ist ausserordentlich complicirt, aber erst sehr mangelhaft erforscht. Von organischen Substanzen hat man angetroffen: verschiedene Eiweisskörper, Cerebrin, Cholesterin, Fette, fette Säuren, Lecithin und andere phosphorhaltige fettartige Stoffe, Inosit, Xanthin, Hypoxanthin, Kreatin, Milchsäure etc.; von anorganischen: phosphorsaure Alkalien, besonders reichlich phosphorsaures Kali, kleine Mengen von Chlornatrium, schwefelsaure Alkalien, Calcium, Magnesium, Eisen und Kieselerde.

Von charakteristischen Functionen der Centralorgane kennen wir 1) den Reflex; er wird durch eine Uebertragung der Erregung von centripetalen auf centrifugale Fasern vermittelt und äussert sich hauptsächlich durch Muskelbewegung oder Drüsensecretion. 2) Die Automatie; sie erscheint uns als eine ohne nachweisbare Ursache zu Stande kommende Erregung centrifugaler Fasern. Wir unterscheiden eine periodische oder rhythmische und eine continuirliche oder tonische Automatie. 3) Die Seelenthätigkeit.

I. Das Rückenmark.

Am Rückenmark unterscheidet man die weisse und die graue Substanz, von denen die erstere nach aussen, die letztere nach innen gelagert ist. Die weisse Substanz besteht hauptsächlich aus longitudinal verlaufenden Fasern, die jederseits in drei Längssträngen, Vorder-, Seiten- und Hinterstränge, angeordnet sind. Die Längsfasern sind, besonders in den Vorder- und Hintersträngen, von schräg verlaufenden Fasern durchzogen, welche zum grossen Theile aus den Nervenwurzeln stammen und gegen die graue Substanz hin verlaufen. Die graue Substanz umgibt den Rückenmarkskanal und besteht aus zahlreichen Ganglienzellen und einem Netz von Fasern und Axencylinderfortsätzen. Man unterscheidet an ihr jederseits die Vorderhörner und die Hinterhörner; die Ganglienzellen der ersteren, welche mit den motorischen Wurzeln in Verbindung stehen („motorische Ganglienzellen") sind grösser und haben zahlreichere Fortsätze als diejenigen der Hinterhörner („sensible Ganglienzellen“).

Das Rückenmark ist zunächst das Bindeglied zwischen dem Gehirn und den Nerven des Rumpfes; es enthält als solches die in bestimmten Systemen angeordneten und die Gesetze der isolirten Leitung befolgenden Leitungsbahnen für den Rumpf und die Gliedmassen. Diese Fasern nun werden durch ihre Verbindung mit der grauen Substanz des Rückenmarkes in physiologischer Hinsicht in eigenthümlicher Weise beeinflusst. Neben ihnen, den „langen Bahnen“, nehmen wir auch „kurze Bahnen“ wahr, welche im Rückenmarke selbst enden.

Der physiologische Versuch hat gelehrt, dass wir berechtigt sind, das Rückenmark als ein besonders nervöses Centralorgan zu betrachten. Betupft man nämlich die Haut eines geköpften Frosches mit verdünnter Schwefelsäure, so beginnt das Thier die gereizte Stelle derartig mit seinen Gliedmassen zu bestreichen, dass der Zweck dieser Bewegungen, die Entfernungen des Reizes, ganz unverkennbar in die Augen springt. Betupft man der Reihe nach verschiedene Stellen, so wird man stets Bewegungen auftreten sehen, die einen geordneten Eindruck machen. Mechanische, elektrische, thermische sowie andere chemische Reize wirken in derselben Weise. Es müssen deshalb im Rückenmark Apparate vorhanden sein, welche auf bestimmte Empfindungsreize stets in derselben Weise reagiren und das Auftreten bestimmter und wohlgeordneter Bewegungen veranlassen. Diese ohne Vermittelung des Bewusstseins zu Stande kommenden geordneten Bewegungen bezeichnet man als geordnete Reflexe. Der Mechanismus derselben ist mit einem Uhrwerk zu vergleichen, das durch Auslösen eines Sperrhakens in Thätigkeit versetzt wird, und es ist unberechtigt, aus diesen geordneten Bewegungen auf das Vorhandensein einer besonderen „Rückenmarksseele“ (Pflüger) zu schliessen. Der Annahme eines nach der Zerstörung des Gehirns im Rückenmark wirksamen Bewusstseins und Willens fehlt schon deshalb jede Unterlage, weil die ganzen Reflexe sich auf Abwehr oder Fluchtversuche, die bei Einwirkung äusserer Reize auftreten, erstrecken und spontane Bewegungen, aus deren Vorhandensein wir doch allein auf die Existenz einer Psyche schliessen können, niemals wahrgenommen werden.

Ein Reiz, der eine Reflexbewegung auslösen soll, muss eine gewisse Stärke besitzen; schwache Reize, die bei schnell vorübergehender Einwirkung unwirksam sind, lösen bei anhaltender Application eben so gut Reflexe aus wie starke Reize. Aus letzterem Verhalten sind wir zu folgern berechtigt, dass eine Summation der kleinen Reize stattfindet. Hiervon überzeugt man sich sehr leicht, wenn man Schwefelsäure verschiedener Concentration auf die äussere Haut eines decapitirten Frosches einwirken lässt (Türk). Bei Anwendung einer Verdünnung von 1 Theil Schwefelsäure mit 5000 Theilen Wasser vergeht lange Zeit, ehe der Frosch das hineingehaltene Bein in die Höhe zieht, bei einer Verdünnung von 1 : 1000 hingegen erfolgt die Reaction in sehr kurzer Zeit.

Nach völliger Zerstörung des Rückenmarkes kann man keine Reflexe mehr beobachten. — Theilt man das Rückenmark der Längsrichtung nach in zwei Hälften, so vermag man noch Reflexe zu erzeugen; hieraus folgt, dass jede Hälfte ihren besonderen reflectorischen Apparat besitzt. — Ueber die genauere Lage der reflectorischen Apparate geben uns Querschnitte Aufschluss. Das Rückenmark des Frosches besitzt 10 Wurzeln, von denen die letzte ausserordentlich fein ist; legt man nun einen Querschnitt zwischen 7. und 8. Wurzel, so kann man von den letzten Rückenmarksnerven aus noch zahlreiche Reflexe auslösen. Aus diesem Verhalten folgt, dass die reflectorischen Apparate, über deren Bau zur Stunde nur Vermuthungen ausgesprochen werden können, in der Nähe der Rückenmarkswurzeln selbst gelegen sind. — Durchschneidet man an einem unverletzten Frosche eine Hälfte des Rückenmarkes nach oben in der Nähe ihres Ursprunges und entzieht man sie auf diese Weise dem Einflusse des Hirns, so kann man beobachten, dass reflectorische Erscheinungen weit stärker auf der durchschnittenen als auf der nichtdurchschnittenen Seite auftreten. Aus diesem Verhalten schliesst man, dass vom Gehirn aus dem Willen unterstellte hemmende Fasern an die reflectorischen Apparate im Rückenmark treten. Für diese Annahme spricht auch der Umstand, dass Reizung der peripheren Schnittfläche des Rückenmarkes die Erregbarkeit der reflectorischen Apparate erheblich dämpft. Die immer zu beobachtende Erscheinung, dass die reflectorischen Vorgänge erst einige Zeit nach der Durchschneidung stark ausgesprochen sind, deutet man so, dass die vom Gehirn kommenden hemmenden Fasern bei der Operation heftig erregt werden und nun eine Zeitlang den Reflex dämpfen.

Das Rückenmark der Säugethiere verfügt auch über Reflexmechanismen, indessen verhält es sich bei Durchschneidungsversuchen anders als dasjenige des Frosches. Nach Durchschneidung des Markes zwischen dem 2. und 3. Halswirbel zeigen die vor der Operationsstelle gelegenen Abschnitte ihre normale Function, während die übrigen Körpertheile zunächst völlig gelähmt und unempfindlich sind. Aus diesem vom Kaltblüter völlig abweichenden Verhalten hat man schliessen wollen, dass das Rückenmark der Säugethiere wesentlich anders eingerichtet sei als das der Kaltblüter, dass beim Säuger zahlreiche Functionen vom Gehirn besorgt würden, welche beim Kaltblüter das Rückenmark übernimmt.

Allein diese Schlussfolgerung ist nicht berechtigt, denn es ist namentlich von Goltz gezeigt worden, dass das Rückenmark der Säugethiere ausserordentlich reich an reflectorischen Mechanismen ist. Um sich von ihrer Anwesenheit zu überzeugen, genügt es nicht, die Thiere nur kurze Zeit nach der Operation zu beobachten; man findet vielmehr die reflectorischen Erscheinungen nur dann scharf ausgeprägt, wenn die Operationswunde vollständig vernarbt ist. Bald nach der Operation entstehen in der Haut des Hintertheils durch Aufliegen mehr oder weniger ausgebreitete Geschwüre, die man aber durch sorgfältige Behandlung vollständig zur Vertheilung bringen kann. Nach einigen Wochen sind alle Wunden vernarbt und die Haut besitzt jetzt eine grosse Widerstandsfähigkeit. Das Thier ernährt sich vollkommen normal und kann ein sehr hohes Lebensalter erreichen. Schon während der Verheilung der Wunden zeigen sich einzelne reflectorische Erscheinungen, dieselben werden immer deutlicher und erinnern nach eingetretener Vernarbung vollständig an das Verhalten des Frosches. Hält man einen Hund mit völlig verheilten Wunden (etwa 8 Wochen nach der Operation) so, dass die Hinterbeine frei herabhängen, so verhalten sich diese Gliedmassen jetzt keine Minute ruhig, sondern es wird bald das eine, bald das andere Bein gestreckt oder gebeugt. Drückt man eine Hinterpfote, so wird sie mit grosser Kraft angezogen und abgestossen, als wenn sich das Thier von dem lästigen Drucke befreien wollte. Neben diesen Bewegungserscheinungen werden die zahlreichen Reflexacte, welche zum Begattungsact (Erection und Ejaculation), zur Geburt (Wehen), zur Harnentleerung und zur Kothentleerung erforderlich sind, nach der Abtrennung des Lendenmarkes ausnahmslos noch wahrgenommen. Findet man allein nach der Abtrennung des Lendenmarkes eine solche Fülle von Reflexerscheinungen, so ist man zu dem Schlusse berechtigt, dass die Summe der reflectorischen Erscheinungen, über welche das ganze Rückenmark verfügt, beim Säuger wahrscheinlich noch viel bedeutender ist als beim Frosch.

Erkundigen wir uns nach dem Grunde, warum der Säuger erst so spät nach der Operation Reflexerscheinungen zeigt, so ist die Möglichkeit, die Centren seien zur Zeit der Operation noch nicht vorhanden, vollkommen ausgeschlossen; denn abgesehen davon, dass eine Neubildung von so complicirten Apparaten wie Nervencentren ebenso unmöglich ist, wie die Neubildung eines amputirten Beines, haben uns auch S. Meyer und Luchsinger mit der Thatsache bekannt gemacht, dass man geordnete Reflexbewegungen bei Säugethieren ähnlich wie beim Frosch beobachten kann, sobald man eine andere Untersuchungsmethode, das Abtödten des Gehirns durch Unterbindung der Kopfarterien, in Anwendung zieht. Wir sind demnach zu dem Schlusse berechtigt, dass die Centren in Folge der Verletzung des Rückenmarkes in eine Art von Scheintod versetzt werden und dass in Folge dessen ihre Thätigkeit nur gehemmt, nicht aber vernichtet ist. Die zahlreichen vom Gehirn kommenden hemmenden Fasern unterliegen während des Vernarbungsprocesses einer derartigen Reizung, dass sich dieselbe von den Schnittenden bis zu den Centren fortpflanzt. Mit dem Abschlusse der Vernarbung hört diese Reizung auf und die Centren treten jetzt in Thätigkeit.

Neben den geordneten Reflexen beobachtet man unter abnormen Verhältnissen auch Reflexbewegungen, deren Zweckmässigkeit nicht zu erkennen ist; man spricht alsdann von ungeordneten Reflexen oder von Reflexkrämpfen. Sie erscheinen als clonische und tonische Contractionen, die entweder einzelne Muskelgruppen oder die sämmtlichen willkürlichen Muskeln ergreifen. Man sieht sie nach Einwirkung von Giften wie Strychnin oder unter pathologischen Verhältnissen wie Tetanus und Hydrophobie.

Luchsinger hat die interessante Beobachtung gemacht, dass die motorischen Centren des Rückenmarkes auch durch überhitztes oder kohlensäurereiches Blut anzusprechen sind, dass es also zu ihrer Thätigkeitsäusserung nicht nothwendig der sensiblen Reize bedarf. Er durchschnitt Katzen nicht allein das Rückenmark hinter dem letzten Brustwirbel (zur Erholung der erregten Hemmungsfasern liess er die Thiere ca. 20 Stunden lang liegen), sondern auch noch die sämmtlichen sensiblen Wurzeln hinter der Durchschneidungsstelle. Bei Behinderung der Sauerstoffzufuhr zeigten sich nun im Bereiche der hinteren Extremitäten sowohl clonische Krämpfe als auch Streckkrämpfe; den gleichen Erfolg hatte die künstliche Erwärmung des Blutes auf C. 40°. Diese Versuche sprechen entschieden dafür, dass das Rückenmark auch automatischer Erregung fähig ist.

Von automatischen Centren, die continuirliche Automatie bewirken, sind die bereits besprochenen vasomotorischen Centren (s. Blut) bekannt. Sie erhalten die Gefässwandungen in einem dauernden mässigen Contractionszustande (Gefässtonus). Dass der Muskeltonus nicht automatischer, sondern reflectorischer Natur ist, wurde bereits in der Muskellehre erörtert.

Von anderweitigen Functionen des Rückenmarkes ist noch die von Luchsinger ermittelte innige Beziehung einzelner Theile desselben zur Schweissabsonderung (Schweisscentren) zu erwähnen (s. Schweiss).

Betrachten wir das Rückenmark als Leitungsorgan, so lernten wir bei Besprechung der Rückenmarksnerven bereits kennen, dass die sensiblen Fasern durch die hinteren Wurzeln in das Rückenmark eintreten, während die motorischen es durch die vorderen verlassen.

Die Leitungsbahnen für die Empfindungseindrücke scheinen nun bald nach ihrem Eintritt in das Rückenmark an die graue Substanz zu treten und es gehen aus letzterer centripetale Fasern hervor, welche in den Seitensträngen nach vorn verlaufen. Die motorischen Fasern vom Gehirn gelangen in den Seitensträngen nach hinten, treten an die graue Substanz und verlassen das Rückenmark mittelst der vorderen Wurzeln. Die Leitungsbahnen verlaufen im Rückenmarke auf derselben Seite; es findet keine Kreuzung statt. Die Seitenstränge stellen die bestbekannten Leiter dar; sie enthalten sowohl motorische als sensible Fasern; in einem Theile derselben liegen Fasern, welche Empfindungen, in einem anderen solche, welche geordnete Bewegungen auslösen (C. Ludwig und Woroschiloff), während noch ein anderer Theil vasomotorische Bahnen enthält.

Die Anordnung der Leitungsbahnen im Rückenmarke ist nun ausserordentlich complicirt und wir sind sehr weit davon entfernt, dieselbe in genügender Weise erkannt zu haben. Indem wir zunächst bemerken, dass man zwischen langen und kurzen Leitungsbahnen unterscheidet, und dass erstere solche sind, welche ausserhalb des Rückenmarkes gelegene Centra (Medulla oblongata, Gehirn) mit solchen verbinden, welche durch die verschiedenen Höhen des Rückenmarkes zerstreut sind, während man als kurze Bahnen solche bezeichnet, welche theils die graue Substanz mit peripheren Organen, theils nur verschiedene Theile des Rückenmarkes in gegenseitige Verbindung bringen, können wir als ziemlich sicher Folgendes hinstellen: 1) Die meisten Nervenwurzeln treten bald nach ihrer Einmündung in das Mark an die graue Substanz; ganz sicher ist dieses für die vorderen Wurzeln ermittelt, während ein Theil der Fasern der hinteren möglicher Weise keine Verbindung mit der grauen Substanz hat. 2) Ein grosser Theil der an die graue Substanz tretenden Fasern verbindet sich hier mit den Ganglienzellen oder deren Ausläufern. 3) Zahlreiche Fasern gehen aus den Vorderhörnern der grauen Substanz hervor und schlagen zum grössten Theil in den Seitensträngen, zum kleineren in den Vordersträngen die Richtung zum Gehirn ein. Die letzteren Fasern gelangen zunächst in die vordere Commissur, kreuzen sich hier mit den Vordersträngen der anderen Seite und treten dann an die Vorderstränge der anderen Seite, während die anderen Fasern direct in die Seitenstränge derselben Seite treten, in diesen bis zum verlängerten Mark verlaufen und sich erst in den Pyramiden kreuzen. 4) Aus den Hinterhörnern gehen Fasern hervor, welche in die Hinterstränge umbiegen und in der Richtung nach dam Gehirn verlaufen. 5) Die Ganglienzellen der grauen Substanz sind auf mannigfache Weise mit einander verbunden; und zwar sowohl in den Hinter- und Vordersträngen jeder Seite, als auch mittelst der Commissuren bilateral. Von den Ganglienzellen gehen daher Fasern aus, die theilweise an andere Ganglienzellen treten, theilweise in die weissen Stränge übergehen und die Richtung nach dem Gehirn einschlagen, und theilweise in die Nervenwurzeln gelangen. Als wahrscheinlich wird noch angenommen: 1) dass die Wurzelfasern bald nach ihrem Eintritt in bestimmten Ganglien endigen und dass von diesen Ganglien selbst Ausläufer ausgehen, welche in die weissen Stränge treten; 2) dass gewisse Fasern der vorderen Wurzeln die graue Substanz nur passiren, um direct in die vorderen Theile der Seitenstränge umzubiegen und die Richtung nach dem Gehirn einzuschlagen; 3) dass die Fasern der hinteren Wurzeln zunächst in das feine Fasernetz der Hinterhörner treten und durch dieses erst mit Ganglienzellen zusammenhängen; 4) dass einzelne Fasern der vorderen und der hinteren Wurzeln sich in bestimmten Zellen innerhalb der grauen Substanz begegnen; 5) dass die Ganglienzellen mittelst ihrer verästelten Fortsätze in ein feines Fasernetz übergehen, aus welchem dann stärkere markhaltige Fasern hervortreten; 6) dass das Fasernetz, in welches sich die hinteren Wurzeln auflösen, in continuirlicher Verbindung mit dem Fasernetz der Vorderhörner steht; 7) dass dieser Verlauf sich stufenweise von hinten nach vorn für jedes eintretende Wurzelpaar wiederholt.

Flechsig, dem die Anatomie des Centralnervensystems durch Einführung einer neuen Untersuchungsmethode, die darauf beruht, dass beim Fötus die Entwickelung des Nervenmarkes für systematisch gleichwerthige Fasern zur gleichen Zeit, für systematisch ungleichwerthige Fasern aber zu verschiedenen Zeiten erfolgt und dass die erste Anlage der ganzen Fasersysteme ganz ähnliche zeitliche Verschiedenheiten zeigt wie die des Markes, einen sehr bedeutenden Fortschritt verdankt, unterscheidet am Rückenmark folgende Fasersysteme.

1) Im Bereiche der Vorder- und Seitenstrangbahnen: a) die Pyramidenbahnen; sie zerfallen in die Pyramidenvorderstrangbahnen (*p v*) und die Pyramidenseitenstrangbahnen (*p s*), von denen die ersteren an der inneren Fläche der Vorderstränge, die anderen an der unteren Hälfte der Seitenstränge gelegen sind. Die Pyramidenvorderstrangbahnen werden in der Regel erst an den hinteren Abschnitten des Brustmarkes deutlich wahrgenommen; sie nehmen nach vorn erheblich an Masse zu und gehen direct in die gleichseitige Pyramide der Medulla oblongata über, um in dieser als Hülsenstrang in der Richtung nach dem Pons zu verlaufen. Die Pyramidenseitenstrangbahnen werden schon in der unteren Hälfte der Lendenanschwellung deutlich wahrgenommen und nehmen

weiter nach dem Gehirn hin gleichfalls an Masse zu. Im verlängerten Marke gehen sie in Folge der „motorischen Pyramidenkreuzung“ in die Pyramide der anderen Seite über; b) die directen Kleinhirnseitenstrangbahnen (*d k*) treten schon im oberen Theile des Lendenmarkes deutlich hervor; ihr Querschnitt nimmt im weiteren Verlaufe an Masse zu und sie gelangen durch die strickförmigen Körper in das Kleinhirn; c) die Seitenstrangreste (*s r*) nehmen nicht stetig im Querschnitt zu, zeigen aber, der Menge der eintretenden Wurzelbündel entsprechend, nicht unerhebliche Schwankungen ihrer Fasermasse; d) die Grundbündel der Vorderstränge (*v g*) nehmen gleichfalls nicht an Masse

Fig. 34.

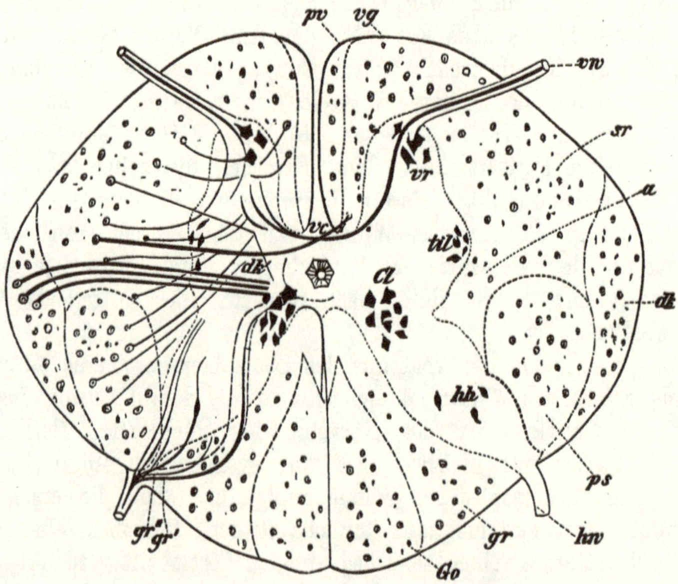

Die Leitungsbahnen im Rückenmark nach Flechsig.

zu; sie gehen theils aus den vorderen Wurzelfasern, theils aus der grauen Substanz hervor und gehen theilweise direct in die Medulla oblongata über.

2) Im Bereiche der Hinterstränge: a) die Goll'schen Stränge (*Go*); sie sind im Lendenmark nur spurenweise vorhanden, vermehren sich aber bei weiterem Verlaufe nach vorn. Ihre Fasern entstammen der grauen Substanz und der hinteren Commissur und endigen in den grauen Kernen der „zarten Stränge“ der Oblongata; b) die Grundbündel der Hinterstränge (*g r*) sind zum grossen Theile directe Fortsetzungen der eintretenden Bündel aus den hinteren Wurzeln und endigen zum grossen Theil in den Kernen der Keilstränge der Oblongata.

Die von Flechsig mitgetheilten Organisationsverhältnisse werfen wenigstens einiges Licht auf das Zustandekommen gewisser Leistungen; ob es aber der anatomischen Untersuchung jemals gelingen dürfte, ein erschöpfendes Bild von dem Zusammenhang und der physiologischen Bedeutung aller Faserungen des Rückenmarkes zu entwerfen, müssen wir nach unseren heutigen Erfahrungen mindestens sehr bezweifeln.

In Betreff der sensiblen Leitung im Rückenmark ist nur das Lendenmark des Kaninchens methodisch untersucht und wir wissen, dass am Kaninchen die Seitenstränge des Lendenmarkes für die Leitung sensibler Erregungen von den Hinterschenkeln aus von der allergrössten Bedeutung sind, dass sehr wahrscheinlich jeder Seitenstrang sensible Fasern für die beiden Gliedmassen führt und dass die wichtigeren derselben gekreuzt verlaufen, so dass schon im Rückenmark eine ziemlich vollständige Kreuzung der sensiblen Leitung stattfindet (C. Ludwig und Woroschiloff). Für die vielfach zu findende Angabe, dass die Hinterstränge die hauptsächlichsten Leiter der sensiblen Eindrücke seien, fehlt es an genügenden Beweisen. Die graue Substanz soll nach der Durchschneidung aller weissen Stränge noch Schmerzempfindungen leiten (Schiff).

Nach Durchschneidung der sensiblen Leitungsbahnen der Seitenstränge einer Rückenmarkshälfte tritt eine Vermehrung der Empfindlichkeit (Ueberempfindlichkeit, Hyperaesthesie) in den hinter der Operationsstelle gelegenen Körpertheilen derselben Seite auf, während in den entsprechenden Abschnitten der anderen Körperhälfte eine Herabsetzung der Empfindlichkeit (Anaesthesie) beobachtet wird. Beide Erscheinungen verschwinden etwa drei Wochen nach der Operation. Man sucht sie so zu erklären, dass man die sensiblen Fasern aus erregenden und hemmenden Fasern zusammengesetzt sein lässt, von denen die ersteren zum grössten Theil gekreuzt verlaufen, während die hemmenden keine Kreuzung erfahren.

Die motorische Leitung erfolgt hauptsächlich durch die Pyramidenbahnen, an ihr sind also Seiten- und Vorderstränge betheiligt. Die hauptsächlichsten Leitungsbahnen kommen vom Gehirn her und treten durch die Pyramidenkreuzung in das Rückenmark ein. Im Rückenmarke selbst erfahren die motorischen Fasern keine weitere Kreuzung mehr, sondern sie bleiben auf der Seite, welche der zu versorgenden Körperhälfte entspricht. Die Bahnen verlaufen zum grössten Theile in den Seitensträngen, treten in verschiedener Höhe in die graue Substanz ein, gehen vermittelst des Nervenfasernetzes Verbindungen mit den grossen multipolaren Ganglienzellen ein und treten durch den Axencylinderfortsatz in die vorderen Wurzeln über.

Am Lendenmarke des Kaninchens konnte gezeigt werden, dass motorische Bahnen für beide Nerven in jedem einzelnen Seitenstrange enthalten sind (C. LUDWIG und WOROSCHILOFF). Der obere Halstheil der Seitenstränge enthält auch die Bahnen für die Respirationsmuskeln; Verletzungen der Seitenstränge an dieser Stelle sind mit Stillstand der Athembewegungen verknüpft.

Das Rückenmark enthält auch solche Bahnen, welche die Impulse zu coordinirten Bewegungen leiten. Unter Coordination der Bewegungen versteht man die auf Erreichung eines bestimmten Zweckes gerichtete gleichzeitige Thätigkeit mehrerer Muskeln. Neugeborene Thiere sind ungeschickt und besitzen nur wenig coordinirte Bewegungen; Gehen, Stehen, Laufen etc. werden ausnahmslos erst durch längere Uebung erlernt. Nach den Untersuchungen von FLOURENS, MAGENDIE, GOLTZ und NOTHNAGEL liegen die Centren für coordinirte Bewegungen nicht im Rückenmark, sondern im Gehirn, und hier sind besonders Corpora quadrigemina, Thalami optici und Kleinhirn Sitz derselben. Am Lendenmark des Kaninchens liegen die coordinatorischen Bahnen im mittleren Drittel der Seitenstränge, in der Bucht zwischen den Vorder- und Hinterhörnern (C. LUDWIG und WOROSCHILOFF).

Die vasomotorischen Bahnen liegen hauptsächlich im Halstheile des Markes. Durchschneidung des Markes an dieser Stelle bedingt Erweiterung der Arterien hinter der Operationsstelle, Reizung des Rückenmarkes aber Verengerung der Arterien hinter der Reizungsstelle. Die vasomotorischen Fasern verlaufen zum grössten Theil in den Seitensträngen. Die Gefässcentren wurden bereits an einem anderen Orte eingehend besprochen.

II. Das verlängerte Mark.

Das verlängerte Mark ist zunächst das Bindeglied zwischen den Fasersträngen des Gehirns und denjenigen des Rückenmarkes; dann aber zeigen sich in ihm neue Elemente von so ausserordentlicher Wichtigkeit, dass ihre Zerstörung augenblicklich den Untergang des Organismus bewirkt. Das verlängerte Mark ist (abgesehen vom Halstheil des Rückenmarkes, in dem die Fasern für die Respirationsmuskeln verlaufen) das einzige Centralorgan, dessen Zerstörung sofortigen Tod nach sich zieht, denn sowohl Hirn als Rückenmark können ohne directe Lebensgefahr entfernt werden.

Die wichtigsten Functionen des verlängerten Markes betreffen die Innervation der Athembewegungen, die Innervation der wichtigsten Gefässmuskeln und die Regulirung der Herzthätigkeit.

Das Athmungscentrum. FLOURENS ermittelte, dass in der Medulla oblongata am Boden der Rautengrube und an der Spitze des Calamus scriptorius eine beschränkte Stelle liegt, deren Zerstörung bei Warmblütern sofort den Tod nach sich zieht; er bezeichnete deshalb diesen Ort als Lebensknoten (Noeud vital). Später hat man gefunden, dass diese Stelle die Athembewegungen innervirt und dass der nach ihrer Zerstörung auftretende Tod auf Lähmung der Respirationsmuskeln zurückzuführen ist. LONGET zeigte, dass das Athmungscentrum sich zu beiden Seiten der Mittellinie ausdehnt und dass einseitige Verletzung desselben nur die Athembewegungen einer Seite zum Stillstande bringt. Wir müssen annehmen, dass das Centrum jeder Hälfte in ein In- und ein Exspirationscentrum zerfällt; dass jedes eine bestimmte Gruppe von Muskeln innervirt und jedes sowohl Beschleunigungs- als Hemmungsapparate enthält.

Die Thätigkeit des Centrums ist von dem Gasgehalte des Blutes abhängig; je geringer der Sauerstoffgehalt und je grösser der Kohlensäuregehalt des Blutes ist, zu um so stärkerer Thätigkeit veranlasst das Centrum die Respirationsmuskeln (Dyspnoë); ist aber der Sauerstoffgehalt des Blutes sehr bedeutend, so hören die Athembewegungen ganz auf (Apnoë). (Näheres über Dyspnoë und Apnoë s. unter Lungenathmung.)

Neben dieser automatischen Erregung vom Blute aus ist das Centrum auch reflectorischer Erregungen durch die sensiblen Bahnen des Vagus, der Laryngei und der sensiblen Körpernerven fähig. Bis zu einem gewissen Grade vermag auch der Wille die Athembewegungen zu beschleunigen oder zu verlangsamen; indessen wird schon nach kurzer Dauer dieses Einflusses der durch den Gasgehalt des Blutes bedingte Reiz derartig verstärkt, dass der Willensimpuls durchbrochen wird.

Dass bei erheblichem Kohlensäuregehalt des Blutes oder bei gesteigerter Temperatur desselben nicht allein das Athmungscentrum, sondern auch die im Rückenmark gelegenen motorischen Apparate gereizt werden, so dass jetzt allgemeine Krämpfe auftreten, wurde bereits früher erwähnt. Man hat die allgemeinen Krämpfe auf ein in der Medulla gelegenes besonderes „Krampfcentrum“ zurückführen wollen; indessen ist ein solches durch die Versuche LUCHSINGER's (s. Rückenmark) völlig überflüssig geworden.

Das in der Medulla oblongata gelegene Gefässcentrum wurde von C. LUDWIG und THIRY entdeckt; es ist am Boden der Rautengrube gelegen und erhält durch automatische Erregung die Gefässmuskeln in einem Zustande mässiger Spannung (Gefässtonus). Dass neben diesem Centrum noch andere Apparate für die Innervation der Blutgefässe bestehen und dass die Gefässcentren nicht allein automatisch, sondern auch reflectorisch durch sensible Reize und psychische Affecte erregt werden können, wurde bereits bei Besprechung der Innervation der Blutgefässe (s. Blut) erörtert.

In Betreff der Regulirung der Herzthätigkeit durch das verlängerte Mark ist ermittelt, dass eine nicht näher bekannte Stelle in der Medulla (Hemmungscentrum- oder Vaguscentrum) hemmende Fasern vom Vagus erhält, welche den sogenannten Vagustonus (S. 50) bedingen. Der Tonus wird durch die Reizung sensibler Nerven bedeutend verstärkt. Das Beschleunigungscentrum für die Herzbewegungen hat wahrscheinlich auch in der Medulla oblongata seinen Sitz.

Von weiteren nervösen Centralorganen im verlängerten Marke sind bekannt:

Das Centrum für den Dilatator pupillae; es wird durch ähnliche Einflüsse erregt wie das Athmungscentrum und das Gefässcentrum (aus diesem Grunde werden Dyspnoë, Contraction der Gefässe und Erweiterung der Pupille in der Regel gleichzeitig beobachtet). Neben der automatischen Erregung durch das Blut findet noch eine reflectorische Erregung in der bereits früher beschriebenen Weise statt (s. Anpassung des Auges).

Das Centrum für die Schling- und Kaubewegungen. Der genauere Sitz desselben ist unbekannt. Man schliesst auf seine Existenz aus dem Auftreten von Schling- und Kaumuskelkrämpfen (Trismus) bei Reizzuständen der Medulla oblongata und aus der Thatsache, dass die beim Schlingen und Kauen betheiligten Nerven aus dem verlängerten Marke stammen. Dieses Centrum kann nur reflectorisch oder willkürlich, nicht aber automatisch erregt werden.

Sehr zweifelhafter Existenz ist das von Vielen angegommene Diabetescentrum. Bernard machte uns mit der Thatsache bekannt, dass Verletzung einer ziemlich beschränkten Stelle am Boden der Rautengrube („Zuckerstich") vorübergehenden Diabetes, zuweilen auch nur blosse Vermehrung der Harnsecretion („Diabetes insipidus") erzeuge und man hat aus dieser Erfahrung auf das Vorhandensein eines besonderen Diabetescentrums geschlossen. Es ist indessen wahrscheinlich, dass es sich hier um eine blosse Verletzung des Gefässnervencentrums handelt und dass hierdurch derartige Circulationsstörungen in den Unterleibsorganen bedingt werden, dass die Niere dem Blute die Ausscheidung von Zucker (der ja ein normaler Bestandtheil eines jeden Blutes ist) nicht mehr verwehren kann.

Wenn wir noch kurz das verlängerte Mark als Leitungsorgan betrachten wollen, so unterlassen wir es an dieser Stelle, auf die ausserordentlich schwierig zu entwirrenden Structurverhältnisse der Oblongata näher einzugehen. Es ist den mühevollsten und sorgfältigsten Untersuchungen bis jetzt nicht gelungen, einige Klarheit in dieses Gebiet zu bringen und kaum ein anderes positives Resultat kann aufgewiesen werden, als dass in einem Theil der vorhandenen Gebilde die unzweifelhaften Analoga gewisser Theile des Rückenmarkes zu erkennen sind. — Die vom Willensorgan kommenden motorischen Impulse müssen auf ihrem Wege zum Rückenmark die Oblongata passiren und wir müssen die Hauptbahnen für die willkürlichen Bewegungen in den Pyramidenbahnen suchen (Flechsig). Dass diese Bahnen sich kreuzen (Pyramidenkreuzung) wurde schon hervorgehoben. — Für die sensible Leitung in der Medulla oblongata sind die Wege noch ziemlich unbekannt; da die verschiedenen Versuchsergebnisse schlecht unter einander in Einklang stehen, so können über den Verlauf der Bahnen nur Vermuthungen ausgesprochen werden. Wahrscheinlich geht die sensible Leitung zum Theil durch die Pedunculi cerebelli, zum Theil durch die centrale graue Substanz (Formatio reticularis).

III. Das kleine Gehirn.

Das kleine Gehirn ist wie eine Nebenleitung in die vom Rückenmark zum grossen Gehirn verlaufenden Leitungsbahnen eingeschaltet: gewisse Faserzüge werden aus der Medulla oblongata abgezweigt, um in der grauen Substanz des kleinen Hirns zu endigen, andere wieder treten aus der letzteren hervor und verbinden sie mit der grauen Substanz der übrigen Theile des Centralnervensystems.

Die graue Substanz des kleinen Gehirns bildet Anhäufungen im Innern der Kleinhirnhemisphären und im oberen Theile des Wurmes; weiter ist die ganze Oberfläche des Cerebellums von einer Lage grauer Substanz überzogen. Die weisse Substanz enthält nicht allein die oben beschriebenen Fasern, sondern auch solche, welche die einzelnen Theile des Kleinhirns mit einander verbinden. Die aus dem Kleinhirn hervorkommenden Faserstränge bilden mit der Medulla oblongata die Hirnschenkel und treten ins Grosshirn.

Nachdem man in früheren Zeiten ohne jede experimentelle Begründung dem Kleinhirn psychische Functionen zugeschrieben hatte, ist durch die Untersuchungen von Flourens, Magendie, Hertwig u. A. ermittelt worden, dass nach Entfernung des kleinen Gehirns zwar die willkürlichen Bewegungen noch möglich sind, dass diese aber ungeordnet und unsicher erscheinen und dass daher das Cerebellum die grösste Bedeutung für das Zustandekommen der Coordination der Bewegungen besitzt.

Für künstliche Reizungen liess man das kleine Gehirn (mit Ausnahme der Kleinhirnschenkel) völlig unempfindlich sein, bis Ferrier angab, dass electrische Reizung verschiedene Theile der Oberfläche abnorme Augenstellungen durch Reizung eines Coordinationscentrums für die Augenbewegungen bewirke. Hitzig konnte sich dieser Auffassung nicht anschliessen und erklärt diese Erscheinungen durch Stromschleifen; im übrigen macht er zuerst darauf aufmerksam, dass mechanische Reizung des Kleinhirns eine Reihe von Aenderungen in der Normalhaltung der Thiere bewirke, Erscheinungen, die bis jetzt am sorgfältigsten von Nothnagel studirt worden sind. Wir werden daher im Folgenden hauptsächlich der Darstellung Nothlagel's folgen.

Bringt man einem ruhig dasitzenden Thiere eine Nadel in den Wurm oder in eine Hemisphäre, aber nicht so tief, dass die Spitze bis in die Hirnschenkel vordringt, so beobachtet man alsbald Reizungserscheinungen, deren Gesammtdauer $1^1/_2$ bis 2 Minuten beträgt: der Kopf und die Wirbelsäule drehen sich nach der entgegengesetzten Seite oft so stark, dass die Schnauze fast das Hintertheil berührt; auf der Operationsseite beobachtet man, dass die Thiere die Vorderextremität erheben, so dass die Zehe sich oftmals in der Höhe des Auges befindet; zuweilen verharrt diese Gliedmasse ruhig in ihrer erhobenen Stellung, zuweilen aber vollzieht sie eine Reihe von Beugungen und Streckungen. Auf der operirten Seite beobachtet man weiter eine starke Contraction der Gesichts- und Kiefermuskeln, so dass die Zahnreihen dieser Seite entblösst werden; die Lidspalte verengert sich oftmals bis zum völligen Verschluss des Auges; die Zunge wird in der Richtung der operirten Seite hin und her bewegt. Trifft man den Wurm genau in der Mittellinie, so tritt keine Verkrümmung der Wirbelsäule auf; beide Vorderpfoten werden aber jetzt gleichzeitig erhoben, so dass die Kaninchen eine Stellung einnehmen, als ob sie sich die Schnauze putzen wollten; beide Zahnreihen entblössen sich; beide Augen schliessen sich gleichzeitig. Wenige Minuten nach der Operation sind diese Erscheinungen vollständig verschwunden und lässt man die Thiere länger leben, so verrathen sie nicht die mindesten Störungen.

Verursacht man grössere Substanzverluste am Cerebellum, so zeigen die Thiere zunächst dieselben Erscheinungen wie bei der Application eines einfachen Nadelstiches. Diese verschwinden und es hinterbleibt nicht die geringste wahrnehmbare Störung in der Motilität oder Sensibilität, wenn der Wurm oder die Hemisphäre derartig verletzt wurden, dass die Verbindung zwischen diesen beiden Theilen in der Tiefe nicht aufgehoben wurde. Findet aber durch tiefere Verletzungen eine Unterbrechung in der Verbindung zwischen den beiden Kleinhirnhälften statt, so treten ganz charakteristische dauernde Störungen auf, die je nach dem Umfange und dem Orte der Verletzung etwas verschieden sind. Zerstört man eine Hemisphäre und die entsprechende laterale Wurmpartie, sei es auf der rechten Seite, in der beschriebenen Weise, so beobachtet man noch 24 Stunden nach der Operation eine Krümmung der Wirbelsäule, nach links, die Haut des Thieres dem Anscheine nach hyperästhetisch. Veranlasst man das Thier um diese Zeit durch Hautreize zu Bewegungen, so rennt es immer in einer Kreistour nach links und schleppt das Hintertheil leicht nach. Beobachtet man das Thier in späterer Zeit, so schwankt der Kopf, falls er nicht auf einer Unterlage ruht, in stark schüttelnden Bewegungen hin und her; durch Kneifen in den Schwanz zum Laufen angeregt, fällt das Thier bald auf die eine, bald auf die andere Seite, bis es endlich in eine Gleichgewichtslage kommt, wobei die Extremitäten bald normal stehen, bald regellos nach allen Richtungen hin. Zuweilen zeigt sich auch folgendes Bild: Unmittelbar nach der Operation nichts Abnormes. 24 Stunden später sitzt das Thier ganz regellos, die Extremitäten befinden sich in den verschiedensten Richtungen; ab und zu zeigen sich tonische Zuckungen in den Vorderschenkeln, die sich oft zu einer vollständigen tonischen Streckung dieser Extremitäten steigern, so dass das Thier mit hoch aufgerichtetem Vorderkörper auf den Hinterbeinen ruht, den Rücken katzenbuckelförmig gekrümmt. Es erfolgen stossweise tetanische Streckungen des Rückens, so dass das Thier direct nach hinten überschlägt. Von selbst macht das Kaninchen keine Bewegungsversuche, wird es hierzu veranlasst, so wird es etliche Schritte schwankend vorwärts geschleudert und bricht dann mit regelloser Lagerung der Extremitäten zusammen. Sensibilitätsstörungen sind nicht zu constatiren. Diese Erscheinungen werden immer nur dann wahrgenommen, wenn Hemisphäre und zugehörige laterale Wurmparthie gleichzeitig von der Verletzung betroffen werden.

Nothnagel kommt nun hinsichtlich der Function des Kleinhirns zu folgenden Schlüssen:

1) Das Kleinhirn vermittelt bestimmte Bewegungsvorgänge, seine Function ist also im gewissen Sinne eine motorische. Diese Beziehung zu Bewegungsvorgängen ergibt sich sowohl aus Reizungs-, als aus Zerstörungsversuchen. 2) Allem Anscheine nach bestehen ganz innige functionelle Verknüpfungen zwischen beiden Kleinhirnhälften. 3) Die vollständige Vernichtung derselben Kleinhirnpartien, deren Reizung bestimmte vorübergehende motorische Effecte auslöste, hat keine nachweislichen „Ausfallserscheinungen“ zur Folge. 4) Die Vernichtung einer Hemisphäre oder beider Hemisphären allein oder der vorderen oberen Partien des Wurmes allein bedingt keine Coordinatsstörungen. Dagegen

erfolgen bei mechanischer Reizung dieser Theile motorische Reizungserscheinungen. 5) Die Coordinationsstörungen entstehen nur bei einer derartigen Verletzung, dass dadurch in der Tiefe des Organs Hemisphäre und Wurm gleichzeitig betroffen werden.

IV. Das grosse Gehirn.

Unsere Kenntnisse von den Structurverhältnissen des grossen Gehirns sind im höchsten Grade unvollkommen. Wir wollen deshalb nur kurz bemerken, dass auf den divergirend nach vorn und oben verlaufenden Hirnschenkeln die sogenannten Hirnganglien (Streifenhügel, Vierhügel, Schlägel, Linsenkern etc.) sitzen, in deren grauer Masse ein Theil der Hirnschenkelfasern endet, während andere Fasern aus ihnen hervorkommen, welche an die graue Substanz der Grosshirnrinde treten. Auf letztere Weise werden radiale Fasersysteme gebildet, die als sogenannte Stabkranzsysteme beschrieben sind. Die Stabkranzsysteme werden von anderen Fasersystemen durchflochten, welche die verschiedenen Provinzen der Hirnrinde mit einander verbinden, und zwar sowohl unilateral, als bilateral (Balken, vordere Commissur).

Wegen der ausserordentlich mangelhaften Bekanntschaft mit den höchst complicirten Structurverhältnissen ist das physiologische Experiment am Grosshirn im höchsten Grade roh und unsicher. Nicht wie an den Nerven kann man hier exacte Durchschneidungen und Reizungen vornehmen, sondern mit Hilfe roher Excisionen und Verletzungen sucht man Aufschluss über die Thätigkeit der feinsten und kunstvollsten Mechanismen zu erhalten. Sehr treffend sagt C. Ludwig, dass dieses Verfahren etwa so sei, als wenn man den Mechanismus einer Uhr mit Pistolenschüssen zergliedern wolle. Käme aber selbst unsere Unfähigkeit, ein lebendes Gehirn so zu zerstückeln, dass stets nur die genau beabsichtigte Verletzung erzielt würde, gar nicht weiter in Betracht, so würden die Erfolge des Experimentes doch noch sehr verschiedene Deutungen zulassen.

Das grosse Gehirn ist der Sitz der Seelenthätigkeit. Als Seele bezeichnet man den Inbegriff sämmtlicher Vorstellungen eines Organismus. Man hat dieselbe willkürlich in eine Anzahl von „Trieben“ gebracht. Für den Sitz der Seele im Grosshirn sprechen zunächst vergleichend anatomische Untersuchungen, welche ergeben haben, dass sich in der Thierreihe eine um so bedeutendere Entwicklung der Psyche findet, je besser entwickelt sich das Grosshirn zeigt. Weiter sind zahlreiche pathologische Beweise (es sei nur an die Microcephalie erinnert) für diese

Anschauung gebracht worden. Endlich aber konnte man zeigen, dass Thiere nach Abtragung des Grosshirnhemisphären in einen schlafähnlichen Zustand verfallen, in welchem alle willkürlichen Bewegungen aufhören.

Es ist uns völlig unbegreiflich, auf welche Weise die Vorstellung an den Stoffwechsel des Seelenorganes gebunden ist, und der naturwissenschaftlichen Untersuchungsmethode bietet sich für die Erklärung der seelischen Function kein Angriffspunkt dar. Nicht das Wesen der Seele, sondern nur ihr Eingreifen in materielle Processe, beispielsweise also die Erregung motorischer Fasern durch das Willensorgan, kann Gegenstand des physiologischen Experimentes sein. Wenn wir im Folgenden das Wenige, was uns derartige Untersuchungen mit Sicherheit aufgeschlossen haben, zusammenstellen, so wollen wir hierbei die Hirnrinde von den Ganglien gesondert betrachten.

§ 1. Die Grosshirnrinde.

Die Dürftigkeit unserer Kenntnisse von den Functionen der Hirnrinde erhellt am besten aus dem Umstande, dass die sich hier zunächst aufdrängende Fundamentalfrage, die Frage nämlich, ob man berechtigt sei, allen Abschnitten der Grosshirnrinde dieselbe Function zuzuschreiben oder ob räumlich getrennte Provinzen verschiedenartige Leistungen ausführen, heute noch Gegenstand der allerlebhaftesten Controverse ist.

Für die erste Anschauung suchte Flourens experimentelle Beweise zu erbringen. Von der merkwürdigen Erfahrung ausgehend, dass selbst erhebliche Verluste an Hirnmasse oft keine dauernden Störungen hinterlassen, lehrte er eine gleichmässige Vertheilung aller der Grosshirnrinde zukommenden Thätigkeiten über das ganze Organ. Er glaubte auch annehmen zu müssen, dass bei einem Thier, dessen Grosshirn man bis auf einen Rest ausrottet, dieser Bruchtheil noch im Stande sei, vollständig die Rolle auszufüllen, welche bis dahin dem ganzen Gehirn zufiel; jeder beliebige Theil des grossen Gehirns sollte also ersetzbar sein durch jeden beliebigen anderen Theil desselben Organes; ein grosser Theil der Hirnrinde musste also gewissermassen als überflüssig erscheinen.

Die andere Anschauung, die Vertheilung der verschiedenen Seelenthätigkeiten auf die einzelnen Gehirnpartien findet sich schon im Alterthum bei Platon und Aristoteles, ist aber erst durch Gall und Spurzheim zu einer besonderen Lehre („Gall'sche Phrenologie") ausgebildet worden. Sie lässt die geistigen Fähigkeiten an besondere Hirnpartien gebunden sein, die entsprechend ihrer grösseren oder geringen

Ausbildung eine verschiedene Gestaltung des Schädels an den entsprechenden Stellen bedingen.

Gall-Spurzheim nehmen 9 Triebe, 12 Gefühle, 12 Sinne und 2 Denkvermögen, zusammen also 35 Unterabtheilungen an. In der neueren Zeit hatte Carus den Versuch gewagt, diese Lehre, die besonders in England Fuss fasste, zu modernisiren, indem er für die drei Richtungen aller Seelenthätigkeit: Erkennen, Fühlen, Wollen, verschiedene Gehirnmassen annahm, deren Menge bedeutende Verschiedenheiten darbieten sollte. Die Lehre konnte sich aber auch in dieser Gestalt keine Anerkennung verschaffen.

In ein wesentlich neues Stadium trat die Lehre von den localisirten Leistungen der Grosshirnrinde, als Fritsch und Hitzig daran gingen, auf dem Wege des Experimentes gewisse in das Bereich des Bewusstseins fallende motorische Acte der Grosshirnrinde zu studiren und als sie zeigten, dass die Reizung umschriebener Stellen des Grosshirns durch Contraction bestimmter Muskeln der anderen Körperseite beantwortet wird. Diese Versuche fanden zahlreiche Wiederholungen (Ferrier, Soltmann, H. Munk u. A.) und man sprach bald von „motorischen Centren“ der Grosshirnrinde wie von einer ganz selbstverständlichen Sache. Diese Centren liess man in der vorderen Hälfte des Hundegehirns in der Gegend der den Sulcus cruciatus begrenzenden Windung gelegen sein und man glaubte sich zu dem Schlusse berechtigt, dass sicher einzelne seelische Functionen, wenn nicht alle, an das Vorhandensein circumscripter Stellen der Grosshirnrinde geknüpft sind.

Untersucht man die Arbeiten Hitzig's und seiner Nachfolger genauer, so muss es auf den ersten Blick schon befremden, dass die Erscheinungen, welche sich auf Reizung der Grosshirnrinde zeigen, keineswegs sehr mannichfach sind, und dass die Mehrzahl der Beobachter die hauptsächlich in die Augen springende Erscheinung, die sich aus verschiedenartigen Bewegungen des Vorderbeines zusammensetzt („Vorderbeincentrum“) zum Gegenstande ihrer Untersuchungen gemacht hat; und es muss weiter befremden, dass auf Reizung des allergrössten Theiles der Hirnrinde gar keine Erscheinungen in Sicht treten. Indessen hielten die Anhänger der Localisationshypothese ihre Anschauungen für um so besser begründet, als sie aus Ausrottungsversuchen schliessen zu müssen glaubten, dass Zerstörung stets den entgegengesetzten Erfolg habe wie Reizung.

Es hat sich aber herausgestellt, dass dieser Schluss falsch gewesen ist; denn als man daran ging, das Thier längere Zeit nach der Operation zu beobachten, da zeigte es sich, dass in der Regel schon wenige Tage nach der Operation keinerlei Bewegungsstörungen mehr nachzuweisen sind (Goltz). Man suchte jetzt die Localisationshypothese durch die

Annahme zu retten, dass die ausgeschnittenen Centren an einer anderen Stelle des Gehirnes neu entständen und nahm daran keinen Anstoss, dass sich diese Neubildung schon in wenigen Tagen vollziehen muss. Auch der Umstand machte die Anhänger der Hitzig'schen Lehre nicht stutzig, dass sich die regenerirten Centren auf eine wunderbare Weise der Nachforschung entziehen und dass man niemals ein neugebildetes Centrum auffinden konnte, weder auf derselben, noch auf der anderen Hirnseite (Luciani und Tamburini).

Die Versuche nun, welche von den Anhängern der Localisationshypothese unternommen sind, um auch noch nach diesen Erfahrungen ihr Princip zu retten, scheitern, wie Goltz sehr treffend bemerkt, ausnahmslos daran, dass sie entweder mit den Thatsachen nicht in Einklang stehen, oder dass sie das Princip, welches verfochten werden soll, ahnungslos opfern. Wir wollen es uns deshalb versagen, an dieser Stelle auf diesbezügliche Versuche einzugehen.

Es entsteht nunmehr die Frage, wie man denn die unmittelbar nach einer Hirnverletzung auftretenden Erscheinungen zu deuten habe. Um hier zur Klarheit zu kommen, muss man zwischen vorübergehenden und dauernden Störungen trennen. Wir lernten schon bei der Betrachtung des Rückenmarkes die vorübergehenden Erscheinungen an diesem Organe als Hemmungserscheinungen kennen, bedingt durch die Reizung hemmender Fasern von der Wunde aus, und wir fanden damals, dass durch diese Erscheinungen der scheinbar so sehr erhebliche Unterschied in der Function des Rückenmarkes zwischen Säuger und Kaltblüter erklärt werden müsse. Ganz analoge Hemmungsvorgänge lässt Goltz nun auch am Gehirn stattfinden und er nimmt an, dass die dauernden Störungen erst nach Sistirung der Hemmungserscheinungen rein zu beobachten sind. Genau wie am Rückenmark erst Wochen nach der Operation die gleichsam schlummernden Centren wieder zu ihrer vollen Thätigkeit erwachen und wie man erst zu dieser Zeit die Fülle ihrer Lebenserscheinungen isolirt studiren kann, so soll das auch am Grosshirn der Fall sein. Jede Verletzung desselben soll je nach ihrer Lage und Ausdehnung eine Reihe von Functionshemmungen in solchen Gebieten des Gehirns und sogar des Rückenmarkes. herbeiführen, welche durch den Operationsact selbst gar nicht direct lädirt worden sind.

Da die Goltz'schen Experimente unter Berücksichtigung der an einfacheren Abschnitten des Centralnervensystems gewonnenen Erfahrungen angestellt sind und da ausserdem bei ihnen eine Feinheit und Schärfe der Beobachtung in Anwendung gekommen ist, wie bei keinen Experimenten ähnlicher Art, so wollen wir im Folgenden im

Wesentlichen den GOLTZ'schen Angaben folgen und noch bemerken, dass in diesen Versuchen die Zerstörung des Gehirns durch Wegschwemmung der Hirnsubstanz mittelst eines feinen Wasserstrahls zu Stande kam.

a) Störungen der Sensibilität. Nach Verstümmelung einer Hälfte des Grosshirns hinterbleibt dauernd eine gestörte Empfindlichkeit auf der gekreuzten Seite, die bald nach der Operation am hochgradigsten ist und sich später allmählich abschwächt. An beiderseits operirten Thieren macht sich diese Abstumpfung der Sensibilität auf beiden Körperhälften geltend. Die Thiere stossen bei ihren Bewegungen rücksichtslos gegen beliebige Gegenstände an, ohne jemals Schmerz dabei zu äussern. Mitunter sieht man einen derartigen Hund in der Stellung, dass er mit dem einen Vorderfuss sich selbst auf den anderen Vorderfuss tritt und minutenlang so stehen bleibt. Oftmals steht ein solches Thier lange Zeit in kaltem Wasser ohne es zu merken.

b) Störungen im Bereiche der höheren Sinnesorgane. Nach Verstümmelung einer Hirnhälfte zeigen die Thiere eine erhebliche Störung des Sehvermögens auf der anderen Seite. Nach beiderseitigen Verletzungen wird diese Störung beiderseits wahrgenommen. Ist der Verlust an Hirnrinde ein sehr beträchtlicher, so scheint das Thier vollständig blind zu sein, während bei Thieren, denen nur ein mässiger Theil der grauen Rinde beider Grosshirnlappen entfernt wurde, die Störung des Sehvermögens zwar auch sehr ausgeprägt, aber keineswegs so tiefgreifend ist. Thieren mit grossem Hirnrindenverlust kann man sich bis auf wenige Schritte nähern, ohne von ihnen wahrgenommen zu werden, nähert man sich noch mehr, so erkennt es den Menschen durch den Geruch.

Die Störung des Sehvermögens in dieser Ausdehnung ist nun keine dauernde, denn es vermögen die Thiere längere Zeit nach der Operation wenigstens einigermassen Hell von Dunkel zu unterscheiden und sie gehen alsdann entgegenstehenden Gegenständen aus dem Wege. Indessen hinterbleiben für immer sehr erhebliche Sehstörungen.

Dass ein sogenanntes „Sehcentrum" existirt, konnte GOLTZ nicht bestätigen und er macht darauf aufmerksam, dass nicht allein die Lage dieses Centrums von den verschiedenen Anhängern der Localisationshypothese ausserordentlich verschieden angegeben werde, sondern sogar auch in den verschiedenen Mittheilungen eines und desselben Autors.

H. MUNK, der hinsichtlich der Sehstörungen nach Hirnverletzungen im Wesentlichen die GOLTZ'schen Resultate erzielte, glaubt annehmen zu müssen, dass Thiere nach Hirnverlusten die blossen Erinnerungsbilder verlieren und dass sie sich diese nachher bis zu einem gewissen Grade mühsam wieder aneignen können. Gegen diese Auffassung macht GOLTZ geltend, dass die Wiederherstellung des Sehvermögens eine viel zu mangelhafte bleibe und er erklärt die Sehstörung durch eine Verringerung des Farbensinnes und des Raumsinnes.

An den übrigen Sinnesorganen werden dauernde Störungen nicht wahrgenommen.

c) Die Triebe der Thiere nach Verstümmelung des Grosshirns. Nach Verstümmelung beider Hirnhälften haben die Thiere ein stumpfsinniges Aussehen, der Ausdruck ihrer Augen verräth dies schon. Ihre Bewegungen sind langsam und bedächtig und sie entschliessen sich nur sehr mühsam zu einer Handlung. Ihr Gang erfolgt mit hoch gehobenen Füssen in feierlicher Weise (spanischer Tritt). Die Thiere gehen gerne gerade aus, steht ihnen dabei ein anderer Hund im Wege, so kriechen sie unter dem Bauche dieses Thieres weg, selbst wenn sie die Last des fremden Hundes mit dem Nacken heben müssen. Die Thiere sind äusserst unbeholfen, sobald sie eine ungewöhnliche Bewegung ausführen sollen. Diejenigen Thiere, welche sehr viel Gehirnrinde verloren haben, laufen fast nie, sind aber im Stande Sprünge mit grosser Kraft auszuführen. Beim Aufsuchen der Nahrung zeigen sich die Hunde sehr ungeschickt. Setzt man einem Hunde mit grossem Substanzverlust eine Schale mit Fleisch hin, so weiss er sie nur schwierig zu finden. Durch den Geruch aufmerksam gemacht, sucht er nach Futter, geht aber oft unmittelbar an demselben vorüber ohne es zu finden. Führt man seine Schnauze mitten in die Schale, so ergreift er gierig das Fleisch, lässt aber dasselbe zu beiden Seiten wieder aus dem Maule herausfallen. Ein Hund war mit dem einen Vorderbein in das Futter gerathen und biss sich beim Fressen derartig in den eigenen Fuss, dass er vor Schmerzen laut aufschrie; dieser Schmerz aber war für ihn keine Lehre, denn dieselbe Scene wiederholte sich in kurzen Intervallen noch häufig. Aus dem Maule herausgefallenes Futter wissen die Thiere nicht wiederzufinden. Die Hunde beissen sich übrigens niemals in die Zunge.

Ruft man einem Hunde aus einiger Entfernung freundlich zu, so gibt er durch Schwanzwedeln zu erkennen, dass er seinen Herrn gehört hat, aber er geht planlos umher ohne ihn zu finden. Die Raumempfindung ist erheblich gestört, Thiere mit verstümmeltem Grosshirn haben ein mangelhaftes „Ortsfindungsvermögen". Goltz setzte auf die Haut der Thiere kleine Drahtklemmen, die so construirt waren, dass sie bei längerem Liegenlassen unangenehme Empfindungen erzeugten; während nun normale Thiere derartige Klemmen schnell und sicher mit dem Maule entfernten, wissen Hunde mit verstümmeltem Gehirn sich nicht von diesen Gegenständen zu befreien, sondern sie laufen unruhig und rathlos umher und sind nicht im Stande, einen bestimmten Punkt ihres eigenen Körpers zum Zwecke der Abwehr oder Untersuchung mit dem Maule zu erreichen.

Gerathen Thiere mit verstümmeltem Grosshirn mit anderen Hunden in Streit, so erhalten sie Bisse von diesen, vermögen sich aber nicht zu rächen, weil sie trotz ihrer Wuthausbrüche die Gegner nicht treffen können.

Ein Hund, der die Fertigkeit hatte, die Vorderpfote auf Befehl darzureichen, verliert nach Verletzung einer Hirnhälfte diese Fähigkeit auf der gekreuzten Seite. Nach einiger Zeit kann er aber die frühere Kunstfertigkeit durch Uebung wieder erlangen. Hunde mit verstümmelten beiden Hirnhälften sind vollständig ungelehrig.

Die Wachsamkeit lässt nach, wenn die Hirnsubstanz schwindet. Thiere, die in gesunden Tagen auf das schwächste Geräusch an der Thür sogleich laut anschlugen, bellten nach der Verstümmelung nicht mehr.

Hass und Liebe beobachtet man auch noch bei Thieren mit verstümmeltem Gehirn Zwei Hunde, welche einen lebhaften Groll gegen einander hatten, verharrten noch in ihrer Feindschaft, als ihnen ein Theil der Grosshirnrinde entfernt war. Die Thiere mit verstümmeltem Gehirn sind freundlich gegen Menschen und zeichnen diejenigen unter ihnen aus, welche ihnen regelmässig Futter reichen.

Mit der Abnahme des Gehirns nimmt das Gedächtniss ab. Hunde mit sehr ausgedehntem Substanzverlust auf beiden Seiten verhalten sich so stumpfsinnig und theilnahmlos, dass man überhaupt keine Probe auf Vorhandensein von Gedächtniss mit ihnen anstellen kann.

d) Motorische Störungen. Schon Flourens bemerkte nach Ausrottung einer Hirnhälfte eine vorübergehende Schwäche in den Gliedmassen der anderen Seite und Bouillaud gibt an, dass man an der gekreuzten Seite oftmals die eigenthümliche

Erscheinung beobachte, dass die Thiere mit dem Fussrücken den Erdboden berühren. Später haben Vulpian, Hitzig u. A. ähnliche Störungen beobachtet; besonders sorgfältig sind sie von Goltz beschrieben worden.

Hat man Hunden einen grossen Theil des Grosshirns, sei es auf der linken Seite, weggespült, so sind die Thiere auf der gekreuzten Seite oft vollständig wie gelähmt, die rechten Gliedmassen liegen schlaff da und lassen sich wiederstandslos in allen Gelenken bewegen. Macht das Thier, welches in der Regel eine Krümmung der Wirbelsäule nach links zeigt, den Versuch aufzustehen, so bricht es nach rechts zusammen, weil die Gliedmassen der rechten Seite den Dienst als Stützen versagen. Nach Stunden, manchmal aber erst nach Tagen, stehen die Thiere von selbst auf und humpeln umher, indem sie meist Reitbahnbewegungen nach links ausführen. Diese Bewegungen sind nicht zu den eigentlichen „Zwangsbewegungen" (s. unten) zu rechnen, denn sie hängen einfach davon ab, dass die Muskeln der Wirbelsäule auf der gekreuzten Seite schwächer arbeiten als die Muskeln der Gliedmassen. Die rechte Schulter der Thiere hängt herab. Die rechte Vorderpfote knickt in allen Gelenken ein und oft wird der Fussrücken statt des Sohlenballens auf den Boden aufgesetzt. Auch das rechte Hinterbein wird beim Gehen nachgeschleppt. Bald lässt die Neigung zur Reitbahnbewegung nach, die Thiere laufen nicht mehr auf dem Fussrücken und zeigen nur noch eine geringe Schwäche. Ist auch dieses Stadium vorüber, so kann das Auge des Ungeübten in dem Verhalten der Hunde nichts Abweichendes mehr entdecken; die Thiere scheinen sich vielmehr vollständig so zu bewegen wie normale Hunde. Bei sorgfältigerer Prüfung aber ergibt sich, dass eine gewisse Störung in der Bewegung dauernd zurückbleibt. Bringt man das Thier auf einen glatten Fussboden, so verliert die rechte Pfote leicht ihren Halt und gleitet aus. Aehnliches beobachtet man, wenn das Thier sich schüttelt. Weiter nimmt man wahr, wie die rechte Pfote fester auf den Boden fällt, so dass beim Auftreten derselben ein lauterer Schall entsteht. Verscharrt ein auf der linken Seite operirter Hund einen Leckerbissen, so benutzt er dazu niemals die rechte Pfote. Auch bei anderen Verrichtungen, z. B. beim Benagen der Knochen, weiss das Thier die rechte Pfote nicht zu benutzen.

Nimmt man einem Hunde, dem die Hirnrinde einer Seite verstümmelt ist, nach Ablauf der vorübergehenden Störungen auch einen Theil der anderen Hälfte, so zeigt das Thier zunächst ähnliche Erscheinungen, wie nach der ersten Operation; natürlich auch hier nur im Bereiche der gekreuzten Körperseite. Nach Ablauf einiger Wochen sind diese Erscheinungen nur noch sehr unbedeutend und bald ist ein Unterschied in der Thätigkeit der beiderseitigen Körpertheile nicht mehr wahrzunehmen. Die Störungen sind jetzt symmetrisch annähernd gleich und bleibend geworden. Die Pfoten aller Gliedmassen zeigen jetzt die Neigung, auf glattem Boden leicht auszurutschen. Das Thier steht oft mit gekreuzten Vorder- oder Hinterbeinen da. Bei der Bewegung hebt es die Beine sehr hoch und feierlich, sein Gang erinnert an den spanischen Tritt. Es hat vollständig die Fähigkeit verloren, die Vorderpfote zum Festhalten von Gegenständen zu benutzen; wirft man ihm einen Knochen zu, so vermag es denselben mit den Vorderphoten nicht festzuhalten, sondern fasst ihn nur mit den Zähnen, wobei der Knochen oftmals zum Maule herausfällt. Männliche Thiere, die beim Harnen einen Hinterschenkel zu erheben pflegen, harnen jetzt wie Hündinnen oder junge Hunde. Alle Bewegungen sind ausserordentlich ungeschickt. Soll ein doppelseitig verstümmelter Hund über ein Hinderniss hinwegsetzen, so springt er fast senkrecht in die Höhe uud erreicht nie seine Absicht. Dabei kann er Sätze von 1,5 Meter Höhe machen.

Goltz hat nun aus seinen Versuchen die Ueberzeugung gewonnen, dass jeder Abschnitt der Rindensubstanz des Grosshirns sich an den Functionen betheiligt, aus welchen wir auf Wollen, Empfinden, Vorstellen und Denken schliessen und er nimmt deshalb an, dass jeder Theil unabhängig von den übrigen mit allen willkürlichen Muskeln durch Leitungen verknüpft ist, und andererseits in Verbindung mit allen sensiblen Nerven des Körpers steht; er schliesst sich insofern ganz an Flourens an, als er annimmt, dass der unversehrt gebliebene Rest der gleichartigen Hirnsubstanz bis zu einem gewissen Grade die Functionen des verloren gegangenen Stückes übernehmen kann, weicht aber darin wesentlich von den Flourens'schen Anschauungen ab, dass er nicht zugeben kann, dass auch nur das kleinste Stückchen des Gehirns überflüssig ist.

Die Resultate seiner ebenso mühevollen als scharfsinnigen Untersuchungen glaubt er in folgenden Sätzen zusammenfassen zu können:

1) Wenn man einem Hunde die Rindensubstanz des Grosshirns in einer mehr oder weniger grossen Ausdehnung zerstört und das Thier am Leben bleibt, so kann man aus den dauernden Lebenserscheinungen schliessen, dass ein solches Thier noch bewusstes Wollen hat. Dieses Wollen äussert sich besonders deutlich beim Aufsuchen der Nahrung. Ein solches Thier beherrscht durch den Willen noch alle Muskeln seines Körpers, und es ist nicht möglich, durch irgendwelche Verletzung, welche sich auf die Rindenschicht des Grosshirns beschränkt, eine dauernde Lähmung irgend eines Muskels hervorzubringen. Widersprechende Behauptungen sind auf unzureichende oder irrthümliche Beobachtungen zurückzuführen. Jedes Stück der grauen Rinde scheint Organ des Willensvorganges sein zu können, und jedes hängt mit den ausführenden Werkzeugen durch Bahnen zusammen, welche unabhängig sind von der gleichzeitigen Existenz anderer Stücke der grauen Rinde. Es gibt keine sogenannten motorischen Sammelpunkte an der Oberfläche des Grosshirns, welche die nothwendige und ausschliessliche Durchgangsstation für die gewollte Bewegung bilden.

2) Ein solches Thier hat noch bewusstes Empfinden. Von jedem Punkte der Körperoberfläche und überhaupt von jedem mit sensibler Nervenendigung versehenen Körpertheil aus kann durch geeignete Reize das Thier zu Bewegungen veranlasst werden, welche man als Aeusserungen der Empfindung ansieht. Es gelingt nicht, durch irgendwelche Zerstörung der Rindenschicht des Grosshirns völlige Empfindungslosigkeit in irgend einem Körpertheile herbeizuführen. Die übrigen Eingangspforten, durch welche die Seele mit der Aussenwelt verkehrt, die Sinne des Gesichts, Gehörs, Geruchs und Geschmacks, sind gleichfalls durch eine beliebige Verletzung der Grosshirnrinde nicht dauernd zu verschliessen.

Die Handlungen des Thieres werden noch durch alle diese Sinne bestimmt, aber nicht mehr in normaler Weise. Die Empfindung, sowie sämmtliche Sinne scheinen stumpf. Die Sinneseindrücke werden nur mangelhaft für zweckmässiges Handeln verwerthet. Ein solches Thier vermag sich daher in der Aussenwelt wie an seinem eigenen Körper nur schwer zurecht zu finden.

3) Jeder Hund mit einem namhaften Verlust der Grosshirnrinde beider Halbkugeln zeigt eine dauernde Schädigung der Intelligenz. Ist die Verletzung nicht gross, so verdummt das Thier etwas; beträgt der Substanzverlust jeder Hälfte etwa vier Gramm, so ist die Verdummung schon sehr deutlich, und nach sehr ausgedehnter Zerstörung tritt vollständiger Blödsinn auf.

4) Es ist nicht ausgemacht, ob jedes Stück der Hirnrinde vollkommen gleichwerthig ist. Thiere mit Zerstörung beider Scheitellappen scheinen dauernd stumpfere Empfindung zu besitzen als solche, welche den gleichen Verlust an den Hinterhauptslappen erlitten haben. Dagegen scheint die Verletzung der letzteren eine tiefere, dauernde Sehstörung zur Folge zu haben.

§ 2. Die Hirnganglien.

Die Hirnganglien stehen nicht allein mit der grauen Substanz des verlängerten Markes und des Rückenmarkes und hierdurch mit der Körperperipherie, sondern auch mit den höheren Sinnesorganen in Verbindung. Die graue Substanz des Markes („centrales Röhrengrau") zeigt sich der grauen Substanz der Hirnganglien untergeordnet; letztere ist mit den verschiedenen Bezirken der ersteren mehrfach verbunden; sowohl erregende als hemmende Fasern treten an die Reflexmechanismen des centralen Röhrengraus. Durch diese Verbindungen werden zahlreiche Erregungen, von denen die Hirnganglien durch die höheren Sinnesorgane betroffen werden, auf das Rückenmark übertragen. Diese Verbindungen geben der Thätigkeit des Rückenmarkes einen bestimmten Charakter, der sich beispielsweise in der Coordination der Bewegung äussert. Ausserdem nimmt man an, dass den Hirnganglien auch die Fähigkeit der Zusammenordnung der Empfindung zugeschrieben werden muss und schliesst dieses hauptsächlich aus dem Auftreten jener eigenthümlichen Zwangsbewegungen, die sich nach der Ausrottung der Hirnganglien zeigen. Man deutet nämlich diese Bewegungen als eine Wirkung von Schwindelempfindungen und sagt, dass das Thier jetzt nicht mehr im Stande sei, seinen Körper im Gleichgewichtszustande zu erhalten.

Man unterscheidet folgende Arten von Zwangsbewegungen: 1) Vorwärtsbewegung in der Peripherie eines Kreises, also Drehung um einen entfernteren Mittelpunkt (Reitbahn- oder Manègebewegung); 2) Drehung um die Längsaxe des Körpers (Rollbewegung); 3) Drehung des Vordertheils um das feststehende Hintertheil (Zeigerbewegung). Man beobachtet derartige Bewegungen besonders nach Verletzungen der Streifenhügel, Sehhügel, Brücke, Hirnschenkel und des Kleinhirns.

Das Wenige, was uns über die Function der Hirnganglien bis jetzt Aufklärung zu geben vermag, wollen wir kurz zusammenstellen:

a) Vierhügel. Dieselben stehen sowohl mit dem Opticus- als mit dem Oculomotoriuskern in Verbindung. Reizung der Vierhügel einer Seite bewirkt Verengerung der Pupille auf der gekreuzten Seite; nach Zerstörung der Vierhügel wird diese Erscheinung nicht mehr wahrgenommen (Flourens, Longet, Budge). Reizung der vorderen Vierhügel bewirkt Drehungen beider Augäpfel nach entgegengesetzten Richtungen (Adamük). Zerstörung des vorderen Vierhügels einer Seite hat Erblindung auf der gekreuzten Seite zur Folge (Flourens). Trägt man alle Hirntheile oberhalb der Vierhügel ab, so bleibt noch Bewegungsfähigkeit der Pupille auf Lichtreize bestehen, ja einzelne Handlungen der Thiere lassen darauf schliessen, dass sie noch Gesichtsempfindungen der einfachsten Art haben (Longet, Goltz).

b) Sehhügel. Verletzungen des Sehhügels sind ohne erhebliche Beschädigung anderer Gehirntheile nicht auszuführen. Nach der Zerstörung der Sehhügel werden Reitbahnbewegungen wahrgenommen. Thiere, denen das Grosshirn mit Schonung der Sehhügel zerstört wurde, vermögen den Bewegungen eines Lichtes mit dem Kopfe zu folgen (Longet), man vermuthet deshalb, dass die Sehhügel den Einfluss von Opticuserregungen auf die Coordination der Bewegung vermitteln, dass also die Sehhügel Bewegungen auslösen, die von peripheren Sinneseindrücken beeinflusst werden (Meynert, Nothnagel).

c) Streifenhügel. Nach Zerstörung beider Streifenhügel werden auf sensible Reize heftige Fluchtbewegungen gemacht; das Thier springt schnell und schneller vorwärts, bis es auf ein Hinderniss stösst (Schiff, Nothnagel).

d) Brücke. Einseitige Durchschneidung ihres vorderen Theiles bewirkt intensive Zeigerbewegungen nach der nicht operirten Seite und starke Verkrümmung der Wirbelsäule nach der Seite des Schnittes. Durchschneidung der weiter nach hinten gelegenen Abschnitte hat das Auftreten von Rollbewegungen zur Folge. Zerstört man alle Hirntheile oberhalb der Brücke, so behalten die Thiere ihre aufrechte Stellung bei, äussern auf sensible Reize Schmerzempfindungen und führen zusammengesetzte Fluchtbewegungen aus.

Im Anschlusse an die Hirnganglien wollen wir noch die Bogengänge des Ohrlabyrinthes besprechen. Liegen die halbcirkelförmigen Kanäle auch nicht mehr in der Schädelhöhle und hängen sie mit dem Gehirn auch nur mittelst Nervenfasern zusammen, so gleichen die Störungen, welche nach ihrer Verletzung auftreten, doch so ausserordentlich den eben beschriebenen, dass es geboten ist, dieselben an dieser Stelle zu besprechen. Da nach der Verletzung der Bogengänge sich Schwindelempfindungen äussern (Flourens) und Reitbahnbewegungen wahrgenommen werden, so betrachtet man diese Organe als Gleichgewichtsorgane für die Körperbewegungen (Goltz). Bei partieller Verletzung treten pendelnde

Bewegungen des Kopfes nach der gekreuzten Seite und zwar immer in der Ebene des verletzten Kanals auf. Bei einer Verletzung der horizontalen Bogengänge erfolgt daher ein horizontales Pendeln des Kopfes, bei einer Verletzung der verticalen aber ein Vorwärts- oder Rückwärtswerfen des Kopfes.

Anhang.

Der Schlaf.

Der Einfluss der Seelenthätigkeit auf die Körperfunctionen macht sich nicht continuirlich geltend; es treten vielmehr ziemlich regelmässige Unterbrechungen ein, welche man als Schlaf bezeichnet. Während des Schlafes sind nur die automatischen und reflectorischen Apparate des Centralnervensystems noch in Thätigkeit. Circulation, Respiration, Verdauung, Secretion etc. gehen daher ihren ungestörten Gang. Ist der Schlaf unvollkommen, so können hierneben noch ungeordnete psychische Processe stattfinden, man bezeichnet solche als Träume.

Die Ursachen des Schlafes sind nicht bekannt. Ob der Kräfteverbrauch des ganzen Organismus oder ob nur die Ermüdung des Centralnervensystems einen länger andauernden Ruhe erfordert, ist nicht festgestellt. Es ist nicht sicher bewiesen, dass specielle Zersetzungsproducte des Stoffwechsels (Milchsäure etc.) schlafmachend wirken, wie das Preyer annimmt. Unter den Bedingungen, welche das Zustandekommen des Schlafes begünstigen, ist in erster Linie der Abschluss der Sinneswerkzeuge von äusseren Reizen zu nennen (Pflüger, Heubel, Strümpell).

Der Schlaf der Hausthiere ist sehr leise, sie erwachen beim geringsten Geräusch.

Die Thiere legen sich beim Schlafen meistens nieder; einzelne Pferde schlafen stets stehend.

Vierter Abschnitt.

Entstehung des Organismus.

Einleitung.

Das Individuum fällt nach einer mehr oder weniger langen Lebensdauer dem Untergange anheim; die Erhaltung der Art ist aber dadurch gesichert, dass der Organismus die Fähigkeit besitzt, neue ihm ähnliche Individuen zu produciren, welche seine Rolle übernehmen.

Die Entstehung neuer Organismen ist stets an die Existenz von alten geknüpft; kein Fall des Hervorgehens von Organismen aus unorganisirtem Material (Urzeugung) ist uns bekannt. Die Neubildung von Organismen vollzieht sich entweder so, dass ein alter Organismus in mehrere gleichwerthige Stücke zerfällt, die sich zum Werthe des mütterlichen Organismus entwickeln (Fortpflanzung durch Theilung) oder derartig, dass der ältere Organismus entwickelungsfähige Knospen aussendet, welche entweder mit ihm im Zusammenhange bleiben oder sich von ihm trennen (Zeugung durch Knospung). Besteht die Knospe aus einzelnen Zellen, welche keine organische Verbindung mit dem mütterlichen Organismus mehr besitzen (Eizellen oder Keimzellen), so spricht man von einer Zeugung durch Eibildung.

Die letztgenannte Zeugungsform wird ausnahmslos bei allen höheren Thieren beobachtet. Sie erscheint uns in zweierlei Gestalt; entweder nämlich kann die Eizelle ohne Hinzutritt besonderer Elemente ihre Entwickelung erfahren, alsdann spricht man von ungeschlechtlicher Zeugung oder Parthenogenesis (sie ist nur bei einzelnen Thieren [Bienen, Wespen] beobachtet), oder das Ei muss durch den Zutritt des

Samens erst befruchtet werden (geschlechtliche Zeugung). Das eibildende Organ (Eierstock) und der samenbildende Apparat (Hoden) sind bei den höheren Thieren auf verschiedene Iudividuen vertheilt; das eierstocktragende heisst das weibliche, das hodentragende das männliche Thier; bei vielen niederen Thieren trifft man aber beide auf demselben Individuum an (hermaphroditische Thiere).

Die eigentliche Entwickelungsgeschichte hat sich bis jetzt der physiologischen Forschung ziemlich unzugänglich gezeigt und unter „Entwickelungsgeschichte" versteht man heute noch weiter nichts als die anatomische Beschreibung einer Reihe von Entwickelungszuständen. Nur functionelle Unterschiede allergröbster Art zwischen dem Embryo und dem ausgebildeten Organismus sind bekannt; an genaueren Kenntnissen von der Entwickelung der Functionen fehlt es durchaus. Soll die Entwickelungsgeschichte einer Erklärung zugänglich gemacht werden, so müssen zunächst noch die allernothwendigsten Vorarbeiten erledigt werden; fehlt es doch heute noch völlig an einer Mechanik der Zelle und ist man beispielsweise noch nicht einmal im Stande gewesen, gewöhnliche Zellen, die sich nicht mehr in organischer Verbindung mit dem mütterlichen Organismus befanden, künstlich zu züchten.

§ 1. Der Samen und die Begattung.

Der Samen unserer Hausthiere stellt eine sehr zähe, klebrige, weissliche Flüssigkeit von alkalischer Reaction dar. In dem Zustande, in welchem er entleert wird, ist er kein einheitliches Secret, sondern er besteht aus mehreren Secreten, von denen das wichtigste in den Hoden bereitet wird.

Im Samen trifft man in ausserordentlich grosser Anzahl die sogenannten Samenkörperchen oder Samenfäden an; es sind das mikroskopische Gebilde, die aus einer mehr oder weniger ovalen oder kolbenförmigen Grundsubstanz, dem sogenannten Kopf und aus einem langen Faden, dem Schwanz, bestehen; letzterer pendelt im lebenden Zustande wellenartig hin und her (s. Flimmerbewegung). Durch diese Bewegungen des Schwanzes wird das Samenkörperchen in gerader Richtung nach vorwärts bewegt, bis es durch einen Widerstand seine Richtung ändert. Nach den Untersuchungen von Eisner erfolgen diese Bewegungen mit einer Geschwindigkeit von 0,05 bis 0,15 Mm. in der Secunde. Die Bewegungen der Samenkörperchen, die im Wesentlichen unter denselben Umständen erfolgen und erlöschen wie die Flimmerbewegungen, erhalten sich in den weiblichen Genitalien und deren Secreten sehr lange. Neben den Samenkörperchen findet man als Formbestandtheile des Samens einzelne Wanderzellen und Epithelzellen von der Schleimhaut.

Die wichtigsten chemischen Bestandtheile des Samens sind: Eiweisskörper, Nucleïn, Protamin (eine von Miescher im Samen des Rheinlachses zuerst aufgefundene Base), Lecithin, Cholesterin, Fette, Wasser, Alkalien, Phosphorsäure, Chlor, Kohlensäure. 100 Theile Samen des Pferdes enthalten nach Kölliker 17,94 Theile fester Substanzen und 82,06 Theile Wasser.

Die Samenkörperchen entwickeln sich aus den in den Samenkörperchen des Hodens gelegenen Zellen (Spermatoblasten), welche morphologisch der Eizelle entsprechen. Man nimmt an, dass die Keimzellen innerhalb des Hodens eine Umwandlung erfahren, welche der Furchung des Eies zu vergleichen ist und bei der ihr Inhalt in eine Anzahl Tochterzellen zerfällt, von denen jede zu einem Samenkörperchen auswächst.

Die Bildung des Samens geschieht erst nach eingetretener Geschlechtsreife und erfolgt nicht continuirlich, sondern nur zu gewissen Zeiten. Gewöhnlich erfolgt die Absonderung und Ejaculation des Samens reflectorisch nach Reizung der in der Eichel gelegenen sensiblen Nervenfasern. Vor der Begattung wird der Penis durch starke Blutfüllung erigirt und festgestellt, die schützende Vorhaut hinter die Eichel getrieben; das Thier ist jetzt im Stande, durch Friction des männlichen Gliedes in der Scheide die sensiblen Fasern so lange zu reizen, bis durch reflectorische Erregung die Ejaculation des Samens erfolgt. Die Beförderung des Samens nach aussen geschieht durch peristaltische Bewegungen der in den Wandungen der Samenleiter und Samenblasen gelegenen glatten Muskeln; durch diese gelangt der Samen bis in die Harnröhre, wo er durch plötzliche und mehrmals sich wiederholende Contraction der an die Schwellkörper sich ansetzenden Musculi bulbo und ischio-cavernosi nach aussen gespritzt wird. Die Erection des Penis kommt durch starke Füllung der ein communicirendes Höhlensystem bildenden cavernösen Körper zu Stande. Die Blutfüllung dieser Organe geschieht auf Reizung der gefässerweiternden Nervi erigentes (s. Gefässdilatatoren). Im Lendenmark liegt ein Centrum für die Nervi erigentes, nach dessen Zerstörung beim Hunde Goltz keine Erection mehr zu Stande kommen sah. Dieses Centrum steht mit dem Gehirn in Verbindung; durch Reizung der Pedunculi cerebri, des Halsmarkes, ferner durch gewisse psychische Zustände wird Erection bewirkt (Budge, Eckhard).

Bei den Hausthieren begatten sich für gewöhnlich nur Thiere derselben Art, nur ausnahmsweise auch Thiere nahestehender Arten untereinander; z. B. Pferde mit Eseln, Hunde mit Wölfen und Füchsen, Schafe mit Steinböcken, Ziegen mit Gemsen, Kaninchen mit Hasen. Auf diese Weise entstehen Bastarde, die in Betreff ihres Körperbaues und der übrigen Eigenschaften eine Zwischenstufe zwischen den beiden Eltern einnehmen. Die Bastarde sind in der Regel unfruchtbar; Leporiden pflanzen sich indessen sehr leicht fort; Tschudi berichtet auch über die Fortpflanzung der Bastarde von Hund und Fuchs, sowie von Ziegen und Steinbock. Häufig verlieren Bastarde erst in der 3. oder 4. Generation ihre Vermehrungsfähigkeit, z. B. diejenigen von Hund und Schakal und diejenigen von Hund und Wolf (Flourens). Solche weibliche Bastarde, die von gleichen männlichen Thieren nicht befruchtet werden können, verhalten sich gegenüber reinen männlichen Thieren, die an der Bastardbildung Antheil haben, ganz anders; Maulthierstuten können sowohl von männlichen Eseln als Pferden befruchtet werden, indessen kommt es hier fast niemals zur völligen Entwickelung des Fötus, sondern die Thiere verwerfen auf einer gewissen Stufe der Trächtigkeit (Aristoteles).

Die weiblichen Thiere gestatten nur zur Zeit der Brunst den Coitus. Bei der Begattung erhebt sich das männliche Thier auf die Hinterbeine, lässt sich mit seinem Vordertheil auf dem weiblichen Thiere nieder und schiebt jetzt den eregirten Penis so lange in der Scheide hin und her, bis eine Ejaculation erfolgt. Nach stattgehabter Samenentleerung lässt die Erection bald nach (beim Hunde hält sie noch längere Zeit, $^1/_4$ bis 2 Stunden an, weil der Rückfluss des Blutes aus den Schwellkörpern dadurch gehindert ist, dass die weiblichen Genitalien den Grund der Ruthe ungemein innig umfasst halten) und es stellt sich eine Ermattung der Thiere ein. Die Thiere können mehrmals täglich den Coitus vollziehen. Pferde können sich schon mit 1 bis $1^1/_2$ Jahren, Rinder noch etwas früher mit Erfolg begatten; indessen ist es zur Erzielung einer tüchtigen Nachkommenschaft wünschenswerth, die Begattung erst dann vor sich gehen zu lassen, nachdem der Körper seine vollständige Ausbildung erfahren hat.

§ 2. Das Ei und die Befruchtung.

Das weibliche Ei entstammt dem Eierstock. Die anatomischen Handbücher lassen dieses Organ zuerst vom Peritoneum überzogen sein, diesem folge eine besondere Haut, die Tunica albuginea, und dann erst komme das eigentliche Eierstocksstroma, welches in zwei scharf getrennte Abtheilungen, die Rindenschicht und die Markschicht zerfalle. Diese Beschreibung entspricht nicht der Wirklichkeit. Die Ovarien der Säugethiere besitzen keinen Peritonealüberzug; sie haben weder eine bindegewebige Serosagrundlage, noch ein einfaches Peritonealepithel (Waldeyer). Verfolgt man die Blätter der Ligamenta lata bis dahin, wo sie in der Nähe des Hilus an den Rand des Eierstockes herantreten, so bemerkt man eine feine, etwas unregelmässig verlaufende Linie, die sich rings um den Umfang des Eierstockes herumzieht; sie stellt die Grenzlinie für das Peritoneum dar und ist selbst bei sehr kleinen Säugethieren (z. B. Meerschweinchen) mit Deutlichkeit nachzuweisen. An dieser Stelle ist der Eierstock glatt und glänzend; die Hauptmasse der Oberfläche der Ovarien aber erscheint matt und nicht glänzend; auf ihrer Oberfläche persistirt von der frühesten Entwickelung her ein ächtes Schleimhautepithel; nirgends gelangte das bindegewebige Substrat nackt zu Tage und es konnte sich deshalb keine seröse Grenzfläche mit Endothelbekleidung ausbilden. Die Ovarien liegen deshalb in Wirklichkeit intra saccum peritonei (Waldeyer). Der Ovarialüberzug zeigt je nach der Thierspecies bald pflasterförmige, bald mehr cylindrische Epithelzellen.

Das Verhalten des Ligamentum latum zu dem Eierstocke ist bei den verschiedenen Säugethierarten verschieden; es bildet eine mehr oder weniger vollständige Kapsel oder Tasche um denselben. Beim Rinde lässt Waldeyer das Ligamentum sich wie das Dach eines halbverdeckten Wagens von oben her über das Ovarium vorwölben; die Tube verläuft stark geschlängelt in der Wand dieses Daches, das man passend als „Eierstockszelt“ bezeichnen könnte und mündet ziemlich in der Mitte des freien Randes aus. Der ganze freie Rand, der um das Ovarium einen ziemlich hohen Bogen schlägt, ist von einem gefranzten, rinnenförmigen, wimpernden Schleimhautsaum eingenommen, der hier den Tubentrichter vertritt und unmittelbar auf die Oberfläche des Eierstockes übergeht.

Können wir den Ovarien einen Peritonealüberzug nicht zuschreiben, so entsteht jetzt die Frage, wie weit die Angaben über die sogenannte Albuginea der Wirklichkeit entsprechen. Auf einer gewissen Stufe der Entwickelung vermag man unter dem Epithel 3 verschiedene Schichten von Bindegewebsfasern zu verfolgen, die man als Albuginea beschrieben hat. Die dritte Schicht tritt nicht sehr deutlich hervor und geht in die tieferen Bindegewebslagen des Eierstockes über. Bei jungen Thieren ist eine grosse Anzahl von Follikeln unmittelbar unter dem Epithel gelagert; man kann daher die ganze Albuginea als das Resultat einer Umwandlung der Bindegewebszüge ansehen, die an den peripheren Gewebsschichten des Ovariums eintritt, wenn die Follikel sich mehr und mehr von da zurückziehen (Waldeyer).

Die Hauptmasse der Ovarien zerfällt in Rinden- und Markschicht, die man aber wohl besser ihrer Bedeutung nach als Parenchymschicht und Gefässschicht bezeichnet. Im embryonalen Zustande sind diese zwei Schichten plattenförmig gelagert. Unter Berücksichtigung des oben beschriebenen Ovarialepithels sowie der Textur der beiden Lagen müssen wir vom morphologischen Standpunkte aus die Parenchymschicht mit dem sie bekleidenden Epithel der mit Epithel bekleideten drüsenführenden Mucosa, die Gefässchicht aber als das Stratum submucosum betrachten (Waldeyer).

In der Parenchymschicht liegen nun die sogenannten Graaf'schen Follikel oder Eierstocksbläschen. Dieselben befinden sich auf verschiedenen Stadien der Entwickelung; an den ältesten unterscheidet man seit v. Baer eine aus zwei Lagen bestehende bindegewebige Hülle. Die äussere Lage ist die Tunica fibrosa, die innere die Tunica propria; Kölliker vergleicht die beiden sehr treffend mit den zwei Schichten eines muskelfreien Drüsenausführungsganges. Die innere Schicht ist viel gefässreicher als die äussere und enthält eine Menge spindelförmiger und rundlicher Zellen, welche den farblosen Blutkörperchen gleichen. Der Inhalt eines reifen Follikels setzt sich zusammen aus dem Liquor folliculi, der Membrana granulosa mit dem Keimhügel (Discus proligerus) und dem Ei. Die Follikelflüssigkeit ist in chemischer Hinsicht noch sehr wenig bekannt; durch Untersuchungen Waldeyer's, der den Liquor folliculi von Kühen in grösserer Menge gewann, stellt dieser eine klare, leicht gelblich gefärbte, zähe Flüssigkeit von alkalischer Reaction dar, die einen eigenthümlichen Eiweisskörper, das Paralbumin[1] enthält.

Die Membrana granulosa bildet ein Epithel, welches bei reifen Follikeln aus mehreren Lagen besteht, von denen die äusserste, der Membrana propria zunächst aufliegende Schicht aus regelmässigen, kernhaltigen, kurzcylindrischen Zellen zusammengesetzt ist. Die weiter nach innen gelegenen Schichten sind weniger regelmässig und bestehen aus weichen, aneinander klebenden Zellen, deren Protoplasma sich leicht in lange Fäden ausziehen lässt. Ausser diesen noch wohl erhaltenen Zellen trifft man in den innersten Lagen auch sehr viel verkümmerte Formen, Zellentrümmer verschiedener Grösse, freie Kerne, dann Zellen, deren

[1] Das Paralbumin wurde von Scherer in pathologischen Ovarialcysten als besonderer Eiweisskörper unterschieden. Derselbe weicht vom Serumalbumin in zwei wichtigen Eigenschaften ab: 1) durch die Löslichkeit des flockigen Alkoholniederschlages in Wasser, 2) durch das höchst unvollständige Coaguliren des Körpers beim Kochen nach vorherigem Ansäuern mit Essigsäure. Die Flüssigkeit bleibt hier stets trübe und lässt sich durch Filtration nicht klären.

Protoplasma aufgequollen und in Verflüssigung begriffen erscheint. Unzweifelhaft wird man die zähen Paralbuminlösungen als metamorphosirtes gequollenes und gelöstes Zellprotoplasma betrachten müssen. Die Keimscheibe stellt nur eine besondere Anhäufung von Zellen der Membrana granulosa dar und ist eine dem Säugethiere eigenthümliche Bildung. Am besten ausgebildet trifft man sie an den kleinen und mittelgrossen Follikeln. Es ist sehr fraglich, ob für den Discus ein bestimmtes Lagerungsverhältniss besteht, wie es die Handbücher der Anatomie beschreiben. In den Keimhügel eingebettet ist nun das Ei. Zunächst um

Fig. 35.

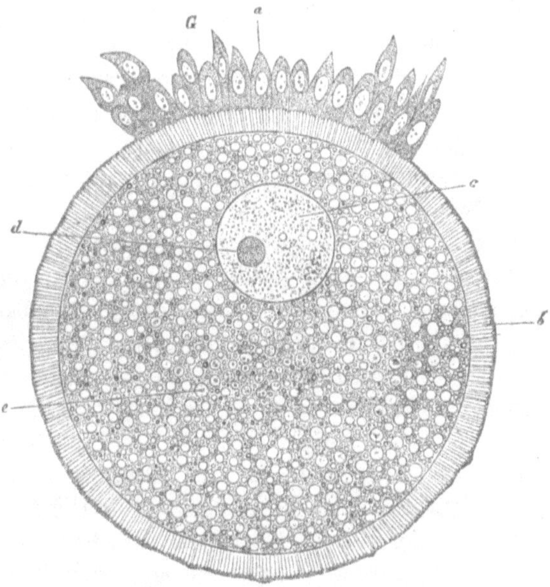

Ei des Kaninchens nach WALDEYER.

das Ei herum zeigt der Discus ganz regelmässige Cylinderzellen, die wie ein Epithel der Zona pellucida des Eies aufsitzen.

Am Ei unterscheidet man eine Hülle und einen Inhalt. Die Hülle wird als Zona pellucida beschrieben. Da ihre Grenze gegen die Zellen des Discus keineswegs scharf, sondern vielfach gezackt erscheint und da Thieren, denen ein Discus fehlt, auch keine Zona pellucida zukommt, so liegt es nahe, die Zona für ein sich consolidirendes Abscheidungsproduct der zunächst um das Ei gelegenen, epithelartig angeordneten Zellen des Discus zu halten, sie also nicht als Zellmembran, sondern als eine von aussen hinzutretende umhüllende Lage aufzufassen. Die Zone des reifen Eies ist stets fein radiär gestreift (Waldeyer). Den Inhalt des Eies bezeichnet man als Dotter (Vitellus); er ist von der Zona scharf abgegrenzt und besteht im ganz frischen Zustande aus grösseren hellen Körperchen, die dicht gruppirt sind und aus äusserst feinen dunklen Körnern. Beiderlei Gebilde sind ziemlich regelmässig derartig angeordnet, dass ein Kranz von feinen Körnern um ein helles Körperchen entsteht (Klebs). In dem Dotter befindet sich das Keimbläschen (Vesicula germinativa), welches sich gegen die Dottermasse durch einen scharfen Contour, der bei starker Vergrösserung doppelt erscheint, absetzt und also mit einer membranösen Hülle versehen ist. Den Inhalt des Keimbläschens bildet eine sehr feinkörnige Masse, in welcher man ein rundes, blassgraues Gebilde, den Keimfleck (macula germinativa) antrifft. Wenn man die einzelnen Eitheile deuten will, wenn man untersuchen will, ob das Ei eine einfache Zelle oder eine complicirtere Bildung ist, so muss man die Entwickelung des Eies berücksichtigen. Waldeyer hat gezeigt, dass die Eier sowohl als die Follikelepithelzellen direct vom Keimepithel, d. h. vom Oberflächenepithel des Eierstocks abstammen, dass die Bildung des Eierstocks sich im Wesentlichen als eine gegenseitige Durchwachsung des bindegewebigen vascularisirten Stromas und des Keimepithels darstellt, in Folge deren rundliche Zellen in das bindegewebige Stroma eingebettet werden. Diese Zellen lassen bald eine Verschiedenheit erkennen, indem ein Theil derselben unter Grössenzunahme zu Eiern auswächst, Primordialeier, während der andere seine ursprüngliche Grösse beibehält und durch vielfache Theilungsvorgänge noch kleinere Zellen, die späteren Follikelepithelzellen, erzeugt. Ein genetischer Unterschied zwischen Primordialeiern und Follikelepithelzellen besteht somit nicht; das Keimepithel ist die gemeinsame Quelle für beide. Aber wir sehen auch, dass der erste Ursprung der Eier nicht in den Ovarien gesucht werden kann, sondern dass er weiter zurück datirt bis zu den Anfängen embryonaler Bildung. Der Eibildungsvorgang ist schon vor der Geburt ganz abgelaufen (Bischoff). Gewahren wir am Primordialei ein membranloses Zellprotoplasma, einen Kern und ein Kernkörperchen und sehen wir es aus einer Epithelzelle hervorgehen, so können wir es als einfache Zelle bezeichnen. Ganz anders gestaltet es sich aber mit dem reifen Ei. Dieses ist nicht durch einfaches Wachsthum aus dem Primordialei hervorgegangen und sein Protoplasma hat nicht die Membran erzeugt; Bestandtheile des Follikelepithels sind vielmehr durch Apposition in das Primordialei gelangt, schon die blosse Zona ist ein Auflagerungsproduct; das reife Ei ist deshalb keine einfache Zelle, sondern eine complicirtere Bildung (Waldeyer).

Zu gewissen Zeiten lösen sich nun die reifen Eier von den Ovarien los, indem die Grösse und Spannung einzelner Follikel durch Vermehrung ihres flüssigen Inhaltes derartig anwächst, dass die Wandungen derselben platzen und die Eier auf die Oberfläche der Ovarien getrieben werden. Die Lösung der Eier ist mit einer Reihe von Erscheinungen verknüpft, deren Gesammtheit man mit dem Ausdruck Brunst belegt. Die Brunst äussert sich durch vermehrte Röthe der Scham und Scheide, zeitweise Erectionen der Clitoris, Ausfluss einer mit mehr oder weniger Blut (reichlicher Blutabgang, eine Art Menstruation, wird namentlich bei Kühen beobachtet) vermengten Schleims aus den Genitalien, eine eigenthümliche Unruhe und Aufregung, verminderte Fresslust, Annäherung an das männliche Geschlecht. Brünstige weibliche Thiere besitzen einen eigenthümlichen Geruch, durch welchen die männlichen angezogen werden. Die Dauer der Brunst ist je nach der Thierart etwas verschieden; bei der Stute dauert sie durchschnittlich 1 bis 2, bei den Wiederkäuern 1 bis 4, bei der Sau und der Hündin 6 bis 8 Tage. Bei den grösseren Hausthieren wird die Brunst in der Regel nur im Frühjahr beobachtet; bei kleineren zeigt sie sich nicht selten zweimal und häufiger; beim Schaf fällt die Brunstzeit in den Herbst. Bei nicht erfolgter Befruchtung stellt sich die Brunst alle 3 bis 4 Wochen wieder ein, jedoch im Frühjahr und Sommer regelmässiger als zu anderen Zeiten. Die weiblichen Thiere dulden den Coitus nur zur Brunstzeit. Nach der Lösung des Eies verändert sich die geplatzte Follikelwandung, welche in der Regel ein mehr oder weniger grosses Quantum Blut einschliesst, durch Zellenwucherung in der Weise, dass hierdurch die „Corpora lutea" entstehen. Dieselben stellen bindegewebige Narben mit Hämatoidinkrystallen dar und bilden Vertiefungen auf der Oberfläche der Ovarien, die oftmals 3 bis 4 Mm. betragen.

Nur das befruchtete Ei ist entwicklungsfähig. Die Befruchtung erfolgt bei dem Zusammentreffen des reifen Eies mit dem Samen und sie ist ganz unzweifelhaft auf das Eindringen bestimmter Theile des männlichen Samens in das Ei zurückzuführen. Für diese Anschauung spricht das Auftreten von Samenkörperchen im Innern des Eies. Bei zahlreichen niederen Thieren ist für das Eindringen der Samenbestandtheile in das Ei eine besondere Oeffnung, eine Mikropyle (Kehrer), vorhanden, bei den Säugethieren besitzt die Zona pellucida zahlreiche feine Porenkanälchen und zeigt eine zarte radiäre Streifung. Das Säugethierei wird in der Regel im Eileiter befruchtet, doch kann eine Befruchtung auch auf den Eierstöcken selbst stattfinden, denn man findet bei Hunden nach der Begattung häufig die Oberfläche der Ovarien mit Samenfäden bedeckt (Bischoff). Das Ei gelangt von den Ovarien in die Tuben, indem sich der gefranzte Rand der letzteren der

Ovarialoberfläche derartig anlegt, dass er kelchartig den Follikel umfasst. Nach dem Platzen des Follikels rückt es mit Hilfe des Flimmerstromes und der peristaltischen Bewegungen der Tuben allmählich gegen den Uterus vor und trifft auf dieser Wanderung mit den Samenfäden zusammen, welche sich mit so bedeutender Kraft nach vorwärts bewegen, dass ihnen der nach aussen gerichtete Wimperstrom kein erhebliches Hinderniss in den Weg stellt.

Die Zahl der sich lösenden und zur Befruchtung gelangenden Eier ist bei den verschiedenen Hausthieren sehr verschieden, bei Stuten und Kühen löst sich in der Regel nur ein Ei (doch wurden beim Rinde schon bis zu 15 Embryonen im Uterus angetroffen), bei den kleineren Wiederkäuern 1 bis 4, bei Schweinen und Hunden 1 bis 20, bei Katzen 1 bis 8 Stück. Das Ei gebraucht 3 bis 8 Tage, ehe es vom Ovarium in den Uterus gelangt ist.

Mitunter wird das Ei auf dem Eierstocke befruchtet, wird aber nicht von den Tuben aufgenommen, sondern bleibt entweder auf dem Ovarium sitzen (Ovarialschwangerschaft) oder gelangt in die Bauchhöhle (Abdominalschwangerschaft).

Man spricht von einer Ueberschwängerung (Superfoecundatio), wenn Eier derselben Reifungsperiode von verschiedenen männlichen Thieren befruchtet werden, so dass das weibliche Thier Junge verschiedener Väter wirft, wie dies bei Hunden häufiger beobachtet wird. Oken theilt mit, dass eine Stute zunächst ein Maulthierfohlen und eine halbe Stunde später ein Pferdefohlen gebar.

Als Ueberfruchtung (Superfoetatio) bezeichnet man die Entwickelung von Keimen verschiedenen Alters.

§ 3. Die ersten Entwickelungsvorgänge im befruchteten Ei.

Die Entwickelung des Eies beginnt mit der durch Theilung erfolgenden Production einer grossen Anzahl von membranlosen zelligen Elementen, welche als Baumaterial für den werdenden Embryo dienen. Diese Zelltheilung bezeichnet man als die Furchung des Eies.

Man hat bisher die Furchung durch eine fortschreitende Kerntheilung mit nachfolgender Theilung des Protoplasmus zu erklären gesucht; neuere Arbeiten, namentlich diejenigen von Auerbach, haben aber gezeigt, dass der Furchungsvorgang unter wesentlich anderen Erscheinungen verläuft und dass er in mikroskopischer Hinsicht vollständig mit den Theilungsvorgängen an anderen Zellen, wie sie von Strassburger, Schleicher, Flemming u. A. beschrieben wurden, übereinstimmt.

Wie jede Zelltheilung, so beginnt nämlich auch die Furchung des

Eies mit einer Auflösung des Kernes. Das Keimbläschen entspricht mikroskopisch vollständig den Kernen der übrigen Zellen. Am ruhenden Keimbläschen unterscheidet man wie am ruhenden Kerne der gewöhnlichen Zellen einen scharfen doppelten Contour, also eine Kernmembran, und einen innerhalb dieser Hülle gelegenen Inhalt, der besteht 1) aus einer homogen erscheinenden blassen Masse, 2) aus grösseren und kleineren in dieser Masse liegenden Fäden und Körnchen. Eines dieser Körnchen ist besonders charakterisirt, der Keimfleck, das Kernkörperchen. Die Stäbchen und Körnchen lassen keine Regelmässigkeit in der Anordnung erkennen. Die Kerne der lebenden Zelle stellen nicht regelmässige runde oder elliptische Gebilde dar, sondern zeigen vielfache Einbuchtungen und Bewegungserscheinungen. Vor dem Beginn der Theilung wird der Kern reicher und reicher an glänzenden Bestandtheilen; die Körner und Stäbchen liegen jetzt der Kernmembran so dicht an, dass diese ihre Glattrandigkeit einbüsst und ein höckeriges Aussehen bekommt. Bald nun löst sich die Membran, indem sie in zahlreiche Stücke zerfällt, welche den Fäden und Stäbchen des Kerninhaltes nicht unähnlich sind. Eine Volumzunahme des Kernes vor seiner Lösung wird nicht beobachtet. Mit der Lösung des Kernes treten nun eigenthümliche „karyolitische“ Figuren auf, welche auf mehr oder weniger regelmässige Anordnungen der nach dem Zerfall des Kernes frei im Protoplasma liegenden Stäbchen und Körnchen zurückzuführen sind. Häufig zeigen die Stäbchen eine radiäre Anordnung, alsdann entstehen sternförmige Bilder, häufig aber ist von einer regelmässigen Gruppirung überhaupt nicht die Rede. Man nimmt an den Stäbchen und Körnchen eigenthümliche Bewegungen wahr, in Folge derer die alten Bilder schnell vergehen um neuen Platz zu machen. Auf einer gewissen Stufe der Entwicklung sieht man nun, wie die Stäbchen sich plötzlich mehr oder weniger parallel legen und dass jetzt eine elliptische Lagerung derselben entsteht. Aus dieser Anordnung gehen wie mit einem Schlage zwei getrennte Hälften hervor, die nur noch durch einzelne zarte Fädchen zusammenhängen. Dann erfolgt schnell die Verschmelzung der einzelnen Bestandtheile der beiden Hälften zu zwei neuen Kernen. Die Kerne lösen sich dann wieder, indem sie die Bildung von doppelt so vielen neuen Kernen veranlassen, und so geht es fort, bis die Furchung vollendet ist.

Bei der Furchung theilt sich nun der Dotter zunächst in 2, diese in 4, diese in 8, dann 16, 32, 64 u. s. w. Kugeln, ohne dass eine Volumzunahme der eigentlichen Dottermasse stattfände; hieraus folgt, dass die Zellen mit der fortschreitenden Theilung immer kleiner und kleiner werden. Liegen die ersten Kugeln noch regelmässig angeordnet, so ist das in Fig. 38 bereits nicht mehr der Fall. Auf einer gewissen

Stufe der Entwicklung erscheint die Oberfläche des Eies ganz höckrig und gleicht etwa einer Brombeere (Fig. 39), endlich werden die Furchungskugeln so klein, dass die Oberfläche wieder glatt erscheint und dass man das Ei auf den ersten Blick von einem nicht gefurchten nicht zu unterscheiden vermag; bei genauerer Untersuchung erkennt man indessen mit Leichtigkeit die kleinsten Furchungskugeln, deren Grösse nach BISCHOFF zwischen 20 und 25 μ beträgt.

Fig. 36.

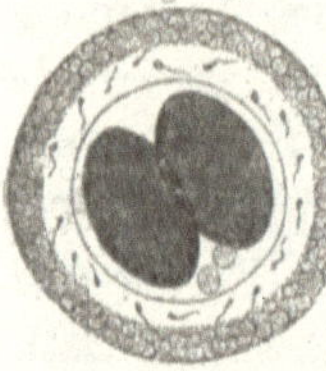

Fig. 37.

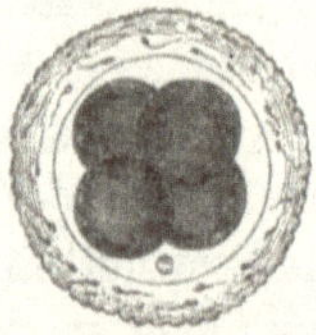

Fig. 38.

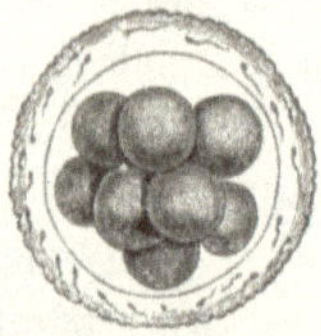

Fig. 39.

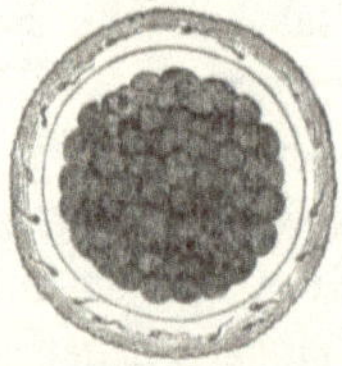

Eier aus dem Eileiter des Hundes nach BISCHOFF.

In den nebenstehenden Abbildungen gewahrt man ausser den Samenfäden auf der Zona pellucida noch rundliche Gebilde in der Zona, welche neben den Furchungskugeln liegen. Sie sind von der Granulosa aus eingewandert (HIS) und verflüssigen sich. Ob sie eine Bedeutung für die Furchung und die Entwicklung des Embryo haben, ist nicht wahrscheinlich.

§ 4. Die Bildung der Keimblase und des Fruchthofes.

Gelangt das Ei nach Beendigung des Furchungsprocesses in den Uterus, so vergrössern sich rasch die oberflächlich gelegenen Furchungskugeln, erhalten scharfe Begrenzungen und eine polygonale Gestalt. Innerhalb der Dotterhaut bildet sich auf diese Weise eine einzige Schicht mosaikartig angeordneter Zellen, einem einfachen Pflasterepithel nicht unähnlich (s. Fig. 40). Diese einschichtige Membran nun bezeichnet man nach BISCHOFF als die Keimblase, Vesicula blastodermica. In ihrem Inneren befindet sich die centrale Masse der Furchungskugeln und eine spärliche Menge von Flüssigkeit. Die Blase hebt sich nach einiger Zeit an einer Seite mehr ab, ihre Elemente wachsen und vermehren sich; es tritt dann immer mehr Flüssigkeit zwischen sie und den Rest der Furchungskugeln und dieser Rest wird endlich an eine Seite der Blase gedrängt

Fig. 40.

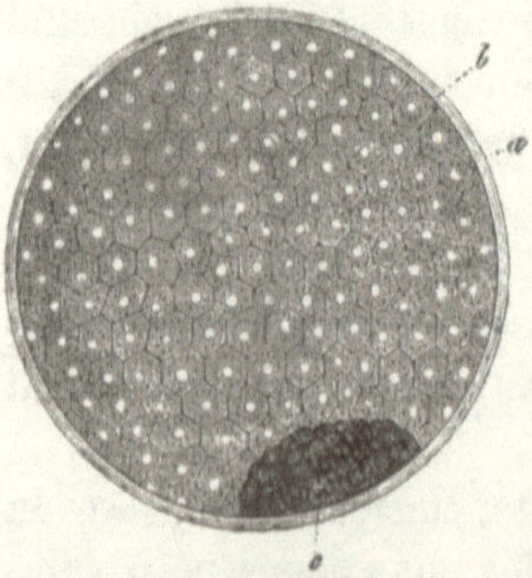

Kaninchenei aus dem Uterus. Innerhalb der Zona pellucida *a* die einschichtige Keimblase, *b* und im Innern derselben ein Rest nicht verbrauchter Furchungskugeln *c*. Nach KÖLLIKER.

(Fig. 40), wo er bald eine halbkugelig nach innen vorspringende Masse, später mehr eine scheibenförmige Schicht bildet, deren Elemente als noch unveränderte Furchungskugeln anzusehen sind (Kölliker).

Die Keimblase wächst jetzt sehr rasch, ihre Zellen werden immer deutlicher und in ihrem Innern tritt immer mehr Flüssigkeit auf, die nach Kölliker's Anschauung unzweifelhaft vom mütterlichen Organismus, also vom Uterus, stammt. Hat die Blase eine bestimmte Grösse erreicht, so erscheint an einer Stelle derselben ein runder weisslicher Fleck, der Fruchthof oder der Embryonalfleck (Area germinativa) (Fig. 41), der Bau der Keimblase in der Umgebung des Embryonalfleckes ist nach einiger Zeit doppelblätterig; die Keimblase spaltet sich an dieser Stelle in ein Ectoderm und ein Entoderm; ersteres ist weit dicker als letzteres. Was den Bau des Embryonalfleckes selbst betrifft, so setzt er sich gleichfalls aus diesen beiden Schichten (s. Fig. 42) zusammen. Das Entoderm wächst nun immer weiter gegen den dem Embryonalfleck gegenüberliegenden Pol der Blase hin, der Eifleck selbst wird grösser (Fig. 43)

Fig. 41.

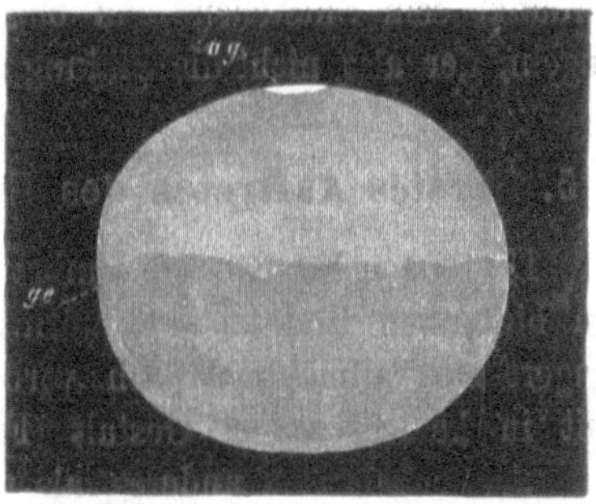

Ei des Kaninchens aus dem Uterus, 7 Tage alt und 3,47 Mm. lang. Seitenansicht mit Weglassung der äusseren Eihaut. *ag* Embryonalfleck; *ge* Grenze des Entoderma oder die Linie, bis zu welcher die Keimblase doppelblätterig ist. Vergr. 10. Nach Kölliker.

Fig. 42.

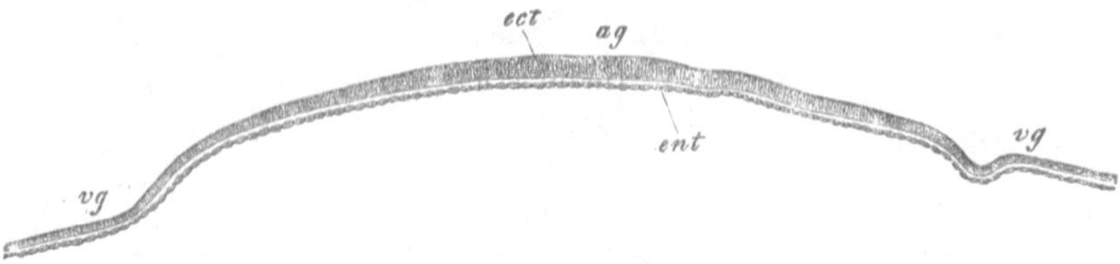

Durchschnitt durch den noch runden Embryonalfleck eines Kanincheneies von 7 Tagen. *ag* Fruchthof; *vg* Keimblase; *ent* Entoderma; *ect* Ectoderma. Vergr. 80. Nach Kölliker.

Fig. 43.

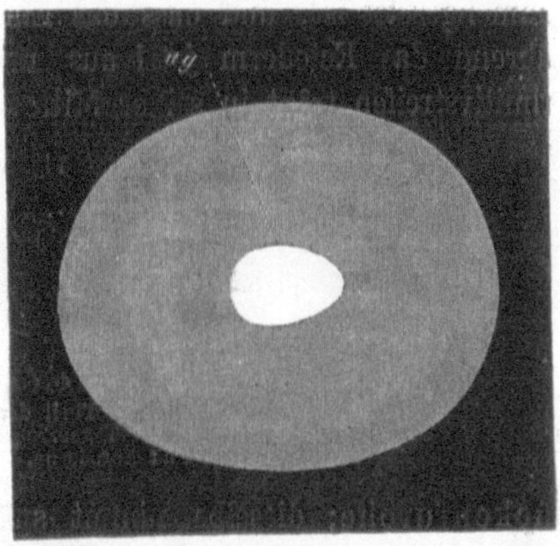

Ei des Kaninchens mit Weglassung der äusseren Eihaut. 7 Tage alt, 4,4 Mm. lang. *ag* Embryonalfleck. Vergr. 10. Nach Kölliker.

und nimmt eine birnförmige Gestalt an; bald ist die Blase ganz und gar zweiblätterig geworden.

Was die Entstehung des Embryonalfleckes betrifft, so ist sein Auftreten auf eine Verdickung des Ectoderm zurückzuführen. Das Entoderm verdankt sein Entstehen dem oben beschriebenen Rest der Furchungskugeln, der also nicht die Bildung des Embryonalfleckes veranlassen kann.

§ 5. Erstes Auftreten des Embryo auf dem Embryonalfleck.

Die ersten Formen des Embryo zeigen sich als rundliche Verdickung am hintersten Ende des birnförmigen Embryonalfleckes. Dieselbe verlängert sich allmählich nach vorn und erscheint zu einer bestimmten Zeit in keulenförmiger Gestalt (Fig. 44). Diese Verdickung ist nichts anderes, als die erste Andeutung des in Fig. 45 dargestellten **Primitivstreifens** (Kölliker). Der Primitivstreifen entsteht durch eine eigenthümliche Wucherung des Ectoderma; das Entoderma ist an seiner Bildung gar nicht betheiligt. Auf Querschnitten durch den Primitivstreifen (s. Fig. 46) erkennt man mit Leichtigkeit, dass auch dieses Gebilde nur aus den zwei bereits bekannten Häuten zusammengesetzt ist, und dass das Entoderm ganz unverändert erscheint, während das Ectoderm jetzt aus mehreren Zellenlagen besteht. Der Primitivstreifen trägt in seiner Mitte eine rinnenförmige Vertiefung, die

Fig. 44.

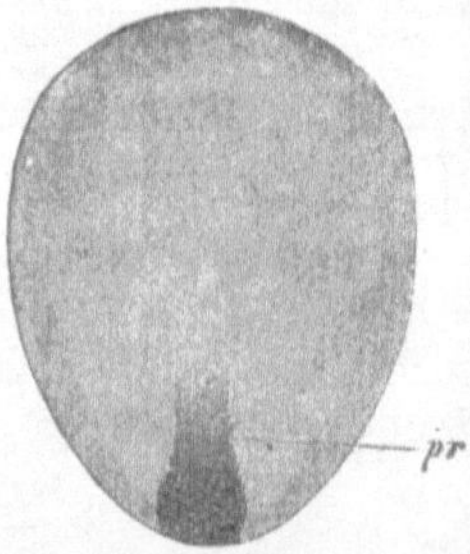

Embryonalfleck eines 7 Tage alten Kanincheneies. Länge des Embryonalfleckes 1,61 Mm. *pr* erste Anlage des Primitivstreifens. Vergr. 30. Nach Kölliker.

Fig. 45.

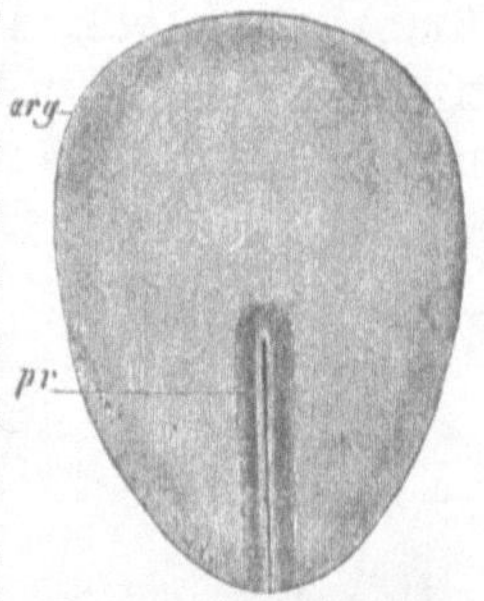

Embryonalfleck eines Kanincheneies von 8 Tagen. Länge des Embryonalfleckes 1,73 Mm. *pr* Primitivstreifen mit Rinne. Vergr. 22. Nach Kölliker.

Fig. 46.

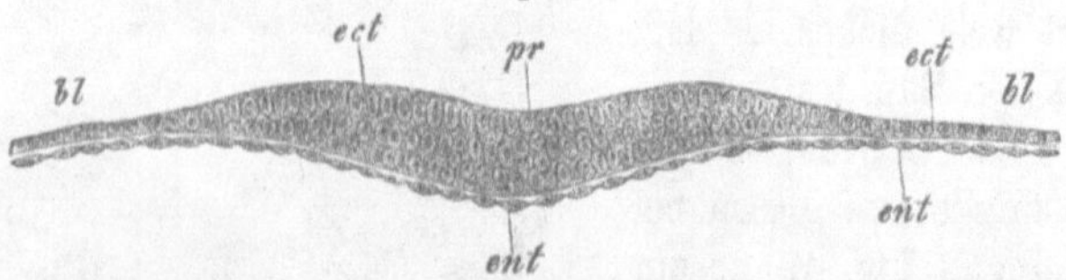

Querschnitt durch den dickeren Theil der ersten Anlage des Primitivstreifens eines Kanincheneies von 7 Tagen. *pr* Primitivstreifen; *bl* Keimblase; *ect* Ectoderma; *ent* Entoderma. Vergr. 105. Nach Kölliker.

Rückenfurche; dieselbe nimmt später die ganze vordere Hälfte der Embryonalanlage ein (s. Fig. 47). Bald erscheint der Fruchthof ganz und gar als Embryonalanlage. Vom Primitivstreifen aus, der allmählich undeutlich wird (Fig. 47), tritt nun ein drittes Blatt, das Mesoderma, zwischen Ectoderma und Entoderma; durch Wucherung geht es allmählich über den ganzen Embryonalfleck und pflanzt sich auch auf die Keimblase fort. Das mittlere Keimblatt geht aus den Seitentheilen des durch Wucherung des Ectoderma entstandenen Primitivstreifens hervor.

Fig. 47.

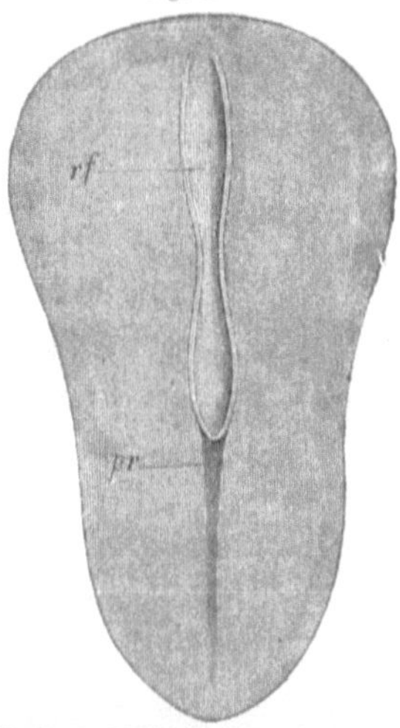

Embryonalfleck od. Embryonalanlage eines Kanincheneies von 8 Tagen 4 Stunden. *rf* Rückenfurche; *pr* Primitivstreifen. Vergr. 20. Nach Kölliker.

Die drei beschriebenen Blätter bilden das Material, aus dem der Embryo sich aufbaut. Der Function entsprechend bezeichnet Remak das Ectoderm als sensorielles Blatt, das Mesoderm als motorisch-germinatives Blatt, das Entoderm als tropisches oder Darmdrüsenblatt. Es gehen nämlich hervor: 1) aus dem sensoriellen Blatte: die ganze äussere Haut mit ihren Drüsen, Nervenendigungen und Anhängen und das Centralnervensystem, 2) aus dem Mesoderm: die Knochen, Muskeln, Bindesubstanzen, die peripheren Nerven, die Blutgefässe, die Harn- und Geschlechtswerkzeuge, 3) aus dem Darmdrüsenblatte: das Epithel des Darmrohres mit seinen ganzen Einstülpungen, die Darmanhangdrüsen, das Lungenepithel, das Blasenepithel.

§ 6. Der Aufbau des Embryo aus den Keimblättern.

1) Aeusseres Keimblatt. Wir lernten bereits die Rückenfurche als eine rinnenförmige Vertiefung auf dem Primitivstreifen kennen. Bei fortschreitender Entwicklung wird nun die Furche immer tiefer und tiefer, zu beiden Seiten derselben erheben sich Längswülste, die sog. Rückenwülste, die sich immer mehr und mehr erheben, bis ihre freien Ränder zusammenwachsen und auf diese Weise das Medullarrohr erzeugen. Die peripherischen Theile des Ectoderms, die sich mehr und mehr abgesondert haben, und die man jetzt als Hornplatten bezeichnet, nehmen an der Bildung des Medullarrohres keinen Antheil, sondern ziehen sich über das Medullarrohr weg. Aus dem Medullarrohr entwickeln sich Gehirn und Rückenmark, sein Lumen erzeugt den Centralkanal, die Silvi'sche Wasserleitung und die Hirnventrikel. Aus den Hornplatten geht die gesammte Epidermis einschliesslich der Haare, Krallen, Hufe, Hörner etc. hervor; ausserdem entwickeln sich aus ihnen die

epithelialen Auskleidungen der Mund- und Nasenhöhle, sowie des Ohrlabyrinthes einschliesslich der hier mündenden Drüsen, wie Speicheldrüsen etc.

2) Mittleres Keimblatt. Während der Bildung des Medullarrohres verlaufen im mittleren Keimblatte Entwicklungsvorgänge, die zunächst zur Anlage des Wirbelsystems führen. In der Richtung des Medullarrohres zeigt dieses Blatt ein rundliches Gebilde, die Chorda dorsalis (Fig. 48 *ch*). Zu beiden Seiten desselben entwickeln sich zwei längsverlaufende Platten, die Urwirbelplatten (Fig. 48 *uw*), welche später durch eine Anzahl von Querlinien in die Urwirbel (Fig. 49) getheilt werden.

Die Urwirbel zerfallen bald in eine Muskelplatte und in den eigentlichen Urwirbel; erstere wächst später in die erste Anlage der Extremitäten

Fig. 48.

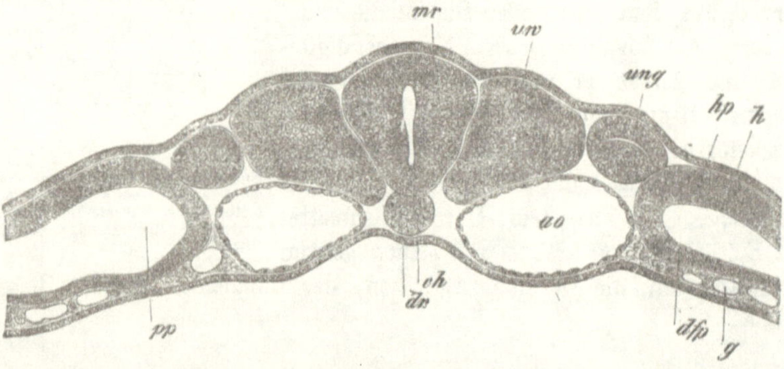

Querschnitt durch die mittlere Rumpfgegend eines Kaninchenembryo von 9 Tagen und 2 Stunden. *dr* Darmrinne, vom Entoderm ausgekleidet; *ch* Chorda; *ao* Aortae descendentes; *uw* Urwirbel mit Höhle; *mr* Medullarrohr; *ung* Urnierengang; *dfp* Darmfaserplatte; *g* Gefässe in den tieferen Theilen dieser Platte; *hp* Hautplatte; *h* Hornblatt; *p* Peritonealhöhle. Vergr. 158. Nach Kölliler.

hinein, während letztere durch Aussendung von Spinalfortsätzen die Chorda umwächst und von grosser Bedeutung für die Rohrbildung des Cerebrospinalsystems ist. Aus den Urwirbeln entwickeln sich die Wirbelkörper, die Rippen, die Muskeln und die Nervenwurzeln. Die Wirbelkörper entstehen derartig, dass in der Mitte eines jeden eigentlichen Urwirbels eine Trennungslinie, die erste Anlage des Intervertebralknorpels, auftritt und dass die aneinander grenzenden Hälften zweier Urwirbel zu einem bleibenden Wirbelkörper verschmelzen.

Der Rest des mittleren Keimblattes bildet die Seitenplatten, welche sich in die mit der Hornplatte in innige Verbindung tretende äussere Hautplatte (Fig. 48 *hp*) und in die innere mit dem Darmdrüsenblatte sich vereinigende Darmfaserplatte (Fig. 48 *dfp*) spalten. Zwischen beiden bleibt ein Spalt, der die erste Anlage der Pleuraperitonealhöhle bildet (Fig. 48 *pp*). Die zusammentretenden Ränder der Hautfaser und Darmfaserplatte bezeichnet man als die **Mittelplatten**; aus ihnen geht das Gekröse, sowie die Harn- und Geschlechtswerkzeuge hervor. Zur Entwicklung der Anlage für die Harn- und Geschlechtswerkzeuge ist zu bemerken, dass aus den Mittelplatten, resp. aus der zelligen Auskleidung der Pleuraperitonealhöhle seitlich gelegene solide Gebilde, die **Urnierenstränge** oder WOLFF'schen Körper, entstehen, welche bald eine Höhlung (**Urnierengänge** oder WOLFF'sche **Gänge**) zeigen und sich vom Pleuraperitonealepithel ablösen.

Fig. 49.

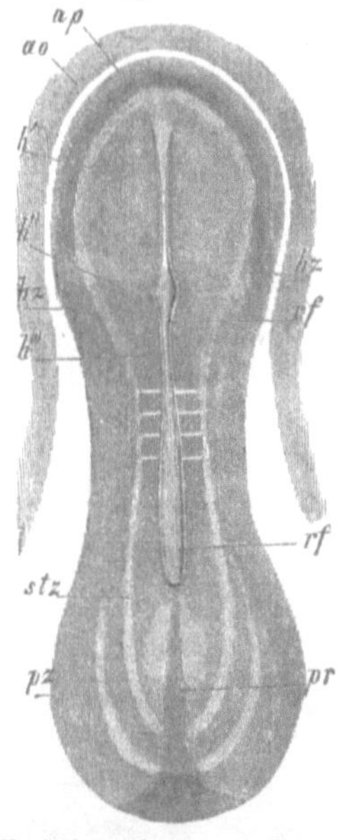

Kaninchenembryo von 9 Tagen. *ap* Area pellucida; *ao* Area opaca; h' Medullarplatte in der Gegend der späteren 1. Hirnblase, *h''* dieselbe in der Gegend des späteren Mittelgehirns, woselbst die Rückenfurche *rf* eine Erweiterung zeigt; *h'''* Medullarplatte in der Gegend der späteren 3. Hirnblase; *hz* Anlage für das Herz; *st* Stammzone; *pz* Parietalzone; *pr* Rest des Primitivstreifens. Vergr. 22. Nach KÖLLIKER.

Weiter entwickelt sich aus dem Mesoderma das **Gefässsystem**. Ueber die erste Bildung dieses Systems und des Blutes bei Säugethieren wissen wir nur sehr wenig. KÖLLIKER fand die ersten Spuren der Gefässbildung bei Kaninchenembryonen von 8 Tagen. Hier waren am Rande des Fruchthofes einige Gefässanlagen, vor Allem die Anlage der sogenannten Randvene sichtbar und es stellten sich diese einfach als Verdickungen des Mesoderma dar, die aus rundlichen Zellen bestanden, während die Elemente der angrenzenden Theile dieser Keimschicht mehr abgeplattet waren. Bei etwas älteren Embryonen mit 3 bis 4 Urwirbeln erschienen diese Stränge zum Theil schon hohl als wirkliche Gefässe mit deutlicher Wand, zum Theil noch ebenso wie früher als solide Zellenstränge, und noch später waren alle Stränge verschwunden und überall im Fruchthofe gut begrenzte Gefässe mit rothen, kernhaltigen Blutzellen vorhanden, die aus den centralen Zellen der Stränge hervorgegangen waren. Die Gefässbildung geht über die Embryoanlage hinaus noch auf einen beträchtlichen, kreisförmig begrenzten Theil der Keimblase über (**Area vasculosa**) (Fig. 50).

Das **Herz** liegt ganz vorn am Kopf und besteht zunächst aus einem soliden Strang (Fig. 49 *hz*), der bald hohl wird und mit den übrigen Gefässanlagen in Verbindung tritt. Mit dem Auftreten des Kanales beginnt das Herz schon rhythmisch zu pulsiren, trotzdem von Muskelfasern um diese Zeit noch gar nicht die Rede sein kann, das ganze Herz vielmehr noch aus runden Zellen aufgebaut ist. Aus der vorderen Hälfte entsendet der

Herzschlauch zwei Aorten, während auf der anderen Seite zwei Venae omphalo-mesentericae in denselben eintreten (s. Fig. 50 *a* und *b*). Im nächstfolgenden Stadium zeigt der Herzschlauch eine S-förmige Krümmung und zwei Hauptbiegungen (Fig. 50 *d*), von denen die unten und links gelegene der Einmündung der Venen die oben und rechts gelegene dem Austritte derArterien dient.

3) Inneres Keimblatt.

Das innere Keimblatt, das Darmdrüsenblatt, lässt erst Differenzirungen

Fig. 50.

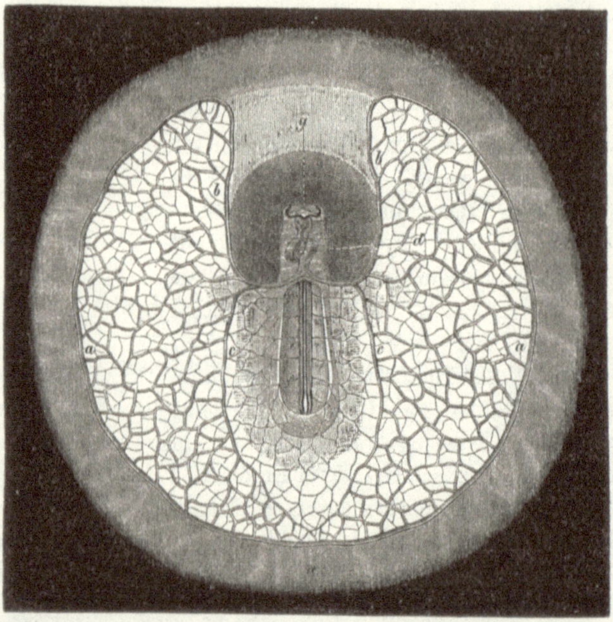

Fruchthof eines Kaninchens mit Embryo von der Bauchseite, mit vollkommen entwickeltem ersten Gefässystem. *a* Vena oder Sinus terminalis; *b* Vena omphalo-mesenterica; *c* starker hinterer Ast derselben; *d* Herz, schon S-förmig gebogen; *e* primitive Aorten oder Arteriae vertebrales posteriores; *ff* Arteriae omphalo-mesentericae; *g* primitive Augenblasen. Das feinere Gefässnetz ist das arterielle und liegt mehr oberflächlich, das gröbere ist das venöse und liegt mehr in der Tiefe. Etwas verkleinert. Nach Bischoff.

erkennen, nachdem bereits die Anlagen des Circulationsapparates hervortreten. Zunächst gewahrt man an ihm in der Mittellinie der Embryonalanlage eine unmittelbar unter der Chorda gelegene Ausbuchtung, die Darmrinne (Fig. 48 *dr*); diese entwickelt sich immer mehr und mehr zu einer tiefen Furche, deren seitliche Ränder endlich in ähnlicher Weise zusammenwachsen, wie wir es bei der Bildung des Cerebrospinalrohres aus dem Mesoderm gesehen haben. Auf diese Weise entsteht das Darmrohr. Der Abschluss des Darmrohres gegen die Keimblase hin ist kein vollständiger; es zeigt sich eine feine Oeffnung, der Dottergang, durch welche eine Verbindung mit der Keimblase, die man jetzt als Nabelbläschen bezeichnet, hinterbleibt. Die Darmfaserplatte des mittleren Keimblattes, welche dem Entoderm sehr innig anliegt, folgt der Krümmung des inneren Keimblattes und es setzt sich somit das Darmrohr aus zwei Schichten zusammen, von denen die Darmfaserplatte die Drüsengrundlage abgibt, indem sich aus ihr Muskeln, Bindgewebsmassen, Gefässe und Nerven entwickeln, während durch Ausstülpungen des inneren Keimblattes die Drüsen einschliesslich der Leber, des Pankreas, der Nieren und der Lungen entstehen.

Milz, Lymphdrüsen, Follikel und Nebennieren gehen aus dem mittleren Keimblatte hervor.

§ 7. Die Eihüllen.

Wir verfolgten bis jetzt nur die Entwickelungsvorgänge desjenigen Theiles der Keimblase, welchen man als Embryonalfleck oder Fruchthof bezeichnet und fanden, dass aus diesem Theile der Embryo aufgebaut wird; erkundigen wir uns nach der Function des übrigen Theiles der Keimblase, so sehen wir, wie ihm die Aufgabe zufällt, den Embryo in eine Flüssigkeit, das Fruchtwasser, einzubetten und seine Blutgefässe in einen Diffussionsverkehr mit denjenigen des mütterlichen Thieres zu bringen, um auf diese Weise die Ernährung des Embryo zu sichern. Diese Verrichtungen vollziehen sich mittelst membranöser Hüllen, welche den Embryo umgeben und welche als Eihüllen oder Fruchthüllen bezeichnet werden. Dieselben spielen nur eine vorübergehende Rolle, sie werden nach der Reife des Embryo vom Jungen getrennt und als sogenannte Nachgeburt ausgestossen.

In dem Masse wie der Embryo wächst, wölbt er sich über die Keimblase hervor. Die Seitenplatten des mittleren Keimblattes, von denen wir erfuhren, dass sie sich in Hautfaserplatte und Darmfaserplatte abspalten, wachsen, nachdem letztere Platten wieder verschmolzen sind, über den Fruchthof hinaus, biegen sich dann wallartig um, wachsen immer mehr, erheben sich bald, das Ectoderm vor sich hertreibend, über den Rücken des Embryo und wachsen in der Mittellinie zusammen, (s. Fig. 51) auf diese Weise eine den Embryo umgebende aus zwei Blättern bestehende Blase, das Amnion, bildend. Das Amnion enthält eine seröse Flüssigkeit, das Fruchtwasser, welches in chemischer Hinsicht den gewöhnlichen Transsudaten gleicht. Das Fruchtwasser bettet den Embryo allseitig ein und schützt ihn vor Erschütterungen; ausserdem macht es bei der Geburt die Geburtswege feucht und schlüpfrig. Bei der Bildung

Fig. 51.

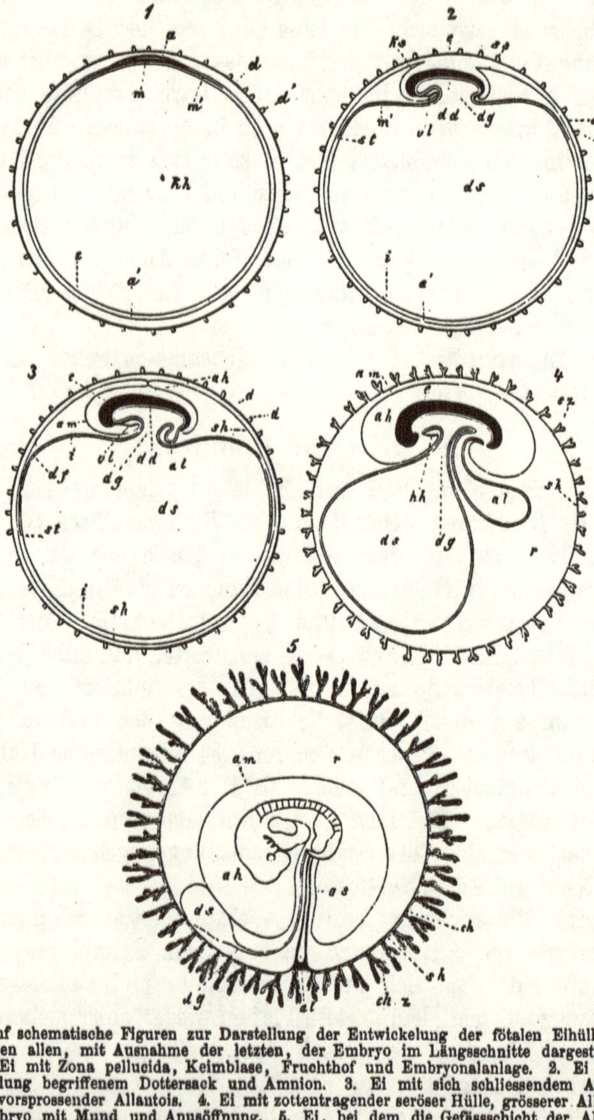

Fünf schematische Figuren zur Darstellung der Entwickelung der fötalen Eihüllen, in denen allen, mit Ausnahme der letzten, der Embryo im Längsschnitte dargestellt ist. 1. Ei mit Zona pellucida, Keimblase, Fruchthof und Embryonalanlage. 2. Ei mit in Bildung begriffenem Dottersack und Amnion. 3. Ei mit sich schliessendem Amnion, hervorsprossender Allantois. 4. Ei mit zottentragender seröser Hülle, grösserer Allantois, Embryo mit Mund und Anusöffnung. 5. Ei, bei dem die Gefässschicht der Allantois sich rings an die seröse Hülle angelegt hat und in die Zotten derselben hineingewachsen ist, wodurch das ächte Chorion entsteht. Dottersack verkümmert. Amnionhöhle im Zunehmen begriffen. *d* Dotterhaut; *d'* Zöttchen der Dotterhaut; *sh* seröse Hülle; *sz* Zotten der serösen Hülle; *ch* Chorion (Gefässschicht des Allantois); *ch.z* ächte Chorionzotten (aus den Fortsätzen des Chorion und dem Uebergange der serösen Hülle bestehend); *am* Amnion; *ks* Kopfscheide des Amnion; *ss* Schwanzscheide des Amnion; *ah* Amnionhöhle; *as* Scheide des Amnion für den Nabelstrang; *a* der Embryonalanlage angehörende Verdickung im äusseren Blatte der Keimblase *a,*; *m* der Embryonalanlage angehörende Verdickung im mittleren Blatte der Keimblase *m'*; *st* Sinus terminalis; *dd* Darmdrüsenblatt; *kh* Höhle der Keimblase, die später zu *ds*, der Höhle des Dottersackes, wird; *dg* Dottergang; *al* Allantois; *e* Embryo; *r* ursprünglicher Raum zwischen Amnion und Chorion, mit eiweissreicher Flüssigkeit erfüllt; *vl* vordere Leibeswand in der Herzgegend; *hh* Herzhöhle ohne Herz dargestellt. Nach Kölliker.

des Amnion wird ein Theil des Ectoderms abgeschnürt, der als „seröse Hülle“ an der Bildung einer geschlossenen Blase, welche das Amnion allseitig umgibt und als Chorion bezeichnet wird, betheiligt ist.

Ist das Amnion geschlossen, so schnürt der Dottersack sich immer weiter vom Darm ab, der Dottergang wird länger und enger und es geht am Schwanzende des Embryo aus dem mittleren Keimblatt ein neues Gebilde, die Allantois oder der Harnsack hervor. Dasselbe ist hohl, mit dem Hinterdarm verbunden, ausgekleidet vom Darmepithel und umhüllt von einer Fortsetzung der Darmfaserplatte, welche in den Raum zwischen Amnion, seröser Hülle und Dottersack hineinragt. Die Allantois wächst weiter und weiter, umwächst das Amnion und gelangt an die Innenfläche des Chorions, der sie sich in mehr oder weniger grosser Ausdehnung innig anschmiegt.

Die Allantois ist sehr reich an Blutgefässen, die in die Chorionzotten hineinwachsen. Auf diese Weise entsteht das stark entwickelte Capillarsystem (Placenta foetalis), welches sich mit einem ähnlichen System der Uterusschleimhaut (Placenta uterina) derartig vereinigt, dass hierdurch der „Mutterkuchen“ entsteht, der einen Diffusionsverkehr zwischen fötalem und mütterlichem Blute zum Zwecke der Athmung und Ernährung vermittelt. Mit der Ausbildung dieses Ernährungsapparates verliert das Nabelbläschen, welches bis dahin dem Organismus sein Nährmaterial lieferte, an Bedeutung; es beginnt zu schrumpfen und verschwindet bei den meisten Hausthieren schon frühzeitig. Nur beim Fleischfresser erhält es sich als verkümmertes Bläschen bis zur Geburt. Die zwischen Hinterdarm und Allantois bestehende Verbindung wird als Cloake bezeichnet; in sie münden die Urogenitalorgane des Fötus mittelst der Blasenschnur (Urachus). Diese tritt vom Scheitel der Blase zwischen beide Nabelarterien und liegt in der Mitte des Nabelstranges. Der Harnsack enthält eine Flüssigkeit, die Allantoisflüssigkeit oder das falsche Fruchtwasser, welche im Wesentlichen als das Product der fötalen Nieren zu betrachten ist. Beim Pferde und den Wiederkäuern finden sich in der Allantoisflüssigkeit eigenthümliche braune Körper, die elastisch sind und aus schichtenartig übereinander liegenden faserstoffähnlichen Massen bestehen. Man bezeichnet sie als Hippomanes oder Füllenpech.

§ 8. Entwickelung der einzelnen Organe und Systeme.

Der Entwickelung des Knochensystems geht die Bildung der Chorda dorsalis voraus; diese erscheint als ein spindelförmiges Gebilde, deren Formbestandtheile den Knorpelzellen nahe stehen. Seitlich von der

Chorda entwickeln sich die sogenannten Urwirbel, die mit ihrem medianen Theile die Chorda und das Rückenmark umwachsen. Auf diese Weise bildet sich eine zusammenhängende Masse, welche als häutige Wirbelsäule beschrieben wird. Nach kurzem Bestehen wandelt sich dieses Gebilde in die knorpelige Wirbelsäule um, wobei in dem die Chorda umgebenden häutigen Axengebilde von Stelle zu Stelle Knorpelgewebe auftritt, welches die Chorda rings umwächst. So entstehen die Anlagen der bleibenden Wirbelkörper. Dadurch, dass das Knorpelgewebe auch in den häutigen Bogen zur Erscheinung kommt, entstehen die Anlagen für die Wirbelbogen, welche anfangs an der Dorsalseite nicht zusammenwachsen, sondern das Rückenmark in grosser Breite unbedeckt lassen. Aus dem nicht der Verknorpelung anheim fallenden Theil der häutigen Wirbelsäule gehen die Bänder der Wirbelsäule hervor. Die Wirbelkörper enthalten in ihrem Innern anfangs noch die Chorda dorsalis. Die Verknöcherung der Wirbelsäule erfolgt von drei Punkten aus, einer liegt im Körper, ausserdem enthält jeder Bogen einen. Die letzten beiden Punkte entwickeln sich früher als der erste. Der Ossificationspunkt der Wirbelkörper erscheint zuerst in den letzten Rückenwirbeln, um von hier aus nach beiden Richtungen fortzuschreiten; er verdrängt die Chorda und man findet nach einiger Zeit im Innern des Wirbelkörpers nichts mehr als einen Knochenpunkt oder bereits durch Auflösung jungen Knochengewebes entstandene Markräume. Bereits vor Beginn der Verknöcherung dringen Blutgefässe vom Perichondrium aus in den Knorpel ein.

Die Rippen entwickeln sich durch seitliches Wachsthum aus den Urwirbeln. Es bilden sich knorpelige Stäbe, welche von Anfang an von der Wirbelsäule abgegliedert sind und nur durch eine weiche Bandmasse, welche von der häutigen Wirbelsäule restirt, mit ihr in Verbindung bleibt. Sie wachsen langsam gegen die Mittellinie vor und es vereinigen sich nach einiger Zeit die vorderen Enden der Rippen jeder Seite zur Bildung eines länglichen Knorpelstreifens, der als knorpelige Brustbeinhälfte aufgefasst werden muss. Die Rippen verknöchern schon sehr früh; in jeder Rippe tritt ein Ossificationspunkt auf, der sich rasch nach beiden Seiten ausbreitet. Das Brustbein fällt erst viel später der Ossification anheim.

Der Schädel geht aus den Urwirbelplatten des Kopfes unter Mitbetheiligung der Chorda hervor. Wie an der Wirbelsäule, so kann man auch hier drei Zustände, den häutigen (häutiger Primordialschädel), knorpeligen (knorpeliger Primordialschädel) und den knöchernen Schädel.

Neben dem Primordialschädel zeigen sich mehrere Fortsätze, welche die Grundlage des Gesichtes, das Visceralskelet des Kopfes bilden. Es sind das der 1., 2. und 3. Kiemen- oder Visceralbogen (Fig. 52 $k, k_{,,} k_{,,,}$);

zwei davon sind paarig, einer ist unpaarig. Der erste Kiemenbogen zeigt zwei Fortsätze, der erste ist der Oberkiefer-, der andere der Unterkieferfortsatz. Aus diesen Fortsätzen gehen nicht allein Ober- und Unterkiefer, sondern auch die Zwischenkiefer, die Nasenbeine, die Thränenbeine, die Jochbeine, die Gaumenbeine, die Flügelbeine, das Pflugscharbein, der Hammer und der Ambos hervor. Der zweite Kiemenbogen bildet beiderseits den Reichert'schen Knorpel, der mit den Seitentheilen des Zungenbeinkörpers in Verbindung tritt. Hierbei gliedern sich zwei kleinere Stücke auf jeder Seite ab, während das Hauptstück das vordere Horn des Zungenbeins bildet. Von anderen knöchernen Gebilden geht der Steigbügel aus diesem Bogen hervor. Der dritte Kiemenbogen ist unpaarig und gestaltet sich zum Körper und den grossen Hörnern des Zungenbeins.

Fig. 52.

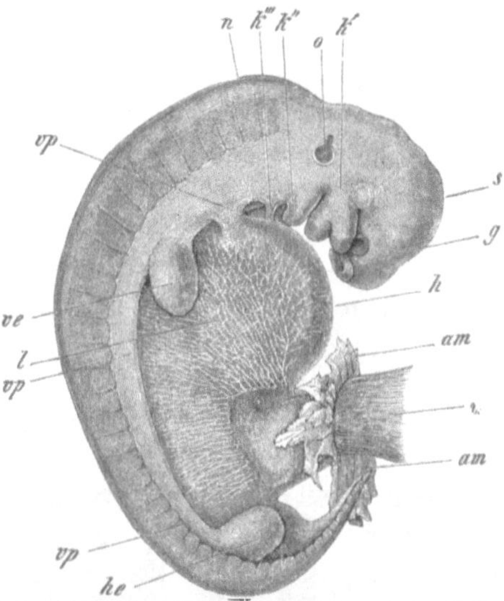

Embryo eines Rindes. *g* Geruchsgrübchen; k' erster Kiemenbogen mit dem Ober- und Unterkieferfortsatz; k'' und k''' zweiter und dritter Kiemenbogen. Zwischen den drei Kiemenbogen zwei Kiemenspalten sichtbar, während der Mund zwischen den zwei Fortsätzen des ersten Bogens liegt. *s* Scheitelhöcker; *n* Nackenhöcker; *o* Gehörbläschen; *vp* Visceralplatten oder Bauchplatten; *ve* vordere Extremität; *l* Lebergegend; *am* Reste des Amnion; *h* Nabelstrang. Vergr. 5. Nach Kölliker.

Die Extremitäten gehen aus den an die Mittelplatten angrenzenden Theilen der Hautplatten (Rippenhautplatte, Remak) hervor. An bestimmten Stellen dieser Platten in der Rücken- und Bauchwand nach aussen von den Urwirbeln und ihren Producten entstehen Wucherungen, welche als warzenähnliche Stummel hervortreten. Das Extremitätenskelett bildet anfänglich eine zusammenhängende Blastemmasse, in der vom Rumpfe gegen die Peripherie ein Knorpel nach dem anderen und eine Gelenkanlage nach der anderen deutlich wird und sich differenzirt.

Wir wissen bereits, dass die erste Anlage des Nervensystems aus der Medullarplatte hervorgeht und dass in dieser die Rückenfurche mit den Rückenwülsten sich differenziren, aus welchen Gebilden schliesslich das Medullarrohr entsteht. An dem blasigen Hirnende zeigen sich nun zwei Querfurchen, wodurch drei Hirnblasen gebildet werden. Die erste Blase oder das Vorderhirn ist erheblich stärker entwickelt als die zweite (Mittelhirn) und dritte (Hinterhirn) (Fig. 52). An der ersten Blase zeigen sich seitliche Auswüchse, aus denen sich die Grosshirnhemisphäre entwickelt, auf ähnliche Weise entstehen an der dritten Blase Seitenblasen für das Kleinhirn. Ausserdem bilden sich der Opticus, Olfactorius und Acusticus als gestielte Auswüchse aus den Hirnblasen. Das Rückenmark geht aus dem Medullarrohr hervor; in der Wand desselben erfolgt zunächst eine Scheidung der Zellen in zwei Lagen, von denen die äussere zur grauen Substanz sich gestaltet, während die innere die Auskleidung des Centralkanales bildet. Die weisse Substanz erscheint erst später und scheint von den Zellen der grauen geliefert zu werden. Was die Spinalnerven betrifft, so gehen ihre Wurzeln wahrscheinlich aus den der Urwirbel hervor.

Der Darmkanal bildet sich so, dass das innere Keimblatt oder Darmdrüsenblatt unter Betheiligung der als Darmfaserplatte bezeichneten Schicht des mittleren Keimblattes von der Keimblase sich abschnürt und anfangs eine Halbrinne, bald aber ein geschlossenes Rohr bildet. Dieses Rohr versieht sich mit einer vorderen und hinteren Oeffnung (Mund, After). Am Kopfe bilden sich durch sackförmige Ausbuchtungen der Seitenwand des Darmrohres und schliessliche Auflösung der Wand mehrere Spalten, die als „Kiemenspalten“ bezeichnet werden. Zwischen je zwei Kiemenspalten befinden sich verdickte Leisten, die bereits beschriebenen „Kiemenbogen“. Das Anfangs gerade und überall gleich weite Darmrohr erscheint nach einiger Zeit vielfach gewunden und mit Ausbuchtungen versehen. Lungen, Leber, Bauchspeicheldrüse und Magendrüsen entstehen durch Ausstülpungen der Wand des Darmrohres und durch Umwandlung seiner Epithelialschicht in Drüsenzellen. Auf diese Weise entstehen auch Thymus und Schilddrüse, doch schnüren sich diese vollständig vom Darme ab und bleiben ohne Ausführungsgang. Milz und Lymphdrüsen gehen aus dem mittleren Keimblatte hervor.

Die ersten Anlagen des Circulationsapparates lernten wir bereits kennen. An dem S förmig gekrümmten Herzen nimmt man drei nacheinander pulsirende Abtheilungen wahr: den Venensack, die Kammer und den Aortenbulbus. In der Kammer entwickelt sich eine längsverlaufende Scheidewand, durch welche dieser Theil bald in eine linke und rechte Herzkammer zerfällt; später entwickelt sich eine ebensolche Scheidewand auch im Venensack und es werden auf diese Weise die beiden Vorhöfe gebildet. In der letztgenannten Scheidewand hinterbleibt eine Oeffnung, das Foramen ovale, mittelst welcher die Vorhöfe communiciren. In Folge dieser Verbindung der beiden Vorhöfe und durch eine Communication der Aorta mit der Lungenarterie (Ductus Botalli) gelangt beim Foetus alles Blut aus dem rechten Herzen in die Aorta ohne vorher die Lungen passirt zu haben. Mit dem Beginn der Lungenathmung obliterirt der BOTALLI'sche Gang und das Foramen ovale verschliesst sich, so dass jetzt das ganze Blut des rechten Herzens in die Lungen gelangen kann.

Die Muskeln gehen aus dem dorsalen Theile der Urwirbel (Muskelplatten) hervor. An der Aussenseite dieser Platten entwickeln sich die Muskellagen schichtenweise auf eine nicht näher bekannte. Art.

Die embryonale Niere ist der WOLFF'sche Körper mit seinem Ausführungsgange, dem WOLFF'schen Gange. Die bleibende Niere entwickelt sich nicht aus dem WOLFF'schen Körper, sondern aus dessen Ausführungsgang. Die Blase entwickelt sich nach der Schliessung des Nabels aus dem im Embryo zurückbleibenden Theile des Allantois. Der Scheitel der Blase bleibt durch den der Obliteration anheimfallenden Urachus mit dem Nabel in Verbindung.

Die Geschlechtsorgane gehen aus gewissen Theilen der WOLFF'schen Körper hervor und sind ursprünglich bei beiden Geschlechtern gleich beschaffen. Mit ihrer Anlage entwickelt sich neben dem WOLFF'schen Gange noch ein zweiter Gang, der Geschlechtsgang oder MÜLLER'sche Gang, der in das untere Ende der Harnblase tritt.

Die Geburt.

Mit der Entwicklung des Foetus nimmt die Wandung des Uterus bedeutend an Stärke zu und nach einer Trächtigkeitsdauer, die beim Pferde durchschnittlich 340, beim Rinde 285, beim Schafe und der Ziege 145, beim Schweine 120, beim Hunde 63, bei der Katze 49 Tage dauert, erfolgt die Ausstossung der Frucht. Pferde und Rinder gebären in der Regel nur 1 Junges; die übrigen Hausthiere können jährlich zweimal gebären, Schafe und Ziegen werfen 1 bis 3, Schweine bis 22, Hunde bis 20, Katzen bis 8 Junge.

Die Geburt vollzieht sich durch Contractionen der glatten Muskulatur der Uteruswandungen unter Mithilfe der Bauchpresse; man bezeichnet diese Muskelthätigkeit als Wehen. Welcher Reiz den Eintritt der Wehen bewirkt, ist nicht bekannt.

Das Centrum für die Uteruscontractionen liegt im Lendenmark; GOLTZ sah nach Abtrennung des Lendenmarkes vom Rückenmark den Geburtsact noch ungestört ablaufen.

REGISTER.

Druck von Metzger & Wittig in Leipzig.

www.ingramcontent.com/pod-product-compliance
Lightning Source LLC
LaVergne TN
LVHW092151300926
849161LV00002B/246
* 9 7 8 3 1 1 2 4 2 4 4 5 2 *